全国高等医药院校药学类专业第五轮规划教材



# 高等数学

第4版

（供药学类专业使用）

主　编　刘艳杰　黄榕波
副主编　张晓萍　党　丹　王　贺　宁　刚
编　者　（以姓氏笔画为序）
王　贺（沈阳药科大学）
宁　刚（广东药科大学）
庄锦才（广东药科大学）
刘小菲（沈阳药科大学）
刘艳杰（沈阳药科大学）
刘桂娟［山东第一医科大学（山东省医学科学院）］
张晓萍（沈阳药科大学）
党　丹（沈阳药科大学）
黄榕波（广东药科大学）
程金辉（沈阳药科大学）
翟明明（沈阳药科大学）

中国健康传媒集团
中国医药科技出版社

## 内容提要

本教材是“全国高等医药院校药学类专业第五轮规划教材”之一，系根据本套教材的指导思想和原则要求编写而成。全书分为两篇，上篇为数学理论，共10章；下篇为数学实验，共9个实验。本教材内容系统而全面，例题典型实用，而将数学实验作为高等数学教学的一部分更是本书的一大特色和创新。本教材为书网融合教材，即纸质教材有机融合电子教材，教学配套资源（PPT、微课、视频、图片等）、数字化教学服务（在线教学、在线作业等）。

本教材主要供高等医药院校药学类专业师生使用。

**图书在版编目（CIP）数据**

高等数学/刘艳杰，黄榕波主编．—4版．—北京：中国医药科技出版社，2019.12

全国高等医药院校药学类专业第五轮规划教材

ISBN 978-7-5214-1502-5

Ⅰ.①高…　Ⅱ.①刘…②黄…　Ⅲ.①高等数学-医学院校-教材　Ⅳ.①O13

中国版本图书馆CIP数据核字（2019）第286891号

**美术编辑**　陈君杞

**版式设计**　友全图文

出版　**中国健康传媒集团**｜中国医药科技出版社

地址　北京市海淀区文慧园北路甲22号

邮编　100082

电话　发行：010-62227427　邮购：010-62236938

网址　www.cmstp.com

规格　889×1194 mm $^{1}/_{16}$

印张　21 $^{3}/_{4}$

字数　484千字

初版　2007年1月第1版

版次　2019年12月第4版

印次　2021年8月第2次印刷

印刷　三河市万龙印装有限公司

经销　全国各地新华书店

书号　ISBN 978-7-5214-1502-5

**定价　59.00元**

# 数字化教材编委会


**主　编**　刘艳杰　黄榕波

**副主编**　王　贺　宁　刚　党　丹

**编　者**　(以姓氏笔画为序)

王　贺 (沈阳药科大学)

宁　刚 (广东药科大学)

庄锦才 (广东药科大学)

刘小菲 (沈阳药科大学)

刘桂娟 [山东第一医科大学 (山东省医学科学院)]

党　丹 (沈阳药科大学)

程金辉 (沈阳药科大学)

翟明明 (沈阳药科大学)

# 常务编委会

# 出版说明

“全国高等医药院校药学类规划教材”，于20世纪90年代启动建设，是在教育部、国家药品监督管理局的领导和指导下，由中国医药科技出版社组织中国药科大学、沈阳药科大学、北京大学药学院、复旦大学药学院、四川大学华西药学院、广东药科大学等20余所院校和医疗单位的领导和权威专家成立教材常务委员会共同规划而成。

本套教材坚持“紧密结合药学类专业培养目标以及行业对人才的需求，借鉴国内外药学教育、教学的经验和成果”的编写思路，近30年来历经四轮编写修订，逐渐完善，形成了一套行业特色鲜明、课程门类齐全、学科系统优化、内容衔接合理的高质量精品教材，深受广大师生的欢迎，其中多数教材入选普通高等教育“十一五”“十二五”国家级规划教材，为药学本科教育和药学人才培养做出了积极贡献。

为进一步提升教材质量，紧跟学科发展，建设符合教育部相关教学标准和要求，以及可更好地服务于院校教学的教材，我们在广泛调研和充分论证的基础上，于2019年5月对第三轮和第四轮规划教材的品种进行整合修订，启动“全国高等医药院校药学类专业第五轮规划教材”的编写工作，本套教材共56门，主要供全国高等院校药学类、中药学类专业教学使用。

全国高等医药院校药学类专业第五轮规划教材，是在深入贯彻落实教育部高等教育教学改革精神，依据高等药学教育培养目标及满足新时期医药行业高素质技术型、复合型、创新型人才需求，紧密结合《中国药典》《药品生产质量管理规范》(GMP)、《药品经营质量管理规范》(GSP)等新版国家药品标准、法律法规和《国家执业药师资格考试大纲》进行编写，体现医药行业最新要求，更好地服务于各院校药学教学与人才培养的需要。

本套教材定位清晰、特色鲜明，主要体现在以下方面。

**1.契合人才需求，体现行业要求** 契合新时期药学人才需求的变化，以培养创新型、应用型人才并重为目标，适应医药行业要求，及时体现新版《中国药典》及新版GMP、新版GSP等国家标准、法规和规范以及新版《国家执业药师资格考试大纲》等行业最新要求。

**2.充实完善内容，打造教材精品** 专家们在上一轮教材基础上进一步优化、精炼和充实内容，坚持“三基、五性、三特定”，注重整套教材的系统科学性、学科的衔接性，精炼教材内容，突出重点，强调理论与实际需求相结合，进一步提升教材质量。

**3.创新编写形式，便于学生学习** 本轮教材设有“学习目标”“知识拓展”“重点小结”“复习题”等模块，以增强教材的可读性及学生学习的主动性，提升学习效率。

**4.配套增值服务，丰富教学资源** 本套教材为书网融合教材，即纸质教材有机融合数字教材，配套教学资源、题库系统、数字化教学服务，使教学资源更加多样化、立体化，满足信息化教学的需求。通过“一书一码”的强关联，为读者提供免费增值服务。按教材封底的提示激活教材后，读者可通过PC、手机阅读电子教材和配套课程资源（PPT、微课、视频、图片等），并可在线进行同步练习，实时反馈答案和解析。同时，读者也可以直接扫描书中二维码，阅读与教材内容关联的课程资源（“扫码学一学”，轻松学习PPT课件；“扫码看一看”，即可浏览微课、视频等教学资源；“扫码练一练”，随时做题检测学习效果），从而丰富学习体验，使学习更便捷。

编写出版本套高质量的全国本科药学类专业规划教材，得到了药学专家的精心指导，以及全国各有关院校领导和编者的大力支持，在此一并表示衷心感谢。希望本套教材的出版，能受到广大师生的欢迎，为促进我国药学类专业教育教学改革和人才培养做出积极贡献。希望广大师生在教学中积极使用本套教材，并提出宝贵意见，以便修订完善，共同打造精品教材。

中国医药科技出版社

2019年9月

# 前言

《高等数学》（第4版）主要针对药学类各专业的学生编写而成，旨在使学生掌握高等数学基础知识，培养学生数学抽象思维能力和启迪学生数学应用能力，从而提高学生计算和应用数学方法于药学研究领域的能力。

本教材在第3版《高等数学》的基础上，进行了全面的修订和完善。本版保持了原有教材的结构和体系，也分为上、下两篇，上篇为数学理论部分，下篇为数学实验部分，在理论部分对教材的深度和广度以及例题、习题进行了合理的调整和完善，使内容更加系统和全面。力求简明易懂，深入浅出，贴近实际，注重数学应用能力的培养。实验部分采用更加通用且实用的Matlab数学应用软件完成数学计算，让学生通过学习掌握数学应用技能。本书主要特点如下。

1. 作为针对药学类专业学生的数学教材，强调夯实基础，重点掌握数学方法，强化实际应用能力，体现学以致用。

2. 在每章开头增设了学习目标，让学生了解每章的主要内容和重点难点，有的放矢地学习，在每章结尾增设了本章小结，便于学生系统复习掌握本章内容。

3. 本教材采用国际上应用广泛的Matlab数学应用软件设计了9个数学实验，通过数学实验课程让学生从另一个角度了解数学应用的价值，提高数学应用和计算能力。对学生掌握数学方法并应用于实际工作中有很大的启迪作用。

4. 配合大学生数学建模活动，引导学生掌握药学领域数学建模方法，促进数学与药学相互渗透和结合，提高学生的数学修养和创新实践能力。

5. 本教材为书网融合教材，即纸质书有机融合电子教材，教学配套资源（PPT、微课、视频、图片等）、数字化教学服务（在线教学、在线作业等）。

本教材为高等医药院校药学类专业本科教材，也可作为考研辅导教材和医药研究工作者的数学参考书。

本教材编者为沈阳药科大学、广东药科大学、辽宁中医药大学和山东第一医科大学多年从事医药学基础数学教学的一线教师，他们将自己多年来的教学经验和体会凝聚在编写过程中，付出了大量的心血，在此对各位老师的努力表示衷心的感谢！

由于时间紧迫，书中难免有一些疏漏和不妥之处，恳请广大读者提出批评指正！

编　者

2019年12月

# 目录

## 上篇　高等数学理论部分


第一章　函数极限与连续 …… 2

第一节　函数 …… 2

一、函数的概念 …… 2

二、函数的性质 …… 3

三、复合函数与反函数 …… 4

四、初等函数 …… 5

第二节　极限 …… 8

一、数列的极限 …… 8

二、函数的极限 …… 10

第三节　极限的运算法则 …… 14

一、无穷小量的运算 …… 14

二、极限的四则运算法则 …… 15

第四节　极限存在准则与两个重要极限公式 …… 17

一、准则Ⅰ与第一个重要极限公式 $\lim\limits_{x\to0}\frac{\sin x}{x}=1$ …… 18

二、准则Ⅱ与第二个重要极限公式 $\lim\limits_{x\to\infty}\left(1+\frac{1}{x}\right)^{x}=\mathrm{e}$ …… 19

三、无穷小量的阶 …… 21

第五节　函数的连续性 …… 22

一、连续函数的概念 …… 22

二、函数的间断点 …… 23

三、初等函数的连续性 …… 24

四、闭区间上连续函数的性质 …… 25

第二章　导数与微分 …… 32

第一节　导数的概念 …… 32

一、问题的提出 …… 32

二、导数的定义 …… 33

三、导数的几何意义 …… 35

四、函数的连续性与可导性 …… 35
第二节 函数四则运算的求导法则 …… 36
一、常数和几个基本初等函数的导数 …… 36
二、函数四则运算的求导法则 …… 36
第三节 复合函数、反函数的求导法则 …… 38
一、复合函数求导法则 …… 38
二、反函数求导法则 …… 39
第四节 隐函数、含参数方程的求导法则 …… 40
一、隐函数的求导法则 …… 40
二、对数求导法 …… 41
三、由参数方程所确定的函数的导数 …… 42
四、初等函数的求导公式 …… 42
第五节 高阶导数 …… 43
第六节 微分及其运算 …… 44
一、微分的定义 …… 44
二、可微的条件 …… 45
三、微分的几何意义 …… 46
四、微分的基本公式及法则 …… 46
五、微分形式的不变性 …… 47
六、微分在近似计算和误差估计中的应用 …… 48

第三章 中值定理和导数的应用 …… 54
第一节 微分中值定理 …… 54
一、罗尔定理 …… 54
二、拉格朗日中值定理 …… 55
三、有关中值定理的一些应用 …… 56
四、柯西中值定理 …… 58
第二节 洛必达法则 …… 59
一、$\frac{0}{0}$型不定式 …… 59
二、$\frac{\infty}{\infty}$型不定式 …… 60
三、其他类型的不定式 …… 61
第三节 泰勒公式 …… 62
一、$f(x)$ 在 $x_0$ 处的 $n$ 次泰勒多项式 …… 62
二、带余项的泰勒公式 …… 63
三、几个初等函数的麦克劳林展开式 …… 64
第四节 函数的单调性与极值 …… 65
一、函数的单调性 …… 65
二、函数的极值 …… 66

三、函数的最大值与最小值 …… 68
第五节 函数性态的研究 …… 70
一、函数曲线的凹凸性及拐点 …… 70
二、曲线的渐近线 …… 70
三、利用导数描绘函数的图形 …… 71
第六节 导数在生命科学中的应用 …… 74

**第四章 不定积分** …… 81
第一节 不定积分的概念与性质 …… 81
一、不定积分 …… 81
二、基本积分公式 …… 83
三、不定积分的运算性质 …… 84
第二节 换元积分法 …… 86
一、第一类换元积分法 …… 86
二、第二类换元积分法 …… 90
第三节 分部积分法 …… 93
第四节 有理函数的不定积分 …… 95

**第五章 定积分及其应用** …… 104
第一节 定积分的概念与性质 …… 104
一、问题提出 …… 104
二、定积分的概念 …… 105
三、定积分的性质 …… 107
第二节 微积分学基本定理 …… 110
一、积分上限函数 …… 110
二、微积分学基本定理 …… 111
第三节 换元积分法 …… 113
第四节 分部积分法 …… 115
第五节 反常积分与 $\Gamma(x)$ …… 116
一、无限区间上的反常积分 …… 116
二、无界函数的反常积分 …… 118
三、$\Gamma$ 函数 …… 119
第六节 定积分在几何中的应用 …… 120
一、微元法 …… 120
二、平面图形的面积 …… 121
三、旋转体的体积 …… 122
第七节 定积分在医药学中的应用 …… 123

**第六章 微分方程** …… 129
第一节 微分方程的基本概念 …… 129

一、引例 …… 129
二、微分方程的定义 …… 130
第二节　可分离变量的微分方程 …… 131
一、可分离变量的微分方程定义 …… 131
二、可分离变量法 …… 131
三、变量代换法 …… 132
第三节　一阶线性微分方程 …… 133
一、一阶线性微分方程定义 …… 133
二、常数变异法 …… 133
第四节　可降阶的高阶微分方程 …… 136
一、$y^{(n)}=f(x)$ 型的微分方程 …… 136
二、$y''=f(x,y')$ 型的微分方程 …… 136
三、$y''=f(y,y')$ 型的微分方程 …… 136
第五节　二阶常系数齐次线性微分方程 …… 137
一、二阶常系数齐次线性微分方程定义 …… 137
二、特征方程法 …… 138
第六节　二阶常系数非齐次线性微分方程 …… 140
一、二阶常系数非齐次线性微分方程定义 …… 140
二、两种情况下的求解方法 …… 140

第七章　向量与空间解析几何 …… 150
第一节　向量及其线性运算 …… 150
一、空间直角坐标系 …… 150
二、向量的基本概念 …… 152
三、向量的线性运算 …… 153
四、向量的坐标表示法 …… 154
五、向量的模和方向余弦 …… 157
第二节　向量的数量积和向量积 …… 159
一、向量的数量积 …… 159
二、向量的向量积 …… 161
第三节　空间平面及其方程 …… 163
一、平面的点法式方程 …… 163
二、平面的一般式方程 …… 164
三、两平面间的夹角 …… 165
第四节　空间直线及其方程 …… 167
一、直线的一般式方程 …… 167
二、直线的点向式方程和参数式方程 …… 167
三、空间两直线间的夹角 …… 169
四、直线与平面的夹角及位置关系 …… 170

五、平面束方程 …… 171
第五节　空间曲面及其方程 …… 171
一、空间曲面的方程 …… 171
二、空间柱面的方程 …… 172
三、旋转曲面的方程 …… 172
四、二次曲面的方程 …… 173
第六节　空间曲线及其方程 …… 176
一、空间曲线的一般方程 …… 176
二、空间曲线的参数方程 …… 177
三、空间曲线在坐标面上的投影 …… 177
第八章　多元函数的微分法 …… 183
第一节　多元函数的极限与连续 …… 183
一、多元函数的定义 …… 183
二、二元函数的极限 …… 186
三、二元函数的连续性 …… 187
第二节　偏导数 …… 189
一、偏导数的定义及其计算法 …… 189
二、高阶偏导数 …… 192
第三节　全微分 …… 194
一、全增量与全微分 …… 194
二、全微分在近似计算中的应用 …… 197
第四节　多元复合函数的求导 …… 197
一、中间变量是一元函数的情形 …… 197
二、中间变量是多元函数的情形 …… 198
第五节　隐函数的求导 …… 199
第六节　方向导数与梯度 …… 201
一、方向导数 …… 201
二、梯度 …… 203
第七节　偏导数在空间几何中的应用 …… 205
一、空间曲线的切线与法平面 …… 205
二、空间曲面的切平面与法线 …… 208
第八节　二元函数的极值 …… 210
一、二元函数的极值 …… 210
二、条件极值和拉格朗日乘数法 …… 212
第九章　重积分及曲线积分 …… 225
第一节　二重积分的概念和性质 …… 225
一、二重积分的概念 …… 225

二、二重积分的性质 …… 227
第二节 二重积分的计算 …… 229
一、利用直角坐标系计算二重积分的问题 …… 229
二、利用极坐标系计算二重积分的问题 …… 234
第三节 二重积分的应用 …… 236
一、二重积分的几何应用 …… 236
二、二重积分的物理应用 …… 239
第四节 三重积分 …… 242
一、三重积分的概念 …… 242
二、三重积分的计算 …… 243
三、三重积分的换元法 …… 245
第五节 对弧长的曲线积分 …… 248
一、对弧长的曲线积分的概念 …… 248
二、对弧长的曲线积分的性质 …… 249
三、对弧长的曲线积分的计算法 …… 249
第六节 对坐标的曲线积分 …… 252
一、对坐标的曲线积分的概念与性质 …… 252
二、对坐标的曲线积分的计算 …… 253
三、两类曲线积分之间的联系 …… 255
第七节 格林公式及其应用 …… 256
一、格林公式 …… 256
二、平面上曲线积分与路径无关的条件 …… 259

第十章 无穷级数 …… 268
第一节 常数项级数的概念和性质 …… 268
一、常数项级数的概念 …… 268
二、无穷级数的基本性质 …… 270
三、级数收敛的必要条件 …… 271
第二节 常数项级数的审敛法 …… 271
一、正项级数及其审敛法 …… 271
二、交错级数及其审敛法 …… 274
三、绝对收敛与条件收敛 …… 275
第三节 幂级数 …… 277
一、幂级数的概念 …… 277
二、幂级数的收敛性 …… 277
三、幂级数的运算 …… 280
第四节 函数展成幂级数 …… 281
一、泰勒级数 …… 281
二、函数展开成幂级数 …… 282

# 下篇　高等数学实验部分

实验一　Matlab 入门及基础操作 …… 292
实验二　二维图形的绘制 …… 300
实验三　极限与连续 …… 305
实验四　一元微分学 …… 308
实验五　一元函数积分学 …… 313
实验六　三维图形的画法 …… 316
实验七　多元函数微分学 …… 321
实验八　多元函数积分学 …… 326
实验九　微分方程和无穷级数 …… 326

**参考文献** …… 330

# 上　篇

# 高等数学理论部分

扫码“看一看”

# 第一章　函数极限与连续

**学习目标**

**1. 掌握**　函数的概念及表示法，函数的四个性质（有界、单调、奇偶、周期）；复合函数的概念及其复合和分解方法；数列极限和函数极限（包括左、右极限）的概念；极限的四则运算法则；两个重要极限及其应用；函数连续（包括左、右连续）与间断的概念。

**2. 熟悉**　基本初等函数的性质及其图形，初等函数的概念；无穷小量与无穷大量的概念，无穷小量的有关性质，无穷小量的比较。

**3. 了解**　反函数的概念；连续函数的性质，闭区间上连续函数的性质（最值定理和介值定理）。

函数是微积分学的主要研究对象，极限是微积分学研究函数的基本方法。本章介绍极限的概念及其运算法则、连续函数的概念及其性质。

## 第一节　函　数

扫码“学一学”

### 一、函数的概念

在研究和观察客观世界中的某一现象的变化过程时，常会遇到两种不同的量：一种是在该变化过程中，数值保持不变的量，称为常量；另一种是在该变化过程中可以取不同数值的量，称为变量。例如，圆的半径 $r$ 变化时，圆的面积 $S$ 随之改变，但圆的面积与圆的半径的平方之比 $\frac{S}{r^2}=\pi$ 是不变的。即 $S$ 和 $r$ 是变量，$\pi$ 是常量。变量的取值范围通常采用区间或邻域的形式来表示。

实数集 $\{x|a\leqslant x\leqslant b,x\in R\}$，称之为闭区间，记作 $[a,b]$；实数集 $\{x|a<x<b,x\in R\}$ 称之为开区间，记作 $(a,b)$。类似地，还可定义半开区间和无穷区间，即 $(a,b]=\{x|a<x\leqslant b,x\in R\}$；$[a,b)=\{x|a\leqslant x<b,x\in R\}$；$(-\infty,+\infty)=\{x|-\infty<x<+\infty,x\in R\}$。

邻域是区间的特例。设 $a$ 是数轴上的某一定点，实数 $\delta>0$，则点 $a$ 的 $\delta$ 邻域是指数集 $\{x||x-a|<\delta,x\in R\}$，记为 $U(a,\delta)$。可见点 $a$ 的 $\delta$ 邻域就是开区间 $(a-\delta,a+\delta)$。

**定义 1-1**　设 $x$ 和 $y$ 是两个变量，$D$ 是一个给定的非空数集，若对于任何一个 $x\in D$，变量 $y$ 按某种法则 $f$ 总有确定的值 $y$ 与之对应，则称 $y$ 是 $x$ 的函数。记为 $y=f(x)$，$x\in D$。

其中，$x$ 称为自变量，$y$ 称为因变量，数集 $D$ 称为这个函数的定义域，也记为 $D_f$，即 $D_f=D$。对于 $x_0\in D$，按照对应法则 $f$，总有确定的值 $y_0$［记为 $f(x_0)$］与之对应，称 $f(x_0)$ 为函数在 $x_0$ 处的函数值。当自变量 $x$ 取遍 $D$ 中的所有数值时，对应的函数值 $f(x)$ 的全体构成的集合称为函数的值域，记为 $R_f$ ，即 $R_f = \{y \mid y = f(x), x \in D\}$ 。

当函数关系由实际问题给出时，函数的定义域应由实际问题的具体要求来确定；当函数关系纯粹是由解析式给出时，函数的定义域就是使解析式有意义的一切实数所构成的集合，这种定义域又称为函数的自然定义域。

［例 1－1］　对于以 $x$ 为自变量的函数 $y^2 = x$ 而言，定义域为 $x \geqslant 0$ 。可是与每一个大于零的 $x$ 值对应的 $y$ 值有两个：$y = \sqrt{x}$ 和 $y = -\sqrt{x}$ 。例如，当 $x = 4$ 时，$y = 2$ 和 $y = -2$ ，等。

如果函数 $y = f(x)$ 对定义域 $D$ 内每一个确定的 $x$ 值，只有唯一的一个 $y$ 值与其相对应，称之为单值函数。而例 1－1 中的函数，对于定义域中的每一个 $x$ 值，都能得到两个不同的 $y$ 值。这类由定义域中的一个 $x$ 值，能得到两个或以上不同的 $y$ 值的函数，称之为多值函数。在本书中，若无特别说明，所研究的函数都是单值函数。

在平面直角坐标系 XOY 中，点集 $\{(x, y) \mid y = f(x), x \in D\}$ 称作函数 $y = f(x)$ 的图形或图像，它们通常为曲线形式。

解析法、图形法、表格法是表示函数的三种常见方法。

［例 1－2］　像函数 $y = \begin{cases} 1, & x > 0 \\ 0, & x = 0 \\ -1, & x < 0 \end{cases}$ 这类基于解析式表示的函数，它们在定义域的不同范围，函数对应关系不同，称之为分段函数。

分段函数的定义域为自变量的各个不同取值范围的并集，图形由几段不同的曲线组成，例 1－2 中的分段函数称为符号函数，记为 $y = \operatorname{sgn}x$ ，其定义域为 $D_f = (-\infty, +\infty)$ 。图形见图 1－1。

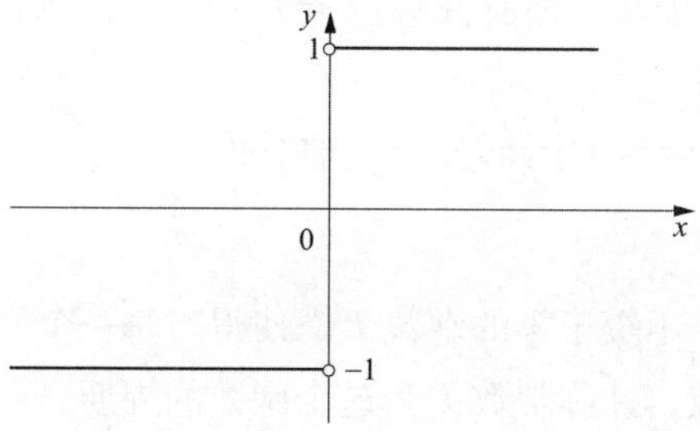


图 1－1

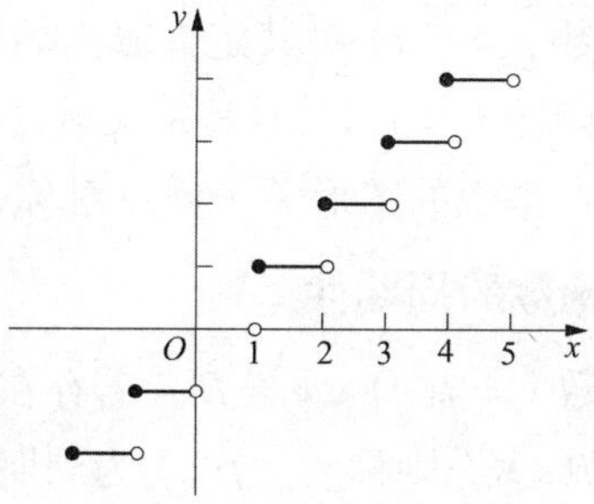


图 1－2

［例 1－3］　对于任意一个实数 $x$ ，取它的不超过 $x$ 的最大整数值作为 $y$ 值，称为对 $x$ 取整，也称之为取整函数，记作 $y = [x]$ 。例如 $[0.36] = 0$ ，$[\sqrt{2}] = 1$ ，$[-\pi] = -4$，等等。定义域为 $(-\infty, +\infty)$ ，值域为整数集 $Z$ ，图形见图 1－2。

## 二、函数的性质

### （一）函数的有界性

设函数 $y = f(x)$ 在区间 $I$ 内有定义，若存在一个正数 $M$ ，对于所有的 $x \in I$ ，恒有 $|f(x)| \leqslant M$ ，则称函数 $y = f(x)$ 在 $I$ 内有界，如果不存在这样的正数 $M$ ，则称 $y = f(x)$ 在 $I$ 内无界。

例如，对于任意 $x \in R$ ，恒有 $|\cos x| \leqslant 1$ ，因此函数 $y = \cos x$ 在 $R$ 上有界。而函数 $y =$

$\frac{1}{x-1}$ 在 $(1,2)$ 内无界，在 $[2,+\infty)$ 上有界。确定函数是否有界，是与考虑的范围密切相关的。

思考：有界函数的界唯一吗？试举例说明。

**（二）函数的单调性**

如果函数 $y=f(x)$ 在区间 $I$ 内有定义，若对区间 $I$ 内的任意两点 $x_1$ 和 $x_2$，当 $x_1<x_2$ 时，总有 $f(x_1)<f(x_2)$，则称函数 $f(x)$ 在 $I$ 内是单调递增的；当 $x_1<x_2$ 时，总有 $f(x_1)>f(x_2)$，则称函数 $f(x)$ 在 $I$ 内是单调递减的。单调递增和单调递减的函数统称为单调函数。

单调递增函数的图形是沿 $x$ 轴正方向逐渐上升的曲线（图 1－3）；单调递减函数的图形是沿 $x$ 轴正方向逐渐下降的曲线（图 1－4）。

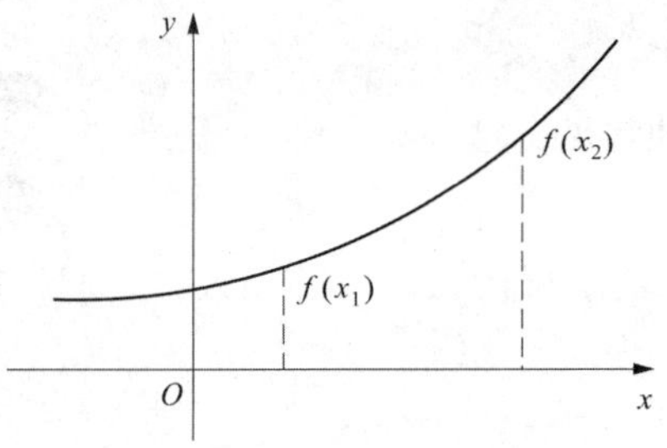


图 1－3

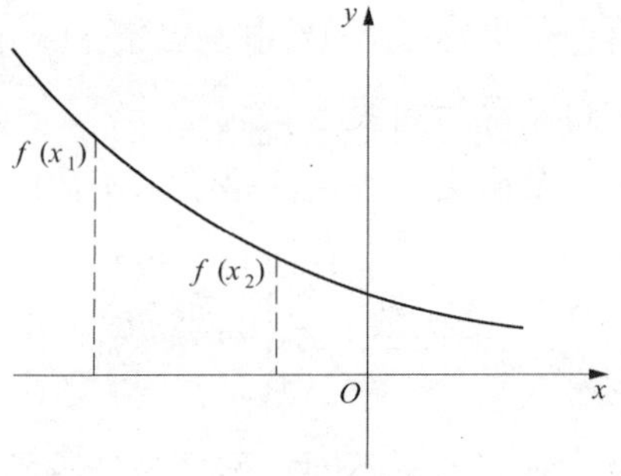


图 1－4

**（三）函数的奇偶性**

如果函数 $y=f(x)$ 对其定义域内的每一个 $x$，都有 $f(-x)=f(x)$ 成立，则称 $f(x)$ 为偶函数。如果函数 $y=f(x)$ 对其定义域内的每一个 $x$，都有 $f(-x)=-f(x)$ 成立，则称 $f(x)$ 为奇函数。奇函数的图形关于原点对称，偶函数的图形关于 $y$ 轴对称。

**（四）函数的周期性**

对于函数 $y=f(x)$，$x\in D$，若存在一个不等于零的常数 $T$，使得对每一个 $x\in D$，都有 $f(x+T)=f(x)$，则称 $y=f(x)$ 为周期函数，并称常数 $T$ 为这个函数的周期。周期函数的周期不是唯一的，通常所讲的周期是它的最小正周期。例如，$2k\pi(k=\pm1,\pm2,\pm3,\cdots)$ 都是函数 $y=\sin x$ 的周期，而最小正周期为 $2\pi$。

## 三、复合函数与反函数

**定义 1－2** 设 $y=f(u)$ 的定义域为 $D_f$，$u=\varphi(x)$ 的值域为 $R_\varphi$，且 $D_f\cap R_\varphi\neq\Phi$，则称函数 $y=f[\varphi(x)]$ 是由函数 $u=\varphi(x)$ 和函数 $y=f(u)$ 复合而成的复合函数。其中，$u$ 称为中间变量。

**［例 1－4］** 由 $y=\lg u$ 和 $u=4-x^2$ 复合而成的复合函数是 $y=\lg(4-x^2)$。由于 $\lg u$ 的定义域为 $u>0$，只有 $4-x^2>0$，即 $x\in(-2,2)$ 时，复合函数 $y=\lg(4-x^2)$ 才有意义。故这个函数的定义域为 $(-2,2)$。

以上例子只是有一个中间变量的复合函数。实际上，复合函数的中间变量可以是两个或两个以上。在微积分学的计算中，经常会遇到复合函数，并且常常需要将一个比较复杂的复合函数分解成若干个简单的函数。

思考：两个函数一定能构成复合函数吗？试举例说明。

**定义 1－3**　设函数 $y=f(x)$ 的定义域为 $D_f$，值域为 $R_f$。若对任一个 $y\in R_f$，均存在唯一的 $x\in D_f$ 与之对应，即满足 $f(x)=y$，由此说明 $x$ 是 $y$ 的函数，称这个函数为 $y=f(x)$ 的反函数，记为 $x=f^{-1}(y)$，$y\in R_f$。习惯上，以 $x$ 表示自变量，$y$ 表示因变量，故 $y=f(x)$ 的反函数记为 $y=f^{-1}(x)$。$y=f(x)$ 称为直接函数。

例如 $y=2x+1$ 的反函数为 $y=\dfrac{x-1}{2}$。

**定理 1－1**　若 $y=f(x)$ 是定义在数集 $D$ 上的单调函数，则一定存在反函数。(证明略)

对于一些不存在反函数的函数，限制它的定义域，使之成为单调函数后，就可以有反函数。例如，函数 $f(x)=x^2$ 在 $[0,+\infty)$ 内单调递增。因此，将它的定义域限制为 $[0,+\infty)$ 后，就存在反函数 $g(x)=\sqrt{x}$。

## 四、初等函数

### (一) 基本初等函数

中学学过的幂函数、指数函数、对数函数、三角函数和后面要介绍的反三角函数都是经常遇到的简单函数，将它们与常量函数合在一起统称为基本初等函数。简单地复习如下。

**1. 常量函数 $y=C$ ( $C$ 为常量)**　定义域为 $(-\infty,+\infty)$，值域为 $\{C\}$。图形为平行于 $x$ 轴，截距等于 $C$ 的直线。

**2. 幂函数 $y=x^\alpha$ ( $\alpha$ 为实数)**　定义域、值域与图形随 $\alpha$ 的值不同而异。但不论 $\alpha$ 为何值，$x^\alpha$ 在 $(0,+\infty)$ 内总有定义，所有图形都通过点 (1，1) (图 1－5、图 1－6)。

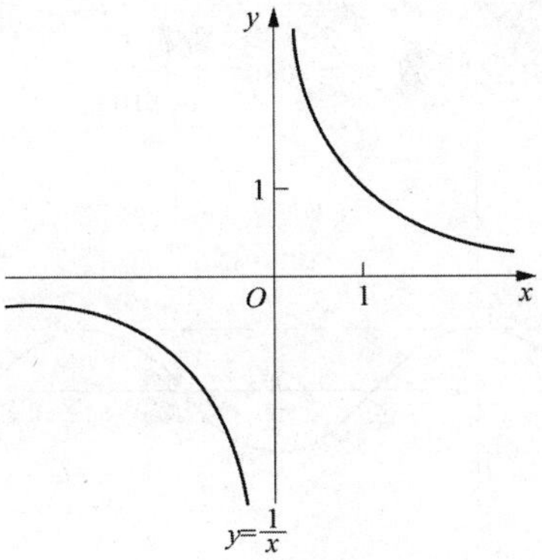


**图 1－5**

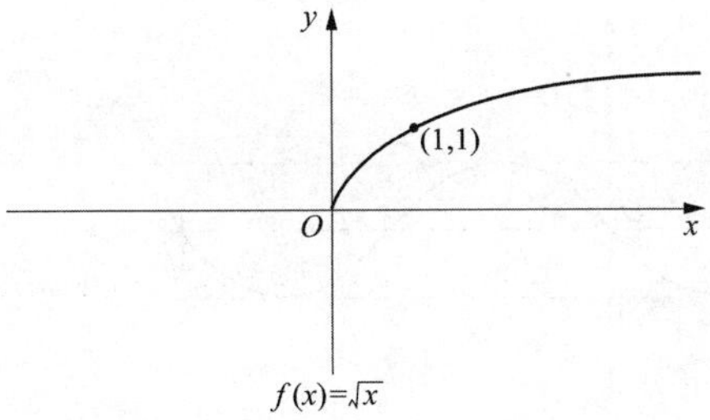


**图 1－6**

**3. 指数函数 $y=a^x$ $(a>0,a\neq1)$**　定义域为 $(-\infty,+\infty)$，值域为 $(0,+\infty)$。图形通过 $(0,1)$。当 $a>1$ 时，函数单调递增，当 $0<a<1$ 时，函数单调递减 (图 1－7)。

**4. 对数函数 $y=\log_a x$ $(a>0,a\neq1)$**　定义域为 $(0,+\infty)$；值域为 $(-\infty,+\infty)$。图形通过点 (1，0)。当 $a>1$ 时，函数单调递增，当 $0<a<1$ 时，函数单调递减 (图 1－8)。对数函数与指数函数互为反函数。

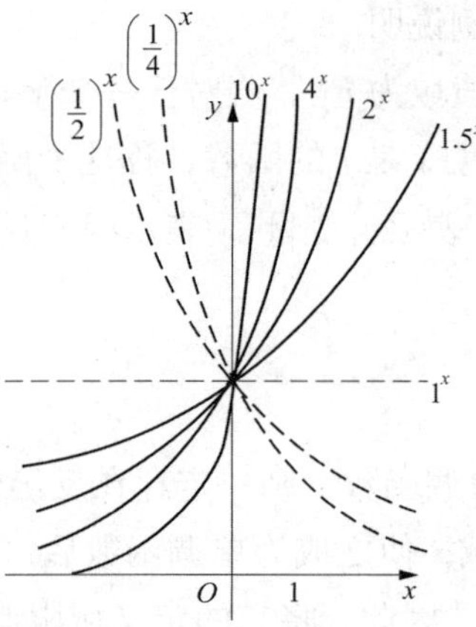


图 1－7

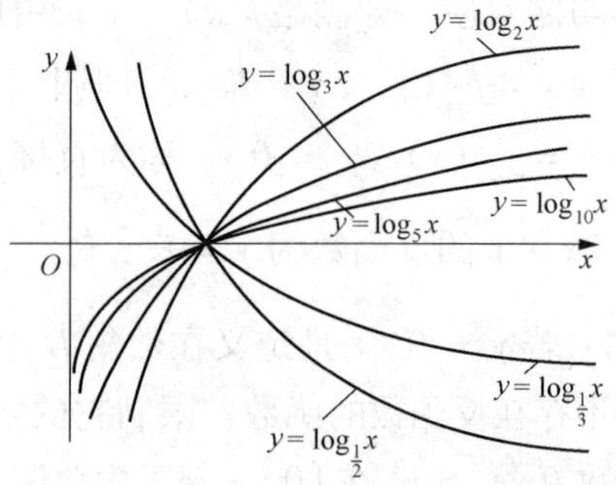


图 1－8

5. 三角函数 $y = \sin x$、$y = \cos x$、$y = \tan x$、$y = \cot x$　它们的定义域、值域及有关性态说明见表 1－1、图 1－9。

表 1－1

| 函数 | 正弦 | 余弦 | 正切 | 余切 |
|---|---|---|---|---|
| 函数记号 | $y = \sin x$ | $y = \cos x$ | $y = \tan x$ | $y = \cot x$ |
| 定义域 | $(-\infty, +\infty)$ | $(-\infty, +\infty)$ | $x \neq \frac{(2k+1)}{2}\pi$ | $x \neq k\pi$ |
| 值域 | $[-1,1]$ | $[-1,1]$ | $(-\infty, +\infty)$ | $(-\infty, +\infty)$ |
| 周期 | $2\pi$ | $2\pi$ | $\pi$ | $\pi$ |
| 奇偶性 | 奇函数 | 偶函数 | 奇函数 | 奇函数 |
| 图形 | 图 1－9（a） | 图 1－9（b） | 图 1－9（c） | 图 1－9（d） |

除此之外，还有正割函数 $y = \sec x = \dfrac{1}{\cos x}$ 与余割函数 $y = \csc x = \dfrac{1}{\sin x}$。

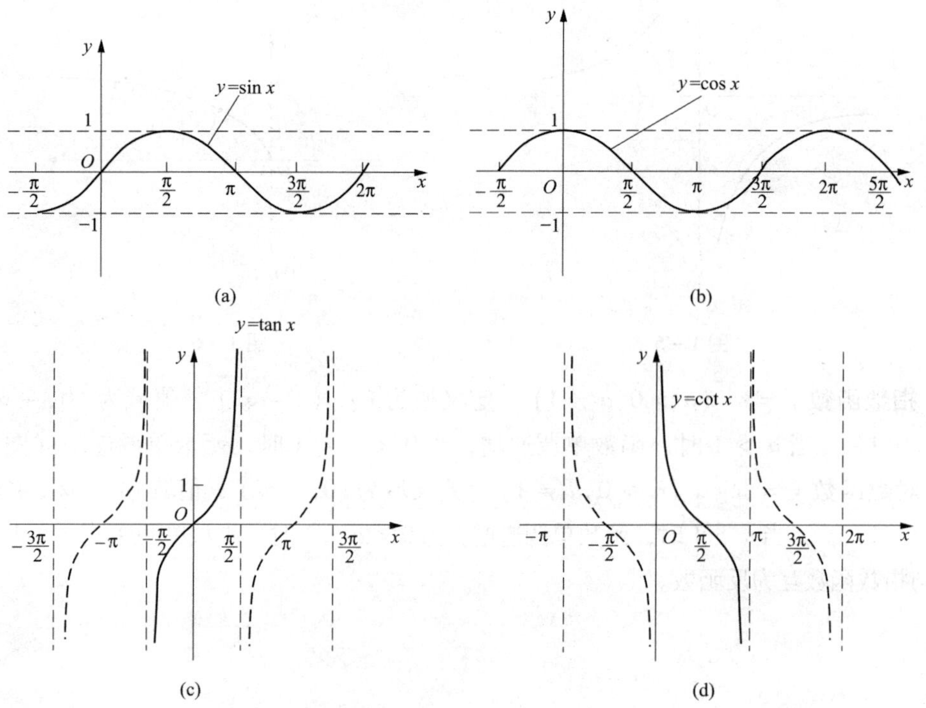


图 1－9

**6. 反三角函数**　正弦函数 $y = \sin x$ 的定义域为 $(-\infty, +\infty)$，值域为 $[-1, +1]$。对于每一个 $y \in [-1, +1]$，在 $(-\infty, +\infty)$ 内有无穷多个 $x$，满足 $\sin x = y$，因此 $y = \sin x\ (-\infty < x < +\infty)$ 不存在反函数。但如果将正弦函数 $y = \sin x$ 的定义域限制在一个单调区间 $[-\frac{\pi}{2}, \frac{\pi}{2}]$ 上，这样得到的函数 $y = \sin x$，$x \in \left[-\frac{\pi}{2}, \frac{\pi}{2}\right]$ 就存在反函数，这个反函数称为反正弦函数，记为 $x = \arcsin y$，$y \in [-1, 1]$，$x, y$ 互换得其反函数为 $y = \arcsin x$，$x \in [-1, 1]$。

同理，由 $y = \cos x$，$x \in [0, \pi]$，$y = \tan x$，$x \in \left(-\frac{\pi}{2}, \frac{\pi}{2}\right)$，$y = \cot x$，$x \in (0, \pi)$ 出发，可得：反余弦函数 $y = \arccos x$，$x \in [-1, 1]$，反正切函数 $y = \arctan x$，$x \in (-\infty, +\infty)$，反余切函数 $y = \operatorname{arccot} x$，$x \in (-\infty, +\infty)$。它们的定义域、值域及有关性态说明见表1-2、图1-10。

**[例1-5]**　求下列各反三角函数表达式的值。

(1) $\arcsin\frac{1}{2}$　(2) $\arcsin(-\frac{\sqrt{3}}{2})$　(3) $\arccos\frac{\sqrt{2}}{2}$　(4) $\arctan\sqrt{3}$　(5) $\operatorname{arccot}1$

**表1-2**

| 函数名称 | 反正弦 | 反余弦 | 反正切 | 反余切 |
|---|---|---|---|---|
| 函数符号 | $y = \arcsin x$ | $y = \arccos x$ | $y = \arctan x$ | $y = \operatorname{arccot} x$ |
| 定义域 | $[-1,1]$ | $[-1,1]$ | $(-\infty, +\infty)$ | $(-\infty, +\infty)$ |
| 主值区间 | $[-\frac{\pi}{2}, \frac{\pi}{2}]$ | $[0,\pi]$ | $(-\frac{\pi}{2}, \frac{\pi}{2})$ | $(0,\pi)$ |
| 图形 | 图1-10 (a) | 图1-10 (b) | 图1-10 (c) | 图1-10 (d) |

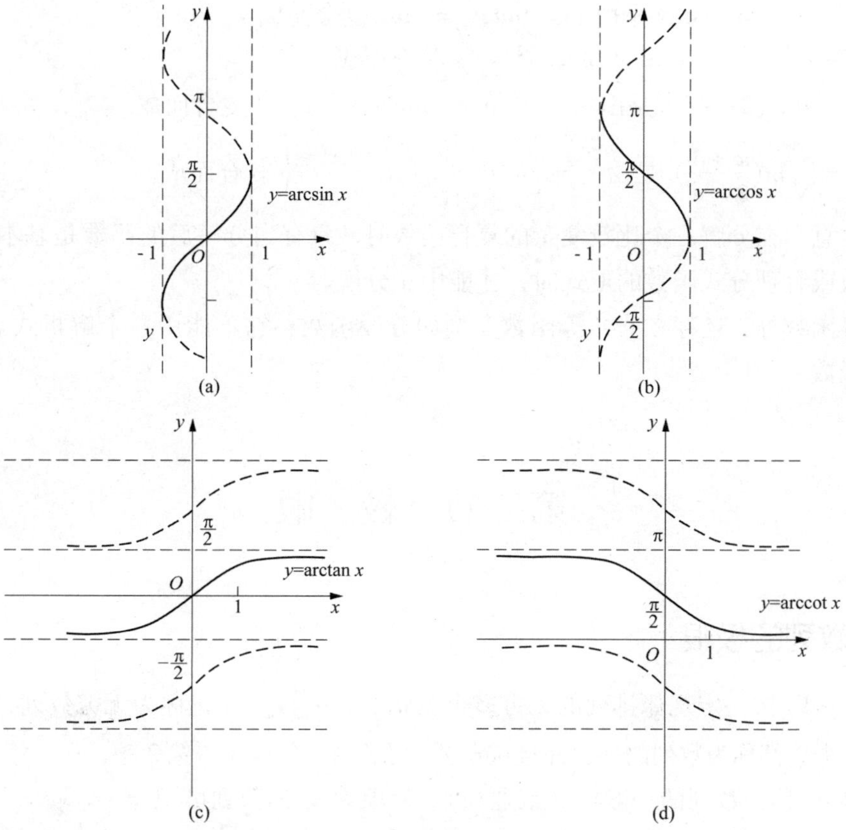


**图1-10**

［解］ (1) 因为 $\sin\frac{\pi}{6}=\frac{1}{2}$，且 $-\frac{\pi}{2}\leqslant\frac{\pi}{6}\leqslant\frac{\pi}{2}$，所以 $\arcsin\frac{1}{2}=\frac{\pi}{6}$。

(2) 因为 $\sin(-\frac{\pi}{3})=-\frac{\sqrt{3}}{2}$，且 $-\frac{\pi}{2}\leqslant-\frac{\pi}{3}\leqslant\frac{\pi}{2}$，所以 $\arcsin(-\frac{\sqrt{3}}{2})=-\frac{\pi}{3}$。

(3) 因为 $\cos\frac{\pi}{4}=\frac{\sqrt{2}}{2}$，且 $0\leqslant\frac{\pi}{4}\leqslant\pi$，所以 $\arccos\frac{\sqrt{2}}{2}=\frac{\pi}{4}$。

(4) 因为 $\tan\frac{\pi}{3}=\sqrt{3}$，且 $-\frac{\pi}{2}<\frac{\pi}{3}<\frac{\pi}{2}$，所以 $\arctan\sqrt{3}=\frac{\pi}{3}$。

(5) 因为 $\cot\frac{\pi}{4}=1$，且 $0<\frac{\pi}{4}<\pi$，所以 $\operatorname{arccot}1=\frac{\pi}{4}$。

**(二) 初等函数**

由若干个基本初等函数经过有限次四则运算或有限次复合运算而构成的，并可以用一个解析式表示的函数称为初等函数。

例如，一次函数 $y=2x+1, y=ax+b$；二次函数 $y=2x^2+3x+4, y=x^2+px+q$；多项式函数 $y=a_nx^n+a_{n-1}x^{n-1}+\cdots+a_1x+a_0$ 以及 $y=\ln x+\tan\sqrt{x^2+a^2}$，$y=\ln(x+\sqrt{x^2+a^2})$，$y=e^{3x+5}$，$y=\cos(a^{2x}-3x)$，$y=\arcsin(\frac{2x-3}{7})$ 等常见的函数都是初等函数。

［例 1-6］ 指出下列函数是由哪些函数复合而成的。

(1) $y=\ln\sin x$　　(2) $y=e^{x^2-2x}$

(3) $y=\sin^2(2x+3)$　　(4) $y=\sqrt[3]{\lg(\frac{x+1}{x-1})}$

［解］ (1) $y=\ln\sin x$ 是由 $y=\ln u, u=\sin x$ 复合而成。

(2) $y=e^{x^2-2x}$ 是由 $y=e^u, u=x^2-2x$ 复合而成。

(3) $y=\sin^2(2x+3)$ 是由 $y=u^2, u=\sin v, v=2x+3$ 复合而成。

(4) $y=\sqrt[3]{\lg(\frac{x+1}{x-1})}$ 是由 $y=\sqrt[3]{u}, u=\lg v, v=\frac{x+1}{x-1}$ 复合而成。

必须注意：在分解一个比较复杂的复合函数时，只有当分解后的函数是基本初等函数、多项式函数或有理分式函数的形式时，才能中止分解。

除初等函数外，还存在非初等函数。例如分段函数，它不能用一个解析式表示，所以不是初等函数。

扫码“学一学”

# 第二节 极 限

## 一、数列的极限

**定义 1-4** 按一定规律排列的无穷多个数 $a_1, a_2, \cdots, a_n, \cdots$，称为无穷数列，简称数列。数列中的每个数都称为数列的项，并且从左至右依次称为第 1 项，第 2 项，…，第 $n$ 项，… 数列的第 $n$ 项 $a_n$ 称为数列的一般项（或通项）。通项为 $a_n$ 的数列可记为 $\{a_n\}$。

下面是几个数列的例子。

(1) $\{a_n\}$：$2,\frac{3}{2},\frac{4}{3},\frac{5}{4},\cdots$　　$a_n = 1 + \frac{1}{n}$

(2) $\{a_n\}$：$\frac{1}{2},\frac{1}{4},\frac{1}{8},\frac{1}{16},\cdots$　　$a_n = \frac{1}{2^n}$

(3) $\{a_n\}$：$0,1,0,1,0,1,\cdots$　　$a_n = \frac{1+(-1)^n}{2}$

(4) $\{a_n\}$：$1,2,3,4,\cdots$　　$a_n = n$

数列的一般项 $a_n$ 是随着 $n$ 的变化而变化的。数列的极限反映的是，当 $n$ 无限增大时，数列的一般项 $a_n$ 的变化趋势。例如，当 $n$ 无限增大时，$a_n = 1 + \frac{1}{n}$ 无限地趋近于常数1；当 $n$ 无限增大时，$a_n = \frac{1}{2^n}$ 无限地趋近于常数0；当 $n$ 无限增大时，$a_n = \frac{1+(-1)^n}{2}$ 总是分别取值0或1，没有唯一固定的趋势；当 $n$ 无限增大时，$a_n = n$ 也无限增大。

下面给出数列极限的描述性定义。

**定义1－5**　对于数列 $\{a_n\}$，如果当 $n$ 无限增大时，$a_n$ 无限地趋近于一个确定的常数 $a$，则称数列 $\{a_n\}$ 的极限存在（或称 $\{a_n\}$ 是收敛的），$a$ 称为数列 $\{a_n\}$ 当 $n\to\infty$ 时的极限，记为 $\lim\limits_{n\to\infty} a_n = a$，或 $a_n \to a\ (n\to\infty)$；否则称数列 $\{a_n\}$ 的极限不存在（或称 $\{a_n\}$ 是发散的）。

思考：数列极限的存在是否唯一？

按照定义1－5可知：$\lim\limits_{n\to\infty}(1+\frac{1}{n}) = 1$；$\lim\limits_{n\to\infty}\frac{1}{2^n} = 0$；$\lim\limits_{n\to\infty}\frac{1+(-1)^n}{2}$ 不存在；$\lim\limits_{n\to\infty} n$ 不存在。将数列极限的描述性定义中的条件用数量关系来描述，就可形成数列极限的精确定义。

**定义1－6**　设有数列 $\{a_n\}$，若存在常数 $a$，使得对于任意给定的正数 $\varepsilon$（不论它多么小），总存在正整数 $N$，使得对于 $n > N$ 时的一切 $a_n$，不等式

$$|a_n - a| < \varepsilon$$

都成立。则称常数 $a$ 是数列 $\{a_n\}$ 的极限，或称数列 $\{a_n\}$ 收敛于 $a$，记作

$$\lim_{n\to\infty} a_n = a \text{ 或 } a_n \to a\ (n\to\infty)$$

此定义也称为数列极限的"$\varepsilon$-$N$"定义。数列极限的定义并未给出求极限的办法，只给出了论证数列 $\{a_n\}$ 的极限为 $a$ 的方法，常称为 $\varepsilon$-$N$ 论证法。其论证步骤为：①对于任意给定的正数 $\varepsilon$；②由 $|a_n - a| < \varepsilon$ 开始分析倒推，推出 $n > \varphi(\varepsilon)$；③取 $N > [\varphi(\varepsilon)]$，再用 $\varepsilon$-$N$ 语言论述结论。

**[例1－7]**　用"$\varepsilon$-$N$"定义证明数列 $\left\{\frac{2n-1}{2n+1}\right\}$ 的极限为1。

**证明**：对于任意给定的 $\varepsilon > 0$，由

$$|a_n - A| = \left|\frac{2n-1}{2n+1} - 1\right| = \frac{2}{2n+1} < \frac{1}{n}$$

可知，只要 $\frac{1}{n} < \varepsilon$，即 $n > \frac{1}{\varepsilon}$，不等式 $|a_n - 1| < \varepsilon$ 就成立。

故取 $N = [\frac{1}{\varepsilon}]$，则当 $n > N$ 时，即对满足 $n > \frac{1}{\varepsilon}$ 的一切 $a_n$ 都能使不等式

$$|a_n - A| = \left|\frac{2n-1}{2n+1} - 1\right| = \frac{2}{2n+1} < \frac{1}{n} < \varepsilon$$

成立。所以，当 $n\to\infty$ 时，数列 $\left\{\frac{2n-1}{2n+1}\right\}$ 的极限为1，即 $\lim\limits_{n\to\infty}\frac{2n-1}{2n+1} = 1$。

思考：对于给定的 $\varepsilon$，$N$ 是否唯一，为什么？

**定义 1－7** 若存在一个正数 $M$，对于所有的正整数 $n$，都有 $|a_n| \leqslant M$，则称数列 $\{a_n\}$ 为有界数列。

如 $\left\{1+\dfrac{1}{n}\right\}$、$\left\{\dfrac{1}{2^n}\right\}$、$\left\{\dfrac{1+(-1)^n}{2}\right\}$ 都是有界数列。

**定理 1－2** 如果数列 $\{a_n\}$ 收敛，则 $\{a_n\}$ 必有界。

**证明：** 由于数列 $\{a_n\}$ 是收敛的（设极限为 $a$），给定 $\varepsilon = 1$ 时，根据定义 1－6，总存在一个正整数 $N$，使得当 $n > N$ 时，有不等式 $|a_n - a| < 1$ 成立。

由此可得 $|a_n| = |a_n - a + a| \leqslant |a_n - a| + |a| < 1 + |a|$。

令 $M = \max\{|a|+1, |a_1|, |a_2|, \cdots, |a_N|\}$，则对所有的正整数 $n$ 都有 $|a_n| < M$，即数列 $\{a_n\}$ 是有界的。

**推论 1－1** 无界数列一定是发散的。

但是，由定理 1－2 不能得出有界数列一定收敛的结论。实际上，有界数列可能是发散的。

例如，有界数列 $\left\{\dfrac{1+(-1)^n}{2}\right\}$ 就是发散的。

**定义 1－8** 若对于每一个 $n \geqslant 1$，都有 $a_n \leqslant a_{n+1}$，则称数列 $\{a_n\}$ 是单调递增的；若对于每一个 $n \geqslant 1$，都有 $a_n \geqslant a_{n+1}$，则称数列 $\{a_n\}$ 是单调递减的。

单调递增数列与单调递减数列统称为单调数列。不加证明引入如下定理。

**定理 1－3** 单调有界数列必有极限。

## 二、函数的极限

### （一）$x \to \infty$ 时函数 $f(x)$ 的极限

先给出 $x \to \infty$ 时，$f(x)$ 的极限的描述性定义。

**定义 1－9** 如果当 $x$ 的绝对值无限增大时，对应的函数值 $f(x)$ 无限趋近于一个确定的常数 $A$，则称 $f(x)$ 当 $x \to \infty$ 时的极限存在，并称 $A$ 为函数 $f(x)$ 当 $x \to \infty$ 时的极限，记为 $\lim\limits_{x\to\infty} f(x) = A$，或 $f(x) \to A(x \to \infty)$；否则，称 $f(x)$ 当 $x \to \infty$ 时的极限不存在。

例如：$\lim\limits_{x\to\infty} \dfrac{1}{x} = 0$；$\lim\limits_{x\to\infty} \arctan x$ 不存在；$\lim\limits_{x\to\infty} \sin x$ 不存在。

再给出 $x \to \infty$ 时 $f(x)$ 的极限的精确定义。

**定义 1－10** 设函数 $f(x)$ 当 $|x|$ 大于某一正数时有定义。如果对任意给定的正数 $\varepsilon$（不论它多么小），总存在着正数 $X$，使得对于满足不等式 $|x| > X$ 的一切 $x$，总有

$$|f(x) - A| < \varepsilon$$

则称常数 $A$ 为函数 $f(x)$ 当 $x \to \infty$ 时的极限，记作

$$\lim_{x\to\infty} f(x) = A \text{ 或 } f(x) \to A \ (x \to \infty)$$

其几何意义是：对于由 $\varepsilon$ 确定的 $X$（正数），当 $x < -X$ 或 $x > X$ 时，函数 $y = f(x)$ 的图形位于直线 $y = A - \varepsilon$ 与 $y = A + \varepsilon$ 之间（图 1－11）。

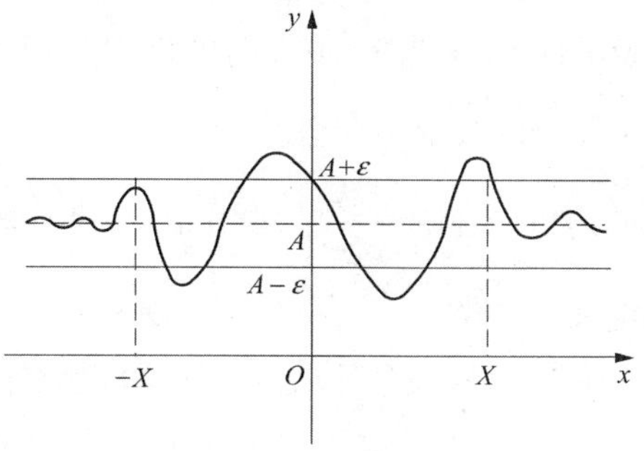


**图 1－11**

如果 $x>0$ 且 $|x|$ 无限增大（记作 $x\to+\infty$），那么只要把上面定义中的 $|x|>X$ 改为 $x>X$，便得到 $\lim\limits_{x\to+\infty}f(x)=A$ 的定义；如果 $x<0$ 且 $|x|$ 无限增大（记作 $x\to-\infty$），那么只要把定义中的 $|x|>X$ 改为 $x<-X$，便得到 $\lim\limits_{x\to-\infty}f(x)=A$ 的定义。

**[例 1－8]**　证明 $\lim\limits_{x\to\infty}\dfrac{1}{x}=0$。

**证明：** 对任意给定的正数 $\varepsilon$，欲使不等式 $\left|\dfrac{1}{x}-0\right|=\dfrac{1}{|x|}<\varepsilon$ 成立，则 $\dfrac{1}{|x|}<\varepsilon$，只需取 $X>\dfrac{1}{\varepsilon}$，对于满足 $|x|>X$ 的一切 $x$，都有

$$\left|\frac{1}{x}-0\right|=\frac{1}{|x|}<\varepsilon$$

故

$$\lim_{x\to\infty}\frac{1}{x}=0$$

其几何意义为：直线 $y=0$ 是曲线 $y=\dfrac{1}{x}$ 的水平渐近线（图 1－12）。

一般的，若 $\lim\limits_{x\to\infty}f(x)=A$，则直线 $y=A$ 是曲线 $y=f(x)$ 的水平渐近线。

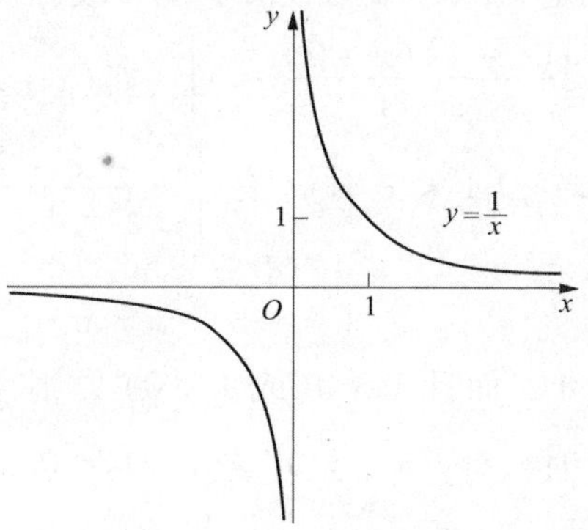


**图 1－12**

**（二）$x\to x_0$ 时，函数 $f(x)$ 的极限**

先给出函数极限的描述性定义。

**定义 1－11**　设函数 $f(x)$ 在点 $x_0$ 的某个邻域内（$x_0$ 可以例外）有定义，如果当 $x$ 从 $x_0$ 的

左右两边无限趋近于 $x_0$ 时，对应的函数值 $f(x)$ 无限趋于一个确定的常数 $A$，则称 $f(x)$ 当 $x\to x_0$ 时的极限存在，常数 $A$ 称为函数 $f(x)$ 当 $x\to x_0$ 时的极限，记作 $\lim\limits_{x\to x_0}f(x)=A$ 或 $f(x)\to A$ $(x\to x_0)$；否则称 $f(x)$ 当 $x\to x_0$ 时的极限不存在。

例如：$\lim\limits_{x\to x_0}C=C,\lim\limits_{x\to 2}(x+1)=3,\lim\limits_{x\to 1}\dfrac{x^2-1}{x-1}=\lim\limits_{x\to 1}(x+1)=2,\lim\limits_{x\to 0}\dfrac{1}{x}$ 不存在。

下面再给出极限的精确定义。

**定义 1-12** 设函数 $f(x)$ 在点 $x_0$ 的某个邻域内（$x_0$ 可以除外）有定义，如果对任意给定的正数 $\varepsilon$（不论它多么小），总存在一个正数 $\delta$，对满足不等式 $0<|x-x_0|<\delta$ 的一切 $x$，恒有 $|f(x)-A|<\varepsilon$，则称常数 $A$ 为函数 $f(x)$ 当 $x\to x_0$ 时的极限，记作 $\lim\limits_{x\to x_0}f(x)=A$，或 $f(x)\to A$（$x\to x_0$）。

此定义也称函数极限的“$\varepsilon$-$\delta$”定义。

思考：对于给定的 $\varepsilon$,$\delta$ 是否唯一，为什么？

其几何意义是：对于由 $\varepsilon$ 确定的 $\delta$，当 $x$ 在 $x_0$ 的 $\delta$ 邻域内取值时（在 $x_0$ 点可以例外），函数 $y=f(x)$ 的图形位于直线 $y=A-\varepsilon$ 与 $y=A+\varepsilon$ 之间（图 1-13）。

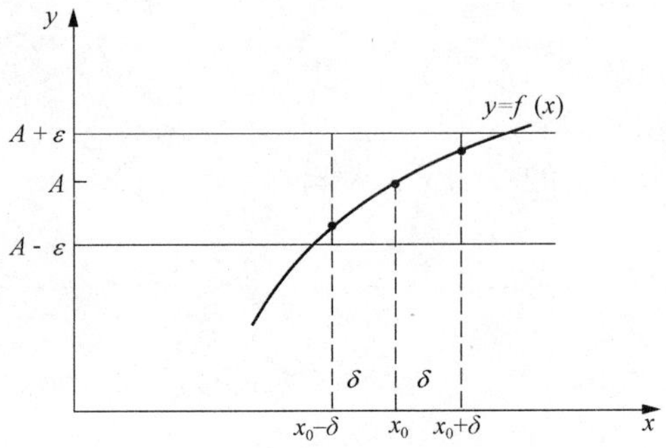


**图 1-13**

**[例 1-9]** 证明 $\lim\limits_{x\to 1}\dfrac{x^2+x-2}{x-1}=3$。

**证明：** 函数在 $x=1$ 时无定义，$x\to 1$ 表明 $x\neq 1$，故有

$$\left|\frac{x^2+x-2}{x-1}-3\right|=\left|\frac{(x-1)(x+2)}{x-1}-3\right|=|(x+2)-3|=|x-1|$$

取 $\delta=\varepsilon$，则当 $0<|x-1|<\delta$ 时，有 $\left|\dfrac{x^2+x-2}{x-1}-3\right|=|x-1|<\varepsilon$，故 $\lim\limits_{x\to 1}\dfrac{x^2+x-2}{x-1}=3$。

**定理 1-4** 若 $\lim\limits_{x\to x_0}f(x)=A$，而且 $A>0$（或 $A<0$），则存在 $x_0$ 的某个邻域 $U(x_0,\delta)$，当 $x\in U(x_0,\delta)$，且 $x\neq x_0$ 时，有 $f(x)>0$ [或 $f(x)<0$]。

**证明：** 设 $A>0$，因为 $\lim\limits_{x\to x_0}f(x)=A$，取 $\varepsilon=\dfrac{A}{2}$，必存在一个正数 $\delta$，当 $0<|x-x_0|<\delta$ 时，有 $|f(x)-A|<\varepsilon=\dfrac{A}{2}$，即

$$A-\frac{A}{2}<f(x)<A+\frac{A}{2}$$

因此，当 $x\in U(x_0,\delta)$，且 $x\neq x_0$ 时，有 $f(x)>\dfrac{A}{2}>0$。

同理可证，$A<0$ 时，存在一个邻域 $U(x_0,\delta)$，当 $x\in U(x_0,\delta)$，且 $x\neq x_0$ 时，有 $f(x)<0$。

**推论 1-2**　若 $f(x)\geqslant 0$ [或 $f(x)\leqslant 0$]，且 $\lim\limits_{x\to x_0}f(x)=A$，则 $A\geqslant 0$（或 $A\leqslant 0$）。

请读者自己证明。

在定义 1-11 中，要求 $x$ 从 $x_0$ 的两侧趋近于 $x_0$。但有时只能或只需要考虑 $x$ 从单侧趋近于 $x_0$ 的情况。如果当 $x$ 从 $x_0$ 的左侧趋近于 $x_0$ 时（记作 $x\to x_0^-$，这时 $x$ 总小于 $x_0$），$f(x)$ 无限趋近于一个确定的常数 $A$，则称常数 $A$ 为函数 $f(x)$ 当 $x\to x_0$ 时的左极限。记作

$$\lim_{x\to x_0^-}f(x)=A \text{ 或 } f(x_0-0)=A$$

如果当 $x$ 从 $x_0$ 的右侧趋近于 $x_0$ 时（记作 $x\to x_0^+$，这时 $x$ 总大于 $x_0$），$f(x)$ 无限趋近于一个确定的常数 $A$，则称常数 $A$ 为函数 $f(x)$ 当 $x\to x_0$ 时的右极限。记作

$$\lim_{x\to x_0^+}f(x)=A \text{ 或 } f(x_0+0)=A$$

**定理 1-5**　函数 $f(x)$ 当 $x\to x_0$ 时极限存在的充分必要条件是：左、右极限存在且相等。

**[例 1-10]**　证明 $\lim\limits_{x\to 0}|x|=0$。

**证明：**因为 $\lim\limits_{x\to 0^-}|x|=\lim\limits_{x\to 0^-}(-x)=0$，$\lim\limits_{x\to 0^+}|x|=\lim\limits_{x\to 0^+}x=0$。

左、右极限都存在，而且相等。所以，$\lim\limits_{x\to 0}|x|=0$（图 1-14）。

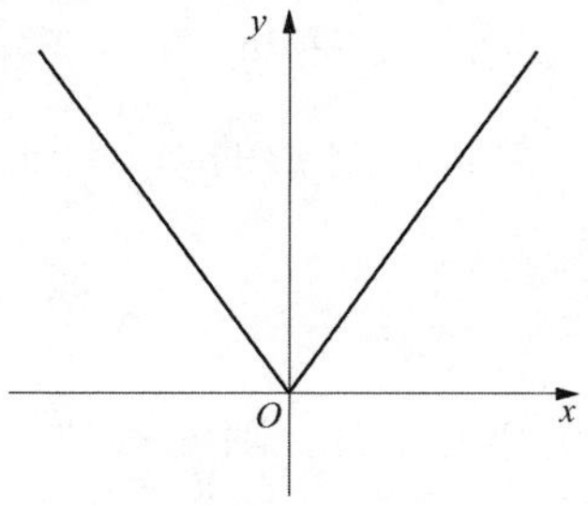


**图 1-14**

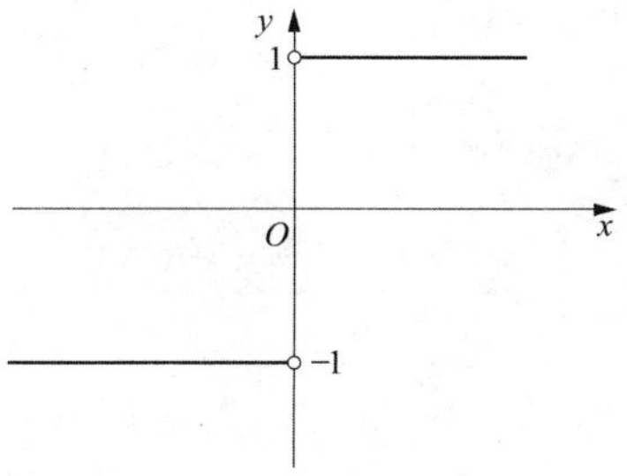


**图 1-15**

**[例 1-11]**　讨论函数 $f(x)=\dfrac{|x|}{x}$ 当 $x\to x_0$ 时的极限。

**[解]**　因为 $\lim\limits_{x\to 0^-}\dfrac{|x|}{x}=\lim\limits_{x\to 0^-}\dfrac{-x}{x}=-1$，$\lim\limits_{x\to 0^+}\dfrac{|x|}{x}=\lim\limits_{x\to 0^+}\dfrac{x}{x}=1$

左、右极限都存在但不相等。所以，$\lim\limits_{x\to 0}\dfrac{|x|}{x}$ 不存在（图 1-15）。

### （三）无穷小量与无穷大量

**定义 1-13**　如果当 $x\to x_0$（或 $x\to\infty$）时，函数 $f(x)$ 的极限为零，则称 $f(x)$ 为 $x\to x_0$（或 $x\to\infty$）时的无穷小量，简称为无穷小。

例如：由 $\lim\limits_{x\to\infty}\dfrac{1}{x}=0$ 可知，$\dfrac{1}{x}$ 是 $x\to\infty$ 时的无穷小量；由 $\lim\limits_{x\to 1}\dfrac{1}{x}=1$ 可知，$\dfrac{1}{x}$ 不是 $x\to 1$ 时的无穷小量。由于零的极限总等于零，所以，零是可以作为无穷小量的唯一常量。

无穷小量与函数极限的关系可以由定理 1-6 说明。

**定理 1-6**　函数 $f(x)$ 以 $A$ 为极限的充分必要条件是：函数 $f(x)$ 与常数 $A$ 之差为无穷小量。

**证明**：设 $\lim\limits_{x \to x_0} f(x) = A$，则对于任意给定的小正数 $\varepsilon$，存在正数 $\delta$：当 $0 < |x - x_0| < \delta$ 时，有 $|f(x) - A| < \varepsilon$ 或 $|[f(x) - A] - 0| < \varepsilon$ 成立，因此，$f(x) - A$ 的极限为零，即函数 $f(x)$ 与常数 $A$ 之差为无穷小量。

反之，函数 $f(x)$ 与常数 $A$ 之差为无穷小量时，$|(f(x) - A) - 0| \to 0$，对于给定的小正数 $\varepsilon$，一定存在正数 $\delta$：当 $0 < |x - x_0| < \delta$ 时，恒有 $|(f(x) - A) - 0| < \varepsilon$ 或 $|f(x) - A| < \varepsilon$，即 $\lim\limits_{x \to x_0} f(x) = A$。

当函数 $f(x)$ 的绝对值无限增大时，有以下定义。

**定义 1－14** 如果当 $x \to x_0$（或 $x \to \infty$）时，函数 $f(x)$ 的绝对值能无限增大，则称 $f(x)$ 为 $x \to x_0$（或 $x \to \infty$）时的无穷大量，简称为无穷大。

**定义 1－15** 如果函数 $f(x)$ 对于任意给定的无论多么大的正数 $M$，总存在一个正数 $\delta$（或 $X$）使满足不等式 $0 < |x - x_0| < \delta$（或 $|x| > X$）的一切 $x$，都有不等式 $|f(x)| > M$ 成立，则称 $f(x)$ 为 $x \to x_0$（或 $x \to \infty$）时的无穷大量，简称无穷大。并记为

$$\lim_{x \to x_0} f(x) = \infty \qquad [\text{或} \lim_{x \to \infty} f(x) = \infty]$$

**［例 1－12］** 证明：$\lim\limits_{x \to 0} \dfrac{1}{x} = \infty$。

**证明**：对于任意给定的正数 $M$，要使不等式 $\left|\dfrac{1}{x}\right| > M$ 成立，只需 $|x| < \dfrac{1}{M}$，故取 $\delta = \dfrac{1}{M}$，则当 $0 < |x - 0| < \delta = \dfrac{1}{M}$ 时，$\left|\dfrac{1}{x}\right| > M$ 成立。即 $\lim\limits_{x \to 0} \dfrac{1}{x} = \infty$。

一般的，若 $\lim\limits_{x \to x_0} f(x) = \infty$，则直线 $x = x_0$ 是函数 $f(x)$ 图形的垂直渐近线。因此，直线 $x = 0$ 是函数 $y = \dfrac{1}{x}$ 的垂直渐近线。

由例 1－8 和例 1－12 可知，当函数 $f(x)$ 为无穷大量时，则 $\dfrac{1}{f(x)}$ 为无穷小量；反之，若函数 $f(x)$ 为无穷小量时 $[f(x) \neq 0]$，则 $\dfrac{1}{f(x)}$ 为无穷大量。

注意：函数为无穷大量或无穷小量，是与自变量的变化过程密切相关的。例如：函数 $f(x) = \dfrac{1}{x - 1}$，当 $x \to 0$ 时，$f(x) \to -1$；当 $x \to 1$ 时，$f(x) \to \infty$ 为无穷大量；当 $x \to \infty$ 时，$f(x) \to 0$ 为无穷小量。

扫码“学一学”

## 第三节　极限的运算法则

由极限的定义，只能求出一些简单函数的极限，当函数比较复杂时，由定义很难求出其极限。下面介绍极限的四则运算法则，可以解决此问题。本节介绍的极限运算法则对 $x \to x_0$ 或 $x \to \infty$ 都是成立的，所以，在极限记号“lim”的下面不具体标明 $x$ 的变化过程，但必须注意应是自变量的同一个变化过程。

### 一、无穷小量的运算

**定理 1－7** 有限个无穷小量的代数和仍然是无穷小量。

**证明**：设 $\alpha$、$\beta$、$\gamma$ 是 3 个无穷小量，对于任意给定的正数 $\varepsilon > 0$。根据无穷小量的定义，

必存在一个正数 $\delta$（或 $M$），当 $0<|x-x_0|<\delta$（或 $|x|>M$）时，下列不等式

$$|\alpha|<\frac{\varepsilon}{3},|\beta|<\frac{\varepsilon}{3},|\gamma|<\frac{\varepsilon}{3}$$

同时成立。从而有

$$|\alpha+\beta+\gamma|\leqslant|\alpha|+|\beta|+|\gamma|<\frac{\varepsilon}{3}+\frac{\varepsilon}{3}+\frac{\varepsilon}{3}=\varepsilon$$

因此，$\alpha+\beta+\gamma$ 是无穷小量。类似的，可以证明有限个无穷小量的代数和也是无穷小量。

思考：无穷多个无穷小之和仍是无穷小吗？试举例说明。

**定理 1-8**　有界函数与无穷小量的乘积是无穷小量。

**证明**：设函数 $u$ 在 $x_0$ 的邻域 $U(x_0,\delta_0)$ 内（或 $|x|>M_0$ 时）有界，则一定存在一个正数 $M$，使 $|u|\leqslant M$。

又设 $\alpha$ 是无穷小量，则对于任意给定的正数 $\varepsilon$，必存在一个正数 $\delta\leqslant\delta_0$（或 $M\geqslant M_0$），当 $0<|x-x_0|<\delta$（或 $|x|>M$）时，不等式 $|a|<\dfrac{\varepsilon}{M}$ 恒成立。从而有

$$|ua|=|u||a|<M\frac{\varepsilon}{M}=\varepsilon$$

因此，$ua$ 是无穷小量，即有界函数与无穷小量的乘积是无穷小量。

**推论 1-3**　常量与无穷小量的乘积是无穷小量。

**推论 1-4**　有限个无穷小量的乘积是无穷小量。

由定理 1-7 和定理 1-8 的推论 1-3 可知，无穷小的差也是无穷小。

## 二、极限的四则运算法则

下面我们将介绍极限的四则运算法则和推论，利用这些结论可以使极限的计算容易一些。

**定理 1-9**　若 $\lim f(x)=A,\lim g(x)=B,(A,B$ 为常数)，则有

(1) $\lim[f(x)\pm g(x)]=A\pm B=\lim f(x)\pm\lim g(x)$

(2) $\lim[f(x)\cdot g(x)]=AB=\lim f(x)\cdot\lim g(x)$

(3) $\lim\dfrac{f(x)}{g(x)}=\dfrac{A}{B}=\dfrac{\lim f(x)}{\lim g(x)},(B\neq0)$

**推论 1-5**　(1) 当 $C$ 为常数时，有 $\lim[Cf(x)]=CA=C\cdot\lim f(x)$；

(2) $\lim[f^n(x)]=A^n=[\lim f(x)]^n,(n$ 为正整数)。

**证明**：只证明第 3 个结论，其他结论读者自证。

已知 $\lim f(x)=A,\lim g(x)=B$，由定理 1-6，有

$$f(x)=A+a,g(x)=B+\beta$$

其中，$a$、$\beta$ 均为无穷小。

所以有 $\dfrac{f(x)}{g(x)}=\dfrac{A+\alpha}{B+\beta}=\dfrac{A}{B}+\dfrac{B\alpha-A\beta}{B(B+\beta)}$。

由于 $\beta$ 为无穷小，对于任意给定的正数 $\varepsilon=\dfrac{|B|}{2}$，必存在一个正数 $\delta>0$（或 $M>0$），当 $0<|x-x_0|<\delta$（或 $|x|>M$）时，有 $|\beta|<\dfrac{|B|}{2}$。而

$$|B(B+\beta)| = |B\|B+\beta| \geqslant |B|(|B|-|\beta|) = B^2 - |B||\beta| > \frac{B^2}{2}$$

因为 $B \neq 0$，所以

$$\left|\frac{1}{B(B+\beta)}\right| < \frac{2}{B^2}$$

即 $\dfrac{1}{B(B+\beta)}$ 在 $x_0$ 的邻域 $U(x_0,\delta_0)$ 内（或 $|x| > M$）为有界变量。

由于 $B\alpha - A\beta$ 为无穷小，$\dfrac{1}{B(B+\beta)}$ 为有界变量，因而 $\dfrac{B\alpha - A\beta}{B(B+\beta)}$ 也为无穷小。从而有 $\lim \dfrac{f(x)}{g(x)} = \dfrac{A}{B} = \dfrac{\lim f(x)}{\lim g(x)}$。

[例 1-13]　求 $\lim\limits_{x\to 2}(3x-2)$。

[解]　$\lim\limits_{x\to 2}(3x-2) = \lim\limits_{x\to 2}3x - \lim\limits_{x\to 2}2 = 3\lim\limits_{x\to 2}x - 2 = 3\times 2 - 2 = 4$

[例 1-14]　求 $\lim\limits_{x\to 2}\dfrac{x^3+2}{x^2-5x+3}$。

[解]　由于 $\lim\limits_{x\to 2}(x^2-5x+3) = \lim\limits_{x\to 2}x^2 - \lim\limits_{x\to 2}5x + \lim\limits_{x\to 2}3 = (\lim\limits_{x\to 2}x)^2 - 5\lim\limits_{x\to 2}x + 3$

$$= 2^2 - 5\times 2 + 3 = -3 \neq 0$$

所以

$$\lim_{x\to 2}\frac{x^3+2}{x^2-5x+3} = \frac{\lim\limits_{x\to 2}x^3 + \lim\limits_{x\to 2}2}{\lim\limits_{x\to 2}(x^2-5x+3)} = \frac{(\lim\limits_{x\to 2}x)^3+2}{(\lim\limits_{x\to 2}x)^2 - 5\lim\limits_{x\to 2}x + 3} = \frac{2^3+2}{2^2-5\times 2+3} = -\frac{10}{3}$$

[例 1-15]　求 $\lim\limits_{x\to 2}\dfrac{x^3-8}{x-2}$。

[解]　$\lim\limits_{x\to 2}\dfrac{x^3-8}{x-2} = \lim\limits_{x\to 2}\dfrac{(x-2)(x^2+2x+4)}{x-2} = \lim\limits_{x\to 2}(x^2+2x+4) = 4+4+4 = 12$

注：当 $x\to 2$ 时，分母极限为 0，不能直接应用定理 1-9。通过代数运算（分子分解，消去零因子）将其化为可以应用定理 1-9 的函数。

[例 1-16]　求 $\lim\limits_{x\to 0}\dfrac{\sqrt{4+x}-2}{x}$。

[解]　$\lim\limits_{x\to 0}\dfrac{\sqrt{4+x}-2}{x} = \lim\limits_{x\to 0}\dfrac{(4+x)-4}{x(\sqrt{4+x}+2)} = \lim\limits_{x\to 0}\dfrac{1}{\sqrt{4+x}+2} = \dfrac{1}{4}$

注：当 $x\to 0$ 时，分母极限为 0，分子极限也为 0，无法直接应用定理 1-9。通过代数运算（分子有理化，消去零因子）将其化为可以应用定理 1-9 的函数。

[例 1-17]　求 $\lim\limits_{x\to 1}\left(\dfrac{1}{x-1} - \dfrac{3}{x^3-1}\right)$。

[解]　$\lim\limits_{x\to 1}\left(\dfrac{1}{x-1} - \dfrac{3}{x^3-1}\right) = \lim\limits_{x\to 1}\dfrac{x^2+x+1-3}{(x-1)(x^2+x+1)} = \lim\limits_{x\to 1}\dfrac{(x-1)(x+2)}{(x-1)(x^2+x+1)}$

$$= \lim_{x\to 1}\frac{x+2}{x^2+x+1} = 1$$

注：当 $x\to 1$ 时，前后两个分式分母极限都为 0，不能直接应用定理 1-9。通过代数运算（通分，化简，消去零因子）将其化为可以应用定理 1-9 的函数。

思考：如果分母极限为 0，而分子极限不为 0，极限存在吗？

[例 1-18]　求 $\lim\limits_{x\to\infty}\dfrac{a_m x^m + a_{m-1}x^{m-1} + \cdots + a_1 x + a_0}{b_n x^n + b_{n-1}x^{n-1} + \cdots + b_1 x + b_0}$，$(a_m \neq 0, b_n \neq 0)$。

［解］　当$m<n$时，

$$\lim_{x\to\infty}\frac{a_mx^m+a_{m-1}x^{m-1}+\cdots+a_1x+a_0}{b_nx^n+b_{n-1}x^{n-1}+\cdots+b_1x+b_0}=\lim_{x\to\infty}\frac{\frac{a_m}{x^{n-m}}+\frac{a_{m-1}}{x^{n-m+1}}+\cdots+\frac{a_0}{x^n}}{b_n+\frac{b_{n-1}}{x}+\cdots+\frac{b_0}{x^n}}$$

$$=\frac{\lim\limits_{x\to\infty}\frac{a_m}{x^{n-m}}+\frac{a_{m-1}}{x^{n-m+1}}+\cdots+\frac{a_0}{x^n}}{\lim\limits_{x\to\infty}b_n+\frac{b_{n-1}}{x}+\cdots+\frac{b_0}{x^n}}=\frac{0}{b_n}=0$$

当$m>n$时，因为

$$\lim_{x\to\infty}\frac{b_nx^n+b_{n-1}x^{n-1}+\cdots+b_1x+b_0}{a_mx^m+a_{m-1}x^{m-1}+\cdots+a_1x+a_0}=0$$

所以

$$\lim_{x\to\infty}\frac{a_mx^m+a_{m-1}x^{m-1}+\cdots+a_1x+a_0}{b_nx^n+b_{n-1}x^{n-1}+\cdots+b_1x+b_0}=\infty$$

当$m=n$时

$$\lim_{x\to\infty}\frac{a_mx^m+a_{m-1}x^{m-1}+\cdots+a_1x+a_0}{b_nx^n+b_{n-1}x^{n-1}+\cdots+b_1x+b_0}=\frac{\lim\limits_{x\to\infty}(a_m+\frac{a_{m-1}}{x}+\cdots+\frac{a_0}{x^m})}{\lim\limits_{x\to\infty}(b_n+\frac{b_{n-1}}{x}+\cdots+\frac{b_0}{x^m})}=\frac{a_m}{b_n}$$

综合得

$$\lim_{x\to\infty}\frac{a_mx^m+a_{m-1}x^{m-1}+\cdots+a_1x+a_0}{b_nx^n+b_{n-1}x^{n-1}+\cdots+b_1x+b_0},(a_m\neq0,b_n\neq0)=\begin{cases}0,m<n\\ \infty,m>n\\ \frac{a_m}{b_n},m=n\end{cases}$$

［例1-19］　求$\lim\limits_{x\to\infty}\frac{\sin x}{x}$。

［解］　由于$|\sin x|\leqslant1$；当$x\to\infty$时，$\frac{1}{x}$为无穷小；根据定理1-8，$\frac{\sin x}{x}$也是无穷小，即有

$$\lim_{x\to\infty}\frac{\sin x}{x}=0$$

［例1-20］　设$f(x)=\begin{cases}2x,x\leqslant1\\ ax^2+1,x>1\end{cases}$　（$a$为常数），试确定$a$的值，使$\lim\limits_{x\to1}f(x)$存在。

［解］　左极限$\lim\limits_{x\to1-0}f(x)=\lim\limits_{x\to1-0}2x=2$，右极限$\lim\limits_{x\to1+0}f(x)=\lim\limits_{x\to1+0}(ax^2+1)=a+1$。

由极限存在的充分必要条件，可知，当$a=1$时，$\lim\limits_{x\to1}f(x)$存在且等于2。

注：由于分段函数在分段点$x=1$左、右的函数解析表达式不一样，因此，求分段函数在分段点的极限时，必须从确定左、右极限入手。

扫码“学一学”

## 第四节　极限存在准则与两个重要极限公式

为介绍微积分运算中常用的两个重要极限，需要先介绍判断极限存在的两个准则。

## 一、准则Ⅰ与第一个重要极限公式 $\lim\limits_{x\to 0}\dfrac{\sin x}{x}=1$

**准则Ⅰ（夹挤定理）** 设对于满足不等式 $0<|x-x_0|<\delta$ 的 $x$，恒有 $g(x)\leqslant f(x)\leqslant h(x)$ 成立，若有 $\lim\limits_{x\to x_0}g(x)=A$，$\lim\limits_{x\to x_0}h(x)=A$，则 $f(x)$ 的极限也存在，并且

$$\lim_{x\to x_0}f(x)=A$$

**证明：** 已知 $\lim\limits_{x\to x_0}g(x)=\lim\limits_{x\to x_0}h(x)=A$，由定理1－6，$g(x)=A+\alpha$，$h(x)=A+\beta$，$\alpha$ 和 $\beta$ 都是当 $x\to x_0$ 时的无穷小，显然

$$0\leqslant f(x)-g(x)\leqslant h(x)-g(x)=\beta-\alpha$$

由于 $\beta-\alpha$ 仍是当 $x\to x_0$ 时的无穷小，所以，对于任意给定的小正数 $\varepsilon$，一定存在正数 $\delta$，使当 $0<|x-x_0|<\delta$ 时，有 $|\beta-\alpha|<\varepsilon$。故

$$f(x)-g(x)\leqslant|\beta-\alpha|<\varepsilon$$

即 $f(x)-g(x)$ 是当 $x\to x_0$ 时的无穷小，即有 $\lim\limits_{x\to x_0}[f(x)-g(x)]=0$。由此可得

$$\lim_{x\to x_0}f(x)=\lim_{x\to x_0}\{[f(x)-g(x)]+g(x)\}=\lim_{x\to x_0}[f(x)-g(x)]+\lim_{x\to x_0}g(x)=A$$

注：准则Ⅰ中的 $x\to x_0$ 改为 $x\to\infty$，结论也成立。准则Ⅰ也称为两边夹法则。

**［例1－21］** 设 $a_n=\dfrac{1}{\sqrt{n^2+1}}+\dfrac{1}{\sqrt{n^2+2}}+\cdots+\dfrac{1}{\sqrt{n^2+n}}$，求极限 $\lim\limits_{n\to+\infty}a_n$。

**［解］** 因为 $\dfrac{n}{\sqrt{n^2+n}}\leqslant a_n\leqslant\dfrac{n}{\sqrt{n^2+1}}$ 而且 $\lim\limits_{n\to+\infty}\dfrac{n}{\sqrt{n^2+n}}=\lim\limits_{n\to+\infty}\dfrac{1}{\sqrt{1+\dfrac{1}{n}}}=1$，

$\lim\limits_{n\to+\infty}\dfrac{n}{\sqrt{n^2+1}}=\lim\limits_{n\to+\infty}\dfrac{1}{\sqrt{1+\dfrac{1}{n^2}}}=1$。由准则Ⅰ可得 $\lim\limits_{n\to+\infty}a_n=1$。

下面应用准则Ⅰ证明 $\lim\limits_{x\to 0}\dfrac{\sin x}{x}$ 存在并等于1。由于 $f(x)=\dfrac{\sin x}{x}$ 为偶函数，故只需要讨论函数在 $x\to 0$ 的右极限即可。

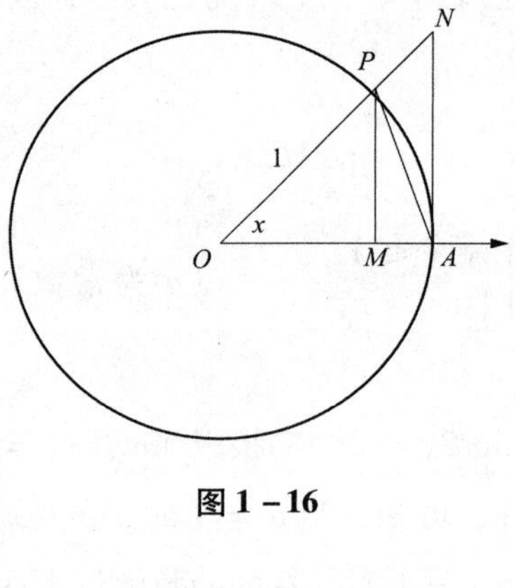


**图1－16**

在图1－16所示的单位圆中，设圆心角为 $x$，当 $0<x<\dfrac{\pi}{2}$ 时，有

$$\Delta OPA\text{面积}<\text{扇形}OAP\text{面积}<\Delta OAN\text{面积}$$

由于 $OA=OP=1$，$PM=\sin x$，$AN=\tan x$，所以有

$$\frac{1}{2}\sin x<\frac{1}{2}x<\frac{1}{2}\tan x\quad\text{即}\quad\sin x<x<\tan x$$

因为 $\sin x > 0$，上式除以 $\sin x$ 得，　$1 < \frac{x}{\sin x} < \frac{1}{\cos x}$，即

$$\cos x < \frac{\sin x}{x} < 1 \tag{1-1}$$

当 $-\frac{\pi}{2} < x < \frac{\pi}{2}$ $(x \neq 0)$ 时，不等式（1-1）恒成立，这时必有 $|\sin x| < |x|$，于是

$$0 < 1 - \cos x = 2\sin^2\frac{x}{2} < 2\left(\frac{x}{2}\right)^2 = \frac{x^2}{2}$$

即

$$0 < 1 - \cos x < \frac{x^2}{2} \tag{1-2}$$

当 $x \to 0$ 时，$\frac{x^2}{2} \to 0$，由式（1-2）和准则Ⅰ得

$$\lim_{x\to 0}(1 - \cos x) = 0 \quad 即 \quad \lim_{x\to 0}\cos x = 1$$

再根据式（1-1）和准则Ⅰ得

$$\lim_{x\to 0}\frac{\sin x}{x} = 1$$

［例1-22］　求 $\lim\limits_{x\to 0}\frac{\sin 3x}{x}$。

［解］　当 $x \to 0$ 时，$3x \to 0$，有

$$\lim_{x\to 0}\frac{\sin 3x}{x} = \lim_{x\to 0}\frac{3\sin 3x}{3x} = 3\lim_{x\to 0}\frac{\sin 3x}{3x} = 3 \times 1 = 3$$

［例1-23］　求 $\lim\limits_{x\to 0}\frac{1 - \cos x}{x^2}$。

［解］　$$\lim_{x\to 0}\frac{1 - \cos x}{x^2} = \lim_{x\to 0}\frac{2\sin^2\frac{x}{2}}{x^2} = \frac{1}{2}\lim_{x\to 0}\frac{\sin^2\frac{x}{2}}{\left(\frac{x}{2}\right)^2} = \frac{1}{2}\left[\lim_{x\to 0}\frac{\sin\frac{x}{2}}{\frac{x}{2}}\right]^2 = \frac{1}{2}$$

［例1-24］　求 $\lim\limits_{x\to 0}\frac{\tan x - \sin x}{x^3}$。

［解］　$$\lim_{x\to 0}\frac{\tan x - \sin x}{x^3} = \lim_{x\to 0}\frac{\sin x(1 - \cos x)}{x^3\cos x} = \lim_{x\to 0}\frac{\sin x}{x}\lim_{x\to 0}\frac{1 - \cos x}{x^2}\lim_{x\to 0}\frac{1}{\cos x}$$

$$= 1 \times \frac{1}{2} \times \frac{1}{1} = \frac{1}{2}$$

［例1-25］　求 $\lim\limits_{x\to 0}\frac{\arcsin x}{x}$。

［解］　当 $x \to 0$ 时，$\arcsin x \to 0$，令 $t = \arcsin x$，则 $t \to 0$，有

$$\lim_{x\to 0}\frac{\arcsin x}{x} = \lim_{t\to 0}\frac{t}{\sin t} = \left(\lim_{t\to 0}\frac{\sin t}{t}\right)^{-1} = 1$$

## 二、准则Ⅱ与第二个重要极限公式 $\lim\limits_{x\to\infty}\left(1 + \frac{1}{x}\right)^x = e$

**准则Ⅱ**　单调有界数列必有极限。

下面应用它证明 $\lim\limits_{x\to\infty}\left(1 + \frac{1}{x}\right)^x$ 存在。先证明对正整数 $n$，当 $n \to \infty$ 时，$a_n = \left(1 + \frac{1}{n}\right)^n$ 极限存在。

根据二项式定理有

$$a_n = \left(1+\frac{1}{n}\right)^n = 1 + n\cdot\frac{1}{n} + \frac{n(n-1)}{2!}\left(\frac{1}{n}\right)^2 + \cdots + \frac{n(n-1)\cdots(n-k+1)}{k!}\left(\frac{1}{n}\right)^k + \cdots + \frac{n(n-1)\cdots(n-n+1)}{n!}\left(\frac{1}{n}\right)^n = 1 + 1 + \frac{1}{2!}\left(1-\frac{1}{n}\right) + \cdots + \frac{1}{n!}\left(1-\frac{1}{n}\right)\left(1-\frac{2}{n}\right)\cdots\left(1-\frac{n-1}{n}\right)$$

类似的，有

$$a_{n+1} = 1 + 1 + \frac{1}{2!}\left(1-\frac{1}{n+1}\right) + \cdots + \frac{1}{n!}\left(1-\frac{1}{n+1}\right)\left(1-\frac{2}{n+1}\right)\cdots\left(1-\frac{n-1}{n+1}\right) + \frac{1}{(n+1)!}\left(1-\frac{1}{n+1}\right)\left(1-\frac{2}{n+1}\right)\cdots\left(1-\frac{n-1}{n+1}\right)\left(1-\frac{n}{n+1}\right)$$

比较 $a_n$ 与 $a_{n+1}$ 右端各项，从第3项开始，$a_n$ 中的项都小于 $a_{n+1}$ 中的对应项，而且 $a_{n+1}$ 比 $a_n$ 多出最后一项。因此，$a_n < a_{n+1}$，即数列 $\{a_n\}$ 单调递增。又因为

$$1-\frac{1}{n} < 1, 1-\frac{2}{n} < 1, \cdots, 1-\frac{n-1}{n} < 1$$

所以

$$a_n < 1 + 1 + \frac{1}{2!} + \frac{1}{3!} + \cdots + \frac{1}{n!} < 1 + 1 + \frac{1}{2} + \frac{1}{2^2} + \cdots + \frac{1}{2^{n-1}} = 1 + \frac{1-\frac{1}{2^n}}{1-\frac{1}{2}} = 3 - \frac{1}{2^{n-1}} < 3$$

故 $a_n < 3$，即数列 $\{a_n\}$ 单调有界。根据准则Ⅱ，$\lim\limits_{n\to\infty}\left(1+\frac{1}{n}\right)^n$ 存在，将它记作 e。

当 $x$ 为正实数时，必存在一个正整数 $n$，使 $n \leqslant x < n+1$，因此

$$\left(1+\frac{1}{n+1}\right)^n < \left(1+\frac{1}{x}\right)^x < \left(1+\frac{1}{n}\right)^{n+1}$$

当 $n\to\infty$ 时，$(n+1)\to\infty$，$x\to\infty$，有

$$\lim_{n\to+\infty}\left(1+\frac{1}{n+1}\right)^n = \lim_{n\to+\infty}\left(1+\frac{1}{n+1}\right)^{n+1}\Big/\left(1+\frac{1}{n+1}\right) = \mathrm{e}/1 = \mathrm{e}$$

$$\lim_{n\to+\infty}\left(1+\frac{1}{n}\right)^{n+1} = \lim_{n\to+\infty}\left(1+\frac{1}{n}\right)^n\left(1+\frac{1}{n}\right) = \mathrm{e}\cdot 1 = \mathrm{e}$$

应用准则Ⅰ，得 $\lim\limits_{x\to\infty}\left(1+\frac{1}{x}\right)^x = \mathrm{e}$。

当 $x$ 为负实数时，设 $t=-x$，则 $t$ 为正实数，且当 $x\to\infty$ 时，$t\to\infty$。因此

$$\lim_{x\to-\infty}\left(1+\frac{1}{x}\right)^x = \lim_{t\to\infty}\left(1+\frac{1}{-t}\right)^{-t} = \lim_{t\to\infty}\left(1+\frac{1}{t-1}\right)^t = \lim_{t\to\infty}\left(1+\frac{1}{t-1}\right)^{t-1}\cdot\lim_{t\to\infty}\left(1+\frac{1}{t-1}\right) = \mathrm{e}\times 1 = \mathrm{e}$$

综合得

$$\lim_{x\to\infty}\left(1+\frac{1}{x}\right)^x = \mathrm{e}$$

e是一个无理数，它的前几位数为2.718281828459045… 以e为底的对数称为自然对数，记作 $\ln x$。在自然科学与社会科学研究中，e是一个很重要的常数。

［例 1－26］　求 $\lim\limits_{x \to \infty}(1+\dfrac{k}{x})^{x}$，（$k$ 为非零常数）。

［解］　令 $\dfrac{x}{k}=t$，则 $x \to 0$ 时，$t \to 0$ 。故有 $\lim\limits_{x \to \infty}(1+\dfrac{k}{x})^{x}=\lim\limits_{t \to \infty}\left(1+\dfrac{1}{t}\right)^{tk}=\mathrm{e}^{k}$

［例 1－27］　求 $\lim\limits_{x \to +\infty}\left(\dfrac{x+3}{x-2}\right)^{x}$ 。

［解］　方法一：

$$\lim_{x \to +\infty}\left(\frac{x+3}{x-2}\right)^{x}=\lim_{x \to +\infty}\left(1+\frac{5}{x-2}\right)^{x}=\lim_{x \to +\infty}\left\{\left[\left(1+\frac{5}{x-2}\right)^{\frac{x-2}{5}}\right]^{5}\left(1+\frac{5}{x-2}\right)^{2}\right\}=\mathrm{e}^{5}\cdot 1^{2}=\mathrm{e}^{5}$$

方法二：

$$\lim_{x \to +\infty}\left(\frac{x+3}{x-2}\right)^{x}=\lim_{x \to +\infty}\left(\frac{1+\dfrac{3}{x}}{1+\dfrac{-2}{x}}\right)^{x}=\lim_{x \to +\infty}\left(1+\frac{3}{x}\right)^{x}\Big/\lim_{x \to +\infty}\left(1+\frac{-2}{x}\right)^{x}=\mathrm{e}^{3}/\mathrm{e}^{-2}=\mathrm{e}^{5}$$

## 三、无穷小量的阶

**定义 1－16**　设 $\alpha$、$\beta$ 是同一极限过程中的无穷小量，即 $\lim\alpha=0, \lim\beta=0$ 。

（1）若 $\lim\dfrac{\alpha}{\beta}=0$，则称 $\alpha$ 是比 $\beta$ 高阶的无穷小，记作 $\alpha=o(\beta)$；

（2）若 $\lim\dfrac{\alpha}{\beta}=k \neq 0$，则称 $\alpha$ 与 $\beta$ 是同阶无穷小，记作 $\alpha=O(\beta)$；特别的，当 $k=1$ 时，称 $\alpha$ 与 $\beta$ 是等阶无穷小，记作 $\alpha \sim \beta$；

（3）若 $\lim\dfrac{\alpha}{\beta^{k}}=C \neq 0$，则称 $\alpha$ 是关于 $\beta$ 的 $k$ 阶无穷小。

思考：任意两个无穷小都可以比较阶吗？试举例说明。

等价无穷小有一个很重要的性质，就是：

若 $\alpha \sim \alpha', \beta \sim \beta'$，且 $\lim\dfrac{\alpha'}{\beta'}$ 存在，则 $\lim\dfrac{\alpha}{\beta}$ 也存在，并且 $\lim\dfrac{\alpha}{\beta}=\lim\dfrac{\alpha'}{\beta'}$ 。

这是因为 $\lim\dfrac{\alpha}{\beta}=\lim\left(\dfrac{\alpha}{\alpha'}\cdot\dfrac{\alpha'}{\beta'}\cdot\dfrac{\beta'}{\beta}\right)=\lim\dfrac{\alpha}{\alpha'}\cdot\lim\dfrac{\alpha'}{\beta'}\cdot\lim\dfrac{\beta'}{\beta}=\lim\dfrac{\alpha'}{\beta'}$ 。

这个性质表明，在求两个无穷小之比的极限时，分子分母都可以用各自的等价无穷小代换。只要代换的无穷小选择适当，可以简化计算。

［例 1－28］　求 $\lim\limits_{x \to 0}\dfrac{\sin ax}{\sin bx}$，$ab \neq 0$。

［解］　当 $x \to 0$ 时，$\sin ax \sim ax, \sin bx \sim bx$，所以

$$\lim_{x \to 0}\frac{\sin ax}{\sin bx}=\lim_{x \to 0}\frac{ax}{bx}=\frac{a}{b}$$

下面给出当 $x \to 0$ 时，常用于替换的等价无穷小：

$\sin x \sim x, \tan x \sim x, \arcsin x \sim x, \arctan x \sim x, \ln(1+x) \sim x$,

$1-\cos x \sim \dfrac{1}{2}x^{2}, \mathrm{e}^{x}-1 \sim x, \sqrt[n]{1+x}-1 \sim \dfrac{1}{n}x, (1+x)^{\mu}-1 \sim \mu x, \cdots$

扫码“学一学”

# 第五节 函数的连续性

## 一、连续函数的概念

自然界中气温的变化、动植物的生长、河水的流动等都体现连续变化的现象。其共同特点是：当时间变化很微小时，相应量的变化也很微小。直观地说，如果一个函数在某点 $x_0$ 处有定义，并且其图形经过这点时不间断，则函数在此点是连续的。连续和间断的情形分别如图 1－17、1－18 所示。

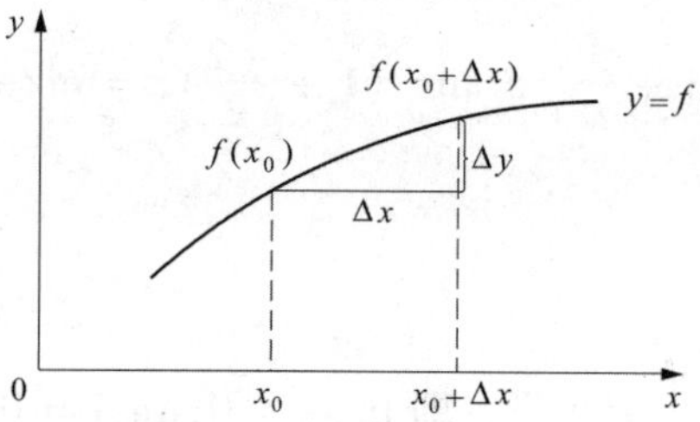


图 1－17

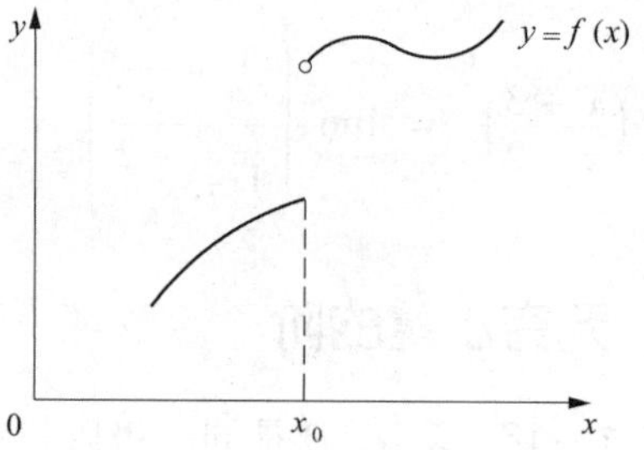


图 1－18

对于函数 $y=f(x)$，当自变量 $x$ 由 $x_0$ 变到 $x_0+\Delta x$ 时，相应的函数增量为

$$\Delta y=f(x_0+\Delta x)-f(x_0)$$

自变量的增量 $\Delta x$ 与函数的增量 $\Delta y$ 的几何意义见图 1－17。

**定义 1－17** 设函数 $y=f(x)$ 在点 $x_0$ 的某个邻域内有定义，如果自变量的增量 $\Delta x$ 趋近于零时，相应的函数增量 $\Delta y$ 也趋近于零，即 $\lim\limits_{\Delta x\to 0}\Delta y=\lim\limits_{\Delta x\to 0}[f(x_0+\Delta x)-f(x_0)]=0$，则称函数 $y=f(x)$ 在点 $x_0$ 处连续，并将 $x_0$ 称为函数 $y=f(x)$ 的连续点。

如果记 $x=x_0+\Delta x$，则 $\Delta y=f(x)-f(x_0)$，且 $\Delta x\to 0$，即 $x\to x_0$ 时，故

$$\lim_{\Delta x\to 0}\Delta y=0 \text{ 即 } \lim_{x\to x_0}[f(x)-f(x_0)]=0$$

因此，定义 1－17 可以改写为定义 1－18。

**定义 1－18** 设函数 $y=f(x)$ 在点 $x_0$ 的某一邻域内有定义，如果函数 $y=f(x)$ 当 $x\to x_0$ 时的极限存在，且等于它在点 $x_0$ 的函数值 $f(x_0)$，即 $\lim\limits_{x\to x_0}f(x)=f(x_0)$，则称函数 $y=f(x)$ 在点 $x_0$ 处连续。（此定义也称为函数连续的等价定义）

思考：函数 $y=f(x)$ 在点 $x_0$ 处连续，则 $\lim\limits_{x\to x_0}f(x)=f(\lim\limits_{x\to x_0}x)$ 成立吗？

**定义 1－19** 若函数 $y=f(x)$ 在点 $x_0$ 处存在左极限，且 $\lim\limits_{x\to x_0-0}f(x)=f(x_0)$，则称 $f(x)$ 在点 $x_0$ 处左连续。若函数 $y=f(x)$ 在点 $x_0$ 处存在右极限，且 $\lim\limits_{x\to x_0+0}f(x)=f(x_0)$，则称 $f(x)$ 在点 $x_0$ 处右连续。

显然，函数 $y=f(x)$ 在点 $x_0$ 处连续的充分必要条件是：在点 $x_0$ 处既左连续又右连续。若函数 $y=f(x)$ 在区间 $(a,b)$ 内的每一点都连续，则称函数 $y=f(x)$ 在区间 $(a,b)$ 内连续，或称函数 $y=f(x)$ 为区间 $(a,b)$ 内的连续函数。如果函数 $y=f(x)$ 在闭区间 $[a,b]$ 上有定义，在开区间 $(a,b)$ 内连续，同时在区间左端点 $x=a$ 处右连续，右端点 $x=b$ 处左连续，则称函数 $y=f(x)$ 在闭区间 $[a,b]$ 上连续，或称函数 $y=f(x)$ 为闭区间 $[a,b]$ 上的连续函数。

**［例 1－29］** 证明正弦函数 $y=\sin x$ 为连续函数。

**证明**：由于正弦函数的定义域为 $(-\infty, +\infty)$，故任取 $x_0 \in (-\infty, +\infty)$，并记 $x = x_0 + \Delta x$，则 $\sin x = \sin(x_0 + \Delta x) = \sin x_0 \cdot \cos\Delta x + \cos x_0 \cdot \sin\Delta x$。

$$\begin{aligned}\lim_{x\to x_0}(\sin x) &= \lim_{\Delta x\to 0}(\sin x_0 \cdot \cos\Delta x + \cos x_0 \cdot \sin\Delta x)\\ &= \lim_{\Delta x\to 0}\left(\sin x_0 \cdot \cos\Delta x + \cos x_0 \cdot \frac{\sin\Delta x}{\Delta x} \cdot \Delta x\right)\\ &= \sin x_0 \lim_{\Delta x\to 0}\cos\Delta x + \cos x_0 \lim_{\Delta x\to 0}\frac{\sin\Delta x}{\Delta x} \cdot \lim_{\Delta x\to 0}\Delta x\\ &= \sin x_0 \cdot 1 + \cos x_0 \cdot 1 \cdot 0 = \sin x_0\end{aligned}$$

因此，$y = \sin x$ 为连续函数。同理，可以证明余弦函数 $y = \cos x$ 也是连续函数。

## 二、函数的间断点

由函数连续的定义可知，若函数 $y = f(x)$ 在点 $x_0$ 处连续，应满足下列三个条件。

(1) 函数 $y = f(x)$ 在点 $x_0$ 的某个邻域内有定义；

(2) 当 $x \to x_0$ 时，$f(x)$ 的极限存在；

(3) 函数 $f(x)$ 当 $x \to x_0$ 时的极限值等于 $f(x)$ 在点 $x_0$ 处的函数值 $f(x_0)$，即

$$\lim_{x\to x_0} f(x) = f(x_0)$$

**定义 1-20**　不满足上述条件之一的点 $x_0$ 称为函数 $y = f(x)$ 的间断点或不连续点。通常按函数在间断点处的左、右极限是否同时存在，将间断点分为两类：左、右极限同时存在的间断点称为第一类间断点；此外的间断点称为第二类间断点。

**[例 1-30]**　考察函数 $f(x) = \begin{cases} x, x \neq 1 \\ 2, x = 1 \end{cases}$ 在点 $x = 1$ 处的连续性。

**[解]**　由于 $\lim\limits_{x\to 1} f(x) = 1$，而 $f(1) = 2$，不满足条件 (3)；所以，$x = 1$ 为函数 $f(x)$ 的第一类间断点（图 1-19）。如果将 $f(1)$ 的定义改为 $f(1) = 1$，则 $x = 1$ 成为函数 $f(x)$ 的连续点，所以这类间断点也称为可去间断点。

**[例 1-31]**　判断函数 $f(x) = \dfrac{x^2 - 9}{x - 3}$ 在 $x = 3$ 时是否连续。

**[解]**　虽然 $\lim\limits_{x\to 3} f(x) = \lim\limits_{x\to 3}(x + 3) = 6$，但是函数 $f(x)$ 在 $x = 3$ 处没有定义。所以，$x = 3$ 为函数 $f(x)$ 的第一类间断点（图 1-20）。如果补充定义：当 $x = 3$ 时 $f(x) = 6$，则 $x = 3$ 成为 $f(x)$ 的连续点，所以 $x = 3$ 也是 $f(x)$ 的可去间断点。

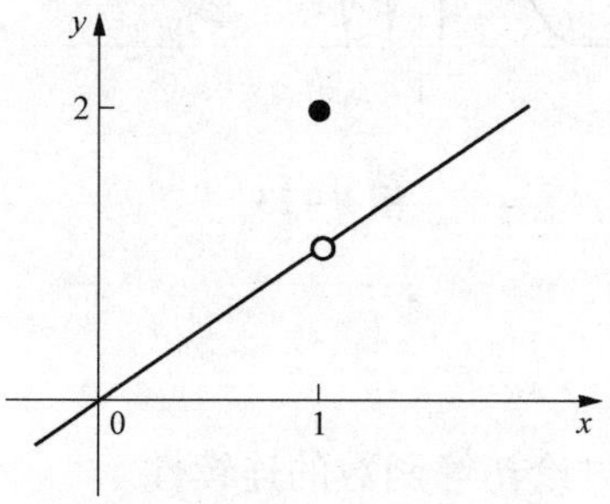

**图 1-19**

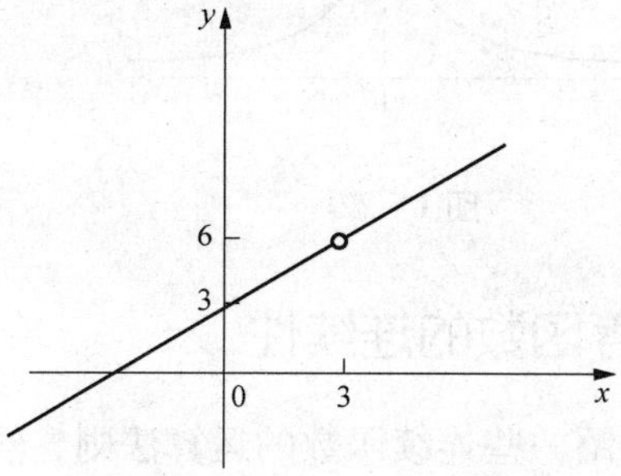

**图 1-20**

**[例 1-32]**　讨论函数 $f(x) = \begin{cases} x^2 + \dfrac{|x|}{x}, x \neq 0 \\ \dfrac{1}{2}, x = 0 \end{cases}$ 在 $x = 0$ 处的连续性。

［解］ 因为 $\lim\limits_{x\to 0-0} f(x) = \lim\limits_{x\to 0-0}(x^2-1) = -1$，$\lim\limits_{x\to 0+0} f(x) = \lim\limits_{x\to 0+0}(x^2+1) = 1$，函数的左、右极限都存在，但不相等。所以，$x=0$ 是函数的第一类间断点（图 1－21）。由于函数图像在 $x=0$ 处产生跳跃，故也称为跳跃间断点。

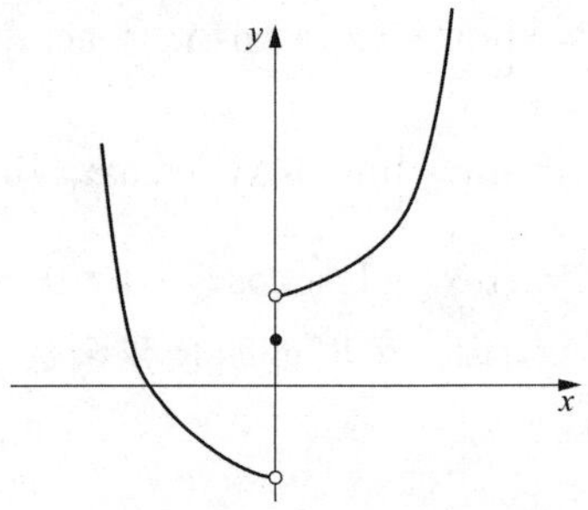


图 1－21

［例 1－33］ 讨论函数 $f(x) = \dfrac{1}{(x-1)^2}$ 在 $x=1$ 处的连续性。

［解］ 因为 $\lim\limits_{x\to 1} f(x) = \lim\limits_{x\to 1} \dfrac{1}{(x-1)^2} = \infty$，函数在 $x=1$ 处极限不存在，故 $x=1$ 是函数的第二类间断点。函数图形以直线 $x=1$ 为垂直渐近线（图 1－22）。这类间断点也称为无穷间断点。

［例 1－34］ 讨论函数 $f(x) = \sin\dfrac{1}{x}$ 在 $x=0$ 处的连续性。

［解］ 不仅函数 $f(x) = \sin\dfrac{1}{x}$ 在 $x=0$ 处无定义，而且当 $x\to 0$ 时，$\sin\dfrac{1}{x}$ 在 $-1$ 与 1 之间振荡无限多次（图 1－23），因此不存在极限。所以，$x=0$ 是函数的第二类间断点，这类间断点也称为振荡间断点。

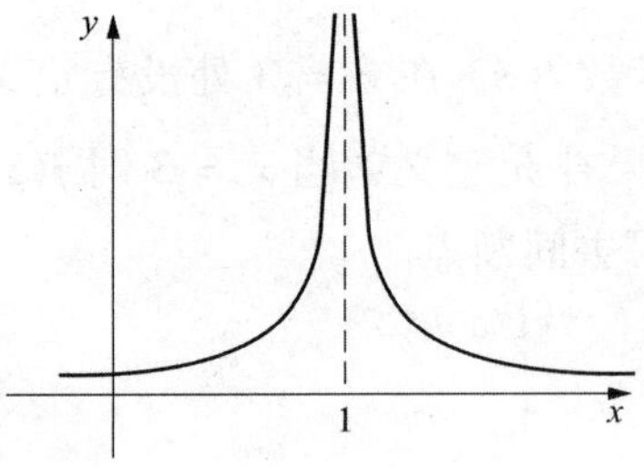


图 1－22

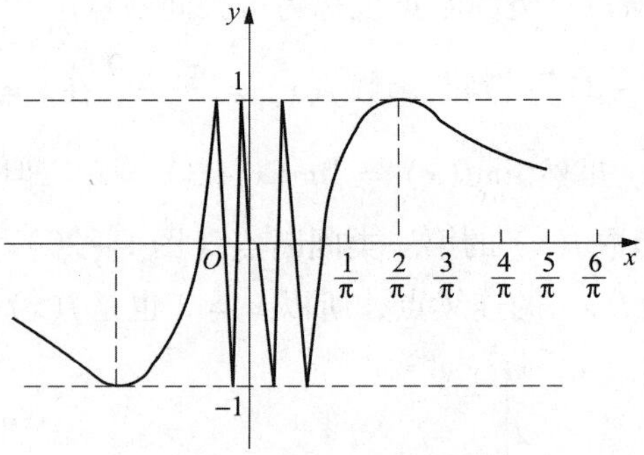


图 1－23

## 三、初等函数的连续性

我们先介绍一些连续函数的运算法则，然后讨论初等函数的连续性。

**定理 1－10** 如果函数 $f(x)$ 与 $g(x)$ 都在点 $x_0$ 处连续，则下列函数：

(1) $F(x) = f(x) \pm g(x)$；

(2) $F(x) = f(x)\cdot g(x)$；

(3) $F(x) = f(x)/g(x)$，$[g(x_0)\neq 0]$

在点 $x_0$ 处也连续。

**证明**：函数$f(x)$和$g(x)$都在点$x_0$处连续，即

$$\lim_{x \to x_0} f(x) = f(x_0),\ \lim_{x \to x_0} g(x) = g(x_0)$$

由定理1－9，有

$$\lim_{x \to x_0} F(x) = \lim_{x \to x_0}[f(x) \pm g(x)] = \lim_{x \to x_0} f(x) \pm \lim_{x \to x_0} g(x) = f(x_0) \pm g(x_0) = F(x_0)$$

所以$F(x) = f(x) \pm g(x)$在点$x_0$处连续。

类似的，可以证明$F(x) = f(x) \cdot g(x)$；$F(x) = f(x)/g(x)$，$[g(x_0) \neq 0]$在$x_0$处连续。

定理1－10的（1）、（2）两个结论可以推广到有限个函数的情形。

前面已经证明$\sin x$和$\cos x$都是连续函数，因此，所有的三角函数在其定义域内都是连续函数。可以证明，其他基本初等函数在其定义域内也是连续的。

**定理1－11**　如果函数$y = f(u)$在$u = u_0$处连续，函数$u = \varphi(x)$在$x = x_0$处连续，且$u_0 = \varphi(x_0)$，则复合函数$y = f[\varphi(x)]$在点$x = x_0$处连续。

**证明**：由于函数$f(u)$在$u = u_0$处连续，所以，对于任意给定的正数$\varepsilon > 0$，总存在一个正数$\eta > 0$，当$|u - u_0| < \eta$时，有不等式

$$|f(u) - f(u_0)| < \varepsilon \tag{1-3}$$

成立；又由于函数$u = \varphi(x)$在$x = x_0$处连续，对于正数$\eta$，可以找到一个正数$\delta$，当$|x - x_0| < \delta$时，有不等式

$$|\varphi(x) - \varphi(x_0)| = |u - u_0| < \eta \tag{1-4}$$

成立。因此，综合式（1－3）和式（1－4）可知，对于任意给定的正数$\varepsilon$，我们可以找到一个正数$\delta$，当$|x - x_0| < \delta$时，有不等式

$$|f[\varphi(x)] - f[\varphi(x_0)]| = |f(u) - f(u_0)| < \varepsilon$$

成立，即$\lim\limits_{x \to x_0} f[\varphi(x)] = f[\varphi(x_0)]$。所以$y = f[\varphi(x)]$在$x = x_0$处连续。

**定理1－12**　设$y = f(x)$是定义在$D_f$上的单调递增（或单调递减）的连续函数，则它的反函数是定义在$f(x)$的值域$R_f$上的单调递增（或单调递减）的连续函数。（证明略）

由基本初等函数的连续性和连续函数的运算法则，可以得到下面重要结论。

**定理1－13**　一切初等函数在其定义区间内都是连续函数。

初等函数的连续性，可用于简化求初等函数极限的方法：若$x_0$是初等函数$y = f(x)$的定义区间上的一个点，则$f(x)$在$x_0$点处连续，因此$\lim\limits_{x \to x_0} f(x) = f(x_0)$；若$\lim \varphi(x) = u_0$，而$u_0$是初等函数$f(u)$的定义区间内的一个点，则$\lim f[\varphi(x)] = f[\lim \varphi(x)] = f(u_0)$。

**［例1－35］**　求$\lim\limits_{x \to 1} \dfrac{x^2 + \ln(3 - x)}{5\arctan x}$。

**［解］**　因为函数$f(x) = \dfrac{x^2 + \ln(3 - x)}{5\arctan x}$为初等函数，$x = 1$为其连续点。故有

$$\lim_{x \to 1} \frac{x^2 + \ln(3 - x)}{5\arctan x} = \frac{1^2 + \ln(3 - 1)}{5\arctan 1} = \frac{4 + 4\ln 2}{5\pi}$$

**［例1－36］**　求$\lim\limits_{x \to 0} \dfrac{\ln(1 + x)}{x}$。

**［解］**　$\lim\limits_{x \to 0} \dfrac{\ln(1 + x)}{x} = \lim\limits_{x \to 0}[\ln(1 + x)^{\frac{1}{x}}] = \ln[\lim\limits_{x \to 0}(1 + x)^{\frac{1}{x}}] = \ln e = 1$

## 四、闭区间上连续函数的性质

闭区间上的连续函数有以下性质，本书只做必要的说明。

**定理 1-14（最大值与最小值定理）** 若函数 $y=f(x)$ 在闭区间 $[a,b]$ 上连续，则函数 $y=f(x)$ 在闭区间 $[a,b]$ 上必有最大值与最小值。

由定理 1-14 可知，至少存在点 $x_1$、$x_2\in[a,b]$，对于一切 $x\in[a,b]$，都有 $f(x_2)\leqslant f(x)\leqslant f(x_1)$；即 $f(x_1)$ 是所有函数值中最大的，同时 $f(x_2)$ 是所有函数值中最小的。图 1-24 是对定理 1-14 中不同情况的说明。

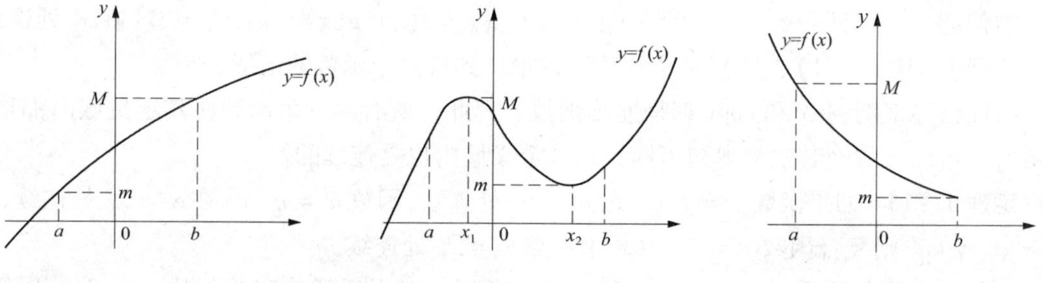


**图 1-24**

**定理 1-15（介值定理）** 若函数 $y=f(x)$ 在闭区间 $[a,b]$ 上连续，且在端点处有不同的函数值，记 $f(a)=A$，$f(b)=B$，则 $A\neq B$。对于 $A$、$B$ 之间的任何一个数 $C$，至少存在一个 $\xi\in(a,b)$，使得 $f(\xi)=C$。

图 1-25 是定理 1-15 的一种几何说明。

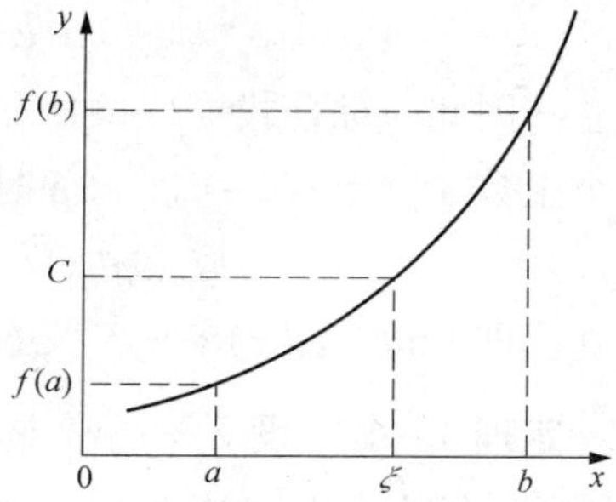


**图 1-25**

**推论 1-6** 在闭区间上连续的函数必取得介于最大值与最小值之间的任何值。

**推论 1-7（零点定理）** 若函数 $y=f(x)$ 在闭区间 $[a,b]$ 上连续，且 $f(a)$ 与 $f(b)$ 异号 [即 $f(a)f(b)<0$]，则至少存在一个 $\xi\in(a,b)$，使得 $f(\xi)=0$。因此，称 $\xi$ 为函数 $f(x)$ 的零点，它就是方程 $f(x)=0$ 的根。

**[例 1-37]** 证明方程 $x^3+x^2+x-1=0$ 在区间 $(0,1)$ 内至少有一根。

**证明：** 多项式 $p(x)=x^3+x^2+x-1=0$ 在闭区间 $[0,1]$ 连续，并有 $p(0)=-1$，$p(1)=2$。由零点定理知 $p(x)$ 在区间 $(0,1)$ 内至少有一个零点，即方程在区间 $(0,1)$ 内至少有一根。

## 重点小结

### 一、函数

**1. 定义** 定义域、对应法则和值域称为函数三要素，函数由定义域、对应法则确定，函数相等是指定义域和对应法则均相同。

**2. 函数的复合运算** 函数的复合运算是一种非常重要的运算，并不是任意两个函数都能进行复合运算，必须满足一定条件。

**3. 初等函数** 是由基本初等函数通过有限次的四则运算和复合运算并能用一个解析式表示的函数。如果没有给出其定义域，则其定义域为使式子有意义的所有实数。分段函数、幂指函数和绝对值函数等是几类常见的非初等函数。

## 二、极限

**1. 定义和性质**　描述性定义和精确定义（不作要求）。极限存在的性质：唯一性、局部有界性、保号和子列收敛性（证明不作要求）。

**2. 极限与左、右极限的关系**　$\lim\limits_{x \to x_0} f(x) = A \Leftrightarrow \lim\limits_{x \to x_0^-} f(x) = \lim\limits_{x \to x_0^+} f(x)$。特别的，分段函数在分段点的极限一般考虑左右极限。

**3. 极限计算**　应用极限四则运算法计算极限是最常用的方法，应用时要特别注意满足条件。应用两个重要极限计算极限也是常用的方法，两个极限存在法则分别证明两个重要极限（证明过程不作要求），应用两个重要极限时注意验证极限未定式的类型，只有类型符合才有公式结果。

**4. 无穷小与无穷大**　无穷小是指在某一变化过程中以0为极限的变量，因此无穷小是一个变量且必须指明其变化过程，实数0是唯一可以称谓无穷小的数。无穷大是指在某一变化过程中，其绝对值无限增大的变量。特别注意 $\infty$ 、$+\infty$ 和 $-\infty$ 之间的区别。比较无穷小的阶的具体意义就是趋于0的速度比较。

特别的，利用无穷小等价代换方法计算极限时要特别注意：一般是在有乘除运算时可以替换，加减运算时不能使用。

## 三、连续

**1. 定义**　两种等价定义，特别要注意函数在一点处连续只要求函数在该点的某个邻域内有定义。函数在一点处连续当且仅当函数在该点处既是左连续又右连续。函数在某个区间上连续是指区间的任意点均连续。间断点可分为第一类间断点和第二类间断点；可去间断点、跳跃间断点属于第一类间断点，无穷间断点属于第二类间断点。

**2. 连续函数的性质**　一切初等函数在其定义区间内都是连续的。两个连续函数的复合函数仍是连续函数。若函数在闭区间上连续，则函数在闭区间上有界且在闭区间上取得最大值和最小值。

## 习题一

1. 求下列函数的定义域。

(1) $y = \dfrac{1}{\sqrt{x-3}} + 2\lg(6-x)$　　(2) $y = \dfrac{1}{\sqrt{x^2-5x-6}}$

(3) $y = \sin\sqrt{x} + \sqrt{\lg(x-4)}$　　(4) $y = \sqrt{\sin x} + \sqrt{9-x^2}$

(5) $f(x) = \begin{cases} \dfrac{1}{x-1}, x < 0 \\ x, 0 \leqslant x < 1 \\ 3, 1 \leqslant x \leqslant 2 \end{cases}$

2. 求下列函数的反函数。

(1) $y = \sqrt{x^2+1}, x \in [0, +\infty)$　　(2) $y = 1 + \lg(x+2)$

3. 判断下列函数的奇偶性。

(1) $y = x^4 - 2x^2$　　(2) $y = e^x$

(3) $y = \dfrac{a^x - a^{-x}}{2}$, $(a < 1)$　　(4) $y = \dfrac{a^x + a^{-x}}{2}$, $(a > 1)$

(5) $y = x^2 - x$　　(6) $y = \dfrac{x^5}{4} - \dfrac{x^3}{2} + 2x$

4. 下列函数中哪些是周期函数？对周期函数指出其最小正周期。

(1) $y = \sin^2 x$　　(2) $y = \cos 2x$

(3) $y = \dfrac{1}{\sin x}$　　(4) $y = \sin(x - 2)$

(5) $y = \sin x^2$　　(6) $y = x\cos x$

5. 指出下列函数是由哪些函数复合而成。

(1) $y = \cos\dfrac{x}{2}$　　(2) $y = \arcsin 4x$

(3) $y = \cos^4 x$　　(4) $y = \lg\sqrt{x}$

(5) $y = e^{-x^2}$　　(6) $y = \lg\sin\left(2x - \dfrac{\pi}{4}\right)$

(7) $y = \sqrt[3]{x^2 + 4x}$　　(8) $y = \arccos\left(\dfrac{x}{a} + 1\right)^2$

(9) $y = \sqrt{\sin^3(x - 1)}$　　(10) $y = \lg\sqrt{\dfrac{x - 1}{x + 1}}$

6. 应用极限定义证明以下各式。

(1) $\lim\limits_{n\to\infty}\dfrac{1}{n^2} = 0$　　(2) $\lim\limits_{n\to\infty}\dfrac{2n + 1}{3n - 1} = \dfrac{2}{3}$

(3) $\lim\limits_{x\to 0}\cos x = 1$　　(4) $\lim\limits_{x\to 1}(3x - 1) = 2$

(5) $\lim\limits_{x\to\infty}\dfrac{1 + x^3}{2x^3} = \dfrac{1}{2}$　　(6) $\lim\limits_{x\to 3}\dfrac{x^2 - 5x + 6}{x - 3} = 1$

7. 求下列函数的极限。

(1) $\lim\limits_{x\to 2}(x^2 + 2x - 1)$　　(2) $\lim\limits_{x\to 1}\dfrac{x^3 - 1}{x}$

(3) $\lim\limits_{x\to 3}\left(1 + \dfrac{1}{x}\right)\left(x - \dfrac{3}{x}\right)$　　(4) $\lim\limits_{n\to\infty}\dfrac{n + 3}{n^3 + 1}$

(5) $\lim\limits_{n\to\infty}(3n - 5)$　　(6) $\lim\limits_{x\to\infty}\left(1 + \dfrac{3}{x^2}\right)$

(7) $\lim\limits_{x\to 0}(x^2 - 1)\sin x$　　(8) $\lim\limits_{x\to\infty}\dfrac{2x}{x - 1}$

(9) $\lim\limits_{x\to 1}\dfrac{5x}{x - 1}$　　(10) $\lim\limits_{x\to 2}\dfrac{x^2 - 4}{x - 2}$

(11) $\lim\limits_{x\to\infty}\dfrac{2x + 5}{x^2 + 1}$　　(12) $\lim\limits_{x\to 3}\dfrac{x - 3}{x^2 - 9}$

(13) $\lim\limits_{x\to 1}\dfrac{2x - 2}{x^2 - 5x + 4}$　　(14) $\lim\limits_{x\to\infty}\dfrac{2x^3 - x^2 + 5}{3x^2 - 2x - 1}$

(15) $\lim\limits_{x\to 2}\dfrac{x^2 - 3x + 2}{x^2 - x - 2}$　　(16) $\lim\limits_{n\to\infty}\dfrac{3n^2 - n}{n^2 + 2}$

(17) $\lim\limits_{x\to4}\dfrac{\sqrt{2x+1}-3}{\sqrt{x-2}-\sqrt{2}}$　　(18) $\lim\limits_{x\to1}\dfrac{x^2-1}{\sqrt{3-x}-\sqrt{1+x}}$

8. 求下列函数的极限。

(1) $\lim\limits_{x\to0}\dfrac{e^x-1}{x}$　　(2) $\lim\limits_{x\to0}\dfrac{\sin\frac{x}{2}}{x}$

(3) $\lim\limits_{x\to0}\dfrac{\sin3x}{\sin5x}$　　(4) $\lim\limits_{x\to0}\dfrac{x}{\tan ax}$

(5) $\lim\limits_{x\to\infty}\left(1+\dfrac{3}{x}\right)^{2x}$　　(6) $\lim\limits_{x\to\infty}\left(\dfrac{2x+3}{2x-1}\right)^{x+1}$

(7) $\lim\limits_{x\to0}\dfrac{\sin x}{x^2}$　　(8) $\lim\limits_{a\to0}\dfrac{\sin5a}{\tan2a}$

(9) $\lim\limits_{\alpha\to0}\dfrac{\tan3\alpha}{\alpha}$　　(10) $\lim\limits_{\alpha\to0}\dfrac{\tan5\alpha}{\sin2\alpha}$

(11) $\lim\limits_{\alpha\to0}(1-k\alpha)^{\frac{1}{\alpha}}$　　(12) $\lim\limits_{\alpha\to0}(1+3\sin2\alpha)^{\csc2\alpha}$

(13) $\lim\limits_{x\to a}\dfrac{\sin x-\sin a}{x-a}$　　(14) $\lim\limits_{x\to1}\dfrac{\ln x}{a^x},(a\neq0)$

(15) $\lim\limits_{x\to\infty}(\sqrt{x^2+1}-\sqrt{x^2-1})$　　(16) $\lim\limits_{x\to\frac{\pi}{2}}(1+a\cot^2x)^{\tan^2x}$

(17) $\lim\limits_{\alpha\to\beta}\dfrac{e^\alpha-e^\beta}{\alpha-\beta}$　　(18) $\lim\limits_{x\to e}\dfrac{\ln x-1}{x-e}$

9. 利用夹挤定理讨论下列极限。

(1) $\lim\limits_{n\to\infty}\dfrac{n!}{n^n}$　　(2) $\lim\limits_{n\to\infty}\sqrt[n]{1+2^n+3^n}$

(3) $\lim\limits_{n\to\infty}\dfrac{2^n}{n!}$

(4) $\lim\limits_{n\to\infty}\left(\dfrac{n}{n^2+\pi}+\dfrac{n}{n^2+2\pi}+\cdots+\dfrac{n}{n^2+n\pi}\right)$

10. 用单调有界准则或递推法讨论下列数列的极限。

(1) 对于 $n=0$，1，2，…均有 $0<x_n<1$，且 $x_{n+1}=2x_n-x_n^2$，求 $\lim\limits_{n\to\infty}x_n$。

(2) 设 $x_1>0$ 且 $x_{n+1}=\dfrac{1}{2}\left(x_n+\dfrac{a}{x_n}\right)$，$(n=1,2,\cdots,a>0)$，证明 $\lim\limits_{n\to\infty}x_n$ 存在，并求此极限。

11. 每隔时间 $\tau$ 注射一次剂量为 $D_0$ 的药物，第 $n$ 次注射后，体内药量 $D_n$ 与第 $n$ 次注射后的时间 $t$ 的关系为

$$D_n(t)=\frac{1-e^{-nk\tau}}{1-e^{-k\tau}}D_0e^{kt}，(k\text{ 为常数})$$

求：$n\to\infty$ 时的体内药量 $\lim\limits_{n\to\infty}D_n(t)$。

12. 下列函数哪个是无穷小，哪个是无穷大？

(1) $f(x)=\dfrac{x}{x-3}$，当 $x\to3$　　(2) $f(x)=2x+1$，当 $x\to\infty$

(3) $f(x)=\dfrac{x-1}{x+1}$，当 $x\to1$　　(4) $f(x)=\tan x$，当 $x\to0$

(5) $f(x)=\dfrac{a}{x+1}$, 当 $x\to\infty$　　　　(6) $f(x)=\dfrac{1-\cos x}{x}$, 当 $x\to 0$

13. 当 $x\to 0$ 时，比较下列无穷小的阶：$x^2,\sin x,\sqrt[3]{x}$ 。

14. 用连续函数的定义证明函数 $y=x^2$ 在 $(-\infty,+\infty)$ 内连续。

15. 考察函数 $y=\begin{cases}x^2, 0<x<1\\ 2, x=1\\ 2-x, 1<x\leqslant 2\end{cases}$ 的连续性，并做出简图。

16. 求下列函数的间断点，并确定它们的类型。若为可去间断点，补充函数定义使它连续。

(1) $y=\dfrac{x+2}{x^2-1}$　　　　(2) $y=\dfrac{x^3}{(x+1)(x-1)(x+2)}$

(3) $y=\dfrac{x}{\sin x}$　　　　(4) $y=(1+x)^{\frac{1}{x}}$

(5) $y=\tan\left(2x+\dfrac{\pi}{4}\right)$　　　　(6) $y=\dfrac{x^2-1}{x^2-3x+2}$

(7) $y=x\cos\dfrac{1}{x}$　　　　(8) $y=\dfrac{\tan 2x}{x}$

17. 根据初等函数的连续性求下列函数的极限。

(1) $\lim\limits_{x\to 1}(x^2+1)\tan\dfrac{x\pi}{4}$　　　　(2) $\lim\limits_{x\to\frac{\pi}{2}}\ln(\sin x)$

18. 用介值（零点）定理证明方程 $x=\sin x+2$ 至少有一个不超过 3 的正根。

## 习题一答案

1. (1) $(3,6)$；(2) $(-\infty,-1)\cup(6,+\infty)$；(3) $(5,+\infty)$；
   (4) $[0,3]$；(5) $(-\infty,2]$

2. (1) $y=\sqrt{x^2-1}, x\in[1,+\infty)$；(2) $y=10^{x-1}-2$

3. (1) 偶函数；(2) 非奇偶；(3) 奇函数；(4) 偶函数；(5) 非奇偶；
   (6) 奇函数

4. (1) $\pi$；(2) $\pi$；(3) $2\pi$；(4) $2\pi$；(5) 非周期函数；(6) 非周期函数

5. (1) $y=\cos u, u=\dfrac{1}{2}x$；(2) $y=\arcsin u, u=4x$；(3) $y=u^4, u=\cos x$；

   (4) $y=\lg u, u=\sqrt{x}$；(5) $y=e^u, u=-x^2$；(6) $y=\lg u, u=\sin v, v=2x-\dfrac{\pi}{4}$；

   (7) $y=\sqrt[3]{u}, u=x^2+4x$；(8) $y=\arccos u, u=v^2, v=\dfrac{1}{a}x+1$；

   (9) $y=\sqrt{u}, u=v^3, v=\sin w, w=x-1$；(10) $y=\lg u, u=\sqrt{v}, v=\dfrac{x-1}{x+1}$

6. 略。

7. (1) 7；(2) 0；(3) $\dfrac{8}{3}$；(4) 0；(5) $\infty$；(6) 1；(7) 0；(8) 2；

   (9) $\infty$；(10) 4；(11) 0；(12) $\dfrac{1}{6}$；(13) $-\dfrac{2}{3}$；(14) $\infty$；(15) $\dfrac{1}{3}$；

（16）3；（17）$\frac{2}{3}\sqrt{2}$；（18）$-2\sqrt{2}$

8.（1）1；（2）$\frac{1}{2}$；（3）$\frac{3}{5}$；（4）$\frac{1}{a}$；（5）$e^6$；（6）$e^2$；（7）$\infty$；（8）$\frac{5}{2}$；

（9）3；（10）$\frac{5}{2}$；（11）$e^{-k}$；（12）$e^3$；（13）$\cos a$；（14）0；（15）0；

（16）$e^a$；（17）$e^\beta$；（18）$e^{-1}$

9.（1）0；（2）；3；（3）0；（4）1

10.（1）1；（2）$\sqrt{a}$

11. 略。

12.（1）无穷大；（2）无穷大；（3）无穷小；（4）无穷小；（5）无穷小；（6）无穷小

13. $x^2$ 高于 $\sin x$ 高于 $\sqrt[3]{x}$。

14. 略。

15. $x=1$ 为间断点，图略。

16.（1）$x=\pm 1$，第二类。

（2）$x=\pm 1, x=-2$，第二类。

（3）$x=0$，第一类，可去间断点；$x=\pm k\pi, (k\in Z^+)$；第二类。

（4）$x=0$，第一类，可去。

（5）$x=\frac{k}{2}\pi+\frac{\pi}{8}$ 或 $x=\frac{k}{2}\pi-\frac{3}{8}\pi, (k\in Z)$。

（6）$x=1$，第一类，可去；$x=2$，第二类。

（7）$x=0$，第二类。

（8）$x=0$，第一类，可去；$x=\frac{k}{2}\pi\pm\frac{\pi}{4}, (k\in Z)$，第二类。

17.（1）2；（2）0

18. 略。

扫码“看一看”

# 第二章　导数与微分

**学习目标**

1. **掌握**　导数的概念，导数的四则运算法则，复合函数的求导法则，基本初等函数的导数公式，初等函数的求导，隐函数求导，参数方程求导。

2. **熟悉**　微分的概念，微分四则运算法则，微分一阶不变性，初等函数的微分计算，导数的几何意义，微分的几何意义，函数连续与可导的关系，导数与微分的关系，对数求导法，高阶导数。

3. **了解**　分段函数的求导，微分的应用。

导数与微分是高等数学的重要概念，也是微分学的基本组成部分。导数反映出函数相对于自变量变化快慢的速度；而微分则指明当自变量有微小变化时，函数的变化情况。两者在实际问题中都有广泛的应用。

扫码“学一学”

## 第一节　导数的概念

### 一、问题的提出

**问题1：自由落体运动的瞬时速度。**

如图2-1，当物体在空中自由下落时，已知位置函数 $s$ 与时刻 $t$ 的函数关系式为 $s=\frac{1}{2}gt^2$（$g$ 为重力加速度），求时刻 $t_0$ 的瞬时速度。取一邻近于 $t_0$ 的时刻 $t$，运动时间为 $\Delta t=t-t_0$，平均速度为

$$\bar{v}=\frac{\Delta s}{\Delta t}=\frac{s-s_0}{t-t_0}=g\frac{t_0+t}{2}$$

当 $t\to t_0$ 时，取极限得瞬时速度为

$$v=\lim_{t\to t_0}\frac{g(t_0+t)}{2}=gt_0\ (g\text{ 为重力加速度})$$

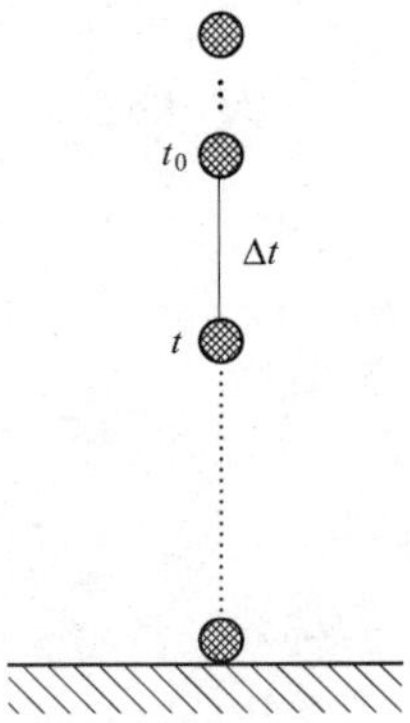


图2-1

**问题2：血药浓度减少的速度。**

已知药物一次静脉注射后，时刻 $t$ 的血药浓度 $C(t)=C_0e^{-kt}$。式中，$C_0$ 为 $t=0$ 时的血药浓度；$k$ 为参数，依赖于个体和药物的特性，可由实验测定。现在求 $t_0$ 时刻血药浓度减少的速度。

给时刻 $t_0$ 一个增量 $\Delta t\neq 0$，则在这段时间内血药浓度的增量为 $\Delta C=C(t_0+\Delta t)-C_0(t_0)$，从而平均减少速度应为 $\bar{v}=\frac{\Delta C}{\Delta t}$。故有

$$v=\lim_{\Delta t\to 0}\frac{\Delta C}{\Delta t}=\lim_{\Delta t\to 0}\frac{C(t_0+\Delta t)-C(t_0)}{\Delta t}$$

又因为

$$C(t_0+\Delta t)-C(t_0)=C_0\mathrm{e}^{-k(t_0+\Delta t)}-C_0\mathrm{e}^{-kt_0}=C_0\mathrm{e}^{-kt_0}(\mathrm{e}^{-k\Delta t}-1)$$

从而

$$v=\lim_{\Delta t\to 0}\frac{\Delta C}{\Delta t}=\lim_{\Delta t\to 0}\frac{C(t_0+\Delta t)-C(t_0)}{\Delta t}=C_0\mathrm{e}^{-kt_0}\lim_{\Delta t\to 0}\frac{\mathrm{e}^{-k\Delta t}-1}{\Delta t}=-kC_0\mathrm{e}^{-kt_0}$$

**问题3：切线（割线的极限位置——切线）。**

如图2-2，如果割线 $MN$ 绕点 $M$ 旋转而趋向极限位置 $MT$，那么直线 $MT$ 就称为曲线 $C$ 在点 $M$ 处的切线。极限位置即

$$|MN|\to 0,\ \angle NMT\to 0$$

设 $M(x_0,y_0)$，$N(x,y)$，则割线 $MN$ 的斜率为

$$\tan\varphi=\frac{y-y_0}{x-x_0}=\frac{f(x)-f(x_0)}{x-x_0}$$

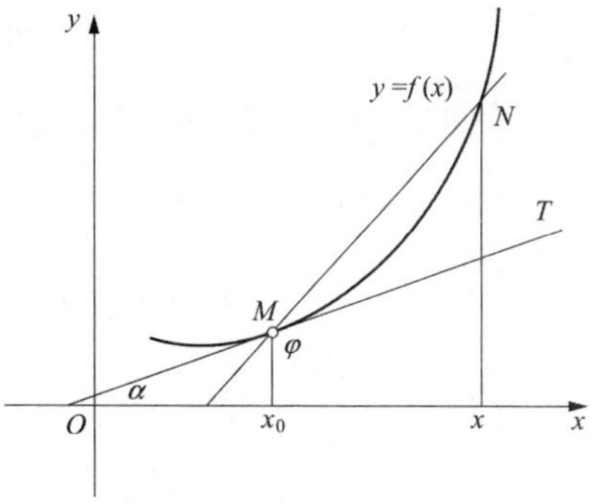


**图2-2**

当点 $N$ 沿曲线 $C$ 趋向点 $M$，即 $x\to x_0$ 时，切线 $MT$ 的斜率为

$$k=\tan\alpha=\lim_{x\to x_0}\frac{f(x)-f(x_0)}{x-x_0}$$

## 二、导数的定义

以上3个问题，虽然它们的具体意义不同，但它们的数学含义和形式是相同的。这就是：①求对应于自变量增量的函数增量；②求函数增量与自变量增量的比；③求自变量增量趋于零时，相应比值的极限，称这个极限为导数。

**定义2-1** 设函数 $y=f(x)$ 在点 $x_0$ 的某个邻域内有定义，当自变量 $x$ 在点 $x_0$ 取得增量 $\Delta x$（点 $x_0+\Delta x$ 仍在该邻域内）时，相应的函数 $y$ 取得增量 $\Delta y=f(x_0+\Delta x)-f(x_0)$。如果当 $\Delta x\to 0$ 时，$\Delta y$ 与 $\Delta x$ 之比的极限

$$\lim_{\Delta x\to 0}\frac{\Delta y}{\Delta x}=\lim_{\Delta x\to 0}\frac{f(x_0+\Delta x)-f(x_0)}{\Delta x}$$

存在，则称函数 $y=f(x)$ 在点 $x_0$ 可导，并称这个极限为函数 $y=f(x)$ 在点 $x_0$ 的导数，记为 $f'(x_0)$ 或 $y'|_{x=x_0}$，也可以记为 $\frac{\mathrm{d}y}{\mathrm{d}x}|_{x=x_0}$ 或 $\frac{\mathrm{d}f(x)}{\mathrm{d}x}|_{x=x_0}$；否则，称 $y=f(x)$ 在点 $x_0$ 不可导。如果极限 $\lim_{\Delta x\to 0}\frac{\Delta y}{\Delta x}=\infty$，则称导数为无穷大。

如果函数 $y=f(x)$ 在开区间 $(a,b)$ 内的每一点都可导，则称函数 $y=f(x)$ 在开区间 $(a,b)$ 内可导。当函数 $y=f(x)$ 在开区间 $(a,b)$ 内可导时，对任意的 $x\in(a,b)$ 都有对应的导数值，因此在开区间 $(a,b)$ 内确定了一个新函数，称为函数 $y=f(x)$ 的导函数，简称为导数，记为 $f'(x)$ 或者 $y'$，$\frac{\mathrm{d}y}{\mathrm{d}x}$，$\frac{\mathrm{d}f(x)}{\mathrm{d}x}$。即

$$f'(x)=\lim_{\Delta x\to 0}\frac{f(x+\Delta x)-f(x)}{\Delta x}$$

或者

$$f'(x)=\lim_{h\to 0}\frac{f(x+h)-f(x)}{h}$$

思考：$f'(x_0)$ 与 $f'(x)$ 有什么区别和联系？$f'(x_0)=[f(x_0)]'$ 吗？

根据导数的定义可求一些简单函数的导数，其步骤可归纳为以下 3 步。

（1）求函数的增量 $\Delta y = f(x+\Delta x) - f(x)$；

（2）求函数增量与自变量增量的比值 $\frac{\Delta y}{\Delta x}$；

（3）求比值的极限 $y' = \lim\limits_{\Delta x \to 0} \frac{\Delta y}{\Delta x} = \lim\limits_{\Delta x \to 0} \frac{f(x+\Delta x) - f(x)}{\Delta x}$。

**[例 2－1]** 求下列函数的导数。

(1) $y = C$　(2) $y = x$　(3) $y = x^2$　(4) $y = \sqrt{x}$

(5) $y = \frac{1}{x}$　(6) $y = \sin x$　(7) $y = x^n$

**[解]** (1) $f'(x) = \lim\limits_{\Delta x \to 0} \frac{f(x+\Delta x) - f(x)}{\Delta x} = \lim\limits_{\Delta x \to 0} \frac{C - C}{\Delta x} = 0$，故 $(C)' = 0$

(2) $f'(x) = \lim\limits_{\Delta x \to 0} \frac{f(x+\Delta x) - f(x)}{\Delta x} = \lim\limits_{\Delta x \to 0} \frac{x + \Delta x - x}{\Delta x} = 1$，故 $(x)' = 1$

(3) $$f'(x) = \lim_{\Delta x \to 0} \frac{f(x+\Delta x) - f(x)}{\Delta x} = \lim_{\Delta x \to 0} \frac{(x+\Delta x)^2 - x^2}{\Delta x}$$

$$= \lim_{\Delta x \to 0} \frac{2x\Delta x + (\Delta x)^2}{\Delta x} = \lim_{\Delta x \to 0} (2x + \Delta x) = 2x$$

(4) $$f'(x) = \lim_{\Delta x \to 0} \frac{f(x+\Delta x) - f(x)}{\Delta x}$$

$$= \lim_{\Delta x \to 0} \frac{\sqrt{x+\Delta x} - \sqrt{x}}{\Delta x} = \lim_{\Delta x \to 0} \frac{1}{\sqrt{x+\Delta x} + \sqrt{x}} = \frac{1}{2\sqrt{x}}$$

(5) $$f'(x) = \lim_{\Delta x \to 0} \frac{f(x+\Delta x) - f(x)}{\Delta x} = \lim_{\Delta x \to 0} \frac{\frac{1}{x+\Delta x} - \frac{1}{x}}{\Delta x} = \lim_{\Delta x \to 0} \frac{-1}{(x+\Delta x)x} = -\frac{1}{x^2}$$

(6) $$f'(x) = \lim_{\Delta x \to 0} \frac{f(x+\Delta x) - f(x)}{\Delta x} = \lim_{\Delta x \to 0} \frac{\sin(x+\Delta x) - \sin x}{\Delta x}$$

$$= \lim_{\Delta x \to 0} \frac{2\cos\left(x + \frac{\Delta x}{2}\right)\sin\frac{\Delta x}{2}}{\Delta x} = \lim_{\Delta x \to 0} \cos\left(x + \frac{\Delta x}{2}\right) \frac{\sin\frac{\Delta x}{2}}{\frac{\Delta x}{2}} = \cos x$$

(7) $$f'(x) = \lim_{\Delta x \to 0} \frac{f(x+\Delta x) - f(x)}{\Delta x} = \lim_{\Delta x \to 0} \frac{(x+\Delta x)^n - x^n}{\Delta x}$$

$$= \lim_{\Delta x \to 0} \left[nx^{n-1} + \frac{n(n-1)}{2!}x^{n-2}\Delta x + \cdots + (\Delta x)^{n-1}\right] = nx^{n-1}$$

另外还有

$$(x^{\mu})' = \mu x^{\mu-1}, (\mu \text{ 为任意实数})$$

$$(\sqrt{x})' = \frac{1}{2}x^{\frac{1}{2}-1} = \frac{1}{2}x^{-\frac{1}{2}} = \frac{1}{2\sqrt{x}}$$

$$\left(\frac{1}{x}\right)' = (x^{-1})' = -x^{-2} = -\frac{1}{x^2}$$

注：由函数的单侧极限可以定义函数的单侧导数。

（1）左导数　$f'_-(x_0) = \lim\limits_{x \to x_0^-} \frac{f(x) - f(x_0)}{x - x_0} = \lim\limits_{\Delta x \to 0^-} \frac{f(x_0 + \Delta x) - f(x_0)}{\Delta x}$

（2）右导数　$f'_{+}(x_0)=\lim\limits_{x\to x_0^+}\dfrac{f(x)-f(x_0)}{x-x_0}=\lim\limits_{\Delta x\to 0^+}\dfrac{f(x_0+\Delta x)-f(x_0)}{\Delta x}$

显然，函数$f(x)$在点$x_0$可导的充分必要条件是$f'_{-}(x_0)$与$f'_{+}(x_0)$都存在且相等。如果函数$y=f(x)$在开区间$(a,b)$内可导，且$f'_{+}(a)$及$f'_{-}(b)$都存在，则称函数$f(x)$在闭区间$[a,b]$上可导。

函数$f(x)$在点$x_0$处的导数$f'(x_0)$就是导函数$f'(x)$在$x=x_0$处的函数值。方便起见，今后把导函数$f'(x)$简称为导数。

## 三、导数的几何意义

$f'(x_0)$表示曲线$y=f(x)$在点$M\ [x_0,f(x_0)]$处的切线斜率，即

$$f'(x_0)=\tan\alpha$$

式中，$\alpha$为切线与$x$轴正向的夹角，见图2－3，切线方程为

$$y-y_0=f'(x_0)(x-x_0)$$

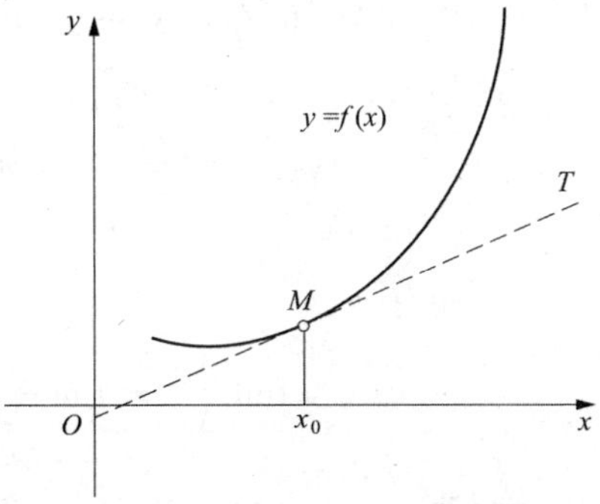


图2－3

法线方程为

$$y-y_0=-\frac{1}{f'(x_0)}(x-x_0)$$

［例2－2］　求抛物线$y=\sqrt{x}$（$x\geqslant 0$）在点（4，2）处的切线方程及法线方程。

［解］　因为当$x>0$时

$$(\sqrt{x})'=\frac{1}{2\sqrt{x}}$$

所以，抛物线$y=\sqrt{x}$在点（4，2）处的切线斜率为

$$k_1=y'|_{x=4}=\left.\frac{1}{2\sqrt{x}}\right|_{x=4}=\frac{1}{4}$$

切线方程为

$$y-2=\frac{1}{4}(x-4)$$

化简得

$$x-4y+4=0$$

抛物线$y=\sqrt{x}$在点（4，2）处的法线斜率为$k_2=-\dfrac{1}{k_1}=-4$。

法线方程为

$$y-2=-4(x-4)$$

化简得

$$4x+y-18=0$$

## 四、函数的连续性与可导性

**定理2－1**　若函数$y=f(x)$在点$x_0$处可导，则$f(x)$在点$x_0$处连续。

**证明：** 因为$f'(x_0)=\lim\limits_{\Delta x\to 0}\dfrac{\Delta y}{\Delta x}$，由定理1－6得$\dfrac{\Delta y}{\Delta x}-f'(x_0)=\alpha$（当$\Delta x\to 0$时，$\alpha\to 0$），

$\Delta y = f'(x_0)\Delta x + \alpha\Delta x$。从而，$\lim\limits_{\Delta x \to 0}\Delta y = 0$，即 $f(x)$ 在点 $x_0$ 连续。

但从下面的例题可以看出函数连续不一定可导。

［例 2－3］　函数 $y = |x|$ 在 $x = 0$ 处连续，但 $\lim\limits_{\Delta x \to 0^-}\dfrac{\Delta y}{\Delta x} = -1$，而 $\lim\limits_{\Delta x \to 0^+}\dfrac{\Delta y}{\Delta x} = 1$，故 $\lim\limits_{\Delta x \to 0}\dfrac{\Delta y}{\Delta x}$ 不存在，所以不可导。

［例 2－4］　函数 $f(x) = \sqrt[3]{x}$ 在区间 $(-\infty, +\infty)$ 内处处连续（图 2－4），但在点 $x = 0$ 却不可导。

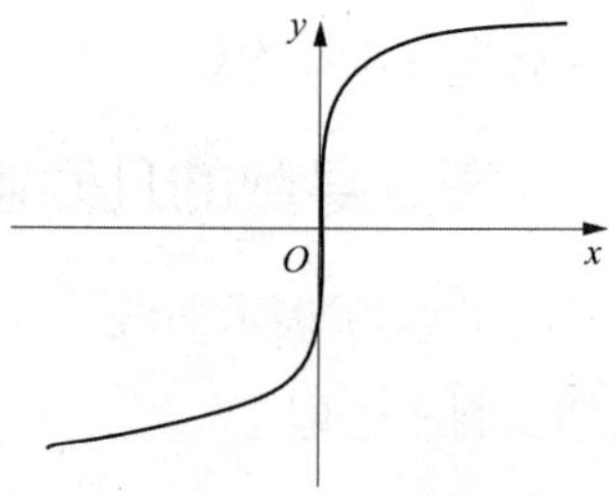


图 2－4

这是因为当 $\Delta x \neq 0$ 时，

$$\frac{\Delta y}{\Delta x} = \frac{\sqrt[3]{0 + \Delta x} - \sqrt[3]{0}}{\Delta x} = \lim_{\Delta x \to 0}\frac{1}{\sqrt[3]{(\Delta x)^2}}$$

从而有

$$\lim_{\Delta x \to 0}\frac{\Delta y}{\Delta x} = \lim_{\Delta x \to 0}\frac{1}{\sqrt[3]{(\Delta x)^2}} = +\infty$$

故它在点 $x = 0$ 的导数不存在。图 2－4 中表现为曲线 $y = \sqrt[3]{x}$ 在坐标原点具有垂直于横轴的切线。

由以上讨论可知，一元函数可导必连续，连续不一定可导。函数在某点连续是函数在该点可导的必要条件，但不是充分条件。

扫码“学一学”

# 第二节　函数四则运算的求导法则

前面根据导数的定义，求出了一些简单函数的导数，但对于比较复杂的函数，直接根据定义求导往往是很困难的。下面将建立一系列求导法则，利用这些法则，就能较方便地求出初等函数的导数。

## 一、常数和几个基本初等函数的导数

应用导数定义得到下列几个基本初等函数的导数公式。

(1) $(C)' = 0$

(2) $(x^{\mu})' = \mu x^{\mu - 1}$

(3) $(\sin x)' = \cos x$，$(\cos x)' = -\sin x$

(4) $$(\log_a x)' = \lim_{h \to 0}\frac{f(x+h) - f(x)}{h} = \lim_{h \to 0}\frac{\log_a(x+h) - \log_a x}{h} = \lim_{h \to 0}\frac{\log_a\left(1 + \dfrac{h}{x}\right)}{h}$$

$$= \lim_{h \to 0}\log_a\left(1 + \frac{h}{x}\right)^{\frac{1}{h}} = \lim_{h \to 0}\log_a\left(1 + \frac{h}{x}\right)^{\frac{x}{h}\cdot\frac{1}{x}} = \log_a e^{\frac{1}{x}} = \frac{1}{x}\log_a e = \frac{1}{x\ln a}$$

特别的，$(\ln x)' = \dfrac{1}{x}$。

## 二、函数四则运算的求导法则

**定理 2－2**　如果函数 $u(x)$、$v(x)$ 在点 $x$ 都可导，则它们的和、差、积、商（分母不为零）在点 $x$ 也可导，并且有

(1) $[u(x) \pm v(x)]' = u'(x) \pm v'(x)$

(2) $[u(x)v(x)]' = u'(x)v(x) \pm u(x)v'(x)$

(3) $\left[\dfrac{u(x)}{v(x)}\right]' = \dfrac{u'(x)v(x) - u(x)v'(x)}{v^2(x)}$，$[v(x) \neq 0]$

**证明**：(1)，(2) 略。

(3) 设$f(x) = \dfrac{u(x)}{v(x)}$，$[v(x) \neq 0]$，则

$$f'(x) = \lim_{h \to 0}\frac{f(x+h) - f(x)}{h} = \lim_{h \to 0}\frac{\dfrac{u(x+h)}{v(x+h)} - \dfrac{u(x)}{v(x)}}{h}$$

$$= \lim_{h \to 0}\frac{u(x+h)v(x) - u(x)v(x+h)}{v(x+h)v(x)h}$$

$$= \lim_{h \to 0}\frac{[u(x+h) - u(x)]v(x) - u(x)[v(x+h) - v(x)]}{v(x+h)v(x)h}$$

$$= \lim_{h \to 0}\frac{\dfrac{u(x+h) - u(x)}{h}v(x) - u(x)\dfrac{v(x+h) - v(x)}{h}}{v(x+h)v(x)}$$

$$= \frac{u'(x)v(x) - u(x)v'(x)}{v^2(x)}$$

注：上面的证明用到了 $v(x)$ 的连续性，这是因为可导必连续。

**推论 2－1**　有限个可导函数的和的导数等于导数的和，即

$$\left(\sum_{i=1}^{n} f_i(x)\right)' = \sum_{i=1}^{n} f_i{}'(x)$$

**推论 2－2**　常数与可导函数乘积的导数等于常数乘以这个函数的导数，即

$$[Cf(x)]' = Cf'(x)$$

**推论 2－3**　若函数 $f_1(x)$、$f_2(x)$、$f_3(x)$ 都可导，则

$$[f_1(x)f_2(x)f_3(x)]' = f_1{}'(x)f_2(x)f_3(x) + f_1(x)f_2{}'(x)f_3(x) + f_1(x)f_2(x)f_3{}'(x)$$

**[例 2－5]**　求 $y = x^3 - 2x^2 + \sin x$ 的导数。

**[解]**　$y' = 3x^2 - 4x + \cos x$

**[例 2－6]**　求 $y = \sin 2x \cdot \ln x$ 的导数。

**[解]**　因为 $y = 2\sin x \cdot \cos x \cdot \ln x$，所以

$$y' = 2\cos x \cdot \cos x \cdot \ln x + 2\sin x \cdot (-\sin x) \cdot \ln x + 2\sin x \cdot \cos x \cdot \frac{1}{x}$$

$$= 2\cos 2x \ln x + \frac{1}{x}\sin 2x$$

**[例 2－7]**　求 $y = \dfrac{x^2 - 1}{x^2 + 1}$ 的导数。

**[解]**　$y' = \dfrac{2x(x^2+1) - (x^2-1)2x}{(x^2+1)^2} = \dfrac{4x}{(x^2+1)^2}$

**[例 2－8]**　求 $y = \tan x$ 的导数。

**[解]**　$y' = (\tan x)' = \left(\dfrac{\sin x}{\cos x}\right)' = \dfrac{(\sin x)'\cos x - \sin x(\cos x)'}{\cos^2 x}$

$$= \frac{\cos^2 x + \sin^2 x}{\cos^2 x} = \frac{1}{\cos^2 x} = \sec^2 x$$

同理可得，$(\cot x)' = -\csc^2 x$。

［例 2－9］ 求 $y=\sec x$ 的导数。

［解］ $y' = (\sec x)' = \left(\dfrac{1}{\cos x}\right)' = \dfrac{-(\cos x)'}{\cos^2 x} = \dfrac{\sin x}{\cos^2 x} = \sec x \tan x$

同理可得，$(\csc x)' = -\csc x \cot x$。

扫码“学一学”

# 第三节　复合函数、反函数的求导法则

## 一、复合函数求导法则

**定理 2－3（复合函数求导法则）** 设函数 $u=\varphi(x)$ 在点 $x$ 可导，即 $\dfrac{du}{dx}=\varphi'(x)$，$y=f(u)$ 在相应的点 $u$ 可导，即 $\dfrac{dy}{du}=f'(u)$，则复合函数 $y=f[\varphi(x)]$ 在点 $x$ 一定也可导，且其导数为

$$y'(x) = f'(u)\cdot\varphi'(x)$$

或

$$\frac{dy}{dx}=\frac{dy}{du}\cdot\frac{du}{dx}$$

即因变量对自变量求导，等于因变量先对中间变量求导，再乘以中间变量对自变量求导（链式法则）。

**证明：** 给自变量 $x$ 一个增量 $\Delta x$，则函数 $u=\varphi(x)$ 有相应的增量

$$\Delta u = \varphi(x+\Delta x)-\varphi(x)$$

从而函数 $y=f(u)$ 也有相应的增量 $\Delta y = f(u+\Delta u)-f(u)$，当 $\Delta u\neq 0$ 时，有等式

$$\frac{\Delta y}{\Delta x}=\frac{\Delta y}{\Delta u}\cdot\frac{\Delta u}{\Delta x}$$

两边取极限得

$$\lim_{\Delta x\to 0}\frac{\Delta y}{\Delta x}=\lim_{\Delta x\to 0}\left(\frac{\Delta y}{\Delta u}\cdot\frac{\Delta u}{\Delta x}\right)=\lim_{\Delta x\to 0}\frac{\Delta y}{\Delta u}\cdot\lim_{\Delta x\to 0}\frac{\Delta u}{\Delta x}=\lim_{\Delta u\to 0}\frac{\Delta y}{\Delta u}\cdot\lim_{\Delta x\to 0}\frac{\Delta u}{\Delta x}$$

后一个等式成立是因为 $u=\varphi(x)$ 可导，故 $\varphi(x)$ 必连续，所以当 $\Delta x\to 0$ 时，$\Delta u\to 0$，于是得

$$\frac{dy}{dx}=\frac{dy}{du}\cdot\frac{du}{dx}$$

当 $\Delta u=0$ 时，$\dfrac{du}{dx}=0$，而 $\Delta y = f(u+\Delta u)-f(u)=f(u)-f(u)=0$，所以 $\dfrac{dy}{dx}=0$，复合函数求导法则仍然成立。

［例 2－10］ 求函数 $y=\cos^2 x$ 的导数。

［解］ 因为 $y=u^2$，$u=\cos x$，所以

$$\frac{dy}{dx}=\frac{dy}{du}\cdot\frac{du}{dx}=2u\cdot(-\sin x)=-2\cos x\sin x=-\sin 2x$$

［例 2－11］ 求函数 $y=\ln\sin x$ 的导数。

［解］ 因为 $y=\ln u$，$u=\sin x$，所以 $\dfrac{dy}{dx}=\dfrac{dy}{du}\cdot\dfrac{du}{dx}=\dfrac{1}{u}\cdot\cos x=\dfrac{\cos x}{\sin x}=\cot x$。

[例2－12]　求函数 $y=(x^2+1)^{10}$ 的导数。

[解]　因为 $y=u^{10}$，$u=x^2+1$，所以 $\frac{dy}{dx}=\frac{dy}{du}\cdot\frac{du}{dx}=10u^9\cdot 2x=20x(x^2+1)^9$。

思考：在对复合函数求导时应注意什么？

注：复合函数求导法则是微分学中最重要的法则，在应用时必须注意“谁对谁求导”，求导结束后，所有中间变量都应该用自变量来表示。熟练之后，只要对中间变量做到“心中有数”即可，不必写出来。

[例2－13]　求函数 $y=\ln\sin^2(3x+4)$ 的导数。

[解]　$\frac{dy}{dx}=\frac{1}{\sin^2(3x+4)}\cdot 2\sin(3x+4)\cdot\cos(3x+4)\times 3=6\cot(3x+4)$

## 二、反函数求导法则

**定理2－4**　如果反函数 $x=\varphi(y)$ 在某区间内单调、可导且 $\varphi'(y)\neq 0$，那么它的反函数 $y=f(x)$ 在对应区间内也可导，且有 $f'(x)=\frac{1}{\varphi'(y)}$，即反函数的导数等于直接函数导数的倒数。

**证明**：任取 $x$，给 $x$ 以增量 $\Delta x\neq 0$，由 $y=f(x)$ 的单调性可知 $\Delta y\neq 0$，于是有

$$\frac{\Delta y}{\Delta x}=\frac{1}{\frac{\Delta x}{\Delta y}}$$

因为 $f(x)$ 连续，所以，当 $\Delta x\to 0$ 时，$\Delta y\to 0$，又知 $\varphi'(y)\neq 0$，故有

$$f'(x)=\lim_{\Delta x\to 0}\frac{\Delta y}{\Delta x}=\lim_{\Delta y\to 0}\frac{1}{\frac{\Delta x}{\Delta y}}=\frac{1}{\varphi'(y)}，即 f'(x)=\frac{1}{\varphi'(y)}$$

[例2－14]　求函数 $y=\arcsin x$ 的导数。

[解]　因为 $x=\sin y$ 在 $\left(-\frac{\pi}{2},\frac{\pi}{2}\right)$ 内连续、可导，且

$$(\sin y)'_y=\cos y>0$$

所以，当 $x\in(-1,1)$ 时有

$$(\arcsin x)'=\frac{1}{(\sin x)'_y}=\frac{1}{\cos y}=\frac{1}{\sqrt{1-\sin^2 y}}=\frac{1}{\sqrt{1-x^2}}$$

同理可得

$$(\arccos x)'=-\frac{1}{\sqrt{1-x^2}}$$

[例2－15]　求函数 $y=\operatorname{arccot}x$ 的导数。

[解]　因为 $x=\cot y$ 在 $(0,\pi)$ 内连续、可导，且

$$(\cot y)'_y=-\csc^2 y$$

所以，当 $x\in(-\infty,+\infty)$ 时有

$$(\operatorname{arccot}x)'=\frac{1}{(\cot y)'_y}=-\frac{1}{\csc^2 y}=-\frac{1}{1+\cot^2 y}=-\frac{1}{1+x^2}$$

同理可得　　$(\arctan x)'=\frac{1}{1+x^2}$

[例2－16]　求函数 $y=a^x$ $(a>0)$ 的导数。

［解］ 因为 $x=\log_a y$ 在 $(0,+\infty)$ 内连续、可导，且 $(\log_a y)'_y=\dfrac{1}{y\ln a}$，所以当 $x\in(-\infty,+\infty)$ 时有

$$(a^x)'=\frac{1}{(\log_a y)'_y}=y\ln a=a^x\ln a$$

特别的，有 $(e^x)'=e^x$。

［例 2－17］ 求函数 $y=e^{-x^2}$ 的导数。

［解］ $\dfrac{dy}{dx}=e^{-x^2}\cdot(-2x)=-2xe^{-x^2}$

［例 2－18］ 求函数 $y=\dfrac{x}{2}\sqrt{a^2-x^2}+\dfrac{a^2}{2}\arcsin\dfrac{x}{a},(a>0)$ 的导数。

［解］ 
$$\begin{aligned}y'&=\left(\frac{x}{2}\sqrt{a^2-x^2}+\frac{a^2}{2}\arcsin\frac{x}{a}\right)'\\&=\frac{1}{2}\sqrt{a^2-x^2}-\frac{1}{2}\frac{x^2}{\sqrt{a^2-x^2}}+\frac{a^2}{2\sqrt{a^2-x^2}}\\&=\sqrt{a^2-x^2}\end{aligned}$$

［例 2－19］ 证明幂函数导数公式：$(x^\mu)'=\mu x^{\mu-1}$。

**证明**：设 $y=x^\mu=e^{\ln x^\mu}=e^{\mu\ln x}$，利用复合函数求导法则可得

$$(x^\mu)'=(e^{\mu\ln x})'=e^{\mu\ln x}\cdot\frac{\mu}{x}=x^\mu\cdot\frac{\mu}{x}=\mu x^{\mu-1}$$

复合函数求导法则的关键在于正确分析函数的复合结构。复合函数求导法则在求函数导数的运算中起着极为重要的作用，同时也是后面积分学中换元积分法的基础，因此必须加强练习，熟练掌握。

扫码“学一学”

# 第四节 隐函数、含参数方程的求导法则

## 一、隐函数的求导法则

由 $y=f(x)$ 表示的函数称为显函数，例如 $y=\arcsin x$，$y=x^2+\ln x$ 等都是显函数；由方程 $F(x,y)=0$ 表示的函数称为隐函数，例如 $x^2+y^2=1$，$e^{xy}-x^2y+1=0$ 等确定的函数都是隐函数。有些隐函数可以化成显函数，这称为隐函数的显化；但有些隐函数是无法显化的。

对于隐函数的求导不需要新的法则，只需在求导过程中，记住 $y$ 是 $x$ 的函数，含 $y$ 的函数是 $x$ 的复合函数，利用复合函数求导法则，在方程 $F(x,y)=0$ 两边分别对 $x$ 求导，得到一个含 $y'$ 的方程，便可求出所求函数的导数。

［例 2－20］ 已知函数 $y=f(x)$ 由方程 $xy-e^x+e^y=0$ 确定，求导数 $y'$，$y'(0)$。

［解］ 方程两边同时对 $x$ 求导得 $\quad y+x\dfrac{dy}{dx}-e^x+e^y\dfrac{dy}{dx}=0$

解得 $\qquad \dfrac{dy}{dx}=\dfrac{e^x-y}{x+e^y}$

又由原方程知 $\qquad y(0)=0$

所以 $$y'(0)=\left.\frac{e^x-y}{x+e^y}\right|_{x=0}=\frac{e^0-0}{0+e^0}=1$$

[例2-21]　求由方程 $x^2+y^2=1$ 确定的函数 $y=f(x)$ 的导数，并求过点 $\left(\frac{\sqrt{3}}{2},\frac{1}{2}\right)$ 的曲线的切线方程。

[解]　方程两边同时对 $x$ 求导得 $2x+2yy'=0$，解得 $y'=-\frac{x}{y}$，从而有

$$y'\big|_{x=\frac{\sqrt{3}}{2}}=-\sqrt{3}$$

过点 $\left(\frac{\sqrt{3}}{2},\frac{1}{2}\right)$ 的切线方程为

$$y-\frac{1}{2}=-\sqrt{3}\left(x-\frac{\sqrt{3}}{2}\right)$$

[例2-22]　求函数 $y=\arcsin x$ 的导数。

[解]　因为 $y\in\left(-\frac{\pi}{2},\frac{\pi}{2}\right)$，$\cos y>0$，将方程改写为 $x=\sin y$，在方程两边同时对 $x$ 求导得 $1=\cos y\cdot y'$，故

$$y'=\frac{1}{\cos y}=\frac{1}{\sqrt{1-\sin^2 y}}=\frac{1}{\sqrt{1-x^2}}$$

## 二、对数求导法

在实际问题中，经常会遇到其表达式是由一些基本初等函数的积、商、乘方、开方形式构成的函数，如 $y=\frac{(x+1)\sqrt[3]{x-1}}{(x+4)^2e^x}$，有时又会遇到其底数和指数都是函数，形如 $f(x)^{g(x)}$ 的幂指函数，如 $y=x^{\sin x}$。求这两种形式函数的导数，利用对数求导法较为方便，即先在方程两边取自然对数，然后利用隐函数的求导方法求出导数。

[例2-23]　求函数 $y=\frac{(x+1)\sqrt[3]{x-1}}{(x+4)^2e^x}$ 的导数。

[解]　等式两边取自然对数得

$$\ln y=\ln(x+1)+\frac{1}{3}\ln(x-1)-2\ln(x+4)-x$$

上式两边对 $x$ 求导得

$$\frac{y'}{y}=\frac{1}{x+1}+\frac{1}{3(x-1)}-\frac{2}{x+4}-1$$

从而

$$y'=\frac{(x+1)\sqrt[3]{x-1}}{(x+4)^2e^x}\left[\frac{1}{x+1}+\frac{1}{3(x-1)}-\frac{2}{x+4}-1\right]$$

[例2-24]　求函数 $y=x^{\sin x}$，$(x>0)$ 的导数。

[解]　等式两边取自然对数得 $\ln y=\sin x\cdot\ln x$

上式两边对 $x$ 求导得

$$\frac{1}{y}\cdot y'=\cos x\cdot\ln x+\sin x\cdot\frac{1}{x}$$

$$y'=y\left(\cos x\cdot\ln x+\sin x\cdot\frac{1}{x}\right)=x^{\sin x}\left(\cos x\ln x+\frac{\sin x}{x}\right)$$

## 三、由参数方程所确定的函数的导数

**定义 2－2** 若参数方程 $\begin{cases} x = \varphi(t) \\ y = \psi(t) \end{cases}$ 确定了 $y$ 与 $x$ 间的函数关系，则称此为由参数方程所确定的函数。

**定理 2－5** 如果 $\begin{cases} x = \varphi(t) \\ y = \psi(t) \end{cases}$，且 $\varphi'(t)$、$\psi'(t)$ 存在，$\varphi'(t) \neq 0$，且 $\varphi(t)$ 具有单调连续的反函数 $t = \varphi^{-1}(x)$，则由参数方程所确定的函数 $y$ 可以看成是由 $y = \psi(t)$，$t = \varphi^{-1}(x)$ 复合而成的函数，此时 $t$ 为中间变量。从而有

$$\frac{dy}{dx} = \frac{\psi'(t)}{\varphi'(t)}$$

［例 2－25］ 求参数方程 $\begin{cases} x = \ln(1+t^2) \\ y = t - \arctan t \end{cases}$ 所确定的函数的导数。

［解］ 因为

$$\frac{dx}{dt} = \frac{2t}{1+t^2}, \frac{dy}{dt} = 1 - \frac{1}{1+t^2} = \frac{t^2}{1+t^2}$$

所以

$$\frac{dy}{dx} = \frac{\dfrac{t^2}{1+t^2}}{\dfrac{2t}{1+t^2}} = \frac{t}{2}$$

［例 2－26］ 求曲线 $\begin{cases} x = \sin t \\ y = \cos 2t \end{cases}$ 在 $t = \frac{\pi}{4}$ 处的切线方程。

［解］ 因为 $t = \frac{\pi}{4}$，$x = \sin\frac{\pi}{4} = \frac{\sqrt{2}}{2}$，$y = \cos(2 \times \frac{\pi}{4}) = \cos(\frac{\pi}{2}) = 0$，又 $\frac{dx}{dt} = \cos t$，$\frac{dy}{dt} = -2\sin 2t$，从而

$$\frac{dy}{dx} = -\frac{2\sin 2t}{\cos t} = -4\sin t$$

$$\frac{dy}{dx}\Big|_{t=\frac{\pi}{4}} = -2\sqrt{2}$$

所以切线方程为 $y = -2\sqrt{2}\left(x - \frac{\sqrt{2}}{2}\right)$，即 $y + 2\sqrt{2}x - 2 = 0$。

## 四、初等函数的求导公式

### 1. 常数和基本初等函数的导数公式

(1) $(C)' = 0$　　(2) $(x^{\mu})' = \mu x^{\mu-1}$

(3) $(\sin x)' = \cos x$　　(4) $(\cos x)' = -\sin x$

(5) $(\tan x)' = \sec^2 x$　　(6) $(\cot x)' = -\csc^2 x$

(7) $(\sec x)' = \sec x \tan x$　　(8) $(\csc x)' = -\csc x \cot x$

(9) $(a^x)' = a^x \ln a$　　(10) $(e^x)' = e^x$

(11) $(\log_a x)' = \frac{1}{x\ln a}$　　(12) $(\ln x)' = \frac{1}{x}$

(13) $(\arcsin x)' = \dfrac{1}{\sqrt{1-x^2}}$　　(14) $(\arccos x)' = -\dfrac{1}{\sqrt{1-x^2}}$

(15) $(\arctan x)' = \dfrac{1}{1+x^2}$　　(16) $(\text{arccot}\,x)' = -\dfrac{1}{1+x^2}$

**2. 函数的和、差、积、商的求导法则**　如果函数 $u(x)$、$v(x)$ 在点 $x$ 可导，则它们的和、差、积、商（分母不为零）在点 $x$ 也可导，并且

(1) $[u(x) \pm v(x)]' = u'(x) \pm v'(x)$

(2) $[u(x)v(x)]' = u'(x)v(x) \pm u(x)v'(x)$

(3) $\left[\dfrac{u(x)}{v(x)}\right]' = \dfrac{u'(x)v(x) - u(x)v'(x)}{v^2(x)}$，$[\,v(x) \neq 0\,]$

扫码“学一学”

# 第五节　高阶导数

在考虑变速直线运动的加速度问题的时候，设位置函数关于时刻的函数关系为 $s = f(t)$，则瞬时速度为 $v(t) = f'(t)$，因为加速度 $a$ 是速度 $v$ 对时刻 $t$ 的变化率，所以 $a(t) = v'(t) = [f'(t)]'$。

**定义 2－3**　如果函数 $f(x)$ 的导函数 $f'(x)$ 在点 $x$ 可导，即

$$[f'(x)]' = \lim_{\Delta x \to 0} \frac{f'(x+\Delta x) - f'(x)}{\Delta x}$$

存在，则称 $[f'(x)]'$ 为函数 $f(x)$ 在点 $x$ 的二阶导数，记作 $f''(x)$，$y''$，$\dfrac{d^2y}{dx^2}$ 或 $\dfrac{d^2f(x)}{dx^2}$。

二阶导数的导数称为原函数的三阶导数，记作 $f'''(x)$，$y'''$ 或 $\dfrac{d^3y}{dx^3}$。

三阶导数的导数称为原函数的四阶导数，记作 $f^{(4)}(x)$，$y^{(4)}$ 或 $\dfrac{d^4y}{dx^4}$。

一般的，函数 $f(x)$ 的 $n-1$ 阶导数的导数称为函数 $f(x)$ 的 $n$ 阶导数，记作 $f^{(n)}(x)$，也可记作 $y^{(n)}$，$\dfrac{d^ny}{dx^n}$ 或 $\dfrac{d^nf(x)}{dx^n}$。

二阶和二阶以上的导数统称为高阶导数。相应的，$f(x)$ 称为零阶导数，$f'(x)$ 称为一阶导数。

思考：若一个函数有 $n$ 阶导数，问它的 $n+1$ 阶导数是否也存在？

**[例 2－27]**　已知函数 $y = \arctan x$，求 $f''(0)$，$f'''(0)$。

[解]　$y' = \dfrac{1}{1+x^2}$，$y'' = \left(\dfrac{1}{1+x^2}\right)' = \dfrac{-2x}{(1+x^2)^2}$，$y''' = \left[\dfrac{-2x}{(1+x^2)^2}\right]' = \dfrac{2(3x^2-1)}{(1+x^2)^3}$

$f''(0) = \dfrac{-2x}{(1+x^2)^2}\Big|_{x=0} = 0$，$f'''(0) = \dfrac{2(3x^2-1)}{(1+x^2)^3}\Big|_{x=0} = -2$

**[例 2－28]**　设 $y = x^{\alpha}$，($\alpha \in R$)，求 $y^{(n)}$。

**[解]**　$y' = \alpha x^{\alpha-1}$

$y'' = (\alpha x^{\alpha-1})' = \alpha(\alpha-1)x^{\alpha-2}$

$y''' = [\alpha(\alpha-1)x^{\alpha-2}]' = \alpha(\alpha-1)(\alpha-2)x^{\alpha-3}$

…

$y^{(n)} = \alpha(\alpha-1)\cdots(\alpha-n+1)x^{\alpha-n}$

若 $\alpha = n$ 为自然数，则

$y^{(n)} = (x^n)^{(n)} = n!$

$y^{(n+1)} = (n!)' = 0$

注意：求 $n$ 阶导数时，求出 1～3 或 4 阶导数后，不要急于合并，分析结果的规律性，写出 $n$ 阶导数（运用数学归纳法证明）。

［例 2－29］ 设 $y = \ln(1+x)$，求 $y^{(n)}$。

［解］ $y' = \dfrac{1}{1+x}$，$y'' = -\dfrac{1}{(1+x)^2}$，$y''' = \dfrac{2!}{(1+x)^3}$，$y^{(4)} = -\dfrac{3!}{(1+x)^4}$，

…

$$y^{(n)} = (-1)^{n-1}\frac{(n-1)!}{(1+x)^n},\ (n \geqslant 1,\ 0! = 1)$$

［例 2－30］ 设 $y = \sin x$，求 $y^{(n)}$。

［解］ $y' = \cos x = \sin(x + \dfrac{\pi}{2})$

$$y'' = \cos\left(x + \frac{\pi}{2}\right) = \sin\left(x + \frac{\pi}{2} + \frac{\pi}{2}\right) = \sin\left(x + 2\cdot\frac{\pi}{2}\right)$$

$$y''' = \cos\left(x + 2\cdot\frac{\pi}{2}\right) = \sin\left(x + 3\cdot\frac{\pi}{2}\right)$$

…

$$y^{(n)} = \sin(x + n\cdot\frac{\pi}{2})$$

同理可得 $(\cos x)^{(n)} = \cos(x + n\cdot\dfrac{\pi}{2})$

扫码“学一学”

# 第六节　微分及其运算

## 一、微分的定义

考虑一个实例：正方形金属薄片受热后面积的增量。

设边长由 $x_0$ 变到 $x_0 + \Delta x$（图 2－5），则正方形面积的增量为

$$\Delta A = (x_0 + \Delta x)^2 - {x_0}^2 = 2x_0\Delta x + (\Delta x)^2$$

则上式右端第一项是 $\Delta x$ 的线性函数，且为 $\Delta x$ 的线性主要部分；第二项是 $\Delta x$ 的高阶无穷小量，当 $|\Delta x|$ 很小时，第二项可忽略。

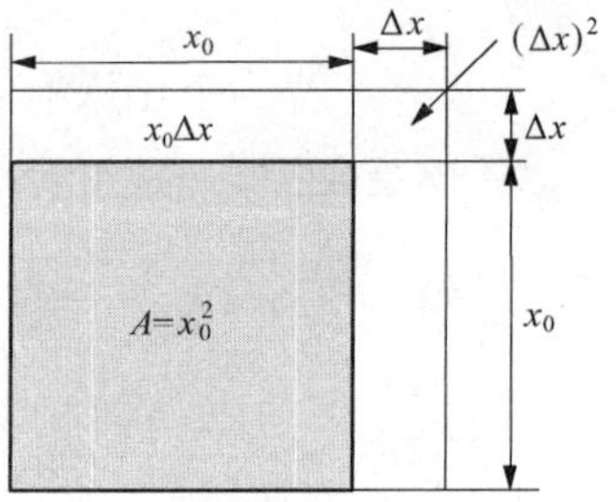


图 2－5

设函数 $y = x^3$ 在点 $x_0$ 的增量为 $\Delta x$ 时，求函数的增量 $\Delta y$。

$$\Delta y = (x_0 + \Delta x)^3 - x_0^3 = 3x_0^2\Delta x + 3x_0(\Delta x)^2 + (\Delta x)^3$$

当 $|\Delta x|$ 很小时，略去 $\Delta x$ 的高阶无穷小量 $o(\Delta x)$，有 $\Delta y \approx 3x_0^2\Delta x$，这个近似表达式容易计算且是较好的近似。于是有这样的问题：是否所有函数的增量都可由这个线性函数（增量的主要部分）近似表达？它有何特征，如何求？

**定义 2－4** 设函数 $y = f(x)$ 在某区间内有定义，且 $x_0$ 及 $x_0 + \Delta x$ 在该区间内，如果

$$\Delta y = f(x_0 + \Delta x) - f(x_0) = A\Delta x + o(\Delta x)$$

成立（其中 $A$ 是与 $\Delta x$ 无关的常数），则称函数 $f(x)$ 在点 $x_0$ 可微，并且称 $A\Delta x$ 为函数 $f(x)$ 在点 $x_0$ 相应于自变量的增量 $\Delta x$ 的微分。记作 $\mathrm{d}y|_{x=x_0}$ 或 $\mathrm{d}f(x_0)$，即 $\mathrm{d}y|_{x=x_0} = A\Delta x$。

微分 $\mathrm{d}y$ 就是函数的增量 $\Delta y$ 的线性主要部分（微分的实质）。由定义知：

(1) $\mathrm{d}y$ 就是函数的增量 $\Delta y$ 关于自变量的增量 $\Delta x$ 的线性主要部分。

(2) $\Delta y - \mathrm{d}y = o(\Delta x)$ 是比 $\Delta x$ 高阶无穷小量。

(3) 当 $A \neq 0$ 时，$\mathrm{d}y$ 与 $\Delta y$ 是等价无穷小；这是因为 $\dfrac{\Delta y}{\mathrm{d}y} = 1 + \dfrac{o(\Delta x)}{A\Delta x} \to 1$，$(\Delta x \to 0)$。

(4) $A$ 是与 $\Delta x$ 无关的常数，但与函数 $f(x)$ 和 $x_0$ 有关。

(5) 当 $|\Delta x|$ 很小时，$\Delta y \approx \mathrm{d}y$（线性主要部分）。

## 二、可微的条件

**定理 2－6**　函数 $f(x)$ 在点 $x_0$ 可微的充分必要条件是函数 $f(x)$ 在点 $x_0$ 可导，且 $A = f'(x_0)$。

**证明：**(1) 必要性　因为 $f(x)$ 在点 $x_0$ 可微，所以有

$$\Delta y = A\Delta x + o(\Delta x)$$

从而

$$\frac{\Delta y}{\Delta x} = A + \frac{o(\Delta x)}{\Delta x}$$

$$\lim_{\Delta x \to 0} \frac{\Delta y}{\Delta x} = A + \lim_{\Delta x \to 0} \frac{o(\Delta x)}{\Delta x} = A$$

所以函数 $f(x)$ 在点 $x_0$ 可导，且 $f'(x_0) = A$。

(2) 充分性　因为 $f(x)$ 在点 $x_0$ 可导，所以有

$$\lim_{\Delta x \to 0} \frac{\Delta y}{\Delta x} = f'(x_0)$$

即

$$\frac{\Delta y}{\Delta x} = f'(x_0) + \alpha,（当 \Delta x \to 0 时, \alpha \to 0）$$

从而

$$\Delta y = f'(x_0)\Delta x + \alpha\Delta x = f'(x_0)\Delta x + o(\Delta x)$$

所以函数 $f(x)$ 在点 $x_0$ 可微，且 $A = f'(x_0)$。

函数 $y = f(x)$ 在任意点 $x$ 的微分，称为函数的微分，记作 $\mathrm{d}y$ 或 $\mathrm{d}f(x)$，于是

$$\mathrm{d}y = f'(x)\Delta x$$

**[例 2－31]**　求函数 $y = x^3$，当 $x = 2$，$\Delta x = 0.02$ 时的微分。

**[解]**　因为

$$\mathrm{d}y = (x^3)'\Delta x = 3x^2\Delta x$$

所以

$$\mathrm{d}y\Big|_{\Delta x = 0.02}^{x=2} = 3x^2\Delta x\Big|_{\Delta x = 0.02}^{x=2} = 0.24$$

通常把自变量 $x$ 的增量 $\Delta x$ 称为自变量的微分，记为 $\mathrm{d}x$，即 $\mathrm{d}x = \Delta x$。因而有

$$\mathrm{d}y = f'(x)\mathrm{d}x, \quad \frac{\mathrm{d}y}{\mathrm{d}x} = f'(x)$$

所以函数的微分 $\mathrm{d}y$ 与自变量的微分 $\mathrm{d}x$ 之商等于该函数的导数，故导数也叫作“微商”。

思考：导数与微分有什么区别和联系？

## 三、微分的几何意义

为了直观地说明“利用微分来研究函数可以在微观上了解自变量有微小变化时函数局部变化的主要趋势”，下面通过几何图形来观察微分的几何意义。

设函数 $y = f(x)$ 的图形如图 2－6 所示，在曲线上点 $M(x_0, y_0)$ 处，当自变量 $x$ 有微小增量 $\Delta x$ 时，就得到曲线上另一个点 $N(x_0 + \Delta x, y_0 + \Delta y)$。从图 2－6 可知 $MQ = \Delta x$，$QN = \Delta y$，过点 $M$ 做曲线的切线 $MT$，其倾斜角为 $\alpha$，由导数的几何意义可知

$$QP = MQ \cdot \tan\alpha = \Delta x \cdot f'(x_0)$$

即

$$\mathrm{d}y = QP = f'(x_0)\Delta x$$

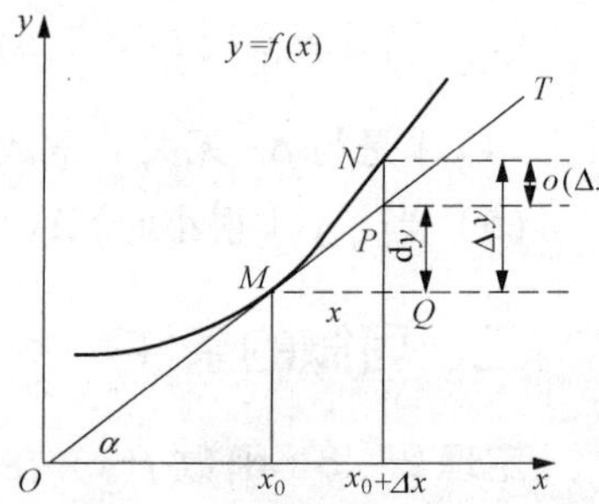

图 2－6

这样就得到了微分的几何意义：当 $\Delta y$ 是曲线上某点的纵坐标的增量时，微分 $\mathrm{d}y$ 就是曲线在该点的切线上的纵坐标的增量。

当自变量 $x$ 有微小变化时，即 $|\Delta x|$ 很小时，此时曲线上的局部变化可近似地用切线段上的变化来代替。换言之，在一定条件下可用直线段来近似地代替曲线段。

## 四、微分的基本公式及法则

因为 $\mathrm{d}y = f'(x)\mathrm{d}x$，所以求微分的方法为：计算函数的导数，乘以自变量的微分。因此，由基本初等函数的导数公式与运算法则，即可得到基本初等函数的微分公式与运算法则。

**1. 基本初等函数的微分公式**

(1) $\mathrm{d}(C) = 0$　　(2) $\mathrm{d}(x^\mu) = \mu x^{\mu-1}\mathrm{d}x$

(3) $\mathrm{d}(\sin x) = \cos x\mathrm{d}x$　　(4) $\mathrm{d}(\cos x) = -\sin x\mathrm{d}x$

(5) $\mathrm{d}(\tan x) = \sec^2 x\mathrm{d}x$　　(6) $\mathrm{d}(\cot x) = -\csc^2 x\mathrm{d}x$

(7) $\mathrm{d}(\sec x) = \sec x\tan x\mathrm{d}x$　　(8) $\mathrm{d}(\csc x) = -\csc x\cot x\mathrm{d}x$

(9) $\mathrm{d}(a^x) = a^x\ln a\mathrm{d}x$　　(10) $\mathrm{d}(\mathrm{e}^x) = \mathrm{e}^x\mathrm{d}x$

(11) $\mathrm{d}(\log_a x) = \dfrac{1}{x\ln a}\mathrm{d}x$　　(12) $\mathrm{d}(\ln x) = \dfrac{1}{x}\mathrm{d}x$

(13) $\mathrm{d}(\arcsin x) = \dfrac{1}{\sqrt{1-x^2}}\mathrm{d}x$　　(14) $\mathrm{d}(\arccos x) = \dfrac{-1}{\sqrt{1-x^2}}\mathrm{d}x$

(15) $\mathrm{d}(\arctan x) = \dfrac{1}{1+x^2}\mathrm{d}x$　　(16) $\mathrm{d}(\mathrm{arccot}\,x) = -\dfrac{1}{1+x^2}\mathrm{d}x$

**2. 函数的和、差、积、商的微分法则**　如果函数 $u(x)$、$v(x)$ 在点 $x$ 可微，则它们的和、差、积、商（分母不为零）在点 $x$ 也可微，并且

(1) $\mathrm{d}[u(x) \pm v(x)] = \mathrm{d}u(x) \pm \mathrm{d}v(x)$

(2) $\mathrm{d}[u(x)v(x)] = \mathrm{d}u(x)v(x) + u(x)\mathrm{d}v(x)$

(3) $\mathrm{d}\left[\dfrac{u(x)}{v(x)}\right] = \dfrac{\mathrm{d}u(x)v(x) - u(x)\mathrm{d}v(x)}{v^2(x)}$，$[\,v(x) \neq 0\,]$

**[例 2－32]**　求 $y = x^n\sin x$ 的微分。

［解］　方法1　由微分的定义 $dy = f'(x)dx$，有

$y' = (x^n\sin x)' = nx^{n-1}\sin x + x^n\cos x$

$dy = f'(x)dx = (nx^{n-1}\sin x + x^n\cos x)dx$

方法2　由微分法则 $d[u(x)v(x)] = du(x)v(x) + u(x)dv(x)$，有

$$\begin{aligned} dy &= d(x^n\sin x) = \sin x d(x^n) + x^n d(\sin x) \\ &= \sin x(nx^{n-1}dx) + x^n(\cos x dx) \\ &= (nx^{n-1}\sin x + x^n\cos x)dx \end{aligned}$$

［例2－33］　求函数 $y = \ln(x + e^{x^2})$ 的微分 $dy$。

［解］　因为

$$y' = \frac{1 + 2xe^{x^2}}{x + e^{x^2}}$$

所以

$$dy = \frac{1 + 2xe^{x^2}}{x + e^{x^2}}dx$$

## 五、微分形式的不变性

设函数 $y = f(u)$ 对变量 $u$ 可导，则当 $u$ 是自变量时，函数的微分为 $dy = f'(u)du$；当 $u$ 是中间变量，且 $u = \varphi(x)$，则 $y$ 为 $x$ 的复合函数，因而 $dy = f'(u)\varphi(x)dx$，又 $\varphi'(x)dx = du$，故有 $dy = f'(u)du$。于是得结论：对于函数 $y = f(u)$ 而言，无论 $u$ 是自变量还是中间变量，它的微分形式同样都是 $dy = f'(u)du$。函数微分的这一性质称为一阶微分形式的不变性。这一重要性质不仅能化简复合函数的微分，也是积分学中换元积分法的理论基础。

［例2－34］　求函数 $y = \sin(2x + 1)$ 的微分。

［解］　设 $y = \sin u$，$u = 2x + 1$，则

$$dy = \cos u du = \cos(2x + 1)d(2x + 1) = 2\cos(2x + 1)dx$$

［例2－35］　求函数 $y = \ln\sin\sqrt{x}$ 的微分。

［解］　方法1　由微分的定义 $dy = f'(x)dx$，有

$$y' = (\ln\sin\sqrt{x})' = \frac{1}{\sin\sqrt{x}} \cdot \cos\sqrt{x} \cdot \frac{1}{2\sqrt{x}} = \frac{1}{2\sqrt{x}}\cot\sqrt{x}$$

$$dy = y'dx = \frac{1}{2\sqrt{x}}\cot\sqrt{x}dx$$

方法2　利用一阶微分形式的不变性，有

$$dy = d(\ln\sin\sqrt{x}) = \frac{1}{\sin\sqrt{x}}d\sin\sqrt{x}$$

$$= \frac{1}{\sin\sqrt{x}}\cos\sqrt{x}d\sqrt{x} = \cot\sqrt{x} \cdot \frac{1}{2\sqrt{x}}dx = \frac{1}{2\sqrt{x}}\cot\sqrt{x}dx$$

［例2－36］　在下列等式左端的括号中填入适当的函数，使等式成立。

(1) $d(\quad) = xdx$

(2) $d(\quad) = \cos\omega x dx$，其中 $\omega \neq 0$

［解］　(1) 因为 $d(x^2) = 2xdx$，所以 $xdx = \frac{1}{2}d(x^2) = d\left(\frac{x^2}{2}\right)$，故 $d\left(\frac{x^2}{2}\right) = xdx$。

一般的有

$$d\left(\frac{x^2}{2}+C\right)=x\mathrm{d}x，（C 为任意常数）$$

（2）$d(\sin\omega x)=\omega\cos\omega x\mathrm{d}x$，所以 $\cos\omega x\mathrm{d}x=\frac{1}{\omega}d(\sin\omega x)=d\left(\frac{\sin\omega x}{\omega}\right)$，故

$$d\left(\frac{\sin\omega x}{\omega}\right)=\cos\omega x\mathrm{d}x$$

所以有

$$d\left(\frac{\sin\omega x}{\omega}+C\right)=\cos\omega x\mathrm{d}x,（C 为任意常数）$$

## 六、微分在近似计算和误差估计中的应用

### （一）函数 $f(x)$ 在点 $x=x_0$ 附近的近似值

因为 $\Delta y=f(x_0+\Delta x)-f(x_0)\approx f'(x_0)\Delta x$，（当 $|\Delta x|$ 很小时），所以

$$f(x_0+\Delta x)\approx f(x_0)+f'(x_0)\Delta x$$

计算函数 $f(x)$ 在点 $x=0$ 附近的近似值。令 $x_0=0$，$\Delta x=x$，则

$$f(x)\approx f(0)+f'(0)x$$

常用的近似公式有（当 $|x|$ 很小时）

1. $e^x\approx 1+x$
2. $\sin x\approx x$，（$x$ 为弧度）
3. $\sqrt{x+1}\approx 1+\frac{1}{2}x$
4. $(1+x)^n\approx 1+nx$
5. $\ln(1+x)\approx x$
6. $\tan x\approx x$，（$x$ 为弧度）
7. $\frac{1}{\sqrt{x+1}}\approx 1-\frac{1}{2}x$

**[例 2-37]** 计算 $\sin 31°$ 的近似值。

**[解]** 令 $f(x)=\sin x$，则 $f'(x)=\cos x$，取 $x=30°=\frac{\pi}{6}$，$\Delta x=1°=\frac{\pi}{180}$

因为

$$\sin x\approx\sin x_0+\cos x_0\Delta x$$

所以

$$\sin 31°\approx\sin 30°+\cos 30°\cdot\frac{\pi}{180}=\frac{1}{2}+\frac{\sqrt{3}}{2}\cdot\frac{\pi}{180}\approx 0.5151$$

### （二）误差估计中的应用

由于测量仪器的精度、测量的条件和测量的方法等各种因素的影响，测得的数据往往带有误差，而根据带有误差的数据计算所得的结果也有误差，所以把它叫作间接测量误差。为便于讨论，给出误差的几个术语。设某量的精确值为 $A$，近似值为 $a$，则 $|A-a|$ 称为 $a$ 的绝对误差；而比值 $\left|\frac{A-a}{a}\right|$ 称为 $a$ 的相对误差。在实际问题中，精确值往往无法知道，

因此绝对误差也无法求得，但可知道绝对误差的限度，如知道 $|A-a|<\delta$，则称 $\delta$ 为 $a$ 的最大绝对误差，而 $\frac{\delta}{|a|}$ 为 $a$ 的最大相对误差。当 $x$ 靠近 $x_0$ 时，有

$$f(x)\approx f(x_0)+f'(x_0)\Delta x$$

因此，当用 $f(x_0)$ 代替 $f(x)$ 时，其绝对误差 $|\Delta y|\approx|f'(x_0)\Delta x|=|f'(x_0)|\cdot|\Delta x|$，相对误差

$$\left|\frac{\Delta y}{y}\right|=\left|\frac{\Delta y}{f(x_0)}\right|\approx\left|\frac{f'(x_0)}{f(x_0)}\right|\cdot|\Delta x|$$

［例 2－38］　正方形边长为 $2.41\pm0.005\text{m}$，求出它的面积，并估计其绝对误差与相对误差。

［解］　设正方形边长为 $x$，面积为 $y$，则 $y=x^2$，当 $x=2.41$ 时，

$$y=(2.41)^2=5.8081\ (\text{m}^2)$$

$$y'|_{x=2.41}=2x|_{x=2.41}=4.82$$

因为边长的绝对误差为 $\delta_x=0.005$，所以面积的绝对误差为

$$\delta_y=4.82\times0.005=0.0241\ (\text{m}^2)$$

面积的相对误差为

$$\frac{\delta_y}{|y|}=\frac{0.0241}{5.8081}\approx0.4\%$$

［例 2－39］　多次测量血管直径的平均值为 $D=0.50\text{mm}$，绝对误差的平均值为 $0.04\text{mm}$，试计算血管截面积，并估计误差。

［解］　已知血管直径为 $D$ 的圆面积 $S=\frac{\pi}{4}D^2$，则 $S'=\frac{\pi D}{2}$。由题意 $D=0.50\text{mm}$，$\Delta D=0.04\text{mm}$，$S=\frac{\pi}{4}(0.5)^2\approx0.1964$，所以 $S$ 的绝对误差为

$$|\Delta S|\approx|\text{d}S|=|S'\Delta D|=\left|\frac{\pi D}{2}\Delta D\right|=\frac{\pi}{2}\times0.5\times0.04=0.0314\ (\text{mm})^2$$

$S$ 的相对误差为

$$\left|\frac{\Delta S}{S}\right|\approx\left|\frac{\text{d}S}{S}\right|=2\left|\frac{\Delta D}{D}\right|=\frac{2\times0.04}{0.5}\approx16\%$$

## 重点小结

### 一、导数

**1. 定义**　$f(x)$ 在点 $x_0$ 的导数有两种等价形式：

$$f'(x_0)=\lim_{\Delta x\to0}\frac{f(x_0+\Delta x)-f(x_0)}{\Delta x}\text{ 和 }f'(x_0)=\lim_{x\to x_0}\frac{f(x)-f(x_0)}{x-x_0}$$

上述极限换为左、右极限则分别表示 $f(x)$ 在点 $x_0$ 的左导数 $f'_-(x_0)$、右导数 $f'_+(x_0)$。

$f(x)$ 在点 $x_0$ 的导数存在 $\Leftrightarrow f(x)$ 在点 $x_0$ 的左、右导数都存在且相等。

若函数 $f(x)$ 在区间 $I$ 上每一点都可导，则称函数 $f(x)$ 在区间 $I$ 上可导。函数 $f(x)$ 在区间 $I$ 上任意点 $x$ 的导数，记为 $f'(x)$，称为 $f(x)$ 的导函数。

几何意义：曲线切线的斜率。物理意义：瞬时速度。

**2. 初等函数的求导方法** 导数基本公式，导数四则运算法则，复合函数求导法则。

**3. 分段函数的求导方法** 在段内直接求导，在分段点应用左、右导数来求导。

**4. 对数求导法** 主要用于幂指函数、解析式因子比较多的情形。

**5. 隐函数求导法** 若 $y=f(x)$ 是由方程 $F(x,y)=0$ 确定的可导函数，将方程两边同时对 $x$ 求导，注意 $y$ 是 $x$ 的函数。

**6. 参数方程** $\begin{cases} x=x(t) \\ y=y(t) \end{cases}$ **求导：** $\dfrac{\mathrm{d}y}{\mathrm{d}x}=\dfrac{y'(t)}{x'(t)}$

## 二、微分

**1. 定义** 函数 $f(x)$ 在点 $x_0$ 的增量 $\Delta y=A\Delta x+o(\Delta x),(\Delta x\to 0)$，其中 $A$ 为不依赖于 $\Delta x$ 的常数，则 $\mathrm{d}y\big|_{x=x_0}=A\Delta x$。

$f(x)$ 在 $x_0$ 可微 $\Leftrightarrow f(x)$ 在 $x_0$ 可导，且 $A=f'(x_0)$。

若函数 $f(x)$ 在区间 $I$ 上每一点都可微，则称函数 $f(x)$ 在区间 $I$ 上可微。函数 $f(x)$ 在区间 $I$ 上任意点 $x$ 的微分，记为 $\mathrm{d}y=f'(x)\mathrm{d}x$。

**2. 微分的计算** 方法一，先求出导数 $f'(x)$，则 $\mathrm{d}y=f'(x)\mathrm{d}x$；方法二，微分基本公式，微分四则运算法则，微分一阶不变性。

## 三、高阶导数

$f(x)$ 的 $n-1$ 阶导数的导数称为 $f(x)$ 的 $n$ 阶导数，即 $f^{(n)}(x)=(f^{(n-1)}(x))'$。

一阶导数、二阶导数和三阶导数分别记为 $f'(x)$、$f''(x)$ 和 $f'''(x)$，$n$（$n\geqslant 4$）阶以上导数记号为 $f^{(n)}(x)$。

## 习题二

1. 下列各题均假定 $f'(x_0)$ 存在，按照导数定义观察下列极限，指出 $A$ 表示什么。

(1) $\lim\limits_{\Delta x\to 0}\dfrac{f(x_0-\Delta x)-f(x_0)}{\Delta x}=A$

(2) $\lim\limits_{x\to 0}\dfrac{f(x)}{x}=A$，其中 $f(0)=0$，且 $f'(0)$ 存在

(3) $\lim\limits_{h\to 0}\dfrac{f(x_0+h)-f(x_0-h)}{h}=A$

2. 求曲线 $y=\mathrm{e}^x$ 在点 $(0,1)$ 处的切线方程。

3. 讨论下列函数在 $x=0$ 处的连续性和可导性。

(1) $y=|\sin x|$　　　(2) $y=\begin{cases} x^2\sin\dfrac{1}{x}, x\neq 0 \\ 0,\ x=0 \end{cases}$

4. 设函数 $f(x)=\begin{cases} x^2,\ x\leqslant 1 \\ ax+b,\ x>1 \end{cases}$，为了使 $f(x)$ 在 $x=1$ 处连续和可导，$a$，$b$ 应取什么值?

5. 已知函数 $f(x)=\begin{cases} -x,\ x<0 \\ x^2,\ x\geqslant 0 \end{cases}$，求其在 $x=0$ 处的左导数 $f'_-(0)$，右导数 $f'_+(0)$，

并确定导数 $f'(0)$ 是否存在？

6. 求下列函数的导数。

(1) $y = x^3 + \dfrac{7}{x^4} - \dfrac{2}{x} + 12$　　(2) $y = 5x^3 - 2^x + 3e^x$

(3) $y = 2\tan x + \sec x - 1$　　(4) $y = \sin x \cdot \cos x$

(5) $y = x^2 \ln x$

7. 求下列函数的导数。

(1) $y = (2x+5)^4$　　(2) $y = \cos(4-3x)$

(3) $y = e^{-3x^2}$　　(4) $y = \ln(1+x^2)$

(5) $y = \sin^2 x$　　(6) $y = \tan(x^2)$

(7) $y = \arctan(e^x)$　　(8) $y = \ln\cos x$

8. 求下列函数的导数。

(1) $y = \arcsin(1-2x)$　　(2) $y = \arccos\dfrac{1}{x}$

(3) $y = \dfrac{1-\ln x}{1+\ln x}$　　(4) $y = \arcsin\sqrt{x}$

(5) $y = \ln(x + \sqrt{x^2+a^2})$

9. 求下列函数的导数。

(1) $y = \left(\arcsin\dfrac{x}{2}\right)^2$　　(2) $y = \ln\tan\dfrac{x}{2}$

(3) $y = \arctan\dfrac{1+x}{1-x}$　　(4) $y = e^{\arctan\sqrt{x}}$

(5) $y = \ln\ln\ln x$，$(a>0)$

10. 求下列函数的二阶导数。

(1) $y = 2x^2 + \ln x$　　(2) $y = e^{2x-1}$

(3) $y = x\cos x$　　(4) $y = e^{-t}\sin t$

(5) $y = \dfrac{e^x}{x}$　　(6) $y = \ln(x + \sqrt{x^2+a^2})$

11. 求下列函数的 $n$ 阶导数的一般表达式。

(1) $y = x\ln x$　　(2) $y = xe^x$

12. 求由下列方程所确定的隐函数的导数 $\dfrac{dy}{dx}$。

(1) $y^2 - 2xy + 9 = 0$　　(2) $x^3 + y^3 - 3axy = 0$

(3) $xy = e^{x+y}$　　(4) $y = 1 - xe^y$

13. 用对数求导法求下列函数的导数。

(1) $y = x^x$　　(2) $y = \left(\dfrac{x}{1+x}\right)^x$

(3) $y = \dfrac{\sqrt{x+2}\,(3-x)^4}{(x+1)^5}$

14. 求下列参数方程所确定的函数的导数。

(1) $\begin{cases} x = 3e^{-t} \\ y = 2e^t \end{cases}$　　(2) $\begin{cases} x = \ln(1+t^2) \\ y = t - \arctan t \end{cases}$

15. 求下列函数的微分。

(1) $y = x\cos 2x$　　(2) $y = e^{-x}\cos(2 - x)$

(3) $y = \tan^2(1 + 3x^2)$　　(4) $y = e^{-x^2+2}$

(5) $y = \arctan\dfrac{1 - x^2}{1 + x^2}$

16. 将适当的函数填入下列括号内，使等式成立。

(1) d (　　) = 2d$x$　　(2) d (　　) = 3$x$d$x$

(3) d (　　) = cos$t$d$t$　　(4) d (　　) = sin$wt$d$t$，($w \neq 0$)

(5) d (　　) $= \dfrac{1}{1 + x}dx$　　(6) d (　　) $= e^{-2x}dx$

(7) d (　　) $= \dfrac{1}{\sqrt{x}}dx$　　(8) d(　　) $= \sec^2 3x dx$

17. 计算下列函数的近似值。

(1) cos29°　　(2) arcsin0. 5002

18. 当 $|x|$ 很小时，证明下列近似公式。

(1) $\tan x \approx x$,($x$ 用弧度作单位)　　(2) $\ln(1 + x) \approx x$

(3) $\dfrac{1}{1 + x} \approx 1 - x$

## 习题二答案

1. (1) $A = -f'(x_0)$；(2) $A = f'(0)$；(3) $A = 2f'(x_0)$

2. $y = x + 1$

3. (1) 连续不可导；(2) 连续、可导。

4. $a = 2$，$b = -1$

5. $f'_-(0) = -1$；$f'_+(0) = 0$；在 $x = 0$ 点不可导。

6. (1) $3x^2 - \dfrac{28}{x^5} + \dfrac{2}{x^2}$；　(2) $15x^2 - 2^x\ln 2 + 3e^x$；

(3) $2\sec^2 x + \sec x\tan x$；　(4) $\cos 2x$；　(5) $2x\ln x + x$

7. (1) $8(5 + 2x)^3$；(2) $3\sin(4 - 3x)$；(3) $-6xe^{-3x^2}$；(4) $\dfrac{2x}{1 + x^2}$；(5) $\sin 2x$；

(6) $2x\sec^2(x^2)$；(7) $\dfrac{e^x}{1 + e^{2x}}$；(8) $-\tan x$

8. (1) $-\dfrac{1}{\sqrt{x - x^2}}$；(2) $\dfrac{1}{x^2\sqrt{1 - \dfrac{1}{x^2}}}$；(3) $\dfrac{-2}{x(1 + \ln x)^2}$；(4) $\dfrac{1}{2\sqrt{1 - x}\cdot\sqrt{x}}$；

(5) $\dfrac{1}{\sqrt{a^2 + x^2}}$

9. (1) $\dfrac{\arcsin\dfrac{x}{2}}{\sqrt{1 - \dfrac{x^2}{4}}}$；(2) $\dfrac{1}{\sin x}$；(3) $\dfrac{1}{1 + x^2}$；(4) $\dfrac{e^{\arctan\sqrt{x}}}{2\sqrt{x}(1 + x)}$；(5) $\dfrac{1}{x\ln x\ln\ln x}$

10. (1) $4-\frac{1}{x^2}$; (2) $4e^{2x-1}$; (3) $-x\cos x-2\sin x$; (4) $-2e^{-t}\cos t$;

(5) $2e^x\left(\frac{1}{x^3}-\frac{1}{x^2}+\frac{1}{2x}\right)$; (6) $-x(a^2+x^2)^{-\frac{3}{2}}$

11. (1) $n=1$时，为$1+\ln x$；$n\geqslant 2$时，为$(-1)^n\frac{(n-2)!}{x^{n-1}}$; (2) $(n+x)e^x$

12. (1) $y'=\frac{y}{y-x}$; (2) $y'=\frac{ay-x^2}{y^2-ax}$; (3) $y'=\frac{e^{x+y}-y}{x-e^{x+y}}$; (4) $y'=-\frac{e^y}{1+xe^y}$

13. (1) $x^x(1+\ln x)$; (2) $\left(\frac{x}{1+x}\right)^x\left(\frac{1}{1+x}+\ln\frac{x}{1+x}\right)$;

(3) $\frac{\sqrt{x+2}\,(3-x)^4}{(x+1)^5}\left[\frac{1}{2(x+2)}-\frac{4}{3-x}-\frac{5}{x+1}\right]$

14. (1) $-\frac{2}{3}e^{2t}$; (2) $\frac{t}{2}$

15. (1) $(\cos 2x-2x\sin 2x)dx$;　　(2) $e^{-x}[\sin(2-x)-\cos(2-x)]dx$;
(3) $12x\tan(1+3x^2)\sec^2(1+3x^2)dx$; (4) $-2xe^{-x^2+2}dx$;

(5) $\frac{-2x}{1+x^4}dx$

16. (1) $2x+C$; (2) $\frac{3}{2}x^2+C$; (3) $\sin t+C$; (4) $-\frac{1}{w}\cos wt+C$;

(5) $\ln(1+x)+C$; (6) $-\frac{1}{2}e^{-2x}+C$; (7) $2\sqrt{x}+C$; (8) $\frac{1}{3}\tan 3x+C$

17. (1) $\frac{\sqrt{3}}{2}+\frac{\pi}{360}\approx 0.874752$; (2) 0.523493

18. 略。

扫码“看一看”

# 第三章　中值定理和导数的应用

**学习目标**

1. **掌握**　拉格朗日中值定理；用洛必达法则求 $\frac{0}{0}$ 型、$\frac{\infty}{\infty}$ 型不定式极限的方法；利用导数判定函数单调性的方法；求函数的极值和最大（小）值的方法；导数在生命科学中的一些应用。

2. **熟悉**　悉罗尔定理；用洛必达法则求 $0\cdot\infty$、$\infty-\infty$、$1^{\infty}$、$0^0$ 和 $\infty^0$ 型不定式极限的方法；泰勒公式及 $e^x$、$\sin x$、$\cos x$、$\ln(1+x)$、$(1+x)^{\alpha}$ 麦克劳林展开式；判定曲线的凹凸性的方法，拐点求法；利用导数描绘函数图形的方法。

3. **了解**　柯西中值定理和泰勒定理。

函数的导数刻画了函数相对于自变量的变化快慢，它反映的是函数在一点处的局部变化性态，但在理论研究和实际应用中，常常需要把握函数在某区间上的整体变化性态。本章将利用导数来研究函数以及曲线的某些性态，并介绍导数在生命科学中的一些应用。

微分中值定理给出了函数及其导数之间的联系，是导数应用的理论基础，微分中值定理包括罗尔定理、拉格朗日中值定理、柯西中值定理以及泰勒中值定理，它们在微分学理论中占有重要地位。

扫码“学一学”

## 第一节　微分中值定理

本节首先介绍罗尔（Rolle）定理，然后根据它推出拉格朗日（Lagrange）中值定理和柯西（Cauchy）中值定理。

### 一、罗尔定理

**定理3-1**　如果函数 $f(x)$ 满足

（1）在闭区间 $[a,b]$ 上连续，

（2）在开区间 $(a,b)$ 内可导，

（3）$f(a)=f(b)$，

则在开区间 $(a,b)$ 内至少存在一点 $\xi,(a<\xi<b)$，使得 $f'(\xi)=0$ 成立。

定理3-1称为罗尔定理。

罗尔定理的几何意义：若在连续曲线 $y=f(x)$ 的弧 $\overset{\frown}{AB}$ 上，除端点外具有处处不垂直于 $x$ 轴的切线（否则该点的导数为无穷大），且两个端点的纵坐标相等，则在弧 $\overset{\frown}{AB}$ 上至少存在一点 $C$，使曲线在该点的切线平行于 $x$ 轴（图3-1）。

**证明：**根据闭区间上连续函数的性质，由条件（1）可知，函数 $f(x)$ 在闭区间 $[a,b]$ 上必定取得它的最大值 $M$ 和最小值 $m$。下面分两种情况来讨论：

① 若 $M=m$，则函数 $f(x)$ 在闭区间 $[a,b]$ 上恒为常数，结论显然成立。

② 若 $M>m$，因为 $f(a)=f(b)$，所以 $M$ 和 $m$ 至少有一个在开区间 $(a,b)$ 内取得。不妨设 $M\neq f(a)$，即在开区间 $(a,b)$ 内存在一点 $\xi$，使得 $f(\xi)=M$。下面证明 $f'(\xi)=0$。

因为 $f(\xi)$ 为函数 $f(x)$ 在闭区间 $[a,b]$ 上的最大值，所以无论 $\Delta x>0$ 或 $\Delta x<0$，均有 $f(\xi+\Delta x)-f(\xi)\leqslant 0$。

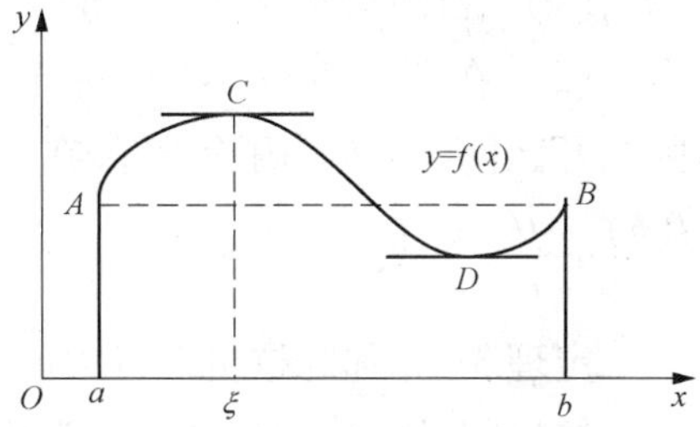


**图 3－1**

从而，当 $\Delta x>0$ 时，$\dfrac{f(\xi+\Delta x)-f(\xi)}{\Delta x}\leqslant 0$；当 $\Delta x<0$ 时，$\dfrac{f(\xi+\Delta x)-f(\xi)}{\Delta x}\geqslant 0$。

再由条件（2）函数 $f(x)$ 在开区间 $(a,b)$ 内可导，知 $f'(\xi)$ 存在，应有

$$f'(\xi)=f'_+(\xi)=\lim_{\Delta x\to 0^+}\frac{f(\xi+\Delta x)-f(\xi)}{\Delta x}\leqslant 0$$

同时有

$$f'(\xi)=f'_-(\xi)=\lim_{\Delta x\to 0^-}\frac{f(\xi+\Delta x)-f(\xi)}{\Delta x}\geqslant 0$$

故得 $f'(\xi)=0$。

对于 $m\neq f(a)$，证法完全类似，留给读者完成。

注意，定理中的 3 个条件缺一不可，否则将不可能保证结论成立。

**[例 3－1]**　举例说明罗尔定理中的 3 个条件缺一不可。

**[解]**　分别考察如下 3 个函数：

$$f(x)=\begin{cases}x, x\in[0,1)\\0, x=1\end{cases}$$

$$g(x)=|1-2x|, x\in[0,1]$$

$$h(x)=x, x\in[0,1]$$

易验证，函数 $f(x)$ 在区间 $[0,1]$ 上不连续；函数 $g(x)$ 在开区间 $(0,1)$ 内有不可导点 $x=\dfrac{1}{2}$；函数 $h(x)$ 在闭区间 $[0,1]$ 上不满足 $h(0)=h(1)$。尽管它们都分别满足罗尔定理的其他两个条件，但它们在开区间 $(0,1)$ 内都不存在水平切线。

**[例 3－2]**　设函数 $f(x)=(x-1)(x-2)(x-3)(x-4)$，证明方程 $f'(x)=0$ 有 3 个实根，并指出它们所在的区间。

**证明：** $f(x)$ 的连续性和可导性是明显的，且 $f(1)=f(2)=f(3)=f(4)=0$，故在区间 $[1,2]$、$[2,3]$、$[3,4]$ 上均满足罗尔定理的条件，则在 $(1,2)$ 内至少存在一点 $\xi_1$，使得 $f'(\xi_1)=0$；在 $(2,3)$ 内至少存在一点 $\xi_2$，使得 $f'(\xi_2)=0$；在 $(3,4)$ 内至少存在一点 $\xi_3$，使得 $f'(\xi_3)=0$。而 $f'(x)=0$ 是一元三次方程，最多有 3 个实根。所以方程 $f'(x)=0$ 有 3 个实根，分别在开区间 $(1,2)$、$(2,3)$、$(3,4)$ 内。

思考：若将罗尔定理中的条件（1）换成“在开区间 $(a,b)$ 内连续”，定理的结论还成立吗？画图说明。

## 二、拉格朗日中值定理

**定理 3－2**　设函数 $f(x)$ 满足

（1）在闭区间 $[a,b]$ 上连续，

（2）在开区间 $(a,b)$ 内可导，

则在开区间 $(a,b)$ 内至少存在一点 $\xi$ $(a<\xi<b)$，使得下面的等式成立：$f'(\xi)=\dfrac{f(b)-f(a)}{b-a}$。

定理 3－2 称为拉格朗日中值定理。

拉格朗日中值定理是微分学中最重要的定理之一，也称为微分中值定理。它是沟通函数与其导数的桥梁，是应用导数研究函数性质的重要数学工具。

下面对定理 3－2 从几何图形上给予直观的解释。

由图 3－2 可看出，$\dfrac{f(b)-f(a)}{b-a}$ 为弦 $AB$ 的斜率，而 $f'(\xi)$ 为曲线 $C$ 处的斜率。

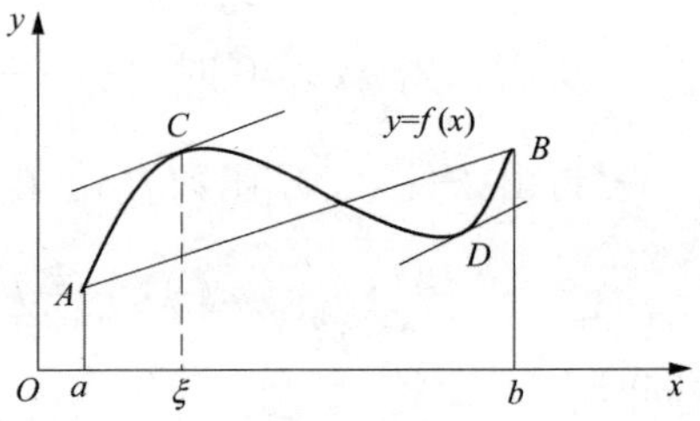


图 3－2

因此拉格朗日中值定理的几何意义是：如果连续曲线 $y=f(x)$ 的弧 $\widehat{AB}$ 上，除端点外具有处处不垂直于 $x$ 轴的切线，则在该段曲线上至少有一点 $C$，使曲线在 $C$ 点处的切线平行于弦 $AB$。

从物理意义上解释：如果 $y=f(t)$ 表示做变速直线运动的物体在时刻 $t$ 时的位移，则瞬时速度为 $f'(t)$。该物体在时间间隔为 $\Delta t=b-a$ 内的平均速率是 $\dfrac{f(b)-f(a)}{b-a}$。据定理 3－2，存在 $\xi\in(a,b)$，使得在 $t=\xi$ 时刻的瞬时速率 $f'(\xi)$ 等于平均速率。

在医药学领域中，各动力学所讨论的某些变量的变化过程中，据定理 3－2 可知，至少有一个时刻的瞬时变化率等于平均变化率。这就是拉格朗日中值定理在医药学中的应用。

**证明**：构造辅助函数 $F(x)=f(x)-f(a)-\dfrac{f(b)-f(a)}{b-a}(x-a)$，则

$$F'(x)=f'(x)-\frac{f(b)-f(a)}{b-a}，且 F(a)=F(b)=0$$

所以函数 $F(x)$ 在闭区间 $[a,b]$ 上满足罗尔定理的条件，则在开区间 $(a,b)$ 内至少存在一点 $\xi$ $(a<\xi<b)$，使得 $F'(\xi)=f'(\xi)-\dfrac{f(b)-f(a)}{b-a}=0$，即

$$f'(\xi)=\frac{f(b)-f(a)}{b-a}$$

或
$$f(b)-f(a)=f'(\xi)(b-a),(a<\xi<b) \tag{3-1}$$

式（3－1）称为拉格朗日中值公式。

为了应用方便，常将拉格朗日中值公式变形为其他形式。由于 $\xi\in(a,b)$，因而总可以找到某个 $\theta\in(0,1)$，使 $\xi=a+\theta(b-a)$，所以拉格朗日中值公式可以表示为

$$f(b)-f(a)=f'[a+\theta(b-a)](b-a),\theta\in(0,1)$$

并设 $x=a,x+\Delta x=b$，则上式又可以表示为

$$f(x+\Delta x)-f(x)=f'(x+\theta\Delta x)\cdot\Delta x,\theta\in(0,1)$$

思考：罗尔定理与拉格朗日中值定理有哪些联系与区别?

## 三、有关中值定理的一些应用

下面介绍由拉格朗日中值定理推出的两个重要的推论。

**推论 3－1**　若函数 $f(x)$ 在开区间 $(a,b)$ 内可导，且恒有 $f'(x)=0$，则 $f(x)$ 在开区间 $(a,b)$ 内恒为一个常数。

**证明：** 任取两点 $x_1,x_2\in(a,b)$，不妨设 $x_1<x_2$，在闭区间 $[x_1,x_2]$ 上应用拉格朗日中值定理，则有

$$f(x_2)-f(x_1)=f'(\xi)(x_2-x_1),(x_1<\xi<x_2)$$

由于 $f'(\xi)=0$，所以 $f(x_2)=f(x_1)$，再由 $x_1,x_2$ 的任意性，可知 $f(x)$ 在开区间 $(a,b)$ 内恒为一个常数。

**推论 3－2**　若函数 $f(x)$ 和 $g(x)$ 均在开区间 $(a,b)$ 内可导，对于任意的 $x\in(a,b)$，恒有 $f'(x)=g'(x)$，则 $f(x)=g(x)+C$，(C 为常数)。

**证明：** 设 $h(x)=f(x)-g(x)$，由假设可知，对于任意的 $x\in(a,b)$，有

$$h'(x)=f'(x)-g'(x)=0$$

根据推论 3－1，得 $h(x)=C$，即

$$f(x)=g(x)+C,(C\text{ 为常数})$$

**［例 3－3］**　证明恒等式：$\arcsin x+\arccos x=\dfrac{\pi}{2},x\in[-1,1]$。

**证明：** 令 $f(x)=\arcsin x+\arccos x$，则 $f(x)$ 在闭区间 $[-1,1]$ 上连续；在开区间 $(-1,1)$ 内可导。又因为

$$f'(x)=(\arcsin x+\arccos x)'=\frac{1}{\sqrt{1-x^2}}-\frac{1}{\sqrt{1-x^2}}=0,\ x\in(-1,1)$$

于是，由推论 3－1 可得　$f(x)=C$ (C 为常数)，$x\in(-1,1)$

而　$f(0)=\arcsin 0+\arccos 0=\dfrac{\pi}{2}$

所以，当 $x\in(-1,1)$ 时，$f(x)=\arcsin x+\arccos x=\dfrac{\pi}{2}$

考虑两个端点 $x=-1$ 与 $x=1$，有 $f(-1)=\arcsin(-1)+\arccos(-1)=-\dfrac{\pi}{2}+\pi=\dfrac{\pi}{2}$

$$f(1)=\arcsin 1+\arccos 1=\frac{\pi}{2}+0=\frac{\pi}{2}$$

故当 $x\in[-1,1]$ 时，恒有 $f(x)=\arcsin x+\arccos x=\dfrac{\pi}{2}$

**［例 3－4］**　设 $0<a<b$，证明：$\dfrac{b-a}{1+b^2}<\arctan b-\arctan a<\dfrac{b-a}{1+a^2}$。

**证明：** 令 $f(x)=\arctan x$，则 $f(x)$ 在闭区间 $[a,b]$ 上连续；在开区间 $(a,b)$ 内可导，故至少存在一点 $\xi\in(a,b)$，使得 $f'(\xi)=\dfrac{f(b)-f(a)}{b-a}$ 成立。

即

$$\frac{1}{1+\xi^2}=\frac{\arctan b-\arctan a}{b-a},(a<\xi<b)$$

因为　$\dfrac{1}{1+b^2}<\dfrac{1}{1+\xi^2}<\dfrac{1}{1+a^2}$，即 $\dfrac{1}{1+b^2}<\dfrac{\arctan b-\arctan a}{b-a}<\dfrac{1}{1+a^2}$

所以　$\dfrac{b-a}{1+b^2}<\arctan b-\arctan a<\dfrac{b-a}{1+a^2}$

[例3-5] 已知在闭区间 $[0,1]$ 上, $0<f(x)<1$ , $f(x)$ 可微且 $f'(x)\neq 1$ ，求证：存在唯一的一个点 $x_0\in(0,1)$ ，满足 $f(x_0)=x_0$ 。

**证明**：先证存在性。

构造辅助函数 $F(x)=f(x)-x$ ，由 $f(x)$ 在 $[0,1]$ 上可微，知 $f(x)$ 在 $[0,1]$ 上连续，因而 $F(x)$ 在 $[0,1]$ 上连续；又因为在 $[0,1]$ 上, $0<f(x)<1$ ，可得

$$F(0)=f(0)-0>0, F(1)=f(1)-1<0$$

根据连续函数的零点定理知，至少存在一个点 $x_0\in(0,1)$ ，满足 $F(x_0)=f(x_0)-x_0=0$ ，即存在一个点 $x_0\in(0,1)$ ，满足 $f(x_0)=x_0$ 。

再证唯一性。

利用反证法，若存在两个点 $x_0,x_1\in(0,1)$ ，且 $x_0<x_1$ ，使 $f(x_0)=x_0, f(x_1)=x_1$ 同时成立。在区间 $[x_0,x_1]$ 上应用拉格朗日中值定理，得至少存在一个点 $\xi\in(x_0,x_1)$ ，使得下面的等式成立: $f'(\xi)=\dfrac{f(x_1)-f(x_0)}{x_1-x_0}=\dfrac{x_1-x_0}{x_1-x_0}=1$ ，这与已知条件矛盾。因而存在唯一的一个点 $x_0\in(0,1)$ ，满足 $f(x_0)=x_0$ 。

## 四、柯西中值定理

**定理3-3** 设函数 $f(x)$ 和 $g(x)$ 满足:

（1）在闭区间 $[a,b]$ 上连续，

（2）在开区间 $(a,b)$ 内可导，且对于任意的 $x\in(a,b)$ , $g'(x)\neq 0$ ，则在开区间 $(a,b)$ 内至少存在一点 $\xi$ $(a<\xi<b)$ ，使得等式 $\dfrac{f'(\xi)}{g'(\xi)}=\dfrac{f(b)-f(a)}{g(b)-g(a)}$ 成立。

定理3-3称为柯西中值定理。

**证明**：首先证明 $g(b)-g(a)\neq 0$ 。

利用反证法，假设 $g(b)-g(a)=0$ ，即 $g(b)=g(a)$ 。根据罗尔定理，函数 $g(x)$ 至少存在一个点 $\xi\in(a,b)$ ，使得 $g'(\xi)=0$ 成立，这与已知条件矛盾。

其次构造辅助函数 $$F(x)=f(x)-f(a)-\frac{f(b)-f(a)}{g(b)-g(a)}[g(x)-g(a)]$$

容易验证，函数 $F(x)$ 在闭区间 $[a,b]$ 上满足罗尔定理的条件: $F(a)=F(b)=0$ ；在闭区间 $[a,b]$ 上连续，在开区间 $(a,b)$ 内可导，且

$$F'(x)=f'(x)-\frac{f(b)-f(a)}{g(b)-g(a)}\cdot g'(x)$$

由罗尔定理，可知在开区间 $(a,b)$ 内至少存在一点 $\xi\in(a,b)$ ，使得 $F'(\xi)=0$ ，即

$$f'(\xi)-\frac{f(b)-f(a)}{g(b)-g(a)}\cdot g'(\xi)=0$$

由此得 $$\frac{f'(\xi)}{g'(\xi)}=\frac{f(b)-f(a)}{g(b)-g(a)}$$

在定理3-3中，若设 $g(x)=x$ ，则得到拉格朗日中值定理的结论形式。因此柯西中值定理是拉格朗日中值定理的推广，而罗尔定理是拉格朗日中值定理的特例。

柯西中值定理的几何意义：连续曲线弧 $\overset{\frown}{AB}$ 的参数方程为

$$\begin{cases}X=g(x)\\Y=f(x)\end{cases}, a\leqslant x\leqslant b$$

则 $\dfrac{f(b)-f(a)}{g(b)-g(a)}$ 表示弦 $AB$ 的斜率，而 $\left.\dfrac{\mathrm{d}Y}{\mathrm{d}X}\right|_{x=\xi}=\dfrac{f'(\xi)}{g'(\xi)}$ 表示曲线上 $x=\xi$ 处的切线斜率，故柯西中值定理的几何意义是：连续曲线弧 $\overset{\frown}{AB}$ 上除端点外处处具有不垂直于 $x$ 轴的切线，则在该段曲线上至少有一点 $C$，使曲线在点 $C$ 处的切线平行于弦 $AB$。

**[例 3-6]**　设函数 $f(x)$ 在闭区间 $[a,b]$ 上连续，在开区间 $(a,b)$ 内可导，且 $0<a<b$，证明至少存在一点 $\xi\in(a,b)$，使等式 $f(b)-f(a)=\xi f'(\xi)\ln\dfrac{b}{a}$ 成立。

**证明**：令 $g(x)=\ln x$，则函数 $f(x)$ 和 $g(x)$ 在闭区间 $[a,b]$ 上满足柯西中值定理的条件，于是至少存在一点 $\xi\in(a,b)$，使得 $\dfrac{f'(\xi)}{g'(\xi)}=\dfrac{f(b)-f(a)}{g(b)-g(a)}$　即 $\dfrac{f(b)-f(a)}{\ln b-\ln a}=\dfrac{f'(\xi)}{\dfrac{1}{\xi}}$

成立；化简后得 $f(b)-f(a)=\xi f'(\xi)\ln\dfrac{b}{a}$。

思考：若 $f(x),g(x)$ 满足柯西中值定理的条件，柯西中值定理能否用下面的方法证明，为什么？

对 $f(x),g(x)$ 分别在 $[a,b]$ 上应用拉格朗日中值定理得

$$\frac{f(b)-f(a)}{g(b)-g(a)}=\frac{f'(\xi)(b-a)}{g'(\xi)(b-a)}=\frac{f'(\xi)}{g'(\xi)},(a<\xi<b)$$

# 第二节　洛必达法则

扫码“学一学”

如果当 $x\to a$（或 $x\to\infty$）时，函数 $f(x)$ 和 $g(x)$ 同时趋于零（或同时趋于无穷大），那么极限 $\lim\limits_{\substack{x\to a\\(x\to\infty)}}\dfrac{f(x)}{g(x)}$ 可能存在，也可能不存在。通常把这种极限称为不定式，并简记为 $\dfrac{0}{0}$ 型（或 $\dfrac{\infty}{\infty}$ 型）。例如 $\lim\limits_{x\to0}\dfrac{x}{\sin x}$ 就是 $\dfrac{0}{0}$ 型不定式。对于这类不能用商的极限运算法则来计算的函数极限，洛必达法则（L' Hospital）提供了一个简便而有效的方法。

## 一、$\dfrac{0}{0}$ 型不定式

**定理 3-4（洛必达法则Ⅰ）**　如果函数 $f(x)$ 和 $g(x)$ 满足下列条件：

(1) $\lim\limits_{x\to a}f(x)=\lim\limits_{x\to a}g(x)=0$；

(2) 在点 $a$ 的某个邻域（点 $a$ 除外）内 $f'(x)$ 与 $g'(x)$ 均存在，且 $g'(x)\neq0$；

(3) $\lim\limits_{x\to a}\dfrac{f'(x)}{g'(x)}$ 存在（或无穷大），

则
$$\lim_{x\to a}\frac{f(x)}{g(x)}=\lim_{x\to a}\frac{f'(x)}{g'(x)}$$

**证明**：因为求 $\dfrac{f(x)}{g(x)}$ 当 $x\to a$ 时的极限与 $f(a)$ 及 $g(a)$ 无关，所以可以假定 $f(a)=g(a)=0$，于是由条件 (1)、(2) 知，$f(x)$ 及 $g(x)$ 在点 $a$ 的某一邻域内连续。设 $x$ 是这一邻域内的一点，那么在以 $x$ 及 $a$ 为端点的区间上，柯西中值定理的条件均满足。因此有

$$\frac{f(x)}{g(x)}=\frac{f(x)-f(a)}{g(x)-g(a)}=\frac{f'(\xi)}{g'(\xi)},(\xi\text{ 在 }x\text{ 与 }a\text{ 之间})$$

令 $x\to a$，从而 $\xi\to a$，对上式两端取极限，得

$$\lim_{x\to a}\frac{f(x)}{g(x)}=\lim_{\xi\to a}\frac{f'(\xi)}{g'(\xi)}=\lim_{x\to a}\frac{f'(x)}{g'(x)}$$

**定理 3－5（洛必达法则Ⅰ′）** 如果函数 $f(x)$ 和 $g(x)$ 满足下列条件：

（1）$\lim\limits_{x\to\infty}f(x)=\lim\limits_{x\to\infty}g(x)=0$；

（2）当 $|x|>N$ 时，$f'(x)$ 与 $g'(x)$ 均存在，且 $g'(x)\neq 0$；

（3）$\lim\limits_{x\to\infty}\frac{f'(x)}{g'(x)}$ 存在（或无穷大），

则

$$\lim_{x\to\infty}\frac{f(x)}{g(x)}=\lim_{x\to\infty}\frac{f'(x)}{g'(x)}$$

**证明：** 设 $x=\frac{1}{t}$，利用定理 3－4 可得

$$\lim_{x\to\infty}\frac{f(x)}{g(x)}=\lim_{t\to 0}\frac{f\left(\frac{1}{t}\right)}{g\left(\frac{1}{t}\right)}=\lim_{t\to 0}\frac{f'\left(\frac{1}{t}\right)\cdot\left(-\frac{1}{t^2}\right)}{g'\left(\frac{1}{t}\right)\cdot\left(-\frac{1}{t^2}\right)}=\lim_{x\to\infty}\frac{f'(x)}{g'(x)}$$

在求极限的过程中，洛必达法则可多次使用，但每次使用前必须验证是否满足洛必达法则中的条件。

**［例 3－7］** 求极限 $\lim\limits_{x\to 0}\frac{e^{2x}-1}{\sin x}$。

**［解］** $\lim\limits_{x\to 0}\frac{e^{2x}-1}{\sin x}=\lim\limits_{x\to 0}\frac{2e^{2x}}{\cos x}=2$

**［例 3－8］** 求极限 $\lim\limits_{x\to 1}\frac{x^3-3x+2}{x^3-x^2-x+1}$。

**［解］** $\lim\limits_{x\to 1}\frac{x^3-3x+2}{x^3-x^2-x+1}=\lim\limits_{x\to 1}\frac{3x^2-3}{3x^2-2x-1}=\lim\limits_{x\to 1}\frac{6x}{6x-2}=\frac{3}{2}$

注意：例 3－8 中的极限表达式 $\lim\limits_{x\to 1}\frac{6x}{6x-2}$ 已经不是不定式，不能对它应用洛必达法则，否则将导致错误。在使用洛必达法则的时候，特别要注意这一点。

**［例 3－9］** 求极限 $\lim\limits_{x\to+\infty}\frac{\frac{\pi}{2}-\arctan x}{\frac{1}{x}}$。

**［解］** $\lim\limits_{x\to+\infty}\frac{\frac{\pi}{2}-\arctan x}{\frac{1}{x}}=\lim\limits_{x\to+\infty}\frac{-\frac{1}{1+x^2}}{-\frac{1}{x^2}}=\lim\limits_{x\to+\infty}\frac{x^2}{1+x^2}=1$

## 二、$\frac{\infty}{\infty}$ 型不定式

**定理 3－6（洛必达法则Ⅱ）** 如果函数 $f(x)$ 与 $g(x)$ 满足下列条件：

（1）$\lim\limits_{x\to a}f(x)=\lim\limits_{x\to a}g(x)=\infty$；

（2）在点 $a$ 的某个邻域（点 $a$ 除外）内 $f'(x)$ 与 $g'(x)$ 均存在，且 $g'(x)\neq 0$；

（3）$\lim\limits_{x\to a}\frac{f'(x)}{g'(x)}$ 存在（或无穷大），

则

$$\lim_{x\to a}\frac{f(x)}{g(x)}=\lim_{x\to a}\frac{f'(x)}{g'(x)}$$

定理3－6的证明从略。顺便指出，将条件 $x \to a$ 改为 $x \to \infty$，结论也成立。

［例3－10］　求极限 $\lim\limits_{x \to +\infty} \dfrac{\ln x}{x^n}, (n > 0)$。

［解］　$\lim\limits_{x \to +\infty} \dfrac{\ln x}{x^n} = \lim\limits_{x \to +\infty} \dfrac{\frac{1}{x}}{nx^{n-1}} = \lim\limits_{x \to +\infty} \dfrac{1}{nx^n} = 0$

［例3－11］　求极限 $\lim\limits_{x \to +\infty} \dfrac{x^n}{e^{\lambda x}}, (n \in N, \lambda > 0)$。

［解］　$\lim\limits_{x \to +\infty} \dfrac{x^n}{e^{\lambda x}} = \lim\limits_{x \to +\infty} \dfrac{nx^{n-1}}{\lambda e^{\lambda x}} = \lim\limits_{x \to +\infty} \dfrac{n(n-1)x^{n-2}}{\lambda^2 e^{\lambda x}} = \cdots = \lim\limits_{x \to +\infty} \dfrac{n!}{\lambda^n e^{\lambda x}} = 0$

例3－10和例3－11说明，对数函数 $\ln x$，幂函数 $x^n$（$n > 0$），指数函数 $e^{\lambda x}$（$\lambda > 0$）均为当 $x \to +\infty$ 时的无穷大，但这3个函数增大的“速度”是不一样的，幂函数增大的“速度”比对数函数快得多，而指数函数增大的“速度”又比幂函数快得多。

## 三、其他类型的不定式

除了上述两种不定式类型外，还有 $0 \cdot \infty$ 型、$\infty - \infty$ 型、$0^0$ 型、$1^\infty$ 型和 $\infty^0$ 型不定式。它们均可以转化为 $\dfrac{0}{0}$ 型（或 $\dfrac{\infty}{\infty}$ 型）不定式。

［例3－12］　求极限 $\lim\limits_{x \to 0^+} x\ln x$。

［解］　这是一个 $0 \cdot \infty$ 型不定式，先将 $x\ln x$ 变形为 $\dfrac{\ln x}{\frac{1}{x}}$，使之转化为 $\dfrac{\infty}{\infty}$ 型不定式，应用洛必达法则，得

$$\lim_{x \to 0^+} x\ln x = \lim_{x \to 0^+} \frac{\ln x}{\frac{1}{x}} = \lim_{x \to 0^+} \frac{\frac{1}{x}}{-\frac{1}{x^2}} = \lim_{x \to 0^+}(-x) = 0$$

［例3－13］　求极限 $\lim\limits_{x \to 0}(\csc x - \cot x)$。

［解］　这是一个 $\infty - \infty$ 型不定式，因为 $\csc x - \cot x = \dfrac{1}{\sin x} - \dfrac{\cos x}{\sin x} = \dfrac{1 - \cos x}{\sin x}$，

当 $x \to 0$ 时，上式右端是 $\dfrac{0}{0}$ 型，应用洛必达法则，得

$$\lim_{x \to 0}(\csc x - \cot x) = \lim_{x \to 0} \frac{1 - \cos x}{\sin x} = \lim_{x \to 0} \frac{\sin x}{\cos x} = 0$$

［例3－14］　求极限 $\lim\limits_{x \to \infty}\left(1 + \dfrac{m}{x}\right)^x, (m \in R)$。

［解］　这是一个 $1^\infty$ 型不定式，设 $y = \left(1 + \dfrac{m}{x}\right)^x$，则 $\ln y = x\ln\left(1 + \dfrac{m}{x}\right)$。

$$\lim_{x \to \infty} \ln y = \lim_{x \to \infty}\left[x\ln\left(1 + \frac{m}{x}\right)\right] = \lim_{x \to \infty} \frac{\ln\left(1 + \frac{m}{x}\right)}{\frac{1}{x}} = \lim_{x \to \infty} \frac{m}{1 + \frac{m}{x}} = m$$

所以　　$\lim\limits_{x \to \infty}\left(1 + \dfrac{m}{x}\right)^x = e^m$

特别的，当 $m=1$ 时，导出第一章介绍过的重要极限公式 $\lim\limits_{x\to\infty}(1+\frac{1}{x})^x=e$。

［例 3－15］ 求极限 $\lim\limits_{x\to0^+}x^{\sin x}$。

［解］ 这是一个 $0^0$ 型不定式，设 $y=x^{\sin x}$，则 $\ln y=\sin x\ln x$。

$$\lim_{x\to0^+}\ln y=\lim_{x\to0^+}(\sin x\ln x)=\lim_{x\to0^+}\frac{\ln x}{\csc x}=\lim_{x\to0^+}\frac{\frac{1}{x}}{-\csc x\cdot\cot x}=\lim_{x\to0^+}\left(\frac{-\sin x}{x}\tan x\right)=0$$

所以 $\lim\limits_{x\to0^+}x^{\sin x}=e^0=1$

［例 3－16］ 求极限 $\lim\limits_{x\to\infty}\frac{x+\sin x}{x}$。

［解］ 这是一个 $\frac{\infty}{\infty}$ 型不定式，但 $\lim\limits_{x\to\infty}\frac{1+\cos x}{1}$ 不存在，因此洛必达法则失效，改用其他方法求极限。实际上

$$\lim_{x\to\infty}\frac{x+\sin x}{x}=\lim_{x\to\infty}\frac{1+\frac{\sin x}{x}}{1}=1$$

最后指出，洛必达法则是求不定式的一种有效方法，但最好能与其他求极限的方法结合使用。洛必达法则的条件是充分的，并不是必要的，因此洛必达法则失效时极限仍可能存在。

思考：用洛必达法则求极限时应注意什么？

扫码“学一学”

# 第三节 泰勒公式

对于一些较复杂的函数，为了便于研究，往往希望用一些简单的函数来近似表达。由于用多项式表示的函数，只要对自变量进行有限次加、减、乘三种运算，便能求出它的函数值来，因此经常用多项式来近似表达函数。对于一个函数具备什么条件才能用多项式函数来近似代替呢？该多项式的各项系数与这个函数有什么关系呢？用多项式函数近似代替这个函数误差是怎样的呢？泰勒（Taylor）公式为解决这些问题提供了一个简便而有效的方法。

## 一、$f(x)$ 在 $x_0$ 处的 $n$ 次泰勒多项式

设函数 $f(x)$ 在含有 $x_0$ 的开区间内具有直到 $(n+1)$ 阶的导数。

$f(x)$ 关于 $x-x_0$ 的 $n$ 次多项式

$$p_n(x)=a_0+a_1(x-x_0)+a_2(x-x_0)^2+\cdots+a_n(x-x_0)^n \tag{3-2}$$

假设 $p_n(x)$ 在 $x_0$ 处的函数值及它的直到 $n$ 阶的导数在 $x_0$ 的值依次与 $f(x_0)$，$f'(x_0),\cdots f^{(n)}(x_0)$ 相等，即满足

$$p_n(x_0)=f(x_0),\ p'_n(x_0)=f'(x_0),\ p''_n(x_0)=f''(x_0),\ \cdots p_n^{(n)}(x_0)=f^{(n)}(x_0)$$

按这些等式来确定式（3－2）的系数 $a_0,a_1,a_2,\cdots,a_n$，为此，对式（3－2）求各阶导数，然后分别代入以上等式，得

$$a_0=f(x_0),1\cdot a_1=f'(x_0),2!\cdot a_2=f''(x_0),\cdots,n!\cdot a_n=f^{(n)}(x_0)$$

即得

$$a_0 = f(x_0),a_1 = f'(x_0),a_2 = \frac{1}{2!}f''(x_0),\cdots,a_n = \frac{1}{n!}f^{(n)}(x_0)$$

将求得的系数 $a_0,a_1,a_2\cdots a_n$ 代入式（3－2），有

$$p_n(x) = f(x_0) + f'(x_0)(x - x_0) + \frac{f''(x_0)}{2!}(x - x_0)^2 + \cdots + \frac{f^{(n)}(x_0)}{n!}(x - x_0)^n$$

上式称为 $f(x)$ 在 $x_0$ 处的 $n$ 次泰勒多项式。

## 二、带余项的泰勒公式

**定理3－7（泰勒定理）** 若函数 $f(x)$ 在点 $x_0$ 处具有 $n$ 阶导数，则有

$$f(x) = f(x_0) + f'(x_0)(x - x_0) + \frac{f''(x_0)}{2!}(x - x_0)^2 + \cdots + \frac{f^{(n)}(x_0)}{n!}(x - x_0)^n + R_n(x) \quad (3-3)$$

式中，$$R_n(x) = o[(x - x_0)^n],(x \to x_0)$$

即，当 $x \to x_0$ 时，$R_n(x)$ 是比 $(x - x_0)^n$ 高阶的无穷小。

公式（3－3）称为带皮亚诺（Peano）余项的泰勒公式，$R_n(x)$ 称为皮亚诺余项。

**证明：** 只需证明

$$\lim_{x \to x_0} \frac{R_n(x)}{(x - x_0)^n} = 0$$

在变量代换 $t = x - x_0$ 后，上式左端变为

$$\lim_{t \to 0} \frac{1}{t^n}\left\{f(t + x_0) - \left[f(x_0) + f'(x_0)t + \frac{f''(x_0)}{2!}t^2 + \cdots + \frac{f^{(n)}(x_0)}{n!}t^n\right]\right\}$$

这是一个 $\frac{0}{0}$ 型不定式，对它连续应用 $n$ 次洛必达法则，易知它的极限值是0。

当 $x_0 = 0$ 时，有

$$f(x) = f(0) + f'(0)x + \frac{f''(0)}{2!}x^2 + \cdots + \frac{f^{(n)}(0)}{n!}x^n + o(x^n),(x \to 0)$$

此式称为（带皮亚诺余项的）麦克劳林（Maclaurin）公式。

上面的泰勒定理只是给出了余项的定性分析，不能估算余项 $R_n(x)$ 的数值，因此还需进一步给出余项的定量分析。

**定理3－8（泰勒中值定理）** 若函数 $f(x)$ 在含有点 $x_0$ 的某个区间 $(a,b)$ 内具有直到 $n + 1$ 阶的导数，则当 $x \in (a,b)$ 时，有

$$f(x) = f(x_0) + f'(x_0)(x - x_0) + \frac{f''(x_0)}{2!}(x - x_0)^2 + \cdots + \frac{f^{(n)}(x_0)}{n!}(x - x_0)^n + R_n(x) \quad (3-4)$$

式中，$R_n(x) = \frac{f^{(n+1)}(\xi)}{(n + 1)!}(x - x_0)^{n+1}$，$\xi$ 在 $x_0$ 与 $x$ 之间。

公式（3－4）称为（带拉格朗日余项的）泰勒公式，$R_n(x)$ 称为拉格朗日余项。

当 $n = 0$ 时，泰勒公式变成拉格朗日中值公式

$$f(x) = f(x_0) + f'(\xi)(x - x_0),\ (\xi \text{ 在 } x_0 \text{ 与 } x \text{ 之间})$$

因此，泰勒中值定理是拉格朗日中值定理的推广。

当 $x_0=0$ 时，泰勒公式化为

$$f(x)=f(0)+f'(0)x+\frac{f''(0)}{2!}x^2+\cdots+\frac{f^{(n)}(0)}{n!}x^n+\frac{f^{(n+1)}(\theta x)}{(n+1)!}x^{n+1},(0<\theta<1)$$

此式又称为（带拉格朗日余项的）麦克劳林（Maclaurin）公式。

## 三、几个初等函数的麦克劳林展开式

1. $f(x)=\mathrm{e}^x$

由 $f^{(k)}(x)=\mathrm{e}^x,k=1,2,\cdots,n+1$ 知

$f(0)=f'(0)=f''(0)=\cdots=f^{(n)}(0)=1,f^{(n+1)}(\theta x)=\mathrm{e}^{\theta x}$

于是得麦克劳林展开式为

$$\mathrm{e}^x=1+x+\frac{1}{2!}x^2+\cdots+\frac{1}{n!}x^n+\frac{\mathrm{e}^{\theta x}}{(n+1)!}x^{n+1},(0<\theta<1)$$

2. $f(x)=\sin x$

由 $f^{(k)}(x)=\sin(x+\frac{k\pi}{2}),k=1,2,\cdots,2n$ 知

$$f^{(2n)}(0)=\sin n\pi=0,f^{(2n-1)}(0)=\sin(n\pi-\frac{\pi}{2})=(-1)^{n-1}$$

$$f^{(2n+1)}(\theta x)=\sin(\theta x+n\pi+\frac{\pi}{2})$$

于是得麦克劳林展开式为

$$\sin x=x-\frac{x^3}{3!}+\frac{x^5}{5!}-\cdots+(-1)^{n-1}\frac{x^{2n-1}}{(2n-1)!}+\frac{\sin(\theta x+n\pi+\frac{\pi}{2})}{(2n+1)!}x^{2n+1},(0<\theta<1)$$

用同样的方法可以推出以下3个函数的麦克劳林展开式（留给读者练习）。

3. $f(x)=\cos x$ **的麦克劳林展开式**

$$\cos x=1-\frac{x^2}{2!}+\frac{x^4}{4!}-\cdots+(-1)^n\frac{x^{2n}}{(2n)!}+\frac{\cos[\theta x+(n+1)\pi]}{(2n+2)!}x^{2n+2},(0<\theta<1)$$

4. $f(x)=\ln(1+x)$ **的麦克劳林展开式**

$$\ln(1+x)=x-\frac{x^2}{2}+\frac{x^3}{3}-\cdots+\frac{(-1)^{n-1}x^n}{n}+\frac{(-1)^n x^{n+1}}{(n+1)(1+\theta x)^{n+1}},(-1<x;0<\theta<1)$$

5. $f(x)=(1+x)^\alpha$ **的麦克劳林展开式**

$$(1+x)^\alpha=1+\alpha x+\frac{\alpha(\alpha-1)}{2!}x^2+\cdots+\frac{\alpha(\alpha-1)\cdots(\alpha-n+1)}{n!}x^n+$$

$$\frac{\alpha(\alpha-1)\cdots(\alpha-n+1)(\alpha-n)}{(n+1)!}(1+\theta x)^{\alpha-n-1}x^{n+1},(0<\theta<1)$$

利用上面的几个基本公式，可以较方便地得到一些较复杂函数的泰勒展开式。

**[例3-17]** 求 $f(x)=\mathrm{e}^{-x^2}$ 的麦克劳林展开式。

**[解]** 利用公式1得

$$\mathrm{e}^{-x^2}=1+(-x^2)+\frac{1}{2!}(-x^2)^2+\cdots+\frac{1}{n!}(-x^2)^n+\frac{\mathrm{e}^{\theta(-x^2)}}{(n+1)!}(-x^2)^{n+1}$$

$$=1-x^2+\frac{1}{2!}x^4+\cdots+\frac{(-1)^n}{n!}x^{2n}+\frac{(-1)^{n+1}\mathrm{e}^{-\theta x^2}}{(n+1)!}x^{2n+2},(0<\theta<1)$$

**[例3-18]** 求 $f(x)=\sqrt{x}$ 在 $x=1$ 处的泰勒展开式。

［解］　利用公式 5 得

$$\sqrt{x}=[1+(x-1)]^{\frac{1}{2}}$$

$$=1+\frac{1}{2}(x-1)-\frac{1}{2\times4}(x-1)^2+\frac{1\times3}{2\times4\times6}(x-1)^3-\cdots+$$

$$(-1)^{n-1}\frac{(2n-3)!!}{(2n)!!}(x-1)^n+o(x-1)^n$$

［例 3－19］　验证当 $0<x\leqslant\frac{1}{2}$ 时，按公式 $e^x\approx1+x+\frac{1}{2}x^2+\frac{1}{6}x^3$ 计算 $e^x$ 的近似值时，所产生的误差小于 0.01，并求出 $\sqrt{e}$ 的近似值，使其误差小于 0.01。

［解］　由公式 1 得　$R_3(x)=\frac{e^{\theta x}}{4!}x^4,(0<\theta<1)$

注意，当 $0<x\leqslant\frac{1}{2}$ 时，　$e^{\theta x}<e^x<e^{\frac{1}{2}}<e<3$

所以截断误差　$|R_3(x)|<\frac{3}{4!}\cdot\left(\frac{1}{2}\right)^4=\frac{1}{128}<0.01$

故误差小于 0.01 的 $\sqrt{e}$ 的近似值为

$$\sqrt{e}=1+\frac{1}{2}+\frac{1}{2}\cdot\left(\frac{1}{2}\right)^2+\frac{1}{6}\cdot\left(\frac{1}{2}\right)^3\approx1.645$$

思考：利用带有皮亚诺余项的麦克劳林展开式，求极限 $\lim\limits_{x\to0}\frac{\sin x-x\cos x}{\sin^3x}$。

# 第四节　函数的单调性与极值

扫码“学一学”

## 一、函数的单调性

函数的单调性是研究函数图形时首先考虑的问题。前面给出了函数单调性的定义，并介绍了利用定义来判断函数单调性的方法。下面介绍利用导数来判断函数单调性的方法。

**定理 3－9**　如果函数 $y=f(x)$ 在闭区间 $[a,b]$ 上连续，在开区间 $(a,b)$ 内可导，则

（1）如果在 $(a,b)$ 内 $f'(x)>0$，则函数 $y=f(x)$ 在 $[a,b]$ 上单调增加。

（2）如果在 $(a,b)$ 内 $f'(x)<0$，则函数 $y=f(x)$ 在 $[a,b]$ 上单调减少。

**证明**：在 $[a,b]$ 上任取两点 $x_1,x_2$，不妨设 $x_1<x_2$，在 $[x_1,x_2]$ 上应用拉格朗日中值定理，得到

$$f(x_2)-f(x_1)=f'(\xi)(x_2-x_1),(x_1<\xi<x_2)$$

如果在 $(a,b)$ 内 $f'(x)>0$，必有 $f'(\xi)>0$，又 $x_2-x_1>0$，于是有 $f(x_2)-f(x_1)>0$，即 $f(x_2)>f(x_1)$，表明函数 $y=f(x)$ 在 $[a,b]$ 上单调增加。

同理可证：如果在 $(a,b)$ 内 $f'(x)<0$，则 $y=f(x)$ 在 $[a,b]$ 上单调减少。

思考：如果把这个判定法中的闭区间换成其他各种区间（包括无穷区间），那么结论也成立吗？

［例 3－20］　讨论函数 $y=e^x-x-1$ 的单调性。

［解］　函数 $y=e^x-x-1$ 的定义域为 $(-\infty,+\infty)$，且 $y'=e^x-1$。

当 $y'=0$ 时，$x=0$。由于在 $(-\infty,0)$ 内 $y'<0$，所以函数 $y=e^x-x-1$ 在 $(-\infty,0]$

上单调减少；在 $(0, +\infty)$ 内 $y' > 0$，所以函数 $y = e^x - x - 1$ 在 $(0, +\infty)$ 内单调增加。

**[例 3－21]** 讨论函数 $y = \sqrt[3]{x^2}$ 的单调性。

**[解]** 函数 $y = \sqrt[3]{x^2}$ 的定义域为 $(-\infty, +\infty)$，当 $x \neq 0$ 时，$y' = \dfrac{2}{3\sqrt[3]{x}}$，当 $x = 0$ 时，函数的导数不存在。在 $(-\infty, 0)$ 内 $y' < 0$，因此函数 $y = \sqrt[3]{x^2}$ 在 $(-\infty, 0]$ 上单调减少；在 $(0, +\infty)$ 内 $y' > 0$，因此函数 $y = \sqrt[3]{x^2}$ 在 $[0, +\infty)$ 上单调增加。

有些函数在它的整个定义区间上不是单调函数，但是当用导数等于零的点来划分函数的定义域后，就可以使函数在各个部分区间上单调。如果函数在某些点处不可导，则这些点也可能是划分函数单调区间的分界点。

**[例 3－22]** 确定函数 $f(x) = x^3 - 3x^2 - 9x + 5$ 的单调区间。

**[解]** $f(x) = x^3 - 3x^2 - 9x + 5$ 定义域为 $(-\infty, +\infty)$，有

$f'(x) = 3x^2 - 6x - 9 = 3(x-3)(x+1)$

令 $f'(x) = 0$，得 $x_1 = -1, x_2 = 3$，用它们将 $f(x)$ 的定义域 $(-\infty, +\infty)$ 分成 3 个部分区间 $(-\infty, -1), (-1, 3), (3, +\infty)$。

当 $x \in (-\infty, -1)$ 时，$f'(x) > 0$，$f(x)$ 单调增加；当 $x \in (-1, 3)$ 时，$f'(x) < 0$，$f(x)$ 单调减少；当 $x \in (3, +\infty)$ 时，$f'(x) > 0$，$f(x)$ 单调增加。

在第一节中，介绍了利用中值定理证明不等式的方法，下面举一个利用函数的单调性证明不等式的例子。

**[例 3－23]** 证明：当 $x > 1$ 时，$\dfrac{2(x-1)}{x+1} < \ln x$。

**证明：** 令 $f(x) = \ln x - \dfrac{2(x-1)}{x+1}$，则 $f(x)$ 在区间 $[1, +\infty)$ 内连续，且 $f(1) = 0$。当 $x > 1$ 时，$f'(x) = \dfrac{1}{x} - \dfrac{4}{(x+1)^2} = \dfrac{(x-1)^2}{x(x+1)^2} > 0$

即 $f(x)$ 在区间 $[1, +\infty)$ 上单调增加。当 $x > 1$ 时，有 $f(x) > f(1) = 0$，于是得

$$\frac{2(x-1)}{x+1} < \ln x$$

思考：方程 $x + e^x = 0$ 在区间 $(-1, 1)$ 内有几个根？

## 二、函数的极值

如果连续函数 $f(x)$ 在 $x_0$ 的附近，左、右两侧的单调性不一致，那么曲线 $y = f(x)$ 在点 $(x_0, y_0)$ 处就出现局部的“峰值”或“谷值”，这种点在决定函数的性态和应用上有着重要的意义。

**定义 3－1** 设函数 $f(x)$ 在点 $x_0$ 的某邻域内有定义，如果对该邻域内任意的 $x$ $(x \neq x_0)$ 均有 $f(x) < f(x_0)$，则称 $f(x)$ 在点 $x_0$ 取得极大值 $f(x_0)$，而点 $x_0$ 称为 $f(x)$ 的极大值点。

如果对该邻域内任意的 $x$ $(x \neq x_0)$ 均有 $f(x) > f(x_0)$，则称 $f(x)$ 在点 $x_0$ 取得极小值 $f(x_0)$，而点 $x_0$ 称为 $f(x)$ 的极小值点。

函数的极大值与极小值统称为函数的极值，函数极大值点和极小值点统称为极值点。

函数的极值概念是局部性的。如果 $f(x_0)$ 是函数 $f(x)$ 的一个极大值，那只是就 $x_0$ 两侧邻近的一个局部范围来说，$f(x_0)$ 是 $f(x)$ 的一个最大值；如果就 $f(x)$ 的整个定义域来说，$f(x_0)$ 不见得就是最大值。关于极小值也类似。

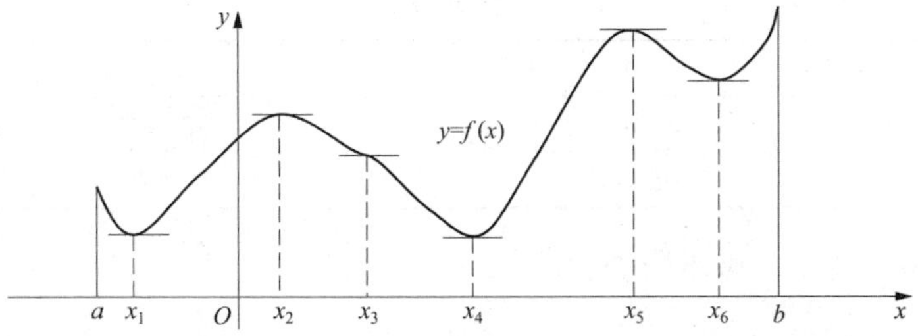


图 3-3

在图 3-3 中函数 $f(x)$ 有 2 个极大值 $f(x_2)$ 和 $f(x_5)$，有 3 个极小值：$f(x_1)$，$f(x_4)$ 和 $f(x_6)$，其中极大值 $f(x_2)$ 比极小值 $f(x_6)$ 还小。函数 $f(x)$ 就整个区间 $[a,b]$ 来说，只有一个 $f(x_4)$ 是最小值，而没有一个极大值是最大值。

从图 3-3 中还可以看到，曲线在函数的极值点处具有水平切线；反之，曲线上有水平切线的地方，函数不一定取得极值。例如图中点 $[x_3,f(x_3)]$ 处，曲线有水平切线，但 $f(x_3)$ 不是极值。

对此有以下函数取得极值的必要条件。

**定理 3-10（必要条件）** 设函数 $f(x)$ 在 $x_0$ 处可导，且在 $x_0$ 处取得极值，则 $f'(x_0)=0$。

使导数为零的点 [即方程 $f'(x)=0$ 的实根] 称为函数的驻点。

上述定理表明：可导函数 $f(x)$ 的极值点必定是驻点。反之，函数的驻点却不一定是极值点。例如，$f(x)=x^3$ 的导数 $f'(x)=3x^2$，$f'(0)=0$，因此 $x=0$ 是这个函数的驻点，但是 $x=0$ 却不是这个函数的极值点。此外，函数在它的导数不存在的点处也可能取得极值。例如，$f(x)=|x|$ 在点 $x=0$ 处不可导，但函数在该点取得极小值。

如何判定函数在驻点或不可导点处是否取得极值？如果是的话，究竟是极大值还是极小值？下面给出判定极值的两个充分条件。

**定理 3-11（第一充分条件）** 设函数 $y=f(x)$ 在点 $x_0$ 的邻域内可导，且 $f'(x_0)=0$ [或 $y=f(x)$ 在点 $x_0$ 邻近可导但 $f'(x_0)$ 不存在]，当 $x$ 在 $x_0$ 的邻近渐增地经过 $x_0$ 时：

(1) 若 $f'(x)$ 的符号由正变负，则 $f(x)$ 在 $x_0$ 处取得极大值；

(2) 若 $f'(x)$ 的符号由负变正，则 $f(x)$ 在 $x_0$ 处取得极小值；

(3) 若 $f'(x)$ 的符号不改变，则 $f(x)$ 在 $x_0$ 处就没有极值。

根据上面的两个定理，如果函数 $f(x)$ 在所讨论的区间内连续，除个别点外处处可导，那么就可以按下列步骤来求 $f(x)$ 在该区间内的极值点和相应的极值。

(1) 求出导数 $f'(x)$；

(2) 求出 $f(x)$ 的全部驻点与不可导点；

(3) 考察在每个驻点或不可导点的左、右邻近 $f'(x)$ 的符号，以确定该点是否为极值点；如果是极值点，进一步确定是极大值点还是极小值点；

(4) 求出各极值点的函数值。

**[例 3-24]** 求函数 $f(x)=3x^4-8x^3+6x^2+5$ 的极值。

**[解]** 函数 $f(x)$ 的定义域为 $(-\infty,+\infty)$，有

$$f'(x)=12x^3-24x^2+12x=12x(x-1)^2$$

令 $f'(x)=0$，得驻点 $x_1=0,x_2=1$；$x_1=0,x_2=1$ 将定义域划分为 3 个部分区间：$(-\infty,0),(0,1),(1,+\infty)$。下面考察在各部分区间内 $f'(x)$ 的符号，如表 3-1 所示。

表 3-1

| $x$ | $(-\infty,0)$ | 0 | $(0,1)$ | 1 | $(1,+\infty)$ |
|---|---|---|---|---|---|
| $f'(x)$ | − | 0 | + | 0 | + |
| $f(x)$ | 递减 | 极小值 | 递增 | 不是极值 | 递增 |

故 $x=0$ 是极小值点，极小值为 $f(0)=5$。

［例 3-25］ 求函数 $f(x)=x^{\frac{2}{3}}(x-5)$ 的极值。

［解］ 函数 $f(x)$ 的定义域为 $(-\infty,+\infty)$，有

$$f'(x)=\frac{5}{3}x^{\frac{2}{3}}-\frac{10}{3}x^{-\frac{1}{3}}=\frac{5}{3}x^{-\frac{1}{3}}(x-2)$$

令 $f'(x)=0$，得驻点 $x=2$；$x=0$ 为 $f(x)$ 的不可导点。$x=0$，$x=2$ 将定义域划分为 3 个部分区间：$(-\infty,0),(0,2),(2,+\infty)$，下面考察在各部分区间内 $f'(x)$ 的符号，如表 3-2 所示。

表 3-2

| $x$ | $(-\infty,0)$ | 0 | $(0,2)$ | 2 | $(2,+\infty)$ |
|---|---|---|---|---|---|
| $f'(x)$ | + | 不存在 | − | 0 | + |
| $f(x)$ | 递增 | 极大值 | 递减 | 极小值 | 递增 |

故 $x=0$ 是极大值点，极大值为 $f(0)=0$；$x=2$ 是极小值点，极小值为 $f(2)=-3\sqrt[3]{4}$。

**定理 3-12（第二充分条件）** 设函数 $f(x)$ 在 $x_0$ 处具有二阶导数，且 $f'(x_0)=0$，$f''(x_0)\neq 0$，则

(1) 当 $f''(x_0)<0$ 时，函数 $f(x)$ 在 $x_0$ 处取得极大值；

(2) 当 $f''(x_0)>0$ 时，函数 $f(x)$ 在 $x_0$ 处取得极小值；

(3) 当 $f''(x_0)=0$ 时，无法判定。

若出现情况 (3)，第二充分条件就不能应用，需用第一充分条件来判定。

［例 3-26］ 求函数 $f(x)=(x^2-1)^3+1$ 的极值。

［解］ 函数 $f(x)$ 的定义域为 $(-\infty,+\infty)$，有 $f'(x)=6x(x^2-1)^2$

令 $f'(x)=0$，得驻点 $x_1=-1,x_2=0,x_3=1$

$f''(x)=6(x^2-1)(5x^2-1)$，因 $f''(0)=6>0$，故 $x=0$ 是极小值点，极小值为 $f(0)=0$。

因 $f''(-1)=f''(1)=0$，故用第二充分条件无法判别。考察 $f'(x)$ 在驻点 $x_1=-1$ 及 $x_3=1$ 左右邻近的符号：当 $x\in(-\infty,-1)$ 时，$f'(x)<0$，当 $x\in(-1,0)$ 时，$f'(x)<0$，$f'(x)$ 的符号没有改变，所以 $f(x)$ 在 $x_1=-1$ 处没有极值。同理，$f(x)$ 在 $x_3=1$ 处也没有极值。

思考：函数的可能极值点有哪几种？如何判定可能极值点是否为极值点？

## 三、函数的最大值与最小值

在医药学科研和实验中，经常涉及求函数的最大值与最小值问题。由于闭区间 $[a,b]$ 上的连续函数 $f(x)$ 必定在该区间上取得它的最大值和最小值，故给出连续函数 $f(x)$ 在闭区间 $[a,b]$ 上的最大值与最小值求法，其步骤如下：

(1) 求出函数 $f(x)$ 在 $(a,b)$ 内 $f'(x)=0$ 的点和 $f'(x)$ 不存在的点处的函数值；

(2) 求出函数值$f(a)$ 和$f(b)$；

(3) 比较上述函数值，其中最大的就是$f(x)$ 在$[a,b]$上的最大值，最小的就是$f(x)$ 在$[a,b]$上的最小值。

**[例3-27]** 求函数$f(x)=\frac{1}{3}x^3-\frac{5}{2}x^2+4x$在$[-1,2]$上的最大值与最小值。

**[解]** $f'(x)=x^2-5x+4$，令$f'(x)=0$，得在$[-1,2]$上的驻点$x=1$，又$f(1)=\frac{11}{6},f(-1)=-\frac{41}{6},f(2)=\frac{2}{3}$，所以$f(x)$在$[-1,2]$上的最大值是$f(1)=\frac{11}{6}$，最小值是$f(-1)=-\frac{41}{6}$。

在解决实际问题（如医药学问题）时，需要求函数的最大值（或最小值）；有时只要求根据问题的具体情况，判定可导函数$f(x)$确有最大值（或最小值），而且一定在定义区间的内部取得，这时如果$f(x)$在定义区间内部只有一个驻点$x_0$，那么该点就一定是函数$f(x)$的最大值点（或最小值点）。

**[例3-28]** 要造一圆柱形油罐，体积为$V$，问底半径$r$和高$h$等于多少时，才能使表面积最小？这时底直径与高的比是多少？

**[解]** 设油罐的表面积为$S$，由$V=\pi r^2h$，知$h=\frac{V}{\pi r^2}$

得　$S=2\pi r^2+2\pi rh=2\pi r^2+\frac{2V}{r},(0<r<+\infty)$

因为　$S'=4\pi r-\frac{2V}{r^2}$，令$S'=0$，得驻点$r_0=\sqrt[3]{\frac{V}{2\pi}}$。

又因为$S''=4\pi+\frac{4V}{r^3}>0$，所以$S$在驻点$r_0=\sqrt[3]{\frac{V}{2\pi}}$处取得极小值，也就是最小值。

这时相应的高为$h=\frac{V}{\pi r_0^2}=2r_0$，底直径与高的比为$2r:h=1:1$。

**[例3-29]** 某房地产公司有50套公寓要出租，当租金定为每月180元时，公寓会全部租出去，当租金每月增加10元时，就有一套公寓租不出去。租出去的房子每月需花费20元的整修维护费。试问房租定为多少时公司可获得最大收入？其最大收入为多少？

**[解]** 设房租为每月$x$元，租出去的房子有$50-\frac{x-180}{10}$套，每月总收入为

$$R(x)=(x-20)\left(50-\frac{x-180}{10}\right)=(x-20)\left(68-\frac{x}{10}\right),(x>180)$$

则　$R'(x)=\left(68-\frac{x}{10}\right)+(x-20)\left(-\frac{1}{10}\right)=70-\frac{x}{5}$

令$R'(x)=0$，得唯一驻点$x=350$。

故每月每套公寓租金为350元时收入最高，其最大收入为

$R(x)=(x-20)\left(68-\frac{x}{10}\right)=10890$（元）

思考：闭区间上连续函数$f(x)$的极值和最大（小）值的联系与区别是什么？画图说明。

扫码“学一学”

# 第五节　函数性态的研究

## 一、函数曲线的凹凸性及拐点

为了进一步研究函数的特性和正确地做出函数的图形，本节将研究曲线的弯曲方向，以及曲线在哪些点改变了弯曲方向。

**定义 3-2** (1) 如果在某区间内，曲线弧位于其上任意点切线的上方，则称曲线在这个区间内是凹的。

(2) 如果在某区间内，曲线弧位于其上任意点切线的下方，则称曲线在这个区间内是凸的。

(3) 函数曲线凹的与凸的分界点称为曲线的拐点。

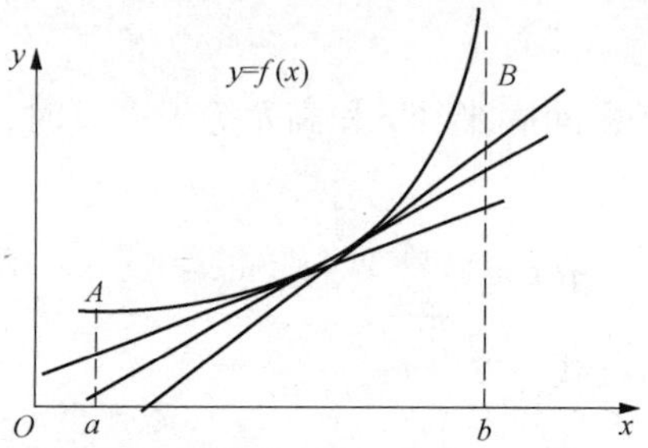


**图 3-4**

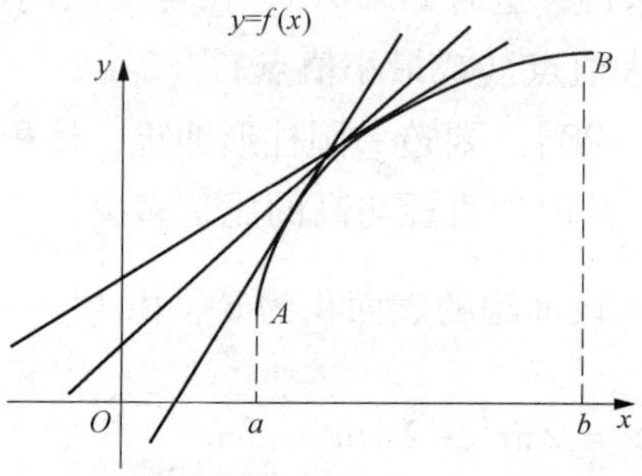


**图 3-5**

从图 3-4 可以看出，曲线弧为凹的，$f'(x)$ 随自变量 $x$ 的增大而增大，即 $f'(x)$ 是单调增加的。如果函数 $f(x)$ 的二阶导数 $f''(x)$ 存在，则必有 $f''(x)>0$。同理可知，当曲线弧为凸的，如图 3-5，如果函数 $f(x)$ 的二阶导数 $f''(x)$ 存在，则必有 $f''(x)<0$。

判定函数曲线的凹凸性及拐点，有如下定理：

**定理 3-13** 设函数 $y=f(x)$ 在 $(a,b)$ 内二阶可导，

(1) 在 $(a,b)$ 内，若 $f''(x)>0$，则曲线 $y=f(x)$ 在 $(a,b)$ 内是凹的；

(2) 在 $(a,b)$ 内，若 $f''(x)<0$，则曲线 $y=f(x)$ 在 $(a,b)$ 内是凸的；

(3) 在 $x_0$ 的两侧，$f''(x)$ 改变符号，则点 $(x_0,f(x_0))$ 是曲线 $y=f(x)$ 的拐点。

[**例 3-30**] 求曲线 $y=\dfrac{\ln x}{x}$ 的凹凸区间及拐点。

[**解**] 函数的定义域为 $(0,+\infty)$，$y'=\dfrac{1-\ln x}{x^2}$，$y''=\dfrac{2\ln x-3}{x^3}$

令 $y''=0$，得 $x=e^{\frac{3}{2}}$。当 $x\in(0,e^{\frac{3}{2}})$ 时，$y''<0$；当 $x\in(e^{\frac{3}{2}},+\infty)$ 时，$y''>0$。由定理 3-13 可知曲线在 $(0,e^{\frac{3}{2}})$ 内是凸的，在 $(e^{\frac{3}{2}},+\infty)$ 内是凹的，拐点为 $\left(e^{\frac{3}{2}},\dfrac{3}{2}e^{-\frac{3}{2}}\right)$。

思考：若 $[x_0,f(x_0)]$ 为连续曲线弧 $y=f(x)$ 的拐点，问：

(1) $f(x_0)$ 有无可能是 $f(x)$ 极值，为什么？

(2) $f'(x_0)$ 是否一定存在，为什么？画图说明。

## 二、曲线的渐近线

在平面解析几何中，双曲线 $\dfrac{x^2}{a^2}-\dfrac{y^2}{b^2}=1$ 有两条渐近线 $\dfrac{x}{a}\pm\dfrac{y}{b}=0$。有了渐近线，就能

把握双曲线无限延伸时的走向及趋势。因此研究曲线的渐近线，可以帮助我们更准确地作出函数的图形。

**定义 3－3** 如果一个动点 $P$ 沿曲线 $C$ 趋于无穷远时，$P$ 与某直线 $L$ 的距离趋于零，则称直线 $L$ 为曲线 $C$ 的渐近线。

曲线的渐近线有三种：水平渐近线、垂直渐近线、斜渐近线。

（1）水平渐近线　设曲线 $y=f(x)$，若 $\lim\limits_{x\to\infty}f(x)=k$，或 $\lim\limits_{x\to+\infty}f(x)=k$，或 $\lim\limits_{x\to-\infty}f(x)=k$，则称直线 $y=k$ 为曲线 $y=f(x)$ 的水平渐近线。

例如，曲线 $y=8+\dfrac{1}{x-2}$，当 $\lim\limits_{x\to\infty}(8+\dfrac{1}{x-2})=8$，所以 $y=8$ 为该曲线的水平渐近线。

（2）垂直渐近线　设曲线 $y=f(x)$，若 $\lim\limits_{x\to c}f(x)=\infty$，或 $\lim\limits_{x\to c^+}f(x)=\infty$，或 $\lim\limits_{x\to c^-}f(x)=\infty$，则称直线 $x=c$ 为曲线 $y=f(x)$ 的垂直渐近线。

例如，曲线 $y=8+\dfrac{1}{x-2}$，当 $\lim\limits_{x\to 2}(8+\dfrac{1}{x-2})=\infty$，所以 $x=2$ 为该曲线的垂直渐近线。

（3）斜渐近线　设曲线 $y=f(x)$，若 $\lim\limits_{x\to\infty}\dfrac{f(x)}{x}=k$，$\lim\limits_{x\to\infty}[f(x)-kx]=b$，则称直线 $y=kx+b$ 为曲线 $y=f(x)$ 的斜渐近线。其中 $x\to\infty$ 也可换成 $x\to-\infty$ 或 $x\to+\infty$。

特别的，当 $k=0$ 时，直线 $y=b$ 为曲线 $y=f(x)$ 的水平渐近线。

**[例 3－31]** 求曲线 $f(x)=\dfrac{(x-1)^3}{(x+1)^2}$ 的渐近线。

**[解]** 因为 $\lim\limits_{x\to-1}\dfrac{(x-1)^3}{(x+1)^2}=\infty$，所以直线 $x=-1$ 为曲线 $f(x)$ 的垂直渐近线。又

$$k=\lim_{x\to\infty}\frac{f(x)}{x}=\lim_{x\to\infty}\frac{(x-1)^3}{x(x+1)^2}=1$$

$$b=\lim_{x\to\infty}[f(x)-kx]=\lim_{x\to\infty}\left[\frac{(x-1)^3}{(x+1)^2}-x\right]=\lim_{x\to\infty}\frac{-5x^2+2x-1}{(x+1)^2}=-5$$

故直线 $y=x-5$ 为曲线 $f(x)$ 的斜渐近线。

**[例 3－32]** 求曲线 $f(x)=x+\arctan x$ 的渐近线。

**[解]** 因为 $f(x)$ 在无穷区间 $(-\infty,+\infty)$ 内连续，所以曲线无垂直渐近线。又

$$k=\lim_{x\to\infty}\frac{f(x)}{x}=\lim_{x\to\infty}\frac{x+\arctan x}{x}=\lim_{x\to\infty}\left(1+\frac{\arctan x}{x}\right)=1$$

$$b_1=\lim_{x\to+\infty}[f(x)-kx]=\lim_{x\to+\infty}[(x+\arctan x)-x]=\frac{\pi}{2}$$

$$b_2=\lim_{x\to-\infty}[f(x)-kx]=\lim_{x\to-\infty}[(x+\arctan x)-x]=-\frac{\pi}{2}$$

故直线 $y=x\pm\dfrac{\pi}{2}$ 为曲线 $f(x)$ 的两条斜渐近线。

一般来说，当函数 $f(x)$ 的定义域是一个无穷区间时，其曲线才能有水平渐近线和斜渐近线。任何一条曲线的水平渐近线最多可以有 2 条，斜渐近线同样最多可以有 2 条。但在同一变化过程中，函数 $f(x)$ 的水平渐近线和斜渐近线不能共存。另外，若函数 $f(x)$ 在无穷区间 $(-\infty,+\infty)$ 内连续，则该曲线不可能有垂直渐近线。

## 三、利用导数描绘函数的图形

在医药学科研和实验中，解决医药学问题时经常需要画出函数图形。借助于一阶导数

的符号，可以确定函数图形在哪个区间上升，在哪个区间下降，在什么地方有极值点；借助于二阶导数的符号，可以确定函数图形在哪个区间上为凹，在哪个区间上为凸，在什么地方有拐点。知道了函数图形的升降、凹凸以及极值点和拐点，也就掌握了函数的性态，并且能比较准确地画出函数的图形。

利用导数描绘函数图形的一般步骤如下：

（1）确定函数 $y=f(x)$ 的定义域，讨论函数的某些特性（如奇偶性、周期性等），求出函数的一阶导数 $f'(x)$ 和二阶导数 $f''(x)$；

（2）求出方程 $f'(x)=0$ 和 $f''(x)=0$ 在函数定义域内的全部实根，用这些根与函数的间断点或 $f'(x)$ 和 $f''(x)$ 不存在的点将函数的定义域划分成几个部分区间；

（3）确定在这些部分区间内 $f'(x)$ 和 $f''(x)$ 的符号，并列表确定出在该区间内函数图形的升降和凹凸，判别出极值点和拐点；

（4）确定函数图形的水平渐近线、垂直渐近线、斜渐近线以及其他变化趋势；

（5）算出方程 $f'(x)=0$ 和 $f''(x)=0$ 的根以及 $f'(x)$、$f''(x)$ 不存在的点对应的函数值，定出图形上的相应点；有时还需要补充一些点（如曲线与坐标轴的交点等），然后结合第（3）、（4）步中得到的结果，连接这些点画出函数的图形。

**[例 3-33]** 画出函数 $y=f(x)=x^3-x^2-x+1$ 的图形。

**[解]** （1）函数 $y=f(x)$ 的定义域为 $(-\infty,+\infty)$，有

$$f'(x)=3x^2-2x-1=(3x+1)(x-1),\ f''(x)=6x-2=2(3x-1)$$

（2）令 $f'(x)=0$，得 $x=-\frac{1}{3}$ 和 1；令 $f''(x)=0$，得 $x=\frac{1}{3}$。

点 $-\frac{1}{3},\frac{1}{3}$ 和 1 将定义域 $(-\infty,+\infty)$ 划分成下列 4 个部分区间：

$$\left(-\infty,-\frac{1}{3}\right),\left(-\frac{1}{3},\frac{1}{3}\right),\left(\frac{1}{3},1\right),(1,+\infty)$$

（3）函数在各个部分区间的增减性、极值、凹凸性及拐点列于表 3-3。

**表 3-3**

| $x$ | $\left(-\infty,-\frac{1}{3}\right)$ | $-\frac{1}{3}$ | $\left(-\frac{1}{3},\frac{1}{3}\right)$ | $\frac{1}{3}$ | $\left(\frac{1}{3},1\right)$ | 1 | $(1,+\infty)$ |
|---|---|---|---|---|---|---|---|
| $f'(x)$ | + | 0 | − | − | − | 0 | + |
| $f''(x)$ | − | − | − | 0 | + | + | + |
| $y=f(x)$ 的图形 | 递增<br>凸弧 | 极大<br>值点 | 递减<br>凸弧 | 拐点 | 递减<br>凹弧 | 极小<br>值点 | 递增<br>凹弧 |

（4）当 $x\to+\infty$ 时，$y\to+\infty$；当 $x\to-\infty$ 时，$y\to-\infty$。

（5）$f\left(-\frac{1}{3}\right)=\frac{32}{27}$，$f\left(\frac{1}{3}\right)=\frac{16}{27}$，$f(1)=0$，从而得到函数 $y=x^3-x^2-x+1$ 图形上的 3 个点：$\left(-\frac{1}{3},\frac{32}{27}\right)$，$\left(\frac{1}{3},\frac{16}{27}\right)$，$(1,0)$；再适当补充一些点，例如，计算出 $f(-1)=0$，$f(0)=1$，$f\left(\frac{3}{2}\right)=\frac{5}{8}$，描出点 $(-1,0)$，$(0,1)$，$\left(\frac{3}{2},\frac{5}{8}\right)$。

结合表 3-3 结果画出图形（图 3-6）。

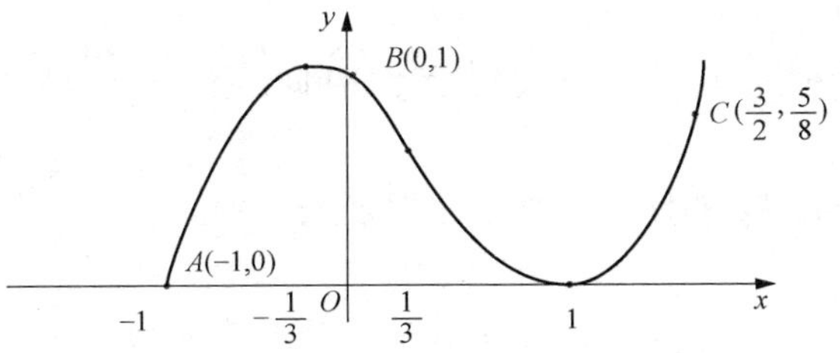


图 3-6

［例 3-34］ 画出函数 $y=f(x)=\frac{1}{\sqrt{2\pi}}e^{-\frac{x^2}{2}}$ 的图形。

［解］ (1) 函数 $y=f(x)$ 的定义域为 $(-\infty,+\infty)$，并且是偶函数，值域为 $M$：

$$0<y\leqslant\frac{1}{\sqrt{2\pi}}\approx0.4\ ;f'(x)=-\frac{x}{\sqrt{2\pi}}e^{-\frac{x^2}{2}},f''(x)=\frac{(x+1)(x-1)}{\sqrt{2\pi}}e^{-\frac{x^2}{2}}$$

(2) 令 $f'(x)=0$，得驻点 $x=0$；令 $f''(x)=0$，得 $x=-1$ 和 1；点 $-1,0$ 和 1 将定义域 $(-\infty,+\infty)$ 划分成下列 4 个部分区间：$(-\infty,-1),(-1,0),(0,1),(1,+\infty)$。

(3) 函数在各个部分区间的增减性、极值、凹凸性及拐点列于表 3-4。

表 3-4

| $x$ | $(-\infty,-1)$ | $-1$ | $(-1,0)$ | 0 | $(0,1)$ | 1 | $(1,+\infty)$ |
|---|---|---|---|---|---|---|---|
| $f'(x)$ | + | + | + | 0 | − | − | − |
| $f''(x)$ | + | 0 | − | − | − | 0 | + |
| $y=f(x)$ 的图形 | 递增凹弧 | 拐点 | 递增凸弧 | 极大值点 | 递减凸弧 | 拐点 | 递减凹弧 |

(4) $\lim\limits_{x\to\infty}f(x)=0$，所以函数图形有一条水平渐近线 $y=0$。

(5) 算出 $f(-1)=\frac{1}{\sqrt{2\pi e}},f(0)=\frac{1}{\sqrt{2\pi}},f(1)=\frac{1}{\sqrt{2\pi e}}$，从而得到函数 $y=\frac{1}{\sqrt{2\pi}}e^{-\frac{x^2}{2}}$ 图形上的 3 个点：$\left(-1,\frac{1}{\sqrt{2\pi e}}\right),\left(0,\frac{1}{\sqrt{2\pi}}\right),\left(1,\frac{1}{\sqrt{2\pi e}}\right)$，再补充 2 个点 $\left(-2,\frac{1}{\sqrt{2\pi e^2}}\right)$，$\left(2,\frac{1}{\sqrt{2\pi e^2}}\right)$，连接这些点并结合表 3-4 结果画出图形（图 3-7）。

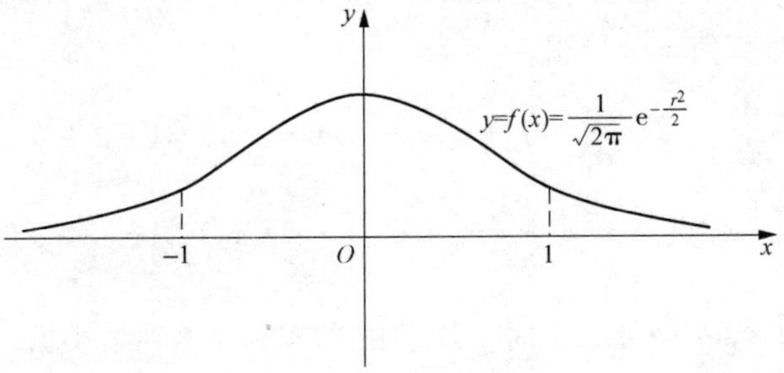


图 3-7

思考：

(1) 画出一条曲线，使得它的一阶和二阶导数处处为正。

(2) 画出一条曲线，使得它的二阶导数处处为负，但一阶导数处处为正。

# 第六节　导数在生命科学中的应用

扫码“学一学”

［例 3－35］　按 1mg/kg 的比率给小鼠注射磺胺药物后，小鼠血液中磺胺药物的浓度可用下面的方程表示。

$$y = f(t) = -1.06 + 2.59t - 0.77t^2$$

式中，$y$ 表示血液中磺胺药物的浓度（g/100L）；$t$ 表示注射后经历的时间（min）。

问 $t$ 为何值时，小鼠血液中磺胺药物的浓度 $y$ 达到最大值？

［解］　函数的定义域为 $[0, +\infty)$，血液中磺胺药物的浓度 $y$ 对时间 $t$ 求导，得

$$f'(t) = 2.59 - 1.54t$$

令 $f'(t) = 0$，得唯一驻点　$t \approx 1.682$

故当 $t \approx 1.682$（min）时，小鼠血液中磺胺药物的浓度达到最大值

$$f(1.682) \approx 1.118 \text{ (g/100L)}$$

［例 3－36］　肌内或皮下注射药物后，血中的药物浓度 $C$ 与时间 $t$ 的数学模型为

$$C(t) = \frac{A(e^{-\sigma_1 t} - e^{-\sigma_2 t})}{\sigma_2 - \sigma_1}$$

式中，$A,\sigma_1,\sigma_2$ 为正常数，且 $\sigma_2 > \sigma_1$。问 $t$ 为何值时，血中的药物浓度 $C$ 达到最大值？

［解］　函数的定义域为 $[0, +\infty)$，药物浓度 $C$ 对时间 $t$ 求导，得

$$C'(t) = \frac{A(\sigma_2 e^{-\sigma_2 t} - \sigma_1 e^{-\sigma_1 t})}{\sigma_2 - \sigma_1}$$

令 $C'(t) = 0$，得唯一驻点

$$t_1 = \frac{1}{\sigma_2 - \sigma_1}\ln\frac{\sigma_2}{\sigma_1}$$

故当 $t = t_1$ 时，血中的药物浓度 $C$ 达到最大值

$$C_{\max} = C(t_1) = \frac{A}{\sigma_1}\left(\frac{\sigma_2}{\sigma_1}\right)^{\frac{\sigma_2}{\sigma_1-\sigma_2}}$$

［例 3－37］　某项药物实验中，得到 $n$ 个实验数据 $x_1, x_2, \cdots, x_n$。问怎样选取 $x$ 为表达所要测量的真值，才能使误差的平方和 $s$ 为最小？

［解］　按题意，建立解决该问题的数学模型

$$s = (x - x_1)^2 + (x - x_2)^2 + \cdots + (x - x_n)^2$$

误差的平方和 $s$ 对真值 $x$ 求导得

$$\frac{ds}{dx} = 2(x - x_1) + 2(x - x_2) + \cdots + 2(x - x_n)$$

令 $\frac{ds}{dx} = 0$，得唯一驻点　$x = \frac{1}{n}(x_1 + x_2 + \cdots + x_n)$

故当 $x = \frac{1}{n}(x_1 + x_2 + \cdots + x_n)$ 时，误差的平方和 $s$ 达到最小值。

［例 3－38］　在某项药物实验中，已知两种物质的原始浓度分别为 $a$ 和 $b$，在 $a + b = c$，（$c$ 为常数）的条件下，怎样才能使它们在双分子反应中速度 $v$ 为最大？

［解］　设反应经过时间 $t$，两种物质的浓度都减少了 $m$（摩尔），由化学中的质量作用定律知，反应速度 $v$ 与未参与反应的剩余物质的摩尔浓度乘积成正比，即

$$v = k(a - m)(b - m)$$

式中，$k$ 为正常数。由 $a+b=c$ 得

$$v=k(a-m)(c-a-m)$$

反应速度 $v$ 对 $a$ 求导得 $\frac{dv}{da}=k(c-2a)$

令 $\frac{dv}{da}=0$，得唯一驻点 $a=\frac{c}{2}$

故当两种物质的原始浓度满足 $a=b=\frac{c}{2}$ 时，它们的双分子反应速度 $v$ 可达到最大值。

[例 3－39]　供氧量 $y$ 与其血容量 $H$ 的数学模型为 $y=\mathrm{m}QH\mathrm{e}^{-kH}$，式中 m，Q，k 为正常数，且 $k>1$，问 $H$ 为何值时，供氧量 $y$ 达到最大值？

[解]　供氧量 $y$ 对血容量 $H$ 求导，得

$$\frac{dy}{dH}=\mathrm{m}Q(1-\mathrm{k}H)\mathrm{e}^{-kH}$$

令 $\frac{dy}{dH}=0$，得唯一驻点 $H=\frac{1}{\mathrm{k}}$

故血容量 $H=\frac{1}{\mathrm{k}}$ 时，供氧量 $y$ 达到最大值 $y_{\max}=\frac{\mathrm{m}Q}{\mathrm{ke}}$。

## 重点小结

本章的全部内容是以导数为主要工具，结合诸如函数、极限、连续等概念，综合地对函数进行较为全面的研究。

### 一、中值定理

利用导数对函数进行研究的理论基础是罗尔定理、拉格朗日中值定理与柯西中值定理。这三个定理有相同的几何背景，即在没有尖点而其上均具有切线的连续弧段 $\overset{\frown}{AB}$ 上，至少有一条切线平行于弦 $AB$。

在高等数学范围内，罗尔定理的主要作用在于用它来证明拉格朗日中值定理和柯西中值定理；柯西中值定理的主要作用在于用它来证明洛必达法则；拉格朗日中值定理的主要作用则在于用它来推得下面三种函数形态的判定法：①函数单调性的判定法；②函数极值的判定法（证明本书不作要求）；③曲线凹凸的判定法（证明本书不作要求）。

微分中值定理的核心定理是拉格朗日中值定理，利用微分中值定理可以讨论函数在给定区间内零点的个数；证明函数恒等式或不等式；证明函数或导函数在某区间存在满足某种特征的点等。

微分学理论的最一般情形是泰勒公式，它建立了函数增量、自变量增量与一阶及高阶导数关系，而可以用导数及高阶导数来研究函数。

### 二、不定式

洛必达法则是求不定式极限的重要方法。一般情况下，使用法则时，应注意下列几点。

1. 每次使用法则，必须首先检验是不是 $\frac{0}{0}$ 型或 $\frac{\infty}{\infty}$ 型不定式；如果不是，就不能

使用。

2. 使用法则时，不是对整个比式求导，而是分子、分母分别求导。

3. 在每次使用法则后，如遇分子分母有可约的因子，宜先行约去，如遇有极限不为零的因子，宜将确定后的极限值从极限记号中提出，以简化计算。

4. 要根据具体情况，考虑是否需要进行变形或做适当的变量替换或结合使用其他求极限的方法，以简化计算。

5. 洛必达法则不是“万能”的方法。在使用法则的过程中，若出现极限循环交替或愈算愈繁或导数之比的极限不存在时，洛比达法则失效，应另寻其他办法解决。

## 三、极大、极小值和最大、最小值

在研究函数的性态时，引入了函数极值这一概念，但在实际问题（如解决医药实际问题）中需要解决的，往往是如何求函数在闭区间上的最大值和最小值。解决实际问题的困难在于建立目标函数，它需要一定的几何、化学、经济、医学、药学方面的知识，目标函数建立得恰当与否，关键在于自变量的选择。为了培养这方面的能力，读者要多做一些不同类型的应用题，并要注意一题多解，在解题方法上注意总结概括，举一反三，以达到逐步提高的目的。

## 四、函数性态的研究

函数图形是函数性态的几何直观表示，有助于对函数性态的了解。在此之前，已对函数图形有过一些研究，例如，函数图形（相对于 $x$ 轴）所在的范围，即定义域、间断点、对称性（奇偶性）、周期性、水平及垂直渐近线等。现在利用导数，又讨论了它的单调性、极值、凹凸性、拐点等，综合这些性态就能比较精确地做出它的图形。因此，函数作图是函数性态研究的综合运用，读者应熟悉作图步骤，对函数图形加以考察，仔细地描出函数的图形；这对提高作图能力与熟悉函数性态研究都是有益的。

## 习题三

1. 验证函数 $f(x)=x^3-2x^2+x-1$ 在区间 $[0,1]$ 上满足罗尔定理的条件，并求出 $\xi$。

2. 验证函数 $f(x)=\arctan x$ 在闭区间 $[0,1]$ 上是否满足拉格朗日中值定理。若满足，求 $\xi$?

3. 试利用拉格朗日中值定理证明不等式 $|\sin x-\sin y|\leq|x-y|$。

4. 若函数 $f(x)$ 可导，且 $f(0)=0$，$|f'(x)|<1$，试证明 $x\neq0$ 时，$|f(x)|<|x|$。

5. 证明：当 $x>0$ 时，$\dfrac{x}{1+x}<\ln(1+x)<x$。

6. 利用洛必达法则求下列函数的极限。

(1) $\lim\limits_{x\to0}\dfrac{e^{x^2}-1}{\cos x-1}$　　(2) $\lim\limits_{x\to\frac{\pi}{2}}\dfrac{\tan x}{\tan3x}$

(3) $\lim\limits_{x\to\infty}x(e^{\frac{1}{x}}-1)$　　(4) $\lim\limits_{x\to+\infty}\dfrac{\ln\left(1+\dfrac{1}{x}\right)}{\operatorname{arccot}x}$

(5) $\lim\limits_{x\to 0}\dfrac{e^x-e^{-x}-2x}{x-\sin x}$　　(6) $\lim\limits_{x\to\frac{\pi}{2}}\dfrac{\ln\sin x}{(\pi-2x)^2}$

(7) $\lim\limits_{x\to+\infty}\dfrac{xe^{\frac{x}{2}}}{x+e^x}$　　(8) $\lim\limits_{x\to 0^+}x^n\ln x,(n>0)$

(9) $\lim\limits_{x\to 0}(\dfrac{1}{x}-\dfrac{1}{e^x-1})$　　(10) $\lim\limits_{x\to\frac{\pi}{2}}(\tan x)^{2\cos x}$

(11) $\lim\limits_{x\to 0}(e^x+x)^{\frac{1}{x}}$　　(12) $\lim\limits_{x\to 1}x^{\frac{1}{1-x}}$

7. 设函数$f(x)$存在二阶导数，$f(0)=0,f'(0)=1,f''(0)=2$，试求$\lim\limits_{x\to 0}\dfrac{f(x)-x}{x^2}$。

8. 设函数$f(x)$具有二阶连续导数，且$\lim\limits_{x\to 0}\dfrac{f(x)}{x}=0,f''(0)=4$，求$\lim\limits_{x\to 0}\left[1+\dfrac{f(x)}{x}\right]^{\frac{1}{x}}$。

9. 证明 $\sqrt{1+x}=1+\dfrac{1}{2}x-\dfrac{1}{8}x^2+\dfrac{x^3}{16(1+\theta x)^{\frac{5}{2}}},(0<\theta<1)$。

10. 求函数$f(x)=\sin^2 x$的麦克劳林展开式。

11. 讨论下列函数的单调性。

(1) $f(x)=x-\ln(1+x)$　　(2) $f(x)=2x+\dfrac{8}{x},(x>0)$

(3) $f(x)=\arctan x-x$　　(4) $f(x)=\dfrac{\sqrt{x}}{1+x}$

12. 求下列函数的极值。

(1) $f(x)=x-\ln(1+x)$　　(2) $f(x)=\sqrt{2x-x^2}$

(3) $f(x)=2x^3-6x^2-18x+10$　　(4) $f(x)=x^4-8x^3+22x^2-24x+20$

13. 试问$a$为何值时，函数$f(x)=a\sin x+\dfrac{1}{3}\sin 3x$，在$x=\dfrac{\pi}{3}$处具有极值？它是极大值，还是极小值？并求此极值。

14. 求下列函数的最大值与最小值。

(1) $f(x)=2x^3-3x^2+5,x\in[-1,4]$

(2) $f(x)=x+\sqrt{1-x},x\in[-5,1]$

15. 某地区防空洞的截面拟建成矩形加半圆，如图3-8。截面的面积为$5m^2$。问底宽$x$为多少时才能使截面的周长最小，从而使建造时所用的材料最省？

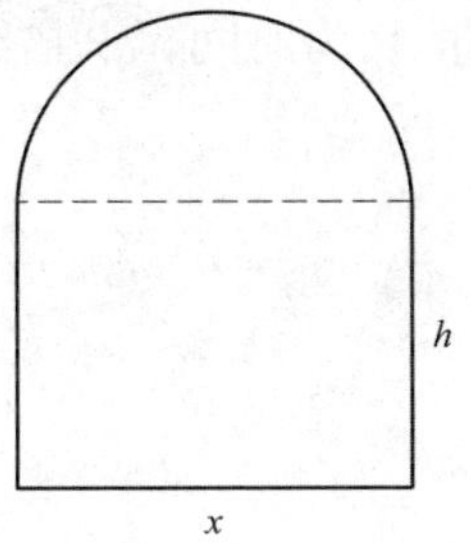


**图3-8**

16. 1~9个月婴儿体重$W(g)$的增长与月龄$t$的关系有经验公式

$$\ln W - \ln(341.5 - W) = k(t - 1.66)$$

问 $t$ 为何值时，婴儿的体重增长率 $v$ 最快?

17. 口服一定剂量的某种药物后，其血药浓度 $c$ 与时间 $t$ 的关系可表示为

$$c = 40(e^{-0.2t} - e^{-2.3t})$$

问 $t$ 为何值时，血药浓度最高？并求其最高浓度。

18. 某细菌群体的数量 $N(t)$ 是由下列函数模型确定的

$$N(t) = \frac{5000t}{50 + t^2}$$

其中，$t$ 是时间，以周为单位。试问细菌的群体在多少周后数量最大，其最大数量是多少?

19. 在研究阈值水平时电容放电对神经的刺激关系中，Hoorweg 发现引起最小的反应（肌肉的收缩）时，电压 $U$ 与电容器的电容量 $c$ 有关，其经验公式为 $U = aR + \frac{b}{c}$。其中，$R$ 是电阻（假设为定值）；$a,b$ 为正常数。若电容的单位为微法（μF），电容器的电压为伏特（V），由物理知识可知，与负荷相对应的电能为 $E = 5cU^2$（erg），从而有 $E = 5c(aR + \frac{b}{c})^2$。试问，当电容为多少微法时，电能最小，其最小电能为多少?

20. 求下列曲线的凹凸区间与拐点。

(1) $f(x) = xe^{-x}$　　(2) $f(x) = \ln(1 + x^2)$

(3) $y = 3x^4 - 4x^3 + 1$　　(4) $y = \frac{2x}{\ln x}$

(5) $y = (x - 5)^{\frac{5}{3}} + 2$　　(6) $y = e^{\arctan x}$

21. 已知曲线 $y = ax^3 + bx^2 + cx + d$ 在 $(1,2)$ 点处有水平切线，且原点为该曲线上的拐点，求 $a,b,c,d$ 之值，并写出此曲线的方程。

22. 求下列曲线的渐近线。

(1) $y = \frac{x^2}{x^2 - 1}$　　(2) $y = xe^{\frac{1}{x^2}}$

23. 描绘下列函数的图形。

(1) $y = \frac{1}{3}x^3 - x$　　(2) $y = \frac{x}{1 + x^2}$

24. 1970 年，Page 在实验室饲养雌性小鼠，通过收集的大量资料分析，得小鼠生长函数为 $W = \frac{36}{1 + 30e^{-\frac{2}{3}t}}$，其中 $W$ 为重量，$t$ 为时间，试描绘小鼠生长函数的曲线。

## 习题三答案

1. 验证略；$\xi = \frac{1}{3}$。

2. 满足拉格朗日中值定理；$\xi = \sqrt{\frac{4}{\pi} - 1}$。

3. 提示：构造辅助函数 $f(t) = \sin t, t \in [x,y]$。

4. 提示：利用拉格朗日中值定理或柯西中值定理。

5. 提示：利用拉格朗日中值定理。

6. （1）$-2$；（2）3；（3）1；（4）1；（5）2；（6）$-\frac{1}{8}$；

（7）0；（8）0；（9）$\frac{1}{2}$；（10）1 （11）$e^2$；（12）$e^{-1}$

7. 1

8. $e^2$

9. 提示：利用泰勒定理。

10. $\sin^2 x = \frac{2}{2!}x^2 - \frac{2^3}{4!}x^4 + \frac{2^5}{6!}x^6 - \cdots + (-1)^{n+1}\frac{2^{2n-1}}{(2n)!}x^{2n} + o(x^{2n+1})$

11. （1）在 $(-1,0)$ 内单调减少，在 $(0,+\infty)$ 内单调增加；

（2）在 $(0,2)$ 内单调减少，在 $(2,+\infty)$ 内单调增加；

（3）在 $(-\infty,+\infty)$ 内单调减少；

（4）在 $(0,1)$ 内单调增加，在 $(1,+\infty)$ 内单调减少。

12. （1）极小值 $f(0)=0$，无极大值；

（2）极大值 $f(1)=1$，无极小值；

（3）极小值 $f(3)=-44$，极大值 $f(-1)=20$；

（4）极小值 $f(1)=11$，极小值 $f(3)=11$，极大值 $f(2)=12$。

13. $a=2$，极大值 $\sqrt{3}$。

14. （1）最小值 $f(-1)=0$，最大值 $f(4)=85$。

（2）最小值 $f(-5)=-5+\sqrt{6}$，最大值 $f\left(\frac{3}{4}\right)=\frac{5}{4}$。

15. 底宽为 $\sqrt{\frac{40}{4+\pi}}=2.366\ (\text{m})$。

16. $t=1.66$

17. 当 $t=1.1630$ 时，血药浓度最高，最高血药浓度 $c(1.1630)=28.9423$。

18. 当 $t=\sqrt{50}\approx 7.07$（周）时，某细菌群体的数量达到最大值 $N(\sqrt{50})=\frac{5000\times\sqrt{50}}{50+(\sqrt{50})^2}=250\sqrt{2}\approx 353.6$。

19. $c=\frac{b}{aR}(\mu\text{F}),E\left(\frac{b}{aR}\right)=20abR(\text{erg})$

20. （1）在 $(-\infty,2)$ 内是凸的，在 $(2,+\infty)$ 内是凹的，拐点为 $(2,2e^{-2})$。

（2）在 $(-\infty,-1),(1,+\infty)$ 内是凸的；在 $(-1,1)$ 是凹的；拐点为 $(-1,\ln 2)$ 与 $(1,\ln 2)$。

（3）在 $(-\infty,0),\left(\frac{2}{3},+\infty\right)$ 是凹的；在 $\left(0,\frac{2}{3}\right)$ 内是凸的；拐点为 $(0,1)$ 与 $\left(\frac{2}{3},\frac{11}{27}\right)$。

（4）在 $(0,1),(e^2,+\infty)$ 内是凸的；在 $(1,e^2)$ 内是凹的；拐点为 $(e^2,e^2)$。

（5）在 $(-\infty,5)$ 内是凸的，在 $(5,+\infty)$ 内是凹的，拐点为 $(5,2)$。

(6) 在 $\left(-\infty, \frac{1}{2}\right)$ 内是凹的，在 $\left(\frac{1}{2}, +\infty\right)$ 为凸的，拐点为 $\left(\frac{1}{2}, e^{\arctan\frac{1}{2}}\right)$。

21. $a=-1$，$b=0$，$c=3$，$d=0$；曲线方程为 $y=-x^3+3x$。

22. (1) $x=\pm 1, y=1$；

    (2) $x=0, y=x$

23. 略。

24. 略。

# 第四章　不定积分

扫码“看一看”

**学习目标**

1. **掌握**　原函数、不定积分的概念、性质和基本公式；不定积分的直接积分法、第一换元积分法、第二换元积分法和分部积分法。

2. **熟悉**　原函数存在的条件以及原函数之间的关系；原函数与不定积分的关系，不定积分的几何意义；有理函数的概念及其积分方法。

3. **了解**　无理函数的积分。

大部分数学运算经常成对成双出现，正如加法具有逆运算减法，乘法具有逆运算除法，微分法也有逆运算——积分法。微分法是从已知函数求其导函数，其逆运算积分法就是求一个函数使它的导函数等于某一已知函数。本章主要研究不定积分的概念、性质和常用积分方法，并揭示它们之间的联系。

扫码“学一学”

## 第一节　不定积分的概念与性质

### 一、不定积分

**定义 4－1**　设函数 $F(x)$，$f(x)$ 都在区间 $I$ 上有定义，如果满足

$$F'(x)=f(x),x\in I$$

则称函数 $F(x)$ 为 $f(x)$ 在区间 $I$ 上的原函数。

因为 $\left(\frac{1}{2}x^2\right)'=x,x\in(-\infty,+\infty)$，所以 $\frac{1}{2}x^2$ 是 $x$ 在区间 $(-\infty,+\infty)$ 上的原函数；因为 $\left(-\frac{1}{2}e^{-2x}\right)'=e^{-2x},x\in(-\infty,+\infty)$，所以 $-\frac{1}{2}e^{-2x}$ 是 $e^{-2x}$ 在区间 $(-\infty,+\infty)$ 上的原函数。函数 $v(t)=-\frac{A}{m}\cos t+\frac{A}{m}$ 是函数 $a(t)=\frac{A}{m}\sin t$ 的原函数。

思考：原函数存在的条件是什么？如果一个函数存在原函数，其原函数是唯一的吗？如果不唯一，有多少个？

**定理 4－1**　设函数 $F(x)$ 为 $f(x)$ 在区间 $I$ 上的原函数，则

(1) $F(x)+C$ 也是 $f(x)$ 的原函数，其中 $C$ 是任意常数；

(2) $f(x)$ 的任意两个原函数之间相差一个常数。

**证明**：(1) 由于 $[F(x)+C]'=F'(x)=f(x)$，由原函数定义，$F(x)+C$ 是 $f(x)$ 的原函数。

(2) 设 $F(x)$，$G(x)$ 是 $f(x)$ 在区间 $I$ 上的任意两个原函数，则

$$[F(x)-G(x)]'=F'(x)-G'(x)=f(x)-f(x)\equiv 0$$

由微分中值定理的推论，得

$$F(x)-G(x)\equiv C$$

其中，$C$ 是常数。问题获证。

原函数的存在性可由下面定理给出。

**定理 4-2** 如果函数 $f(x)$ 在区间 I 上连续，则 $f(x)$ 在区间 I 上存在原函数。

定理 4-1 揭示了原函数的结构，它表明如果一个函数具有原函数，那么它们之间相差一个常数。因此要把一个已知函数的全体原函数求出来只需求其中一个，由它加上不同的常数 $C$ 就可以得到全部原函数。由于初等函数在其定义区间上是连续的，故由定理 4-2 可知初等函数在其定义区间上都有原函数。

**[例 4-1]** 求函数 $f(x)=x$ 的所有原函数。

**[解]** 由于 $F(x)=\left(\frac{1}{2}x^2\right)'=x$，所以 $y=2x$ 的原函数为 $\frac{1}{2}x^2+C$。

**定义 4-2** 函数 $f(x)$ 的所有原函数称为 $f(x)$ 的不定积分。记作

$$\int f(x)\mathrm{d}x=F(x)+C \tag{4-1}$$

其中，$\int$ 称为积分号；$f(x)$ 称为被积函数；$x$ 称为积分变量；$f(x)\mathrm{d}x$ 称为被积表达式；$C$ 称为积分常数。尽管式（4-1）中各个部分都有独特的含义，但在使用时必须当成一个整体看待。

思考：原函数与不定积分之间的关系？

从不定积分的定义可直接得到下列性质：

1. $\left[\int f(x)\mathrm{d}x\right]'=f(x)$
2. $\mathrm{d}\int f(x)\mathrm{d}x=f(x)\mathrm{d}x$
3. $\int \mathrm{d}f(x)=f(x)+C$
4. $\int f'(x)\mathrm{d}x=f(x)+C$

上述性质清楚地表明积分运算与微分运算的互逆关系。

因此证明 $\int f(x)\mathrm{d}x=F(x)+C$ 成立，只需证明 $F'(x)=f(x)$ 即可。

不定积分的几何意义：如果函数 $F(x)$ 为 $f(x)$ 的一个原函数，则称 $F(x)$ 的图像是 $f(x)$ 的一条积分曲线。函数 $f(x)$ 的不定积分表示 $f(x)$ 的某一条积分曲线沿纵轴方向任意地平行移动所得到的所有积分曲线组成的曲线族。如果在每一条曲线上横坐标相同的点处做切线，则这些切线都具有相同的斜率即互相平行（图 4-1）。

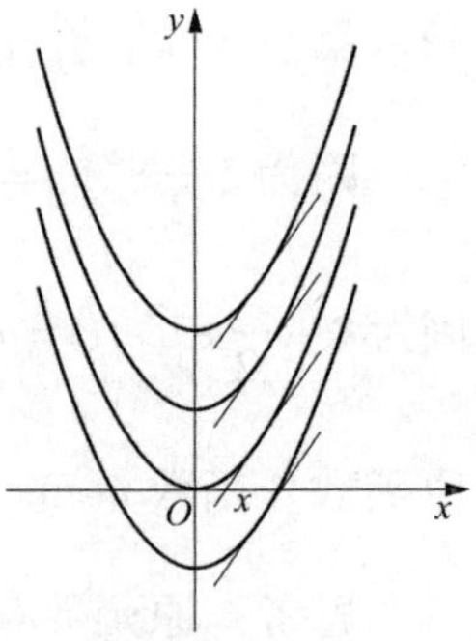

图 4-1

由不定积分定义可知求一个函数的不定积分，只需求出一个原函数，然后再加上一个任意常数。

**[例 4-2]** 求 $\int 1\mathrm{d}x$。

**[解]** 由于 $x'=1$，所以 $\int 1\mathrm{d}x=x+C$。

一般的，记 $\int \mathrm{d}x=\int 1\mathrm{d}x=x+C$。

**[例 4-3]** 求 $\int x^{\frac{1}{2}}\mathrm{d}x$。

[解]　由于$\left(\dfrac{x^{\frac{3}{2}}}{\frac{3}{2}}\right)' = x^{3}$，故$\dfrac{2}{3}x^{\frac{3}{2}}$是$x^{\frac{1}{2}}$的原函数，由不定积分定义，得

$$\int x^{\frac{1}{2}}\mathrm{d}x = \frac{2}{3}x^{\frac{3}{2}} + C$$

[例4-4]　求$\int\cos x\mathrm{d}x$。

[解]　因为$(\sin x)' = \cos x$，所以$\sin x$是$\cos x$的原函数，由不定积分定义，得

$$\int\cos x\mathrm{d}x = \sin x + C$$

[例4-5]　已知曲线上任意点$[x,f(x)]$的切线斜率为$2x$。

(1) 求曲线方程；

(2) 若曲线通过点（2，8），求此曲线方程。

[解]　(1) 设所求曲线方程为$y = f(x)$。依题意得

$$f'(x) = 2x$$

因为$x^2$是$2x$的一个原函数，所以曲线方程

$$y = \int 2x\mathrm{d}x = x^2 + C$$

(2) 把点（2，8）代入函数$y = x^2 + C$中，得

$$8 = 2^2 + C \quad 即 C = 4$$

所求曲线为

$$y = x^2 + 4$$

## 二、基本积分公式

由于原函数的定义不像导数的定义那样具有构造性，即原函数的定义没有给出构造一个已知函数的原函数的具体方法，只能通过微分法的已知结果进行试探，这就使得积分比微分要困难得多。因此必须熟练掌握基本积分公式、积分性质和积分方法。

基本积分公式如下：

1. $\int 0\mathrm{d}x = C$

2. $\int 1\mathrm{d}x = x + C$,（常简写为$\int\mathrm{d}x = x + C$）

3. $\int x^{\lambda}\mathrm{d}x = \dfrac{1}{\lambda+1}x^{\lambda+1} + C$,（$\lambda \neq -1$，$\lambda$为任意常数）

4. $\int\dfrac{1}{x}\mathrm{d}x = \ln|x| + C$

5. $\int a^x\mathrm{d}x = \dfrac{a^x}{\ln a} + C$,（$a > 0, a \neq 1$）

6. $\int \mathrm{e}^x\mathrm{d}x = \mathrm{e}^x + C$

7. $\int\cos x\mathrm{d}x = \sin x + C$

8. $\int\sin x\mathrm{d}x = -\cos x + C$

9. $\int \sec^2 x\mathrm{d}x = \tan x + C$

10. $\int \csc^2 x\mathrm{d}x = -\cot x + C$

11. $\int \sec x\tan x\mathrm{d}x = \sec x + C$

12. $\int \csc x\cot x\mathrm{d}x = -\csc x + C$

13. $\int \frac{1}{\sqrt{1-x^2}}\mathrm{d}x = \arcsin x + C = -\arccos x + C$

14. $\int \frac{1}{1+x^2}\mathrm{d}x = \arctan x + C = -\operatorname{arccot} x + C$

公式 4 适用于不含 0 点的任何区间，即

$$\int \frac{1}{x}\mathrm{d}x = \begin{cases} \ln x + C, & x > 0 \\ \ln(-x) + C, & x < 0 \end{cases}$$

事实上，当 $x > 0$ 时，$(\ln|x| + C)' = (\ln x + C)' = \frac{1}{x}$；当 $x < 0$ 时，$(\ln|x| + C)' = [\ln(-x) + C]' = \frac{1}{-x}(-x)' = \frac{1}{-x}(-1) = \frac{1}{x}$。

这些基本积分公式必须牢牢记住，许多函数的不定积分最终化成求这些初等函数的不定积分。

思考：导数公式与积分公式的关系？

## 三、不定积分的运算性质

由导数的运算法则，可推得下面关于不定积分的运算性质。

**性质 4－1** $\int [f(x) \pm g(x)]\mathrm{d}x = \int f(x)\mathrm{d}x \pm \int g(x)\mathrm{d}x$ （4－2）

证明：由导数运算法则，得

$\left[\int f(x)\mathrm{d}x \pm \int g(x)\mathrm{d}x\right]' = \left[\int f(x)\mathrm{d}x\right]' \pm \left[\int g(x)\mathrm{d}x\right]' = f(x) \pm g(x)$

所以 $\int f(x)\mathrm{d}x \pm \int g(x)\mathrm{d}x$ 是 $f(x) \pm g(x)$ 的原函数。故

$$\int [f(x) \pm g(x)]\mathrm{d}x = \int f(x)\mathrm{d}x \pm \int g(x)\mathrm{d}x$$

**性质 4－2** $\int kf(x)\mathrm{d}x = k\int f(x)\mathrm{d}x$，$k$ 为常数。 （4－3）

**证明：** 因为 $[k\int f(x)\mathrm{d}x]' = k[\int f(x)\mathrm{d}x]' = kf(x)$

所以 $k\int f(x)\mathrm{d}x$ 是 $kf(x)$ 的原函数，即有

$$\int kf(x)\mathrm{d}x = k\int f(x)\mathrm{d}x$$

综合性质 4－1 和性质 4－2 可得

$$\int [k_1f_1(x) + k_2f_2(x) + \cdots + k_nf_n(x)]\mathrm{d}x = k_1\int f_1(x)\mathrm{d}x + k_2\int f_2(x)dx + \cdots + k_n\int f_n(x)\mathrm{d}x$$

利用上述性质和基本积分公式可以求一些简单函数的不定积分。这种利用不定积分运算性质和基本积分公式计算不定积分的方法称为直接积分法。

[例 4 -6]　求 $\int(5^x + \cos x + \frac{1}{\sqrt{x}})\mathrm{d}x$。

[解]

$$\int(5^x + \cos x + \frac{1}{\sqrt{x}})\mathrm{d}x$$

$$= \int 5^x\mathrm{d}x + \int\cos x\mathrm{d}x + \int\frac{1}{\sqrt{x}}\mathrm{d}x$$

$$= \frac{5^x}{\ln 5} + \sin x + \frac{1}{-\frac{1}{2}+1}x^{-\frac{1}{2}+1} + C$$

$$= \frac{5^x}{\ln 5} + \sin x + 2\sqrt{x} + C$$

思考：每个积分号消去后都有会得到一个常数，为什么最后只有一个常数？

[例 4 -7]　求 $\int(a^2 - x^2)^2\mathrm{d}x$。

[解]

$$\int(a^2 - x^2)^2\mathrm{d}x = \int(a^4 - 2a^2x^2 + x^4)\mathrm{d}x$$

$$= \int a^4\mathrm{d}x - \int 2a^2x^2\mathrm{d}x + \int x^4\mathrm{d}x$$

$$= a^4\int\mathrm{d}x - 2a^2\int x^2\mathrm{d}x + \int x^4\mathrm{d}x$$

$$= a^4x - \frac{2}{3}a^2x^3 + \frac{1}{5}x^5 + C$$

[例 4 -8]　求 $\int\frac{1 - 2x - \sqrt{x}\sin x}{\sqrt{x}}\mathrm{d}x$。

[解]

$$\int\frac{1 - 2x - \sqrt{x}\sin x}{\sqrt{x}}\mathrm{d}x = \int x^{-\frac{1}{2}}\mathrm{d}x - 2\int x^{\frac{1}{2}}\mathrm{d}x + \int\sin x\mathrm{d}x$$

$$= \frac{1}{-\frac{1}{2}+1}x^{-\frac{1}{2}+1} - \frac{2}{\frac{1}{2}+1}x^{\frac{1}{2}+1} - \cos x + C$$

$$= 2\sqrt{x} - \frac{4}{3}\sqrt{x^3} - \cos x + C$$

[例 4 -9]　求 $\int\tan^2x\mathrm{d}x$。

[解]

$$\int\tan^2x\mathrm{d}x = \int(\sec^2x - 1)\mathrm{d}x$$

$$= \int\sec^2x\mathrm{d}x - \int\mathrm{d}x$$

$$= \tan x - x + C$$

[例 4 -10]　求 $\int\frac{x^4 + 1}{x^2 + 1}\mathrm{d}x$。

[解]

$$\int\frac{x^4 + 1}{x^2 + 1}\mathrm{d}x = \int\left(\frac{x^4 - 1 + 2}{x^2 + 1}\right)\mathrm{d}x$$

$$= \int\left(x^2 - 1 + \frac{2}{x^2 + 1}\right)\mathrm{d}x$$

$$= \int (x^2 - 1)\mathrm{d}x + 2\int \frac{1}{x^2+1}\mathrm{d}x$$

$$= \frac{1}{3}x^3 - x + 2\arctan x + C$$

［例 4－11］ 求 $\int \frac{1+2x+x^2}{x(1+x^2)}\mathrm{d}x$。

［解］ $\int \frac{1+2x+x^2}{x(1+x^2)}\mathrm{d}x = \int \frac{2x+(1+x^2)}{x(1+x^2)}\mathrm{d}x$

$$= 2\int \frac{1}{1+x^2}\mathrm{d}x + \int \frac{1}{x}\mathrm{d}x$$

$$= 2\arctan x + \ln|x| + C$$

［例 4－12］ 求 $\int \frac{x^2}{1+x^2}\mathrm{d}x$

［解］ $\int \frac{x^2}{1+x^2}\mathrm{d}x = \int \frac{x^2+1-1}{1+x^2}\mathrm{d}x$

$$= \int \left(1 - \frac{1}{1+x^2}\right)\mathrm{d}x = \int \mathrm{d}x - \int \frac{1}{1+x^2}\mathrm{d}x$$

$$= x - \arctan x + C$$

［例 4－13］ 已知 $f'(x^2) = \mathrm{e}^{x^2}$，求 $f(x)$。

［解］ 令 $u = x^2$，则 $x = \sqrt{u}$，代入得，$f'(u) = \mathrm{e}^u$，所以

$$f(x) = \int f'(x)\mathrm{d}x = \int \mathrm{e}^x\mathrm{d}x = \mathrm{e}^x + C$$

利用不定积分基本公式和不定积分性质求不定积分的方法称为直接积分法。求不定积分时，要注意根据被积函数的特点和类型，总结求不定积分的各种方法和技巧。

扫码“学一学”

# 第二节 换元积分法

利用不定积分定义、性质和基本积分公式求不定积分，能求出的不定积分是极其有限的，例如像 $\int \sin 2x\mathrm{d}x$ 和 $\int \sqrt{1+x^2}\,\mathrm{d}x$ 这样简单的不定积分，直接积分法无法解决。为此我们引入一种重要的基本积分方法——换元积分法。换元积分法又分为第一换元积分法和第二换元积分法。

## 一、第一类换元积分法

探讨 $\int \sin 2x\mathrm{d}x$ 的积分方法，令 $u = 2x$，则 $\mathrm{d}x = \mathrm{d}\left(\frac{u}{2}\right) = \frac{1}{2}\mathrm{d}u$，于是

$$\int \sin 2x\mathrm{d}x = \int \sin u \cdot \frac{1}{2}\mathrm{d}u = \frac{1}{2}\int \sin u\mathrm{d}u$$

而由积分基本公式 $\int \sin u\mathrm{d}u = -\cos u + C$，有

$$\int \sin 2x\mathrm{d}x = \int \sin u \cdot \frac{1}{2}\mathrm{d}u = \frac{1}{2}\int \sin u\mathrm{d}u = -\frac{1}{2}\cos u + C = -\frac{1}{2}\cos 2x + C$$

解决问题的关键之处在于变换了积分元。

**定理 4－3（第一换元积分法）** 设 $u = \varphi(x)$ 可导，函数 $g(u)$ 具有原函数 $G(u)$，则

$$\int g[\varphi(x)]\varphi'(x)\mathrm{d}x = \int g[\varphi(x)]\mathrm{d}\varphi(x) = G[\varphi(x)] + C \qquad (4-4)$$

**证明**：由复合函数导数法则，得

$$\frac{\mathrm{d}}{\mathrm{d}x}[G(\varphi(x)] = \frac{\mathrm{d}G(u)}{\mathrm{d}u}\frac{\mathrm{d}\varphi(x)}{\mathrm{d}x} = g(u)\varphi'(x) = g[\varphi(x)]\varphi'(x)$$

所以 $G[\varphi(x)]$ 是 $g[\varphi(x)]\varphi'(x)$ 的原函数。即

$$\int g[\varphi(x)]\varphi'(x)\mathrm{d}x = \int g[\varphi(x)]\mathrm{d}\varphi(x) = G[\varphi(x)] + C$$

使用第一换元积分法的关键是把被积表达式 $f(x)\mathrm{d}x$ 通过凑微分凑成 $g[\varphi(x)]\mathrm{d}\varphi(x)$ 形式，然后令 $u = \varphi(x)$ 进行换元，把被积表达式 $f(x)\mathrm{d}x$ 化成 $g(u)\mathrm{d}u$ 使得 $g(u)$ 的原函数容易求出。这是一个凑微分的过程，因此第一换元积分法也称为凑微分法。使用第一换元积分法求不定积分的过程如下：

$$\int g[\varphi(x)]\varphi'(x)\mathrm{d}x = \int g[\varphi(x)]\mathrm{d}\varphi(x) \overset{u=\varphi(x)}{=} \int g(u)\mathrm{d}u = G(u) + C = G[\varphi(x)] + C$$

［例 4－14］　求 $\int \cos 5x\mathrm{d}x$。

［解］　$\int \cos 5x\mathrm{d}x = \int \frac{1}{5}\cos 5x\mathrm{d}5x \overset{令u=5x}{=} \frac{1}{5}\int \cos u\mathrm{d}u = \frac{1}{5}\sin u + C = \frac{1}{5}\sin 5x + C$

对第一换元法较熟练以后，可以不用写出变换 $u = \varphi(x)$，而直接用“凑微分”的方法计算不定积分，积分会更快捷方便。

［例 4－15］　求 $\int \sin^3 x\cos x\mathrm{d}x$。

［解］　$\int \sin^3 x\cos x\mathrm{d}x = \int \sin^3 x\mathrm{d}\sin x = \frac{1}{4}\sin^4 x + C$

［例 4－16］　求 $\int 8^{2x+1}\mathrm{d}x$。

［解］　$\int 8^{2x+1}\mathrm{d}x = \frac{1}{2}\int 8^{2x+1}\mathrm{d}(2x+1) = \frac{1}{2\ln 8}8^{2x+1} + C$

［例 4－17］　求 $\int (1-x)^{10}\mathrm{d}x$。

［解］　$\int (1-x)^{10}\mathrm{d}x = -\int (1-x)^{10}\mathrm{d}(1-x) = -\frac{1}{11}(1-x)^{11} + C$

［例 4－18］　求 $\int \frac{1}{a^2-x^2}\mathrm{d}x, (a \neq 0)$。

［解］

$$\begin{aligned}\int \frac{1}{a^2-x^2}\mathrm{d}x &= \frac{1}{2a}\int\left(\frac{1}{a+x}+\frac{1}{a-x}\right)\mathrm{d}x = \frac{1}{2a}\int \frac{1}{a+x}\mathrm{d}x + \frac{1}{2a}\int \frac{1}{a-x}\mathrm{d}x \\ &= \frac{1}{2a}\int \frac{1}{a+x}\mathrm{d}(a+x) - \frac{1}{2a}\int \frac{1}{a-x}\mathrm{d}(a-x) \\ &= \frac{1}{2a}\ln|a+x| - \frac{1}{2a}\ln|a-x| + C \\ &= \frac{1}{2a}\ln\left|\frac{a+x}{a-x}\right| + C\end{aligned}$$

［例 4－19］　求 $\int \frac{1}{\sqrt{a^2-x^2}}\mathrm{d}x$，$(a > 0)$。

[解] $\int \frac{1}{\sqrt{a^2 - x^2}}dx = \int \frac{1}{a\sqrt{1 - \left(\frac{x}{a}\right)^2}}dx = \int \frac{d\left(\frac{x}{a}\right)}{\sqrt{1 - \left(\frac{x}{a}\right)^2}} = \arcsin \frac{x}{a} + C$

[例 4 -20] 求 $\int \frac{1}{x(1 + 2\ln x)}dx$。

[解] $\int \frac{1}{x(1 + 2\ln x)}dx = \int \frac{1}{(1 + 2\ln x)}d\ln x$

$$= \frac{1}{2}\int \frac{1}{(1 + 2\ln x)}d(1 + 2\ln x) = \frac{1}{2}\ln|1 + 2\ln x| + C$$

[例 4 -21] 求 $\int \frac{e^{\sqrt{x}}}{\sqrt{x}}dx$。

[解] 由于 $d\sqrt{x} = \frac{dx}{2\sqrt{x}}$，因此

$$\int \frac{e^{\sqrt{x}}}{\sqrt{x}}dx = 2\int e^{\sqrt{x}}d\sqrt{x}$$

$$= 2e^{\sqrt{x}} + C$$

如果被积函数含有三角函数，有时需要先对被积函数做适当的三角恒等变换，然后再应用第一换元积分法。

[例 4 -22] 求 $\int \cos 3x \cos 5x dx$。

[解] $\int \cos 3x \cos 5x dx = \int \frac{1}{2}(\cos 2x + \cos 8x)dx$

$$= \frac{1}{2}\int \cos 2x dx + \frac{1}{2}\int \cos 8x dx$$

$$= \frac{1}{4}\int \cos 2x d2x + \frac{1}{16}\int \cos 8x d8x$$

$$= \frac{\sin 2x}{4} + \frac{\sin 8x}{16} + C$$

[例 4 -23] 求 $\int \sin^3 x dx$。

[解] $\int \sin^3 x dx = \int \sin^2 x \sin x dx = -\int (1 - \cos^2 x)d(\cos x)$

$$= -\int d(\cos x) + \int \cos^2 x d(\cos x)$$

$$= -\cos x + \frac{1}{3}\cos^3 x + C$$

[例 4 -24] 求 $\int \sin^4 x dx$。

[解] 由于

$$\sin^4 x = (\sin^2 x)^2$$

$$= \left(\frac{1 - \cos 2x}{2}\right)^2$$

$$= \frac{1}{4}(1 - 2\cos 2x + \cos^2 2x)$$

$$= \frac{1}{4}\left(1 - 2\cos 2x + \frac{1 + \cos 4x}{2}\right)$$

$$= \frac{1}{4}\left(\frac{3}{2} - 2\cos 2x + \frac{\cos 4x}{2}\right)$$

所以

$$\int \sin^4 x\mathrm{d}x = \frac{1}{4}\int\left(\frac{3}{2} - 2\cos 2x + \frac{\cos 4x}{2}\right)\mathrm{d}x$$

$$= \frac{1}{4}\left[\frac{3}{2}\int \mathrm{d}x - \int \cos 2x\mathrm{d}(2x) + \frac{1}{2}\cdot\frac{1}{4}\int \cos 4x\mathrm{d}(4x)\right]$$

$$= \frac{3}{8}x - \frac{1}{4}\sin 2x + \frac{1}{32}\sin 4x + C$$

我们应当总结例 4-22、例 4-23 和例 4-24 的求不定积分方法，从中体会这些不定积分的积分技巧。

**[例 4-25]** 求 $\int \sec x\mathrm{d}x$。

**[解]** 方法一

$$\int \sec x\mathrm{d}x = \int \frac{\cos x}{\cos^2 x}\mathrm{d}x = \int \frac{\mathrm{d}(\sin x)}{1 - \sin^2 x}$$

$$= \frac{1}{2}\int\left(\frac{1}{1 + \sin x} + \frac{1}{1 - \sin x}\right)\mathrm{d}(\sin x)$$

$$= \frac{1}{2}\int \frac{1}{1 + \sin x}\mathrm{d}(1 + \sin x) - \frac{1}{2}\int \frac{1}{1 - \sin x}\mathrm{d}(1 - \sin x)$$

$$= \frac{1}{2}\ln(1 + \sin x) - \frac{1}{2}\ln(1 - \sin x) + C$$

$$= \ln\sqrt{\frac{1 + \sin x}{1 - \sin x}} + C$$

方法二

$$\int \sec x\mathrm{d}x = \int \frac{\sec x(\sec x + \tan x)}{\sec x + \tan x}\mathrm{d}x = \int \frac{\sec^2 x + \sec x\tan x}{\sec x + \tan x}\mathrm{d}x$$

$$= \int \frac{\mathrm{d}(\sec x + \tan x)}{\sec x + \tan x} = \ln|\sec x + \tan x| + C$$

方法二比较简单，方法一则比较自然，两种解法所得结果形式上不同，但可以化成相同的形式。

为了能熟练掌握凑微分法，下面的微分关系式要熟记。

(1) $\mathrm{d}x = \frac{1}{a}\mathrm{d}(ax + b)$　　(2) $x\mathrm{d}x = \frac{1}{2a}\mathrm{d}(ax^2 + b)$

(3) $\frac{1}{x}\mathrm{d}x = \mathrm{d}(\ln|x|)$　　(4) $\frac{1}{\sqrt{x}}\mathrm{d}x = 2\mathrm{d}\sqrt{x}$

(5) $\frac{1}{x^2}\mathrm{d}x = \mathrm{d}\left(-\frac{1}{x}\right)$　　(6) $\frac{1}{1 + x^2}\mathrm{d}x = \mathrm{d}\arctan x$

(7) $\frac{1}{\sqrt{1 - x^2}}\mathrm{d}x = \mathrm{d}\arcsin x$　　(8) $\mathrm{e}^x\mathrm{d}x = \mathrm{d}\mathrm{e}^x$

(9) $\cos x\mathrm{d}x = \mathrm{d}\sin x$　　(10) $\sin x\mathrm{d}x = -\mathrm{d}\cos x$

(11) $\sec^2 x\mathrm{d}x = \mathrm{d}\tan x$　　(12) $\csc^2 x\mathrm{d}x = -\mathrm{d}\cot x$

(13) $\sec x\tan x\mathrm{d}x = \mathrm{d}\sec x$　　(14) $\csc x\cot x\mathrm{d}x = -\mathrm{d}\csc x$

## 二、第二类换元积分法

有一些不定积分 $\int f(x)\mathrm{d}x$，适当选择 $x = \varphi(t)$ 换元后，得到容易求出的 $\int f[\varphi(t)]\varphi'(t)\mathrm{d}t$。这个过程刚好与第一换元积分法相反。

**定理 4－4（第二换元积分法）** 设 $x = \varphi(t)$ 是单调可导函数，且 $f[\varphi(t)]\varphi'(t)$ 有原函数 $F(t)$，则

$$\int f(x)\mathrm{d}x = \int f[\varphi(t)]\varphi'(t)\mathrm{d}t = F[\varphi^{-1}(x)] + \mathrm{C} \tag{4-5}$$

**证明：** 由复合函数和反函数求导法则，得

$$\{[F(\varphi^{-1}(x)] + C\}' = F'(t)[\varphi^{-1}(x)]' = F'(t)\frac{1}{\varphi'(t)} = f[\varphi(t)]\varphi'(t)\frac{1}{\varphi'(t)} = f(x)$$

所以

$$\int f(x)\mathrm{d}x = \int f[\varphi(t)]\varphi'(t)\mathrm{d}t = F[\varphi^{-1}(x)] + \mathrm{C}$$

定理中条件 $x = \varphi(t)$ 是单调可导的作用在于保证 $t = \varphi^{-1}(x), [\varphi^{-1}(x)]' = \dfrac{1}{\varphi'(x)}$ 存在。

应用第二换元积分法计算不定积分的过程如下：

$$\int f(x)\mathrm{d}x \overset{x=\varphi(t)}{=} \int f[\varphi(t)]\varphi'(t)\mathrm{d}t = F(t) + C = F[\varphi^{-1}(x)] + \mathrm{C}$$

思考：第一换元法与第二换元法的区别在哪里？

**［例 4－26］** 求 $\int\sqrt{a^2 - x^2}\mathrm{d}x$，$(a > 0)$。

**［解］** 令 $x = a\sin t, t \in (-\frac{\pi}{2}, \frac{\pi}{2})$，于是 $\mathrm{d}x = a\cos t\mathrm{d}t$，所以

$$\begin{aligned}\int\sqrt{a^2 - x^2}\mathrm{d}x &= a\int\sqrt{a^2 - (a\sin t)^2}\cos t\mathrm{d}t = a^2\int\cos^2 t\mathrm{d}t \\ &= a^2\int\frac{1 + \cos 2t}{2}\mathrm{d}t = \frac{a^2}{2}\left(t + \frac{1}{2}\sin 2t\right) + \mathrm{C} \\ &= \frac{a^2}{2}(t + \sin t\cos t) + \mathrm{C}\end{aligned}$$

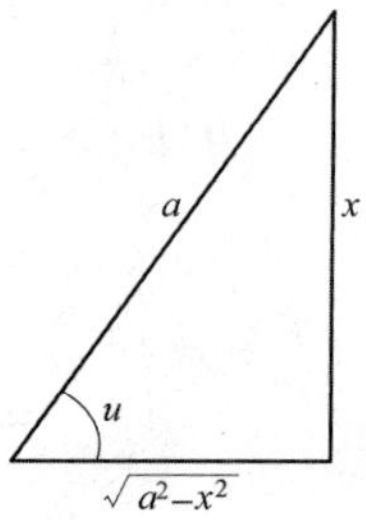


**图 4－2**

由图 4－2 可得　$\cos t = \dfrac{\sqrt{a^2 - x^2}}{a}$　所以

$$\int\sqrt{a^2 - x^2}\mathrm{d}x = \frac{a^2}{2}\arcsin\frac{x}{a} + \frac{x}{2}\sqrt{a^2 - x^2} + \mathrm{C}$$

思考：令 $x = a\cos t, t \in (0, \pi)$，是否可以同样去掉根号，得到同样的结果？

**［例 4－27］** 求 $\int\frac{1}{\sqrt{x^2 - a^2}}\mathrm{d}x$，$(a > 0)$。

**［解］** 令 $x = a\sec t, t \in (0, \frac{\pi}{2})$，则 $\mathrm{d}x = a\sec t\tan t\mathrm{d}t$，所以

$$\int\frac{1}{\sqrt{x^2 - a^2}}\mathrm{d}x = \int\frac{a\sec t\tan t\mathrm{d}t}{a\tan t} = \int\sec t\mathrm{d}t = \ln|\sec t + \tan t| + \mathrm{C}$$

由图 4－3 可得 $\tan t = \dfrac{\sqrt{x^2 - a^2}}{a}$，故有

$$\int \frac{1}{\sqrt{x^2 - a^2}}dx = \ln\left|\frac{x}{a} + \frac{\sqrt{x^2 - a^2}}{a}\right| + C$$

$$= \ln|x + \sqrt{x^2 - a^2}| + C$$

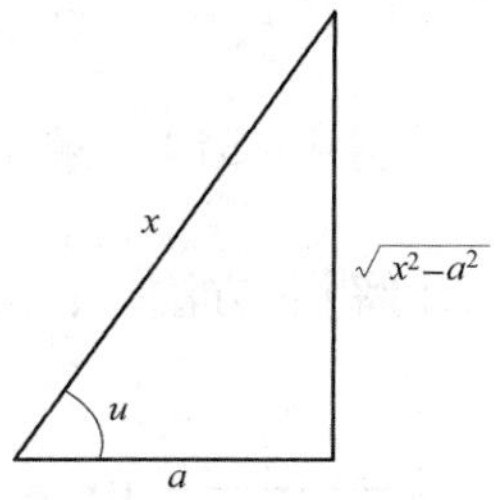


图 4－3

［例 4－28］　求 $\int \dfrac{1}{\sqrt{x^2 + a^2}}dx$，（$a > 0$）。

［解］　令 $x = a\tan t, t \in \left(-\dfrac{\pi}{2}, \dfrac{\pi}{2}\right)$，于是 $dx = a\sec^2 t dt$，所以

$$\int \frac{1}{\sqrt{x^2 + a^2}}dx = \int \frac{a\sec^2 t dt}{\sec t} = \int \sec t dt$$

$$= \ln|\sec t + \tan t| + C$$

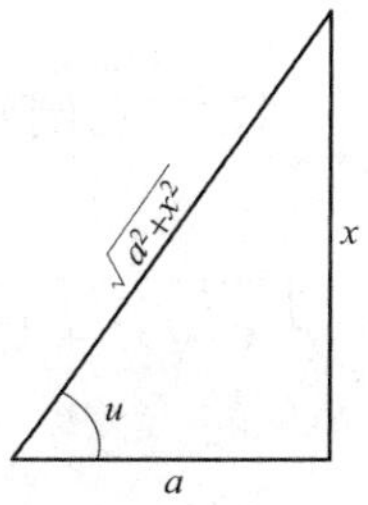


图 4－4

由图 4－4 可得 $\tan t = \dfrac{\sqrt{x^2 + a^2}}{a}$，故有

$$\int \frac{1}{\sqrt{x^2 + a^2}}dx = \ln\left|\frac{\sqrt{x^2 + a^2}}{a} + \frac{x}{a}\right| + C$$

从例 4－26、例 4－27 和例 4－28 可以看到：

（1）被积函数含有根式 $\sqrt{a^2 - x^2}$，做变换 $x = a\sin t$ 或 $x = a\cos t$ 化去根式；

（2）被积函数含有根式 $\sqrt{x^2 + a^2}$，做变换 $x = a\tan t$ 化去根式；

（3）被积函数含有 $\sqrt{x^2 - a^2}$，做变换 $x = a\sec t$ 化去根式。

上述三角变换法是消去根式的常用方法。并不是所有根式都要用三角变换，有时根据具体被积函数的特点，选取适当的变换会更加简便快捷。

［例 4－29］　求 $\int \dfrac{\sqrt{a^2 - x^2}}{x^4}dx$，（$x > 0$）。

［解］　令 $x = \dfrac{1}{u}$，则 $dx = -\dfrac{1}{u^2}du$，得

$$\int \frac{\sqrt{a^2 - x^2}}{x^4}dx = \int \frac{\sqrt{a^2 - \frac{1}{u^2}}\left(-\frac{1}{u^2}du\right)}{\frac{1}{u^4}} = -\int (a^2u^2 - 1)^{\frac{1}{2}}u du$$

$$= -\frac{1}{2a^2}\int (a^2u^2 - 1)^{\frac{1}{2}}d(a^2u^2 - 1)$$

$$= -\frac{(a^2u^2 - 1)^{\frac{3}{2}}}{3a^2} + C = -\frac{(a^2 - x^2)^{\frac{3}{2}}}{3a^2x^3} + C$$

上面例子使用的变换称为倒变换，应用倒变换可化去被积函数分母中的变量因子 $x$。

［例 4－30］　求 $\int \dfrac{1}{\sqrt{x} + \sqrt[3]{x}}dx$。

［解］　令 $x = t^6$，即取 2 与 3 的最小公倍数，则 $dx = 6t^5 dt$，得

$$\int \frac{1}{\sqrt{x} + \sqrt[3]{x}}dx = \int \frac{6t^5 dt}{t^3 + t^2} = 6\int\left(t^2 - t + 1 - \frac{1}{1 + t}\right)dt$$

$$= 6\left(\frac{t^3}{3} - \frac{t^2}{2} + t + \ln|1 + t|\right) + C$$

$$= 2\sqrt{x} - 3\sqrt[3]{x} + 6\sqrt[6]{x} - 6\ln(1+\sqrt[6]{x}) + C$$

[例 4 -31] 求 $\int \frac{1}{x^2\sqrt{x^2+1}}\mathrm{d}x$，( $x>0$ )。

[解] 方法一：凑微分法

$$\int \frac{1}{x^2\sqrt{x^2+1}}\mathrm{d}x = \int \frac{\mathrm{d}x}{x\sqrt{1+\frac{1}{x^2}}} = -\frac{1}{2}\int \frac{\mathrm{d}\left(1+\frac{1}{x^2}\right)}{\sqrt{1+\frac{1}{x^2}}}$$

$$= -\sqrt{1+\frac{1}{x^2}} + C = -\frac{\sqrt{1+x^2}}{x} + C$$

方法二：倒变换法，令 $x=\frac{1}{u}$，则 $\mathrm{d}x = -\frac{1}{u^2}\mathrm{d}u$，得

$$\int \frac{1}{x^2\sqrt{x^2+1}}\mathrm{d}x = -\int \frac{u\mathrm{d}u}{\sqrt{1+u^2}} = -\frac{1}{2}\int (1+u^2)^{-\frac{1}{2}}\mathrm{d}(1+u^2)$$

$$= -\sqrt{1+u^2} + C = -\frac{\sqrt{1+x^2}}{x} + C$$

方法三：三角变换法，令 $x=\tan t, t\in\left(-\frac{\pi}{2},\frac{\pi}{2}\right)$，于是 $\mathrm{d}x=\sec^2 t\mathrm{d}t$，所以

$$\int \frac{1}{x^2\sqrt{x^2+1}}\mathrm{d}x = \int \frac{\sec^2 u}{\tan^2 u\sec u}\mathrm{d}u = \int \frac{\mathrm{d}\sin u}{\sin^2 u} = -\frac{1}{\sin u} + C$$

由图 4 -4 得 $\sin u = \frac{x}{\sqrt{1+x^2}}$，因此

$$\int \frac{1}{x^2\sqrt{x^2+1}}\mathrm{d}x = -\frac{\sqrt{1+x^2}}{x} + C$$

[例 4 -32] 求 $\int \frac{1}{x}\sqrt{\frac{1+x}{x}}\mathrm{d}x$。

[解] 令 $u=\sqrt{\frac{1+x}{x}}$，则 $x=\frac{1}{u^2-1}\mathrm{d}x = -\frac{2u\mathrm{d}u}{(u^2-1)^2}$，代入得

$$\int \frac{1}{x}\sqrt{\frac{1+x}{x}}\mathrm{d}x = \int (u^2-1)u\frac{-2u}{(u^2-1)^2}\mathrm{d}u = -2\int \frac{u^2}{u^2-1}\mathrm{d}u$$

$$= -2\int \frac{u^2-1+1}{u^2-1}\mathrm{d}u = -2\int\left(1+\frac{1}{u^2-1}\right)\mathrm{d}u$$

$$= -2u - 2\int \frac{1}{(u+1)(u-1)}\mathrm{d}u = -2u - \int\left(\frac{1}{u-1}-\frac{1}{u+1}\right)\mathrm{d}u$$

$$= -2u - \ln\left|\frac{u-1}{u+1}\right| + C = -2u + 2\ln|u+1| - \ln|u^2-1| + C$$

$$= -2\sqrt{\frac{1+x}{x}} + 2\ln\left(\sqrt{\frac{1+x}{x}}+1\right) + \ln|x| + C$$

[例 4 -33] 求 $\int \frac{1}{(1+x)\sqrt{2+x-x^2}}\mathrm{d}x$。

[解] $\sqrt{2+x-x^2} = (1+x)\sqrt{\frac{2-x}{1+x}}$，令 $u=\sqrt{\frac{2-x}{1+x}}$，则 $x=\frac{2-u^2}{1+u^2}$，$\mathrm{d}x=$

$\frac{-6u}{(1+u^2)^2}\mathrm{d}u$。

$$\int \frac{1}{(1+x)\sqrt{2+x-x^2}}\mathrm{d}x = \int \frac{u^2+1}{3} \cdot \frac{u^2+1}{3u} \cdot \frac{-6u}{(1+u^2)^2}\mathrm{d}u$$

$$= -\frac{2}{3}\int \mathrm{d}u = -\frac{2}{3}u + C$$

$$= -\frac{2}{3}\sqrt{\frac{2-x}{1+x}} + C$$

扫码“学一学”

## 第三节　分部积分法

由两个函数乘积的求导法则，推出不定积分的另一个重要的基本积分方法——分部积分法。

**定理 4-5（分部积分法）** 如果函数 $u(x), v(x)$ 都可导，则

$$\int u(x)v'(x)\mathrm{d}x = u(x)v(x) - \int u'(x)v(x)\mathrm{d}x \tag{4-6}$$

**证明：** 由于

$$[u(x)v(x)]' = u'(x)v(x) + u(x)v'(x)$$

得

$$u(x)v'(x) = [u(x)v(x)]' - u'(x)v(x)$$

可得

$$\int u(x)v'(x)\mathrm{d}x = \int [u(x)v(x)]'\mathrm{d}x - \int u'(x)v(x)\mathrm{d}x$$

$$= u(x)v(x) - \int u'(x)v(x)\mathrm{d}x$$

式（4-6）简单写作如下更常用的形式

$$\int u\mathrm{d}v = uv - \int v\mathrm{d}u \tag{4-7}$$

式（4-6）和式（4-7）称为不定积分的分部积分公式。

**[例 4-34]** 求 $\int x\mathrm{e}^x\mathrm{d}x$ 。

**[解]** 取 $u = x, \mathrm{d}v = \mathrm{e}^x\mathrm{d}x = \mathrm{d}\mathrm{e}^x$ ，则由分部积分公式，得

$$\int x\mathrm{e}^x\mathrm{d}x = x\mathrm{e}^x - \int \mathrm{e}^x\mathrm{d}x = x\mathrm{e}^x - \mathrm{e}^x + C$$

由此可见，使用分部积分法的关键在于选择被积表达式中的 $u$ 和 $\mathrm{d}v$ ，使得式子右边的不定积分容易求出。如果选择不好，可能会使不定积分变得更加复杂，上例中，如果选取 $u = \mathrm{e}^x, \mathrm{d}v = x\mathrm{d}x = \mathrm{d}\left(\frac{x^2}{2}\right)$ ，则有 $\int x\mathrm{e}^x\mathrm{d}x = \frac{x^2}{2}\mathrm{e}^x - \int \frac{x^2}{2}\mathrm{e}^x\mathrm{d}x$。

可见右边不定积分不容易求出。

思考：如何选取 $u$ 和 $\mathrm{d}v$ 才能使积分更容易计算？

当使用分部积分法比较熟练后，不必写出中间过程而直接应用分部积分公式。

**[例 4-35]** 求 $\int x\cos x\mathrm{d}x$ 。

**[解]** $\int x\cos x\mathrm{d}x = \int x\mathrm{d}\sin x = x\sin x - \int \sin x\mathrm{d}x$

$$= x\sin x + \cos x + C$$

［例 4 -36］ 求 $\int x^4 \ln x dx$。

［解］ $\int x^4 \ln x dx = \int \ln x d(\frac{x^5}{5}) = \frac{x^5}{5}\ln x - \int \frac{x^5}{5} d\ln x$

$$= \frac{x^5}{5}\ln x - \frac{1}{5}\int x^4 dx$$

$$= \frac{x^5}{5}\ln x - \frac{1}{25}x^5 + C$$

［例 4 -37］ 求 $\int \arctan x dx$。

［解］ $\int \arctan x dx = x\arctan x - \int x d\arctan x$

$$= x\arctan x - \int \frac{x}{1+x^2}dx$$

$$= x\arctan x - \frac{1}{2}\int \frac{1}{1+x^2}d(1+x^2)$$

$$= x\arctan x - \frac{1}{2}\ln(1+x^2) + C$$

有些积分需要连续应用多次分部积分法。

［例 4 -38］ 求 $\int x^2 \sin x dx$。

［解］ $\int x^2 \sin x dx = \int x^2 d(-\cos x) = -x^2\cos x - \int -\cos x dx^2$

$$= -x^2\cos x + 2\int x\cos x dx = -x^2\cos x + 2\int x d\sin x$$

$$= -x^2\cos x + 2(x\sin x - \int \sin x dx)$$

$$= -x^2\cos x + 2x\sin x + 2\cos x + C$$

有些积分在连续使用几次分部积分后会出现与原来相同的积分项，经过移项、合并后可得所求积分。

［例 4 -39］ 求 $\int e^{ax}\cos bx dx$。

［解］ $\int e^{ax}\cos bx dx = \frac{1}{a}\int \cos bx de^{ax}$

$$= \frac{1}{a}e^{ax}\cos bx - \frac{1}{a}\int e^{ax} d\cos bx$$

$$= \frac{1}{a}e^{ax}\cos bx + \frac{b}{a}\int e^{ax}\sin bx dx$$

$$= \frac{1}{a}e^{ax}\cos bx + \frac{b}{a^2}\int \sin bx de^{ax}$$

$$= \frac{1}{a}e^{ax}\cos bx + \frac{b}{a^2}(e^{ax}\sin bx - \int e^{ax} d\sin bx)$$

$$= \frac{1}{a}e^{ax}\cos bx + \frac{b}{a^2}(e^{ax}\sin bx - b\int e^{ax}\cos bx dx)$$

移项合并后得

$$\int e^{ax}\cos bx\mathrm{d}x = \frac{b\sin bx + a\cos bx}{a^2 + b^2}e^{ax} + C$$

在积分过程中往往要同时使用换元积分法和分部积分法。

［例 4－40］　求 $\int e^{\sqrt{x+1}}\mathrm{d}x$。

［解］　令 $\sqrt{x+1} = u$，则 $x = u^2 - 1, \mathrm{d}x = 2u\mathrm{d}u$，由换元积分法得

$$\int e^{\sqrt{x+1}}\mathrm{d}x = 2\int e^u u\mathrm{d}u$$

再应用分部积分法，得

$$\begin{aligned}\int e^{\sqrt{x+1}}\mathrm{d}x &= 2\int e^u u\mathrm{d}u = 2\int u\mathrm{d}e^u \\ &= 2(ue^u - \int e^u\mathrm{d}u) \\ &= 2ue^u - 2e^u + C = 2\sqrt{x+1}e^{\sqrt{x+1}} - 2e^{\sqrt{x+1}} + C\end{aligned}$$

从上面的例子总结如下：

（1）如果被积函数是幂函数和正（余）弦函数的乘积，应考虑用分部积分法，并设幂函数为 $u$；

（2）如果被积函数是幂函数和指数函数的乘积，应考虑用分部积分法，并设幂函数为 $u$；

（3）如果被积函数是幂函数和对数函数的乘积，应考虑用分部积分法，并设对数函数为 $u$；

（4）如果被积函数是幂函数和反三角函数的乘积，应考虑用分部积分法，并设反三角函数为 $u$。

## 第四节　有理函数的不定积分

扫码“学一学”

由微分学可知，初等函数的导数仍是初等函数，但是有些初等函数的原函数却不能用初等函数表示。如果一个初等函数的原函数不能用初等函数表示，称这个函数的不定积分“积不出来”；反之如果它的原函数能用初等函数表示，则称它的不定积分“积得出来”。应该强调，一个初等函数的不定积分“积不出来”，并不是指这个不定积分不存在，而是指它的原函数不是初等函数。例如以下的不定积分是积不出来的。

$$\int e^{-x^2}\mathrm{d}x,\quad \int\frac{\sin x}{x}\mathrm{d}x,\quad \int\sqrt{x^3+1}\mathrm{d}x$$

这一节将讨论一类特殊的初等函数——有理函数的不定积分。有理函数无论形式怎样复杂，都有固定的步骤和方法把它的不定积分积出来。

有理函数是指由两个多项式的商所表示的函数，它具有如下形式

$$\frac{P(x)}{Q(x)} = \frac{a_0x^n + a_1x^{n-1} + \cdots + a_{n-1}x + a_n}{b_0x^m + b_1x^{m-1} + \cdots + b_{m-1}x + b_m} \tag{4-8}$$

式中，$n, m$ 为非负整数；$a_0, a_1, \cdots, a_n$ 和 $b_0, b_1, \cdots, b_m$ 都是实数，且 $a_0 \neq 0, b_0 \neq 0$。

若 $n < m$，式（4－8）称为真分式；若 $n \geq m$，式（4－8）称为假分式。由多项式除法可知假分式总可以化为一个多项式与一个真分式之和。由于多项式的不定积分容易求出，因此只需研究真分式的不定积分。

［例 4－41］　求 $\int\frac{1}{x^2 - 3x + 2}\mathrm{d}x$。

［解］ 由于

$$\frac{1}{x^2-3x+2}=\frac{1}{(x-1)(x-2)}=\frac{1}{x-2}-\frac{1}{x-1}$$

所以

$$\int\frac{1}{x^2-3x+2}\mathrm{d}x=\int\left(\frac{1}{x-2}-\frac{1}{x-1}\right)\mathrm{d}x=\int\frac{1}{x-2}\mathrm{d}x-\int\frac{1}{x-1}\mathrm{d}x$$
$$=\ln|x-2|-\ln|x-1|+C$$

从这个例子我们可以看到，把一个有理函数的不定积分化为两个简单分式的积分。由此得到启发，求有理函数不定积分的步骤如下。

（1）在实数范围内把分母 $Q(x)$ 分解成一次因子和二次因子的乘积，即

$$Q(x)=b_0(x-a)^k\cdots(x-b)^l(x^2+px+q)^\lambda\cdots(x^2+rx+s)^\mu \tag{4-9}$$

式中，$p^2-4q<0,\cdots,r^2-4s<0$。

（2）真分式 $\frac{P(x)}{Q(x)}$ 拆成如下的部分分式之和，即

$$\frac{P(x)}{Q(x)}=\frac{A_1}{(x-a)^k}+\frac{A_2}{(x-a)^{k-1}}+\cdots+\frac{A_k}{(x-a)}+\frac{B_1}{(x-b)^l}+\frac{B_2}{(x-b)^{l-1}}+\cdots+\frac{B_l}{(x-b)}$$
$$\cdots$$
$$+\frac{M_1x+N_1}{(x^2+px+q)^\lambda}+\frac{M_2x+N_2}{(x^2+px+q)^{\lambda-1}}+\cdots+\frac{M_\lambda x+N_\lambda}{(x^2+px+q)}$$
$$\cdots$$
$$+\frac{R_1x+S_1}{(x^2+rx+s)^\mu}+\frac{R_2x+S_2}{(x^2+rx+s)^{\mu-1}}+\cdots+\frac{R_\lambda x+S_\lambda}{(x^2+rx+s)} \tag{4-10}$$

式中，$A_i,\cdots,B_i,M_i,N_i\cdots,R_i,S_i$ 等都是待定常数。

［例 3－42］ 把真分式 $\frac{2x}{(x^2-2x+1)(x^2+1)}$ 化为部分分式之和。

［解］ 将分母因式分解，得

$$(x^2-2x+1)(x^2+1)=(x-1)^2(x^2+1)$$

令

$$\frac{2x}{(x^2-2x+1)(x^2+1)}=\frac{A}{(x-1)^2}+\frac{B}{x-1}+\frac{Cx+D}{x^2+1}$$

两边去分母后，得

$$2x=A(x^2+1)+B(x-1)(x^2+1)+(Cx+D)(x-1)^2$$

即

$$2x=(B+C)x^3+(A-B+D-2C)x^2+(B-2D+C)x+A-B+D$$

比较两端系数，得

$$\begin{cases}B+C=0\\A-B+D-2C=0\\B-2D+C=2\\A-B+D=0\end{cases}$$

解得

$$A=1,B=0,C=0,D=-1$$

所以

$$\frac{2x}{(x^2-2x+1)(x^2+1)}=\frac{1}{(x-1)^2}+\frac{-1}{x^2+1}$$

［例 4 -43］　把真分式 $\frac{1}{x(x-1)^2}$ 化为部分分式之和。

［解］　令

$$\frac{1}{x(x-1)^2}=\frac{A}{x}+\frac{B}{(x-1)^2}+\frac{C}{x-1}$$

两边去分母后，得

$$1=A(x-1)^2+Bx+Cx(x-1)$$

在上式中，令 $x=0$ 得 $A=1$；令 $x=1$，得 $B=1$；令 $x=2$，得

$$1=A(2-1)^2+B\times 2+C\times 2\times(2-1)$$

把 $A=1$，$B=1$ 代入上式得 $C=-1$。所以

$$\frac{1}{x(x-1)^2}=\frac{1}{x}+\frac{1}{(x-1)^2}+\frac{-1}{x-1}$$

上面两个例子给出了两种确定部分分式中待定系数的方法，两种方法综合应用可以简化求待定系数的过程。

［例 4 -44］　求 $\int\frac{2x}{(x^2-2x+1)(x^2+1)}dx$。

［解］　由例 4 -42 的结果，得

$$\frac{2x}{(x^2-2x+1)(x^2+1)}=\frac{1}{(x-1)^2}+\frac{-1}{x^2+1}$$

所以

$$\begin{aligned}\int\frac{2x}{(x^2-2x+1)(x^2+1)}dx&=\int\left[\frac{1}{(x-1)^2}-\frac{1}{x^2+1}\right]dx\\&=\int\frac{1}{(x-1)^2}d(x-1)-\int\frac{1}{x^2+1}dx\\&=-\frac{1}{x-1}-\arctan x+C\end{aligned}$$

［例 4 -45］　求 $\int\frac{1}{x(x-1)^2}dx$。

［解］　由例 4 -43 的结果，得

$$\frac{1}{x(x-1)^2}=\frac{1}{x}+\frac{1}{(x-1)^2}+\frac{-1}{x-1}$$

所以

$$\begin{aligned}\int\frac{1}{x(x-1)^2}dx&=\int\frac{1}{x}dx+\int\frac{1}{(x-1)^2}dx-\int\frac{1}{x-1}dx\\&=\ln|x|-\frac{1}{x-1}-\ln|x-1|+C\end{aligned}$$

为了简单起见，用 $R[u(x),v(x)]$ 表示函数 $u(x),v(x)$ 与常数经过有限次的四则运算所得的函数，称为 $u(x),v(x)$ 的有理式。许多有理式都可以通过变换化为有理函数的不定积分，这里只介绍含有三角函数 $\sin x,\cos x$ 的有理式的不定积分 $\int R(\sin x,\cos x)dx$。

令 $u=\tan\frac{x}{2}$，则 $x=2\arctan u, dx=\frac{2}{1+u^2}du$，且有

$$\sin x = \frac{2\sin\frac{x}{2}\cos\frac{x}{2}}{\sin^2\frac{x}{2}+\cos^2\frac{x}{2}} = \frac{2\tan\frac{x}{2}}{1+\tan^2\frac{x}{2}} = \frac{2u}{1+u^2} \qquad (4-11)$$

$$\cos x = \frac{\cos^2\frac{x}{2}-\sin^2\frac{x}{2}}{\sin^2\frac{x}{2}+\cos^2\frac{x}{2}} = \frac{1-\tan^2\frac{x}{2}}{1+\tan^2\frac{x}{2}} = \frac{1-u^2}{1+u^2} \qquad (4-12)$$

所以把原积分化为有理函数的不定积分。

$$\int R(\sin x,\cos x)\mathrm{d}x = \int R\left(\frac{2u}{1+u^2},\frac{1-u^2}{1+u^2}\right)\frac{2}{1+u^2}\mathrm{d}u$$

［例 4-46］ 求 $\int\frac{1+\sin x}{\sin x(1+\cos x)}\mathrm{d}x$。

［解］ 令 $u=\tan\frac{x}{2}$，则 $x=2\arctan u,\mathrm{d}x=\frac{2}{1+u^2}\mathrm{d}u$，把式（4-11）和式（4-12）代入，得

$$\begin{aligned}\int\frac{1+\sin x}{\sin x(1+\cos x)}\mathrm{d}x &= \int\frac{1+\frac{2u}{1+u^2}}{\frac{2u}{1+u^2}\left(1+\frac{1-u^2}{1+u^2}\right)}\frac{2u}{1+u^2}\mathrm{d}u\\ &= \int\frac{1}{2}\left(u+2+\frac{1}{u}\right)\mathrm{d}u = \frac{1}{2}\left(\frac{u^2}{2}+2u+\ln|u|\right)+C\\ &= \frac{1}{4}\tan^2\frac{x}{2}+\tan\frac{x}{2}+\frac{1}{2}\ln\left|\tan\frac{x}{2}\right|+C\end{aligned}$$

## 重点小结

### 一、原函数

**1. 定义** 若 $F'(x)=f(x),x\in I$，则称 $F(x)$ 是 $f(x)$ 在区间 $I$ 上的原函数。一个函数若存在原函数，其原函数的个数不止一个，且两个原函数之间相差一个常数。

**2. 原函数存在充分条件** 若函数 $f(x)$ 在区间 $I$ 上连续，则 $f(x)$ 在 $I$ 上存在原函数。

### 二、不定积分

**1. 定义** $f(x)$ 在区间 $I$ 上的原函数全体称为 $f(x)$ 的不定积分。记为

$$\int f(x)\mathrm{d}x = F(x)+C$$

原函数与不定积分之间的关系是个体与整体的关系，由定义可得下面式子：

$$\int f'(x)\mathrm{d}x = f(x)+C \qquad \int \mathrm{d}f(x) = f(x)+C$$

$$\left[\int f(x)\mathrm{d}x\right]' = f(x) \qquad \mathrm{d}\left[\int f(x)\mathrm{d}x\right] = f(x)\mathrm{d}x$$

**2. 不定积分的计算** 直接积分法、换元积分法（第一换元积分法和第二换元积分法）和分部积分法。

直接积分法：应用不定积分性质和积分基本公式计算不定积分。

第一换元积分法：$\int f[\varphi(x)]\varphi'(x)\mathrm{d}x = \int f[\varphi(x)]\mathrm{d}\varphi(x) \overset{u=\varphi(x)}{=} \int f(u)\mathrm{d}u$，通过变换 $u=\varphi(x)$ 把原积分元 $x$ 换成新积分元 $u$，且被积函数 $f(u)$ 的原函数容易求出。第一换元积分法也为凑微分法，为了熟练使用第一换元积分法，必须熟记微分基本公式。

第二换元积分法：$\int f(x)\mathrm{d}x \overset{x=\varphi(t)}{=} \int f[\varphi(t)]\varphi'(t)\mathrm{d}t$，通过变换 $x=\varphi(t)$ 把原积分元 $x$ 换成新积分元 $t$，使右边积分容易求出。第二换元积分法主要用于去掉被积函数中出现的根号，使用时要注意如何去根号。

分部积分法：$\int u\mathrm{d}v = uv - \int v\mathrm{d}u$。使用分部积分法关键在于选择适当的 $u$，把原积分转变为容易积的不定积分。主要适用于被积函数为对数函数、反三角函数、指数函数和三角函数与幂函数的乘积形式。分部积分法可反复使用。

## 三、有理函数的积分

1. **有理函数积分**　先化为部分分式之和，然后求各部分分式的积分。
2. **无理函数的积分**　通过适当变换化为有理函数积分。

## 习题四

1. 一曲线过原点，且在曲线上每一点 $(x,y)$ 处的切线斜率为 $x^3+1$，试求这曲线的方程。

2. 已知一条曲线的切线斜率为横坐标的 5 倍，且过点 $(0,1)$，求此曲线的方程。

3. 已知质点在时刻 $t$ 的速度为 $v=3t-2$，且 $t=0$ 时 $s=3$，求质点的运动方程。

4. 用直接计算法计算下列不定积分。

(1) $\int(\sqrt[3]{x}-\frac{1}{x}+1)\mathrm{d}x$　　(2) $\int x^3\sqrt{x}\mathrm{d}x$

(3) $\int(\cos x-2\mathrm{e}^x+\frac{2}{\sqrt{1-x^2}})\mathrm{d}x$　　(4) $\int\frac{2\cdot 5^x-2^x\cdot 5}{3^x}\mathrm{d}x$

(5) $\int a^x(1-\frac{a^{-x}}{\sqrt{x}})\mathrm{d}x$　　(6) $\int\frac{1}{x^2(1+x^2)}\mathrm{d}x$

(7) $\int\frac{x^4}{1+x^2}\mathrm{d}x$　　(8) $\int\frac{2^{x-2}-3^{x-1}}{10^x}\mathrm{d}x$

(9) $\int\sec x(\sec x+\tan x)\mathrm{d}x$　　(10) $\int\cos^2\frac{x}{2}\mathrm{d}x$

(11) $\int\frac{a^{3x}+1}{a^x+1}\mathrm{d}x$　　(12) $\int\frac{2-\sin^2 x}{\cos^2 x}\mathrm{d}x$

(13) $\int\frac{\cos 2x}{\sin x-\cos x}\mathrm{d}x$　　(14) $\int(ab^x-ba^x)^2\mathrm{d}x$

(15) $\int\frac{\sqrt{x\sqrt{x}}}{x}\mathrm{d}x$

5. 换元积分法求下列不定积分。

(1) $\int\sin(2x+1)\mathrm{d}x$　　(2) $\int 3^{-2x}\mathrm{d}x$

(3) $\int (1-2x)^5 dx$

(4) $\int \frac{x}{1+x^2} dx$

(5) $\int \frac{x}{\sqrt{1-x^2}} dx$

(6) $\int \frac{x^3}{(1+x^4)^7} dx$

(7) $\int 2^x \cos 2^x dx$

(8) $\int \frac{\sqrt{1+\ln x}}{x} dx$

(9) $\int \frac{(\arctan x)^3}{1+x^2} dx$

(10) $\int \sqrt{\frac{\arcsin x}{1-x^2}} dx$

(11) $\int \frac{1}{\cos^2 x \sqrt{1+\tan x}} dx$

(12) $\int \sin 3x \sin 5x dx$

(13) $\int \frac{1}{\sqrt{3-25x^2}} dx$

(14) $\int \frac{x}{1+\sqrt{x}} dx$

(15) $\int \frac{1}{1+\sqrt[3]{1-x}} dx$

(16) $\int \frac{1}{\sqrt{2x-1}-\sqrt[4]{2x-1}} dx$

(17) $\int \frac{x}{\sqrt{2+2x-x^2}} dx$

(18) $\int \frac{1}{\sqrt{1+x-x^2}} dx$

(19) $\int \frac{1}{\sqrt{1+e^x}} dx$

(20) $\int \frac{1}{10+2x+x^2} dx$

6. 用分部积分法求下列不定积分。

(1) $\int x \cdot 3^x dx$

(2) $\int x \cos 2x dx$

(3) $\int (x-1) a^x dx$

(4) $\int x^3 \ln x dx$

(5) $\int \arctan x dx$

(6) $\int \log_5 (2x-1) dx$

(7) $\int x^2 \sin 2x dx$

(8) $\int \ln(x^2+1) dx$

(9) $\int x^2 e^x dx$

(10) $\int (\log_2 x)^2 dx$

(11) $\int \sin \sqrt{x} dx$

(12) $\int \frac{\ln x}{\sqrt{x}} dx$

(13) $\int \sin(\ln x) dx$

(14) $\int \frac{x \arcsin x}{\sqrt{1-x^2}} dx$

(15) $\int \frac{\ln(\ln x)}{x} dx$

(16) $\int \frac{\ln(\cos x)}{\cos^2 x} dx$

(17) $\int \frac{1}{e^x + e^{-x}} dx$

(18) $\int \frac{1+\cos x}{x+\sin x} dx$

(19) $\int e^{2x} \cos 3x dx$

(20) $\int \frac{\arctan \sqrt{x}}{\sqrt{x}} dx$

(21) $\int \frac{2x^3 - x}{\sqrt{1-x^4}} dx$

(22) $\int \frac{x^3}{x+3} dx$

7. 计算下列积分。

(1) $\int \frac{x+1}{(x-1)^3} dx$

(2) $\int \frac{3x+2}{x(x+1)^3} dx$

(3) $\int \frac{2x-1}{x^2-5x+6}dx$　　(4) $\int \frac{x^2+1}{x(x-1)^2}dx$

(5) $\int \frac{x}{(x^2+1)(x^2+4)}dx$　　(6) $\int \frac{x}{(x+2)(x+3)^2}dx$

(7) $\int \frac{3-\sin x}{3+\cos x}dx$　　(8) $\int \frac{1}{5-3\cos x}dx$

(9) $\int x\sqrt{\frac{x-1}{x+1}}dx$

8. 证明公式：$\int [f(x)g'(x)+g(x)f'(x)]dx = f(x)g(x)+C$。并计算不定积分 $\int (x^2e^x + 2xe^x)dx$。

9. 设 $f(x) = x\sqrt{x^3+1}$，求 $\int f''(x)dx$。

## 习题四答案

1. $y = \frac{1}{4}x^4 + x$

2. $y = \frac{5}{2}x^2 + 1$

3. $s = \frac{3}{2}t^2 - 2t + 3$

4. (1) $\frac{3}{4}x^{\frac{4}{3}} - \ln|x| + x + C$;　　(2) $\frac{2}{9}x^{\frac{9}{2}} + C$;

(3) $\sin x - 2e^x + 2\arcsin x + C$;　　(4) $\frac{5}{\ln\frac{3}{2}}\left(\frac{2}{3}\right)^x - \frac{2}{\ln\frac{3}{5}}\left(\frac{5}{3}\right)^x + C$;

(5) $\frac{a^x}{\ln a} - 2\sqrt{x} + C$;　　(6) $-x^{-1} + \arctan x$;

(7) $-x + \frac{x^3}{3} + \arctan x + C$;　　(8) $10^{-x}\left(-\frac{2^{x-2}}{\ln 5} + \frac{3^{x-1}}{\ln\frac{10}{3}}\right) + C$;

(9) $\tan x + \sec x + C$;　　(10) $\frac{x}{2} + \frac{\sin x}{2} + C$;

(11) $x - \frac{a^x}{\ln a} + \frac{a^{2x}}{2\ln a} + C$;　　(12) $\tan x + x + C$;

(13) $\sin x - \cos x + C$;　　(14) $\frac{a^{2x}b^2}{2\ln a} + \frac{a^2b^{2x}}{2\ln b} - \frac{2a^{x+1}b^{x+1}}{\ln ab} + C$;

(15) $\frac{4}{3}x^{\frac{3}{4}} + C$

5. (1) $-\frac{1}{2}\cos(2x+1) + C$;　　(2) $-\frac{3^{-2x}}{2\ln 3} + C$;

(3) $-\frac{1}{12}(1-2x)^6 + C$;　　(4) $\frac{1}{2}\ln(1+x^2) + C$;

(5) $-(1-x^2)^{\frac{1}{2}} + C$;　　(6) $-\frac{1}{24(1+x^4)^6} + C$;

(7) $\dfrac{\sin 2^x}{\ln 2}+C$;

(8) $\dfrac{2}{3}(1+\ln x)^{\frac{3}{2}}+C$;

(9) $\dfrac{1}{4}(\arctan x)^4+C$;

(10) $\dfrac{2}{3}(\arcsin x)^{\frac{3}{2}}+C$;

(11) $2\sqrt{1+\tan x}+C$;

(12) $\dfrac{1}{4}\sin 2x-\dfrac{1}{16}\sin 8x+C$;

(13) $\dfrac{1}{5}\arcsin\dfrac{5}{\sqrt{3}}x+C$;

(14) $\dfrac{2\sqrt{x^3}}{3}-x+2\sqrt{x}-2\ln(1+\sqrt{x})+C$;

(15) $-\dfrac{3}{2}\sqrt[3]{(1-x)^2}+3\sqrt[3]{1-x}-3\ln(1+\sqrt[3]{1-x})+C$;

(16) $(2x-1)^{\frac{1}{2}}+2(2x-1)^{\frac{1}{4}}+2\ln(\sqrt[4]{2x-1}-1)+C$;

(17) $-\sqrt{2+2x-x^2}-\arcsin\dfrac{1-x}{\sqrt{3}}+C$;

(18) $-\arcsin\dfrac{1-2x}{\sqrt{5}}+C$;

(19) $\ln\dfrac{\sqrt{1+e^x}-1}{\sqrt{1+e^x}+1}+C$;

(20) $\dfrac{1}{3}\arctan\dfrac{x+1}{3}+C$

6. (1) $\dfrac{x3^x}{\ln 3}-\dfrac{3^x}{(\ln 3)^2}+C$;

(2) $\dfrac{1}{2}x\sin 2x+\dfrac{1}{4}\cos 2x+C$;

(3) $\dfrac{xa^x}{\ln a}-\dfrac{1+\ln a}{(\ln a)^2}a^x+C$;

(4) $\dfrac{1}{4}x^4\ln x-\dfrac{1}{16}x^4+C$;

(5) $x\arctan x-\dfrac{1}{2}\ln(1+x^2)+C$;

(6) $\dfrac{1}{\ln 5}\left[x\ln(2x-1)-\dfrac{1}{2}\ln(2x-1)-x\right]+C$;

(7) $-\dfrac{1}{4}(2x^2-1)\cos 2x+\dfrac{1}{2}x\sin 2x+C$;

(8) $x\ln(1+x^2)+2\arctan x-2x+C$;

(9) $e^x(x^2-2x+2)+C$;

(10) $\dfrac{1}{(\ln 2)^2}[x(\ln x)^2-2x\ln x+2x]+C$;

(11) $-2\sqrt{x}\cos\sqrt{x}+2\sin\sqrt{x}+C$;

(12) $2\sqrt{x}\ln x-4\sqrt{x}+C$;

(13) $\dfrac{1}{2}x\sin(\ln x)-\dfrac{1}{2}x\cos(\ln x)+C$;

(14) $x-\sqrt{1-x^2}\arcsin x+C$;

(15) $\ln x\ln(\ln x)-\ln x+C$;

(16) $\ln(\cos x)\tan x+\tan x-x+C$;

(17) $\arctan e^x+C$

(18) $\ln|x+\sin x|+C$

(19) $\dfrac{2}{13}e^{2x}\cos 3x+\dfrac{3}{13}e^{2x}\sin 3x+C$;

(20) $2\sqrt{x}\arctan\sqrt{x}-\ln(1+x)+C$;

(21) $-\sqrt{1-x^4}-\dfrac{\arcsin x^2}{2}+C$;

(22) $9x-\dfrac{3x^2}{2}+\dfrac{x^3}{3}-27\ln|3+x|+C$

7. (1) $-\dfrac{1}{(x-1)^2}-\dfrac{1}{x-1}+C$;

(2) $-\dfrac{1}{2(1+x)^2}+\dfrac{2}{1+x}+2\ln|x|-2\ln|1+x|+C$;

(3) $5\ln|x-3|-3\ln|x-2|+C$;

(4) $-\frac{2}{x-1}+\ln|x|+C$;

(5) $\frac{1}{6}\ln(1+x^2)-\frac{1}{6}\ln(4+x^2)+C$;

(6) $-\frac{3}{x+3}-2\ln(2+x)+2\ln(3+x)+C$;

(7) $\frac{3\arctan\left(\frac{\tan\frac{x}{2}}{\sqrt{2}}\right)}{\sqrt{2}}+\ln(3+\cos x)+C$;

(8) $\frac{1}{2}\arctan\left(2\tan\frac{x}{2}\right)+C$;

(9) $\left(\frac{x}{2}-1\right)\sqrt{x^2-1}+\frac{1}{2}\ln|x+\sqrt{x^2-1}|+C$

8. 证明：略。$x^2e^x$

9. $\sqrt{x^3+1}+\frac{3}{2}\frac{x^3}{\sqrt{x^3+1}}+C$

扫码“看一看”

# 第五章　定积分及其应用

**学习目标**

1. **掌握**　定积分的概念、性质和几何意义；微积分学基本定理（牛顿 - 莱布尼兹公式），定积分的换元积分法和分部积分法；定积分的微元法，定积分在几何学、医药学中的应用。

2. **熟悉**　积分上限函数的概念和求导方法；反常积分的概念及简单计算。

3. **了解**　$\Gamma$ 函数的定义及性质。

扫码“学一学”

## 第一节　定积分的概念与性质

### 一、问题提出

**问题1**：曲边梯形面积。

设 $y=f(x)$ 是闭区间 $[a,b]$ 上的连续函数，且 $f(x)\geqslant 0, x\in[a,b]$。由曲线 $y=f(x)$，直线 $x=a, x=b$ 和 $x$ 轴围成的图形称为以 $y=f(x)$ 为曲边的曲边梯形。

求曲边梯形的面积的基本思路：把曲边梯形分割成小曲边梯形，以小矩形面积近似代替小曲边梯形的面积，把小矩形面积之和作为所求曲边梯形的面积近似值。当分割越来越细时，这种近似越来越精确，无限细分下去，小矩形面积之和的极限定义为所求曲边梯形的面积，具体如下。

（1）分割　在区间 $[a, b]$ 内任取 $n-1$ 个分点

$$a=x_0<x_1<\cdots<x_{n-1}<x_n=b$$

把区间 $[a,b]$ 分成 $n$ 个小区间 $[x_{i-1},x_i], i=1,2,\cdots,n$，用 $\Delta x_i=x_i-x_{i-1}, i=1,2,\cdots,n$ 表示小区间长度，做直线 $x=x_i, i=1,2,\cdots,n$ 把曲边梯形分成 $n$ 个小曲边梯形（图5-1），小曲边梯形的面积记为 $S_i, i=1,2,\cdots,n$。

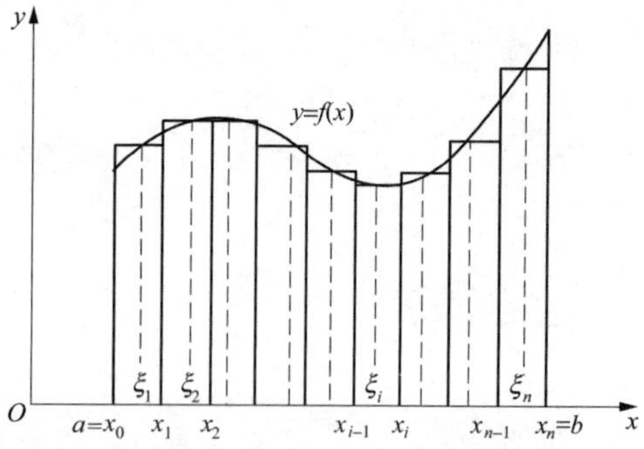


图5-1

（2）近似求和　在每个小区间上任取一点 $\xi_i\in[x_{i-1},x_i], i=1,2,\cdots,n$，做以 $f(\xi_i)$ 为

高，$[x_{i-1},x_i]$ 为底的小矩形，小矩形面积 $A_i = f(\xi_i)\Delta x_i, i = 1,2,\cdots,n$，以小矩形面积近似代替小曲边梯形面积，即

$$S_i \approx A_i = f(\xi_i)\Delta x_i, i = 1,2,\cdots,n$$

把所有的小矩形面积相加得到曲边梯形面积的近似值，即

$$S = \sum_{i=1}^{n} S_i \approx \sum_{i=1}^{n} f(\xi_i)\Delta x_i$$

（3）取极限　当分割越来越细即分点越来越多，同时各个小区间长度越来越小时，上述公式的近似程度越来越精确。即

$$S = \lim_{\lambda\to 0}\sum_{i=1}^{n} f(\xi_i)\Delta x_i \qquad (5-1)$$

式中，$\lambda = \max\limits_{1\leqslant i\leqslant n}\{\Delta x_i\}$，表示最大的小区间长度。

这样得到了一个求曲边梯形面积的方法：分割、近似求和、取极限。

**问题2**：变力做功。

设质量为 $m$ 的质点在力的作用下沿 $x$ 轴从点 $a$ 移动到点 $b$，假定力 $F$ 的方向处处平行于 $x$ 轴（图5－2）。如果 $F$ 是常量，则力 $F$ 所做的功 $W = F\cdot(b-a)$。下面考虑当力 $F$ 是质点所在位置 $x$ 的连续函数的情形，即力 $F$ 不是常量而是变力时所做的功。应用分割、近似求和、取极限的具体步骤如下。

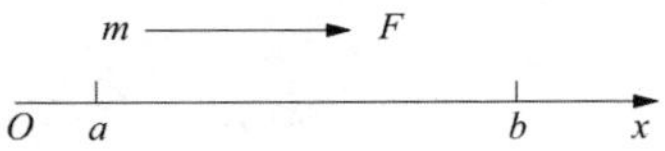


**图5－2**

（1）分割　在区间 $[a,b]$ 内任取 $n-1$ 个分点，$a = x_0 < x_1 < \cdots < x_{n-1} < x_n = b$，把区间分成 $n$ 个小区间 $[x_{i-1},x_i], i = 1,2,\cdots,n$。

（2）近似求和　取 $\xi_i \in [x_{i-1},x_i], i = 1,2,\cdots,n$，由于各个小区间长度都很小，故在小区间上的力 $F$ 可以近似地看成是常量 $F(\xi_i)$，在小区间上力 $F$ 所做的功近似为

$$W_i \approx F(\xi_i)\Delta x_i,$$

其中 $\Delta x_i = x_i - x_{i-1}, i = 1,2,\cdots,n$。

于是力 $F$ 在区间 $[a,b]$ 上所做功的近似值为

$$W = \sum_{i=1}^{n} W_i \approx \sum_{i=1}^{n} F(\xi_i)\Delta x_i$$

（3）取极限　当分割越来越细即分点越来越多，同时各个小区间长度越来越小时，上述公式的近似程度越来越精确，即

$$W = \lim_{\lambda\to 0}\sum_{i=1}^{n} F(\xi_i)\Delta x_i \qquad (5-2)$$

式中，$\lambda = \max\limits_{1\leqslant i\leqslant n}\{\Delta x_i\}$，表示最大的小区间长度。

这说明求变力做功的思想与求曲边梯形面积的基本思想完全一致。

## 二、定积分的概念

从上面两个问题看到，不论是计算曲边梯形面积还是计算变力做功都可以概括为：分割、近似求和、取极限。最后化为形如 $\sum\limits_{i=1}^{n} f(\xi_i)\Delta x_i$ 的和式极限问题，对它进行分析、整

理、概括就产生了定积分的概念。

**定义 5－1** 设$f(x)$是定义在$[a,b]$上的有界函数，$J$是一个常数，在区间$[a,b]$内任取$n-1$个分点，$a=x_0<x_1<\cdots<x_{n-1}<x_n=b$，把区间$[a,b]$分割成$n$个小区间。记$\Delta x_i=x_i-x_{i-1}, i=1,2,\cdots,n$，$\lambda=\max\limits_{1\leqslant i\leqslant n}\{\Delta x_i\}$，且任取$\xi_i\in[x_{i-1},x_i], i=1,2,\cdots,n$。如果对区间$[a,b]$的任意分割及任意的$\xi_i\in[x_{i-1},x_i], i=1,2,\cdots,n$，下列和式的极限

$$\lim_{\lambda\to 0}\sum_{i=1}^{n}f(\xi_i)\Delta x_i$$

都存在且均等于$J$，则称函数$f(x)$在$[a,b]$上可积，常数$J$称为函数$f(x)$在$[a,b]$上的定积分，记作$\int_a^b f(x)\mathrm{d}x$，即

$$\int_a^b f(x)\mathrm{d}x=\lim_{\lambda\to 0}\sum_{i=1}^{n}f(\xi_i)\Delta x_i \qquad (5-3)$$

式中，$f(x)$称为被积函数；$x$称为积分变量；$f(x)\mathrm{d}x$称为积表达式；区间$[a,b]$称为积分区间；$a$称为积分下限；$b$称为积分上限；和式$\sum\limits_{i=1}^{n}f(\xi_i)\Delta x_i$称为积分和。

思考：不定积分$\int f(x)\mathrm{d}x$与定积分$\int_a^b f(x)\mathrm{d}x$的区别有哪些？

由定积分定义，前面讨论的两个问题都可用定积分表示，问题1中的曲边梯形面积可表示为$S=\int_a^b f(x)\mathrm{d}x$。

问题2中的变力做功表示为$W=\int_a^b F(x)\mathrm{d}x$。

对定积分概念要注意如下两点：

（1）定积分是积分和的极限，其值与积分变量无关，如

$$\int_a^b f(x)\mathrm{d}x=\int_a^b f(u)\mathrm{d}u=\int_a^b f(t)\mathrm{d}t$$

（2）极限过程$\lambda\to 0$表示区间被分得越来越细，因此分点个数必然越来越多，即$n\to\infty$，但反过来，$n\to\infty$并不能保证$\lambda\to 0$。

在什么条件下函数可积？这是一个重要的问题，但这个问题我们不做深入讨论，下面不加证明给出两个可积的充分条件。

**定理 5－1** 如果函数$f(x)$在区间$[a,b]$上连续，则$f(x)$在区间$[a,b]$上可积。

**定理 5－2** 如果有界函数$f(x)$在区间$[a,b]$上只有有限个间断点，则$f(x)$在区间$[a,b]$上可积。

**［例 5－1］** 利用定积分定义计算$\int_0^1 x^2\mathrm{d}x$。

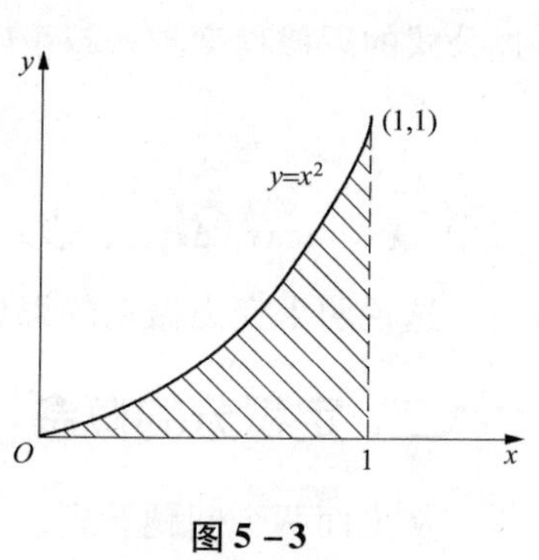

**图 5－3**

**［解］** 如图 5－3，在区间［0，1］上取$n-1$个分点

$$0<\frac{1}{n}<\frac{2}{n}<\cdots<\frac{n-1}{n}<\frac{n}{n}=1$$

把区间［0，1］分割成$n$个小区间$\left[\frac{i-1}{n},\frac{i}{n}\right]$，$\Delta x_i=\frac{1}{n}, i=1,2,\cdots,n$，并取小区间右端点为$\xi_i$，即取$\xi_i=\frac{i}{n}, i=1,2,\cdots,n$，于是

$$\begin{aligned}\sum_{i=1}^{n} f(\xi_i)\Delta x_i &= \sum_{i=1}^{n} \xi_i^2 \Delta x_i \\ &= \sum_{i=1}^{n} \left(\frac{i}{n}\right)^2 \frac{1}{n} \\ &= \frac{1}{n^3}\sum_{i=1}^{n} i^2 \\ &= \frac{1}{n^3}\frac{1}{6}n(n+1)(2n+1) \\ &= \frac{1}{6}\left(1+\frac{1}{n}\right)\left(2+\frac{1}{n}\right)\end{aligned}$$

由此得到

$$\begin{aligned}\int_0^1 x^2 \mathrm{d}x &= \lim_{\lambda\to 0}\sum_{i=1}^{n} f(\xi_i)\Delta x_i \\ &= \lim_{\lambda\to 0}\frac{1}{6}\left(1+\frac{1}{n}\right)\left(2+\frac{1}{n}\right) = \frac{1}{3}\end{aligned}$$

思考：定积分定义中对区间分割是任意的，在小区间内取点也是任意的，例 5－1 中为什么对区间可以采用等分，而且取小区间右端点为 $\xi_i$？

## 三、定积分的性质

在定积分定义中要求积分上限 $b$ 必须大于积分下限 $a$，为了应用上的方便，我们补充两个规定：

（1）当 $a=b$ 时，$\int_a^b f(x)\mathrm{d}x = 0$；

（2）当 $a>b$ 时，$\int_a^b f(x)\mathrm{d}x = -\int_b^a f(x)\mathrm{d}x$。

根据定积分定义可得定积分具有如下一些基本性质（假定所讨论的定积分都存在）。

**性质 5－1**　$\int_a^b [f(x) \pm g(x)]\mathrm{d}x = \int_a^b f(x)\mathrm{d}x \pm \int_a^b g(x)\mathrm{d}x$　　(5－4)

**证明**：记 $F(x)=f(x)\pm g(x), x\in[a,b]$，由定积分定义，对于区间 $[a,b]$ 上的任意分割，$F(x)$ 在区间 $[a,b]$ 上的积分和为

$$\begin{aligned}\sum_{i=1}^{n} F(\xi_i)\Delta x_i &= \sum_{i=1}^{n} [f(\xi_i) \pm g(\xi_i)]\Delta x_i \\ &= \sum_{i=1}^{n} f(\xi_i)\Delta x_i \pm \sum_{i=1}^{n} g(\xi_i)\Delta x_i\end{aligned}$$

当 $\lambda\to 0$ 时，由极限运算法则可得性质 5－1 成立。

从证明过程中可以看出性质 5－1 对于有限个函数的情形也成立。即

$$\int_a^b [f_1(x)+f_2(x)+\cdots+f_n(x)]\mathrm{d}x = \int_a^b f_1(x)\mathrm{d}x + \int_a^b f_2(x)\mathrm{d}x + \cdots + \int_a^b f_n(x)\mathrm{d}x$$

**性质 5－2**　$\int_a^b kf(x)\mathrm{d}x = k\int_a^b f(x)\mathrm{d}x$　　(5－5)

**证明**：记 $F(x)=kf(x), x\in[a,b]$，对于区间 $[a,b]$ 上的任意分割，$F(x)$ 的积分和为

$$\begin{aligned}\sum_{i=1}^{n} F(\xi_i)\Delta x_i &= \sum_{i=1}^{n} kf(\xi_i)\Delta x_i \\ &= k\sum_{i=1}^{n} f(\xi_i)\Delta x_i\end{aligned}$$

当 $\lambda \to 0$ 时，由极限运算法则可得性质 5 - 2 成立，即常数可抽出积分号外。

下面我们不加证明引入性质 5 - 3 和性质 5 - 4。

**性质 5 - 3** 对任意的实数 $a,b,c$，有

$$\int_a^b f(x)\,dx = \int_a^c f(x)\,dx + \int_c^b f(x)\,dx \tag{5-6}$$

此性质称为定积分对区间可加。

**性质 5 - 4** 如果 $f(x) \leqslant g(x), x \in [a,b]$，则

$$\int_a^b f(x)\,dx \leqslant \int_a^b g(x)\,dx \tag{5-7}$$

**性质 5 - 5** 如果 $f(x) \equiv 1, x \in [a,b]$，则

$$\int_a^b f(x)\,dx = b - a \tag{5-8}$$

**证明：**
$$\int_a^b f(x)\,dx = \lim_{\lambda \to 0} \sum_{i=1}^{n} f(\xi_i)\Delta x_i$$
$$= \lim_{\lambda \to 0} \sum_{i=1}^{n} \Delta x_i = b - a$$

**性质 5 - 6** 如果函数 $f(x)$ 在区间 $[a,b]$ 上的最大值和最小值分别为 $M$ 和 $m$，则

$$m(b-a) \leqslant \int_a^b f(x)\,dx \leqslant M(b-a) \tag{5-9}$$

**证明：**由于 $m \leqslant f(x) \leqslant M, x \in [a,b]$，故由性质 5 - 4 有

$$\int_a^b m\,dx \leqslant \int_a^b f(x)\,dx \leqslant \int_a^b M\,dx$$

由性质 5 - 2，得

$$m\int_a^b dx \leqslant \int_a^b f(x)\,dx \leqslant M\int_a^b dx$$

由性质 5 - 5，得

$$m(b-a) \leqslant \int_a^b f(x)\,dx \leqslant M(b-a)$$

**性质 5 - 7（定积分中值定理）** 如果函数 $f(x)$ 在 $[a,b]$ 上连续，则至少存在一点 $\xi \in [a,b]$，使得下式成立

$$\int_a^b f(x)\,dx = f(\xi)(b-a) \tag{5-10}$$

这个公式称为积分中值公式。

**证明：**由 $f(x)$ 在区间 $[a,b]$ 上连续，可知 $f(x)$ 在区间 $[a,b]$ 上存在最大值和最小值，分别记为 $M$ 和 $m$，由性质 5 - 6，得

$$m(b-a) \leqslant \int_a^b f(x)\,dx \leqslant M(b-a)$$

即

$$m \leqslant \frac{1}{b-a}\int_a^b f(x)\,dx \leqslant M$$

由闭区间 $[a,b]$ 上连续函数的介值定理：至少存在一点 $\xi \in [a,b]$，使得

$$f(\xi) = \frac{1}{b-a}\int_a^b f(x)\,dx$$

即

$$\int_a^b f(x)\mathrm{d}x = f(\xi)(b-a)$$

积分中值定理的几何意义：至少存在一点 $\xi \in [a,b]$，使得以 $[a,b]$ 为底边，以 $f(x)$ 为曲边的曲边梯形面积等于以 $[a,b]$ 为底边，$f(\xi)$ 为高的矩形面积（图 5-4）。

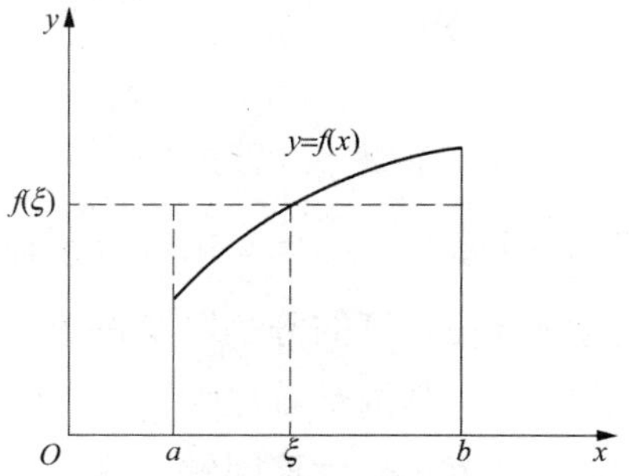


图 5-4

**[例 5-2]**　应用定积分性质，比较 $\int_0^1 x\mathrm{d}x$ 与 $\int_0^1 x^3\mathrm{d}x$ 的大小。

**[解]**　函数 $x$ 与 $x^3$ 都在 $[0,1]$ 上连续，且 $x^3 \leqslant x$，$x \in [0,1]$，由性质 5-4，得

$$\int_0^1 x^3\mathrm{d}x \leqslant \int_0^1 x\mathrm{d}x$$

**[例 5-3]**　应用定积分性质，证明不等式

$$\frac{\pi}{2} \leqslant \int_0^{\frac{\pi}{2}} \frac{1}{\sqrt{1-\frac{1}{2}\sin^2 x}}\mathrm{d}x \leqslant \frac{\pi}{\sqrt{2}}$$

**证明**：因为

$$1 \leqslant \frac{1}{\sqrt{1-\frac{1}{2}\sin^2 x}} \leqslant \frac{1}{\sqrt{2}}, x \in \left[0, \frac{\pi}{2}\right]$$

由性质 5-4，得

$$\int_0^{\frac{\pi}{2}} \mathrm{d}x \leqslant \int_0^{\frac{\pi}{2}} \frac{1}{\sqrt{1-\frac{1}{2}\sin^2 x}}\mathrm{d}x \leqslant \int_0^{\frac{\pi}{2}} \frac{1}{\sqrt{2}}\mathrm{d}x$$

$$\frac{\pi}{2} \leqslant \int_0^{\frac{\pi}{2}} \frac{1}{\sqrt{1-\frac{1}{2}\sin^2 x}}\mathrm{d}x \leqslant \frac{\pi}{\sqrt{2}}$$

定积分几何意义：如果 $f(x)$ 是闭区间 $[a,b]$ 上的连续函数，且 $f(x) \geqslant 0, x \in [a,b]$，则定积分 $J = \int_a^b f(x)\mathrm{d}x$ 表示由曲线 $y = f(x)$，直线 $x = a, x = b$ 和 $x$ 轴围成的曲边梯形的面积；如果 $f(x) \leqslant 0, x \in [a,b]$，则定积分 $J$ 表示相应曲边梯形面积的相反数；如果 $f(x)$ 在区间 $[a,b]$ 上有正有负，则定积分 $J$ 表示在 $x$ 轴上方的图形面积减去在 $x$ 轴下方的图形面积的差（图 5-5）。

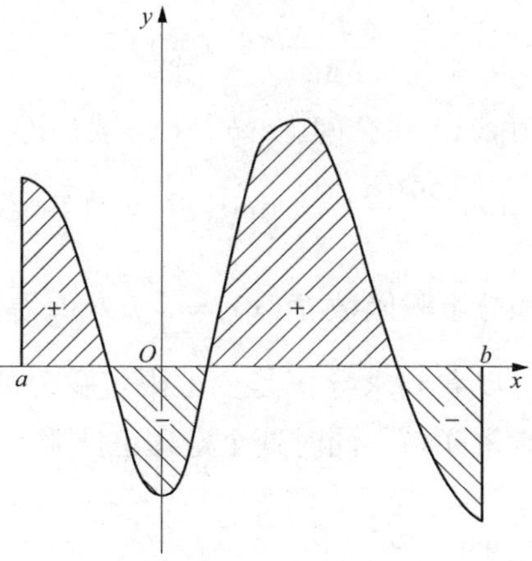


图 5-5

扫码“学一学”

# 第二节　微积分学基本定理

从第一节的例子中可以看到从定积分定义出发计算定积分是不容易的，尽管我们可以选择方便计算的分割以及每个小区间上的点，但也只能求出极少数定积分，对于复杂的被积函数，其困难就更大了。因此应用求和式极限的方法在理论上虽有重大意义，但是远不能解决定积分计算问题。这一节我们寻找定积分计算的一般方法。

## 一、积分上限函数

设函数 $f(x)$ 在区间 $[a,b]$ 上连续，则对任意 $x \in [a,b]$，$f(x)$ 在区间 $[a,x]$ 上可积，即 $\int_a^x f(t)\mathrm{d}t$ 存在，因此当积分上限 $x$ 在区间 $[a,b]$ 上任取一值时，就有一个值 $\int_a^x f(t)\mathrm{d}t$ 与之对应，所以 $\int_a^x f(t)\mathrm{d}t$ 是上限 $x$ 的函数，记作

$$\Phi(x) = \int_a^x f(t)\mathrm{d}t, x \in [a,b]$$

称这个函数为积分上限函数或变上限积分函数。

思考：如何理解 $\Phi(x)$ 是关于积分上限的函数？$\Phi(0)$ 的值等于多少？

**定理 5－3**　如果函数 $f(x)$ 在区间 $[a,b]$ 上连续，则积分上限函数 $\Phi(x) = \int_a^x f(t)\mathrm{d}t$ 在区间 $[a,b]$ 上可导，且

$$\Phi'(x) = \frac{\mathrm{d}}{\mathrm{d}x}\int_a^x f(t)\mathrm{d}t = f(x), x \in [a,b] \qquad (5-11)$$

**证明：**如图 5－6，任意 $x \in [a,b]$，$\Delta x \neq 0$，且 $x+\Delta x \in [a,b]$（$\Delta x$ 可以为正也可以为负）。

由性质 5－3，得

$$\Delta\Phi(x) = \Phi(x+\Delta x) - \Phi(x) = \int_a^{x+\Delta x} f(t)\mathrm{d}t - \int_a^x f(t)\mathrm{d}t = \int_x^{x+\Delta x} f(t)\mathrm{d}t$$

根据积分中值定理，存在一点 $\xi$ 介于 $x$ 与 $x+\Delta x$ 之间，使

$$\int_x^{x+\Delta x} f(t)\mathrm{d}t = f(\xi)\Delta x$$

于是

$$\frac{\Delta\Phi(x)}{\Delta x} = f(\xi)$$

当 $\Delta x \to 0$ 时，$\xi \to x$，由 $f(x)$ 在区间 $[a,b]$ 上连续，得

$$\Phi'(x) = \lim_{\Delta x\to 0}\frac{\Delta\Phi(x)}{\Delta x} = \lim_{\Delta x\to 0} f(\xi) = f(\lim_{\Delta x\to 0}\xi) = f(x)$$

这个定理同时也证明了积分上限函数 $\Phi(x) = \int_a^x f(t)\mathrm{d}t$ 是函数 $f(x)$ 在区间 $[a,b]$ 上的一个原函数。从定理的结论可以看到求导正是变上限定积分的逆运算，表面上看两个不相干的概念，却存在着内在的紧密联系。同时这个定理也证明了连续函数一定存在原函数。

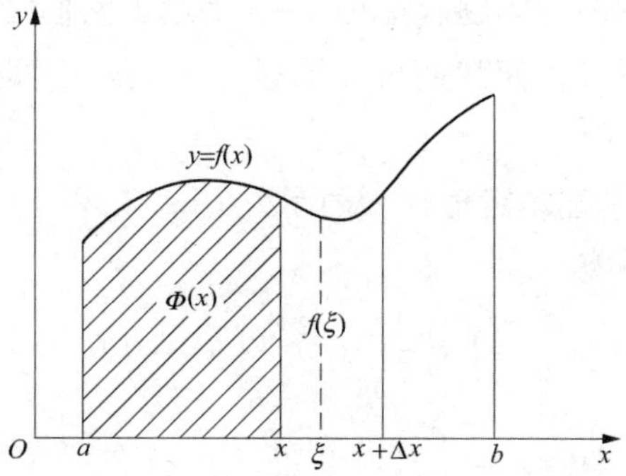


图 5-6

[例5-4]　求函数 $\Phi(x)=\int_1^x \frac{\sin t}{t}\mathrm{d}t$ 的导数。

[解]　由定理 5-3 可得

$$\Phi'(x)=\frac{\mathrm{d}}{\mathrm{d}x}\int_1^x \frac{\sin t}{t}\mathrm{d}t=\frac{\sin x}{x}$$

[例5-5]　求函数 $\Phi(x)=\int_x^{-1}\cos^2 t\mathrm{d}t$ 的导数。

[解]　$\Phi(x)=\int_x^{-1}\cos^2 t\mathrm{d}t=-\int_{-1}^x \cos^2 t\mathrm{d}t$

于是由定理 5-3 可得

$$\Phi'(x)=\frac{\mathrm{d}}{\mathrm{d}x}(-\int_{-1}^x \cos^2 t\mathrm{d}t)=-\frac{\mathrm{d}}{\mathrm{d}x}\int_{-1}^x \cos^2 t\mathrm{d}t=-\cos^2 x$$

[例5-6]　求函数 $\Phi(x)=\int_{2x}^{\sqrt{x}} t\cos^2 t\mathrm{d}t$ 的导数。

[解]　$\Phi(x)=\int_{2x}^{\sqrt{x}} t\cos^2 t\mathrm{d}t=\int_{2x}^{0} t\cos^2 t\mathrm{d}t+\int_0^{\sqrt{x}} t\cos^2 t\mathrm{d}t$

$$=\int_0^{\sqrt{x}} t\cos^2 t\mathrm{d}t-\int_0^{2x} t\cos^2 t\mathrm{d}t$$

由定理 5-3 及复合函数求导法则，得

$$\Phi'(x)=(\int_0^{\sqrt{x}} t\cos^2 t\mathrm{d}t)'-(\int_0^{2x} t\cos^2 t\mathrm{d}t)'$$

$$=\sqrt{x}\cos^2\sqrt{x}\cdot(\sqrt{x})'-2x\cos^2 2x\cdot(2x)'$$

$$=\frac{1}{2}\cos^2\sqrt{x}-4x\cos^2 2x$$

[例5-7]　求极限 $\lim\limits_{x\to 0}\frac{\int_0^x \cos t^2\mathrm{d}t}{x}$。

[解]　这是一个 $\frac{0}{0}$ 型未定式，由洛必达法则，得

$$\lim_{x\to 0}\frac{\int_0^x \cos t^2\mathrm{d}t}{x}=\lim_{x\to 0}\frac{\left(\int_0^x \cos t^2\mathrm{d}t\right)'}{(x)'}=\lim_{x\to 0}\frac{\cos x^2}{1}=1$$

## 二、微积分学基本定理

定积分是给定函数的积分和极限问题，而不定积分是给定函数的原函数问题，从概念

上看，它们是完全不同的两个问题。定理 5－3 揭示了它们之间的内存联系，这种联系对积分学的发展具有重大的意义，使我们可以通过原函数来计算定积分，这便是微积分学基本定理。

**定理 5－4（微积分学基本定理）** 设函数 $f(x)$ 在区间 $[a,b]$ 上连续，$F(x)$ 是 $f(x)$ 在区间 $[a,b]$ 上的一个原函数，则

$$\int_a^b f(x)\mathrm{d}x = F(b) - F(a) \tag{5-12}$$

**证明：** 由定理 5－3，$\Phi(x) = \int_a^x f(t)\mathrm{d}t$ 也是 $f(x)$ 的一个原函数，因此

$$F(x) = \Phi(x) + C = \int_a^x f(t)\mathrm{d}t + C$$

式中，C 为常数。把 $x = a$ 代入上式，得

$$F(a) = C$$

把 $x = b$ 代入上式，得

$$F(b) = \int_a^b f(x)\mathrm{d}x + C = \int_a^b f(x)\mathrm{d}x + F(a)$$

于是

$$\int_a^b f(x)\mathrm{d}x = F(b) - F(a)$$

记 $F(b) - F(a) = F(x)\big|_a^b$，则上式可写作

$$\int_a^b f(x)\mathrm{d}x = F(x)\big|_a^b = F(b) - F(a)$$

这个公式称为牛顿－莱布尼兹（Newton－Leibniz）公式。它使计算定积分问题从求和式的极限转化为求被积函数的原函数问题。

**[例 5－8]** 计算 $\int_0^{\frac{\pi}{2}} \sin x\mathrm{d}x$。

**[解]** 由于 $-\cos x$ 是 $\sin x$ 的一个原函数，由牛顿－莱布尼兹公式，得

$$\int_0^{\frac{\pi}{2}} \sin x\mathrm{d}x = -\cos x\big|_0^{\frac{\pi}{2}} = -\cos\frac{\pi}{2} - (-\cos 0) = 1$$

**[例 5－9]** 计算 $\int_0^{\frac{\pi}{4}} \tan^2 x\mathrm{d}x$。

**[解]**
$$\int_0^{\frac{\pi}{4}} \tan^2 x\mathrm{d}x = \int_0^{\frac{\pi}{4}} (\sec^2 x - 1)\mathrm{d}x = \int_0^{\frac{\pi}{4}} \sec^2 x\mathrm{d}x - \int_0^{\frac{\pi}{4}} \mathrm{d}x$$
$$= \tan x\big|_0^{\frac{\pi}{4}} - x\big|_0^{\frac{\pi}{4}} = \left(\tan\frac{\pi}{4} - \tan 0\right) - \left(\frac{\pi}{4} - 0\right) = 1 - \frac{\pi}{4}$$

**[例 5－10]** 计算 $\int_0^2 |1 - x|\mathrm{d}x$。

**[解]**
$$\int_0^2 |1 - x|\mathrm{d}x = \int_0^1 |1 - x|\mathrm{d}x + \int_1^2 |1 - x|\mathrm{d}x = \int_0^1 (1 - x)\mathrm{d}x + \int_1^2 (x - 1)\mathrm{d}x$$
$$= \left(x - \frac{x^2}{2}\right)\bigg|_0^1 + \left(\frac{x^2}{2} - x\right)\bigg|_1^2 = \left(\frac{1}{2} - 0\right) + \left(0 + \frac{1}{2}\right) = 1$$

**[例 5－11]** 计算由曲线 $y = x^2 + 1$，直线 $x + y = 3$ 及坐标轴所围成的曲边梯形面积 $S$（图 5－7 中阴影部分）。

**[解]** 联立方程

$\begin{cases} y = x^2 + 1 \\ x + y = 3 \end{cases}$ 得交点坐标（1，2）

所求曲边梯形面积

$$S = \int_0^3 f(x)\,dx$$

其中

$$f(x) = \begin{cases} x^2 + 1, & 0 \leqslant x \leqslant 1 \\ 3 - x, & 1 < x \leqslant 3 \end{cases}$$

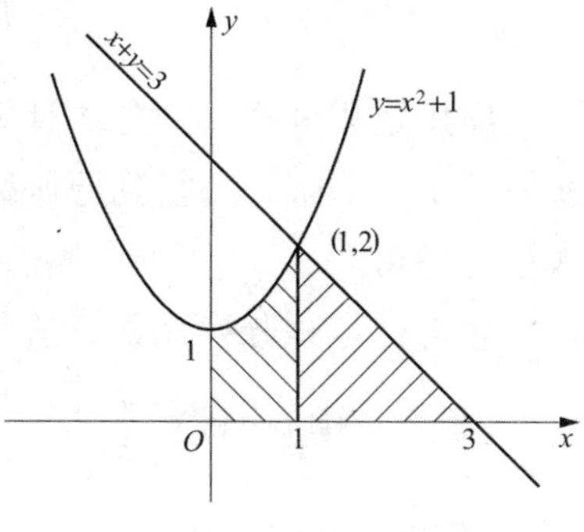


图 5－7

得

$$S = \int_0^3 f(x)dx = \int_0^1 f(x)dx + \int_1^3 f(x)dx = \int_0^1 (x^2 + 1)dx$$

$$+ \int_1^3 (3 - x)dx$$

$$= \left(\frac{x^3}{3} + x\right)\Big|_0^1 + \left(3x - \frac{x^2}{2}\right)\Big|_1^3$$

$$= 3\frac{1}{3}$$

**［例 5－12］** 计算 $\int_0^1 \frac{1 - x^2}{1 + x^2}dx$。

**［解］** $\int_0^1 \frac{1 - x^2}{1 + x^2}dx = \int_0^1 \frac{1 + 1 - (1 + x^2)}{1 + x^2}dx = 2\int_0^1 \frac{1}{1 + x^2}dx - \int_0^1 dx$

$$= 2(\arctan)\big|_0^1 - 1 = \frac{\pi}{2} - 1$$

# 第三节　换元积分法

扫码“学一学”

由牛顿－莱布尼兹公式可知定积分问题已归结为求原函数（或不定积分）的问题，从而可把求不定积分的方法应用于计算定积分。对应于不定积分中的换元积分法和分部积分法，定积分也有类似的方法。

**定理 5－5** 如果函数 $f(x)$ 在区间 $[a,b]$ 上连续，函数 $x = \varphi(t)$ 满足下列条件：

（1）$\varphi(t)$ 在 $[\alpha,\beta]$ 上有连续的导函数，即 $\varphi'(t)$ 连续；

（2）当 $t$ 从 $\alpha$ 变到 $\beta$ 时，$\varphi(t)$ 从 $a$ 变到 $b$，且 $\varphi(\alpha) = a, \varphi(\beta) = b$。

则

$$\int_a^b f(x)\,dx = \int_\alpha^\beta f\,[\varphi(t)]\varphi'(t)\,dt \tag{5-13}$$

**证明：** 由条件可知，式（5－13）中的积分都是可积的，而且原函数都存在。设 $F(x)$ 是 $f(x)$ 在区间 $[a,b]$ 上的原函数，由复合函数求导法则 $F[\varphi(t)]$ 是 $f\,[\varphi(t)]\varphi'(t)$ 的原函数，由牛顿－莱布尼兹公式得

$$\int_a^b f(x)\,dx = F(b) - F(a)$$

$$\int_\alpha^\beta f\,[\varphi(t)]\varphi'(t)\,dt = F[\varphi(\beta)] - F[\varphi(\alpha)] = F(b) - F(a)$$

所以

$$\int_a^b f(x)\,\mathrm{d}x = \int_\alpha^\beta f\,[\varphi(t)]\varphi'(t)\,\mathrm{d}t$$

应用定积分换元积分法计算定积分时应注意：①当积分变量 $x$ 变换成 $t$ 时，要相应改变积分的上、下限；②得到原函数后新变量 $t$ 不必换回旧变量 $x$，只要把新变量的上、下限代入计算即可。

思考：定积分换元积分法与不定积分的换元积分法的联系与区别是什么？

**[例 5-13]** 计算 $\int_0^1 \sqrt{1-x^2}\,\mathrm{d}x$。

**[解]** 令 $x=\sin t$，当 $x=0$ 时 $t=0$，当 $x=1$ 时，$t=\frac{\pi}{2}$，则

$$\int_0^1 \sqrt{1-x^2}\,\mathrm{d}x = \int_0^{\frac{\pi}{2}} \sqrt{1-\sin^2 t}\cos t\mathrm{d}t = \int_0^{\frac{\pi}{2}} \cos^2 t\mathrm{d}t$$

$$= \int_0^{\frac{\pi}{2}} \frac{1+\cos 2t}{2}\mathrm{d}t = \frac{1}{2}\left(t+\frac{\sin 2t}{2}\right)\Bigg|_0^{\frac{\pi}{2}} = \frac{\pi}{4}$$

**[例 5-14]** 计算 $\int_0^4 \frac{x+2}{\sqrt{2x+1}}\mathrm{d}x$。

**[解]** 令 $\sqrt{2x+1}=t$，则 $x=\frac{t^2-1}{2}, \mathrm{d}x=t\mathrm{d}t$，当 $x=0$ 时 $t=1$，当 $x=4$ 时，$t=3$，则

$$\int_0^4 \frac{x+2}{\sqrt{2x+1}}\mathrm{d}x = \int_1^3 \frac{t^2+3}{2}\mathrm{d}t = \frac{1}{2}\left(\frac{t^3}{3}+3t\right)\Bigg|_1^3 = \frac{22}{3}$$

**[例 5-15]** 计算 $\int_0^{\frac{\pi}{2}} \cos^5 x\sin x\mathrm{d}x$。

**[解]**

$$\int_0^{\frac{\pi}{2}} \cos^5 x\sin x\mathrm{d}x = -\int_0^{\frac{\pi}{2}} \cos^5 x\mathrm{d}\cos x$$

$$= -\left(\frac{1}{6}\cos^6 x\right)\Bigg|_0^{\frac{\pi}{2}} = \frac{1}{6}$$

**[例 5-16]** 计算 $\int_1^{64} \frac{1}{\sqrt{x}+\sqrt[3]{x}}\mathrm{d}x$。

**[解]** 令 $x=t^6$，当 $x=1$ 时，$t=1$，当 $x=64$ 时，$t=2$

$$\int_1^{64} \frac{1}{\sqrt{x}+\sqrt[3]{x}}\mathrm{d}x = \int_1^2 \frac{6t^5}{t^3+t^2}\mathrm{d}t = 6\int_1^2 \frac{t^3}{t+1}\mathrm{d}t$$

$$= 6\int_1^2 \frac{t^3+1-1}{t+1}\mathrm{d}t = 6\int_1^2 (t^2-t+1)\mathrm{d}t - 6\int_1^2 \frac{1}{t+1}\mathrm{d}t$$

$$= 6\left(\frac{t^3}{3}-\frac{t^2}{2}+t\right)\Bigg|_1^2 - 6\ln(t+1)\Big|_1^2 = 11-6\ln\frac{3}{2}$$

**[例 5-17]** 设函数 $f(x)$ 在区间 $[-l,l]$ 上连续，证明：

(1) 如果函数 $f(x)$ 是 $[-l,l]$ 的奇函数，则 $\int_{-l}^{l} f(x)\,\mathrm{d}x = 0$。

(2) 如果函数 $f(x)$ 是 $[-l,l]$ 的偶函数，则 $\int_{-l}^{l} f(x)\,\mathrm{d}x = 2\int_0^l f(x)\,\mathrm{d}x$。

**证明：** (1) 由定积分对区间可加，得

$$\int_{-l}^{l} f(x)\,\mathrm{d}x = \int_{-l}^{0} f(x)\,\mathrm{d}x + \int_0^l f(x)\,\mathrm{d}x$$

对上式第一个积分，令 $x=-t, \mathrm{d}x=-\mathrm{d}t$，当 $x=-l$ 时，$t=l$，当 $x=0$ 时，$t=0$，于是

$$\int_{-l}^{0} f(x)\,\mathrm{d}x = -\int_{l}^{0} f(-t)\,\mathrm{d}t = \int_{l}^{0} f(t)\,\mathrm{d}t = -\int_{0}^{l} f(t)\,\mathrm{d}t$$

所以

$$\int_{-l}^{l} f(x)\,\mathrm{d}x = \int_{-l}^{0} f(x)\,\mathrm{d}x + \int_{0}^{l} f(x)\,\mathrm{d}x = 0$$

（2）由定积分对区间可加，得

$$\int_{-l}^{l} f(x)\,\mathrm{d}x = \int_{-l}^{0} f(x)\,\mathrm{d}x + \int_{0}^{l} f(x)\,\mathrm{d}x$$

对上式第一个积分，令 $x=-t, \mathrm{d}x=-\mathrm{d}t$，当 $x=-l$ 时，$t=l$，当 $x=0$ 时，$t=0$，于是

$$\int_{-l}^{0} f(x)\,\mathrm{d}x = -\int_{l}^{0} f(-t)\,\mathrm{d}t = -\int_{l}^{0} f(t)\,\mathrm{d}t = \int_{0}^{l} f(t)\,\mathrm{d}t$$

所以

$$\int_{-l}^{l} f(x)\,\mathrm{d}x = \int_{-l}^{0} f(x)\,\mathrm{d}x + \int_{0}^{l} f(x)\,\mathrm{d}x = 2\int_{0}^{l} f(x)\,\mathrm{d}x$$

## 第四节　分部积分法

扫码“学一学”

与不定积分的分部积分法相对应，下面给出定积分的分部积分法。

**定理 5－6**　如果 $u(x), v(x)$ 在区间 $[a,b]$ 上有连续导函数，则

$$\int_{a}^{b} u(x)v'(x)\,\mathrm{d}x = [u(x)v(x)]\big|_{a}^{b} - \int_{a}^{b} u'(x)v(x)\,\mathrm{d}x \qquad (5-14)$$

**证明：**由于

$$[u(x)v(x)]' = u(x)v'(x) + u'(x)v(x), x \in [a,b]$$

故 $u(x)v(x)$ 是 $u(x)v'(x)+u'(x)v(x)$ 在区间 $[a,b]$ 上的原函数，由牛顿－莱布尼兹公式，得

$$[u(x)v(x)]\big|_{a}^{b} = \int_{a}^{b} [u(x)v'(x) + u'(x)v(x)]\,\mathrm{d}x = \int_{a}^{b} u(x)v'(x)\,\mathrm{d}x + \int_{a}^{b} u'(x)v(x)\,\mathrm{d}x$$

即

$$\int_{a}^{b} u(x)v'(x)\,\mathrm{d}x = [u(x)v(x)]\big|_{a}^{b} - \int_{a}^{b} u'(x)v(x)\,\mathrm{d}x$$

定积分分部积分法的另一常用的等价形式为

$$\int_{a}^{b} u\,\mathrm{d}v = (uv)\big|_{a}^{b} - \int_{a}^{b} v\,\mathrm{d}u$$

思考：定积分的分部积分法与不定积分的分部积分法联系与区别是什么？

**［例 5－18］**　求 $\int_{0}^{\frac{\pi}{2}} x\sin x\,\mathrm{d}x$。

**［解］**　令 $u(x)=x, v'(x)=\sin x$，由分部积分法，得

$$\int_{0}^{\frac{\pi}{2}} x\sin x\,\mathrm{d}x = x(-\cos x)\big|_{0}^{\frac{\pi}{2}} - \int_{0}^{\frac{\pi}{2}} -\cos x\,\mathrm{d}x$$

$$= \sin x\big|_{0}^{\frac{\pi}{2}} = 1$$

当对公式比较熟悉时，不必写中间过程。

［例 5-19］ 求 $\int_0^1 x\mathrm{e}^{2x}\mathrm{d}x$。

［解］ $\int_0^1 x\mathrm{e}^{2x}\mathrm{d}x = \frac{1}{2}\int_0^1 x\mathrm{d}\mathrm{e}^{2x} = \frac{1}{2}(x\mathrm{e}^{2x})\big|_0^1 - \frac{1}{2}\int_0^1 \mathrm{e}^{2x}\mathrm{d}x$

$$= \frac{1}{2}\mathrm{e}^2 - \frac{1}{4}(\mathrm{e}^{2x})\big|_0^1 = \frac{1}{4}\mathrm{e}^2 + 1$$

［例 5-20］ 计算 $\int_{\frac{\pi}{4}}^{\frac{\pi}{3}} \frac{x}{\cos^2 x}\mathrm{d}x$。

［解］ $\int_{\frac{\pi}{4}}^{\frac{\pi}{3}} \frac{x}{\cos^2 x}\mathrm{d}x = \int_{\frac{\pi}{4}}^{\frac{\pi}{3}} x\mathrm{d}(-\cot x) = (-x\cot x)\Big|_{\frac{\pi}{4}}^{\frac{\pi}{3}} + \int_{\frac{\pi}{4}}^{\frac{\pi}{3}} \cot x\mathrm{d}x$

$$= \frac{\pi}{4} - \frac{\pi}{3\sqrt{3}} + \int_{\frac{\pi}{4}}^{\frac{\pi}{3}} \frac{\cos x}{\sin x}\mathrm{d}x = \frac{\pi}{4} - \frac{\pi}{3\sqrt{3}} + \int_{\frac{\pi}{4}}^{\frac{\pi}{3}} \frac{1}{\sin x}\mathrm{d}\sin x$$

$$= \frac{\pi}{4} - \frac{\pi}{3\sqrt{3}} + \ln|\sin x|\Big|_{\frac{\pi}{4}}^{\frac{\pi}{3}} = \frac{\pi}{4} - \frac{\pi}{3\sqrt{3}} + \ln\sqrt{\frac{3}{2}}$$

［例 5-21］ 计算 $\int_0^1 \mathrm{e}^{\sqrt{x}}\mathrm{d}x$

［解］ 令 $t = \sqrt{x}$，则 $x = t^2, \mathrm{d}x = 2t\mathrm{d}t$，且当 $x = 0$ 时，$t = 0$，当 $x = 1$ 时，$t = 1$，则

$\int_0^1 \mathrm{e}^{\sqrt{x}}\mathrm{d}x = 2\int_0^1 \mathrm{e}^t t\mathrm{d}t = 2\int_0^1 t\mathrm{d}\mathrm{e}^t = 2(t\mathrm{e}^t)\Big|_0^1 - 2\int_0^1 \mathrm{e}^t\mathrm{d}t$

$$= 2\mathrm{e} - 2(\mathrm{e}^t)\Big|_0^1 = 2\mathrm{e} - 2\mathrm{e} + 2 = 2$$

扫码“学一学”

# 第五节 反常积分与 $\Gamma(x)$

我们在前面讨论定积分时，一直限制积分区间是有限区间，被积函数是有界函数。但在实际应用中或理论上，常常需要讨论积分区间无限的情形或被积函数无界的情形，因此需要拓广定积分的概念。

## 一、无限区间上的反常积分

先看一个实际问题。

在地球上发射火箭，火箭从地面上升到距离地心为 $r$ 处所做的功是多少？

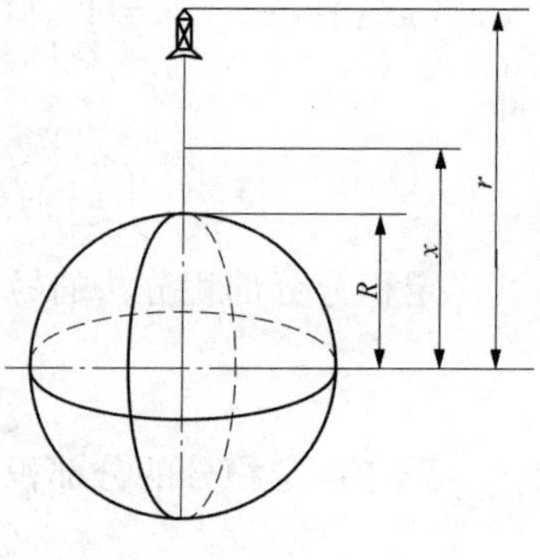

图 5-8

如图 5-8，设地球半径为 $R$，火箭质量为 $M$，由万有引力定律，在离地心 $x$（$\geq R$）处火箭所受引力为 $\frac{MgR^2}{x^2}$（$g$ 为地面上的重力加速度），从而火箭从地面上升到距离地心为 $r$ 处所做的功为

$$\int_R^r \frac{MgR^2}{x^2}\mathrm{d}x$$

如果要使火箭飞到无限远处，则火箭所做的功为极限

$$\lim_{r\to\infty}\int_R^r \frac{MgR^2}{x^2}\mathrm{d}x$$

这时很自然会把这个式子写成下述上限为∞的“积分”

$$\int_R^{\infty} \frac{MgR^2}{x^2}\mathrm{d}x \tag{5-15}$$

为了与定积分区分开来，上述积分称为反常积分。

**定义 5-2**　设函数 $f(x)$ 在区间 $[a, +\infty)$ 上连续，则称形式

$$\int_a^{+\infty} f(x)\mathrm{d}x$$

为无穷限反常积分。对任意的 $r \in [a, +\infty)$，如果 $\lim\limits_{r\to+\infty}\int_a^r f(x)\mathrm{d}x$ 存在且等于 $J$，则称反常积分 $\int_a^{+\infty} f(x)\mathrm{d}x$ 收敛于 $J$；即有

$$\int_a^{+\infty} f(x)\mathrm{d}x = \lim_{r\to+\infty}\int_a^r f(x)\mathrm{d}x = J \tag{5-16}$$

如果 $\lim\limits_{r\to+\infty}\int_a^r f(x)\mathrm{d}x$ 不存在，则称反常积分 $\int_a^{+\infty} f(x)\mathrm{d}x$ 发散。

类似的，设函数 $f(x)$ 在区间 $(-\infty, b]$ 上连续，对任意的 $r \in (-\infty, b]$，如果极限 $\lim\limits_{r\to-\infty}\int_r^b f(x)\mathrm{d}x$ 存在且为 $J$，则称反常积分 $\int_{-\infty}^b f(x)\mathrm{d}x$ 收敛于 $J$，即

$$\int_{-\infty}^b f(x)\mathrm{d}x = \lim_{r\to-\infty}\int_r^b f(x)\mathrm{d}x = J \tag{5-17}$$

如果极限 $\lim\limits_{r\to-\infty}\int_r^b f(x)\mathrm{d}x$ 不存在，则称反常积分 $\int_{-\infty}^b f(x)\mathrm{d}x$ 发散。

设函数 $f(x)$ 在区间 $(-\infty, +\infty)$ 上连续，反常积分 $\int_{-\infty}^{+\infty} f(x)\mathrm{d}x$ 定义为

$$\int_{-\infty}^{+\infty} f(x)\mathrm{d}x = \int_{-\infty}^a f(x)\mathrm{d}x + \int_a^{+\infty} f(x)\mathrm{d}x \tag{5-18}$$

式中，$a$ 是任一有限数，当且仅当右端两个反常积分都收敛时，左端反常积分才收敛，否则是发散的。

由于反常积分定义为定积分的极限，故大多数定积分的性质和所有的计算方法都可以运用到反常积分的计算。

**[例 5-22]**　求 $\int_0^{+\infty} \mathrm{e}^{-x}\mathrm{d}x$。

**[解]**　$\int_0^{+\infty} \mathrm{e}^{-x}\mathrm{d}x = \lim\limits_{r\to+\infty}\int_0^r \mathrm{e}^{-x}\mathrm{d}x = \lim\limits_{r\to+\infty}(-\mathrm{e}^{-x})\Big|_0^r = \lim\limits_{r\to+\infty}(-\mathrm{e}^{-r}+1) = 1$

**[例 5-23]**　求 $\int_{-\infty}^{+\infty} \frac{1}{1+x^2}\mathrm{d}x$

**[解]**

$$\begin{aligned}\int_{-\infty}^{+\infty} \frac{1}{1+x^2}\mathrm{d}x &= \int_{-\infty}^{0} \frac{1}{1+x^2}\mathrm{d}x + \int_{0}^{+\infty} \frac{1}{1+x^2}\mathrm{d}x \\ &= \lim_{r\to-\infty}\int_r^0 \frac{1}{1+x^2}\mathrm{d}x + \lim_{r\to+\infty}\int_0^r \frac{1}{1+x^2}\mathrm{d}x \\ &= \lim_{r\to-\infty}(0-\arctan r) + \lim_{r\to+\infty}(\arctan r - 0) \\ &= \frac{\pi}{2} + \frac{\pi}{2} = \pi\end{aligned}$$

注：例 5-23 积分的几何意义如图 5-9 所示。

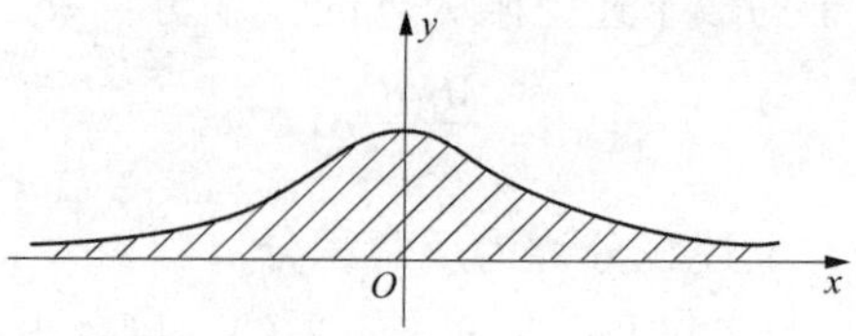


图 5 -9

［例 5 -24］ 讨论 $\int_1^{+\infty}\frac{1}{x^p}\mathrm{d}x$ 的敛散性。

［解］ 由于

$$\int_1^r \frac{1}{x^p}\mathrm{d}x = \begin{cases} \frac{r^{1-p}}{1-p}, & p \neq 1 \\ \ln r, & p = 1 \end{cases}$$

当 $p > 1$ 时，$\lim\limits_{r\to+\infty}\int_1^r \frac{1}{x^p}\mathrm{d}x = \frac{1}{p-1}$

当 $p \leqslant 1$ 时，$\lim\limits_{r\to+\infty}\int_1^r \frac{1}{x^p}\mathrm{d}x = \infty$

所以反常积分 $\int_1^{+\infty}\frac{1}{x^p}\mathrm{d}x$ 当 $p > 1$ 时收敛于 $\frac{1}{1-p}$；当 $p \leqslant 1$ 时发散。

为了方便，如果 $\lim\limits_{x\to+\infty}F(x)$ 和 $\lim\limits_{x\to-\infty}F(x)$ 存在，则记

$\lim\limits_{x\to+\infty}F(x) = F(+\infty)$，$\lim\limits_{x\to-\infty}F(x) = F(-\infty)$

## 二、无界函数的反常积分

先看一个实际问题。

圆柱形小缸，内壁高为 $h$，内半径为 $R$，底壁有一个小洞，半径为 $r$（图 5 -10）。在盛满水的情况下，问从把小洞开放起直至水流完为止，共需多少时间？

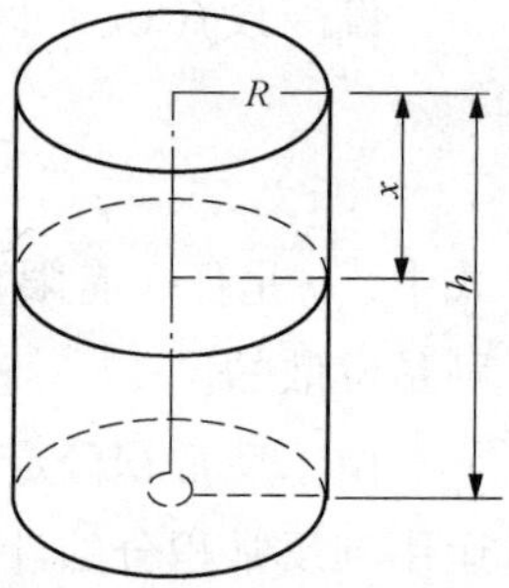


图 5 -10

从物理学可得，当水面下降距离为 $x$ 时，水在洞口的流速为

$$v = \sqrt{2g(h-x)}$$

式中，$g$ 为重力加速度。根据单位时间内减少的水量等于流出的水量，得关系式

$$\frac{\mathrm{d}x}{\mathrm{d}t}\pi R^2 = v\pi r$$

即

$$\frac{\mathrm{d}t}{\mathrm{d}x} = \frac{R^2}{r^2\sqrt{2g(h-x)}}$$

所以所需时间在形式上可写成“积分”

$$\int_0^h \frac{R^2}{r^2\sqrt{2g(h-x)}}\mathrm{d}x \tag{5-19}$$

这里，被积函数在区间 $[0,h)$ 上是无界的，即 $\lim\limits_{x\to h^-}f(x) = \infty$，这是一个关于无界函数的积分问题。

为了区别，我们称定积分为正常积分，而上述无界函数的积分称为反常积分，具体定义如下。

**定义5－3**　设函数$f(x)$在区间$(a,b]$上连续，且$\lim\limits_{x \to a^+} f(x) = \infty$，则称形式$\int_a^b f(x)\mathrm{d}x$为无界函数反常积分。如果极限$\lim\limits_{x \to a^+} f(x)$存在且为$J$，则称反常积分收敛于$J$，即

$$\int_a^b f(x)\mathrm{d}x = \lim_{t \to a^+} \int_t^b f(x)dx = J \tag{5-20}$$

否则称为发散。

类似的，设函数$f(x)$在区间$[a,b)$上连续，且$\lim\limits_{x \to b^-} f(x) = \infty$，如果极限$\lim\limits_{x \to b^-} f(x)$存在且为$J$，则称反常积分收敛于$J$，即

$$\int_a^b f(x)\mathrm{d}x = \lim_{t \to b^-} \int_a^t f(x)\mathrm{d}x \tag{5-21}$$

否则称为发散。

设函数$f(x)$在区间$[a,b]$上除了点$c$ $(a < c < b)$外均连续，且$\lim\limits_{x \to c} f(x) = \infty$，则反常积分$\int_a^b f(x)\mathrm{d}x$定义为

$$\int_a^b f(x)\mathrm{d}x = \int_a^c f(x)\mathrm{d}x + \int_c^b f(x)\mathrm{d}x \tag{5-22}$$

当且仅当右端两个反常积分都收敛时，左端反常积分才收敛，否则是发散的。

**［例5－25］**　求$\int_0^1 \frac{\mathrm{d}x}{\sqrt{1-x^2}}$。

**［解］**　$\int_0^1 \frac{\mathrm{d}x}{\sqrt{1-x^2}} = \lim\limits_{t \to 1^-} \int_0^t \frac{\mathrm{d}x}{\sqrt{1-x^2}} = \lim\limits_{t \to 1^-} \arcsin x \Big|_0^t = \lim\limits_{t \to 1^-} \arcsin t = \frac{\pi}{2}$

**［例5－26］**　讨论$\int_0^1 \frac{\mathrm{d}x}{x^\lambda}$的敛散性。

**［解］**　由于

$$\int_t^1 \frac{1}{x^\lambda}\mathrm{d}x = \begin{cases} \frac{1}{1-\lambda} - \frac{t^{1-\lambda}}{1-\lambda}, & \lambda \neq 1 \\ -\ln t, & \lambda = 1 \end{cases}$$

当$\lambda < 1$时，$\lim\limits_{t \to 0^+} \int_1^t \frac{1}{x^\lambda}\mathrm{d}x = \frac{1}{1-\lambda}$

当$\lambda \geqslant 1$时，$\lim\limits_{t \to 0^+} \int_t^1 \frac{1}{x^\lambda}\mathrm{d}x = \infty$

所以反常积分$\int_0^1 \frac{1}{x^\lambda}\mathrm{d}x$当$\lambda < 1$时收敛于$\frac{1}{1-\lambda}$；当$\lambda \geqslant 1$时发散。

**［例5－27］**　求$\int_0^3 \frac{\mathrm{d}x}{(x-1)^{2/3}}$。

**［解］**　
$$\begin{aligned} \int_0^3 \frac{\mathrm{d}x}{(x-1)^{2/3}} &= \int_0^1 \frac{\mathrm{d}x}{(x-1)^{2/3}} + \int_1^3 \frac{\mathrm{d}x}{(x-1)^{2/3}} \\ &= \lim_{t \to 1^-} \int_0^t \frac{\mathrm{d}x}{(x-1)^{2/3}} + \lim_{t \to 1^+} \int_t^3 \frac{\mathrm{d}x}{(x-1)^{2/3}} \\ &= \lim_{t \to t^-} [3(x-1)^{1/3}] \Big|_0^t + \lim_{t \to t^+} [3(x-1)^{1/3}] \Big|_t^3 \\ &= 3(1+\sqrt[3]{2}) \end{aligned}$$

## 三、$\Gamma$函数

下面讨论在理论和应用上都有重要意义的$\Gamma$函数。

**定义 5－4** 函数

$$\Gamma(s)=\int_0^{+\infty}x^{s-1}\mathrm{e}^{-x}\mathrm{d}x,(s>0) \tag{5-23}$$

称为 $\Gamma$ 函数。

上述反常积分既是无穷积分区间上的反常积分，当 $0<s<1$ 时，也是一个无界函数的反常积分。把它分为两个反常积分，即

$$I_1=\int_0^1 x^{s-1}\mathrm{e}^{-x}\mathrm{d}x \text{ 和 } I_2=\int_1^{+\infty}x^{s-1}\mathrm{e}^{-x}\mathrm{d}x$$

可以证明当 $s>0$ 时，$I_1$ 和 $I_2$ 都收敛，因此 $\Gamma$ 函数的定义域为 $s>0$。

下面给出 $\Gamma$ 函数的两个重要性质。

**性质 1** $\Gamma(1)=1$

**证明：** $\Gamma(1)=\int_0^{+\infty}\mathrm{e}^{-x}\mathrm{d}x=\lim\limits_{r\to+\infty}\int_0^r\mathrm{e}^{-x}\mathrm{d}x$

$$=\lim_{r\to 0}(1-\mathrm{e}^{-r})=1$$

**性质 2** $\Gamma(s+1)=s\Gamma(s)$

**证明：** $\Gamma(s+1)=\int_0^{+\infty}x^s\mathrm{e}^{-x}\mathrm{d}x=\int_0^1 x^s\mathrm{e}^{-x}\mathrm{d}x+\int_1^{+\infty}x^s\mathrm{e}^{-x}\mathrm{d}x$

$$=\lim_{\varepsilon\to 0^+}\int_0^1 x^s\mathrm{e}^{-x}\mathrm{d}x+\lim_{r\to+\infty}\int_1^{+\infty}x^s\mathrm{e}^{-x}\mathrm{d}x$$

$$=\lim_{\varepsilon\to 0^+}\left(-x^s\mathrm{e}^{-x}\Big|_\varepsilon^1+s\int_\varepsilon^1 x^{s-1}\mathrm{e}^{-x}\mathrm{d}x\right)+\lim_{r\to+\infty}\left(-x^s\mathrm{e}^{-x}\Big|_1^{+\infty}+s\int_1^r x^s\mathrm{e}^{-x}\mathrm{d}x\right)$$

$$=-\mathrm{e}^{-1}+s\int_0^1 x^{s-1}\mathrm{e}^{-x}\mathrm{d}x+\mathrm{e}^{-1}+s\int_1^{+\infty}x^{s-1}\mathrm{e}^{-x}\mathrm{d}x$$

$$=s\int_0^{+\infty}x^{s-1}\mathrm{e}^{-x}\mathrm{d}x$$

$$=s\Gamma(s)$$

特别的，当 $s$ 取自然数 $n$ 时，得

$$\Gamma(n+1)=n\Gamma(n)=n(n-1)\Gamma(n-1)=\cdots=n(n-1)\cdots 2\times 1=n!$$

扫码“学一学”

# 第六节　定积分在几何中的应用

从引入定积分概念的两个例子中，我们可以看到定积分的应用十分广泛。下面我们应用定积分的理论和计算方法解决几何上的一些实际问题。

## 一、微元法

微元法是应用定积分解决实际问题的一种重要思想方法。它实际上是定积分概念的浓缩。如果某一实际问题中所求量 $A$ 满足下列条件：

（1）$A$ 是一个与变量 $x$ 的变化区间 $[a,b]$ 有关的量；

（2）$A$ 对于区间 $[a,b]$ 具有可加性，即把区间 $[a,b]$ 分成 $n$ 个小区间，则 $A$ 相应地分成 $n$ 个部分量 $\Delta A_i,i=1,2,\cdots,n$，且 $A=\sum\limits_{i=1}^{n}\Delta A_i$；

（3）量 $\Delta A_i$ 的近似值可表示为 $f(\xi_i)\Delta x_i$，即 $\Delta A_i\approx f(\xi_i)\Delta x_i,i=1,2,\cdots,n$。那么可以考虑用定积分来表示这个量 $A$。

微元法的具体步骤如下：

（1）根据实际问题选取一个变量 $x$ 作为积分变量，并确定它的变化区间 $[a,b]$；

（2）把区间 $[a,b]$ 分成 $n$ 个小区间，从中任取一个小区间并记作 $[x,x+\mathrm{d}x]$，求出相应这个小区间的部分量 $\Delta A$ 的近似值 $f(x)\mathrm{d}x$（图 5－11），称 $f(x)\mathrm{d}x$ 为量 $A$ 的微元，记为

$$\mathrm{d}A = f(x)\mathrm{d}x \tag{5-24}$$

（3）以所求量 $A$ 的微元作为积分表达式在区间 $[a,b]$ 上定积分，得

$$A = \int_a^b f(x)\mathrm{d}x$$

这就是所求量 $A$ 的积分表达式。

上述这个方法称为微元法。下面将使用微元法讨论定积分的应用。

思考：微元法的原理是什么？

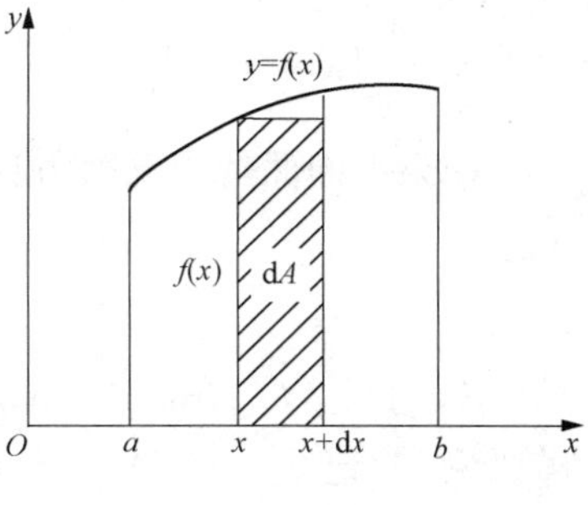


图 5－11

## 二、平面图形的面积

在引入定积分概念时已经知道，由曲线 $y=f(x)$，$[f(x)\geqslant 0]$，直线 $x=a$，$x=b$ 和 $x$ 轴围成的曲边梯形的面积 $S$ 就是定积分

$$S = \int_a^b f(x)\mathrm{d}x$$

其中，被积表达式 $f(x)\mathrm{d}x$ 就是面积微元，它表示以 $f(x)$ 为高、以 $\mathrm{d}x$ 为底的矩形面积。

下面我们应用微元法来计算一些比较复杂的平面图形面积。

**［例 5－28］**　计算由直线 $y=x$，抛物线 $y=x^2-2$ 所围成图形的面积。

**［解］**　先求出直线与抛物线的两个交点（图 5－12）。为此求解方程组 $\begin{cases} y = x \\ y = x^2 - 2 \end{cases}$

得到两交点坐标为（－1，－1），(2，2)。

取横坐标 $x$ 为积分变量，其变化区间为 $[-1,\ 2]$。相应于区间 $[-1,\ 2]$ 上的任一小区间 $[x,x+\mathrm{d}x]$ 的面积近似于高为 $[x-(x^2-2)]$、底为 $\mathrm{d}x$ 的小矩形面积，因此面积微元为

$$\mathrm{d}S = [x-(x^2-2)]\mathrm{d}x$$

所求面积为

$$S = \int_{-1}^{2}[x-(x^2-2)]\mathrm{d}x = \left(\frac{x^2}{2}-\frac{x^3}{3}+2x\right)\bigg|_{-1}^{2} = \frac{9}{2}$$

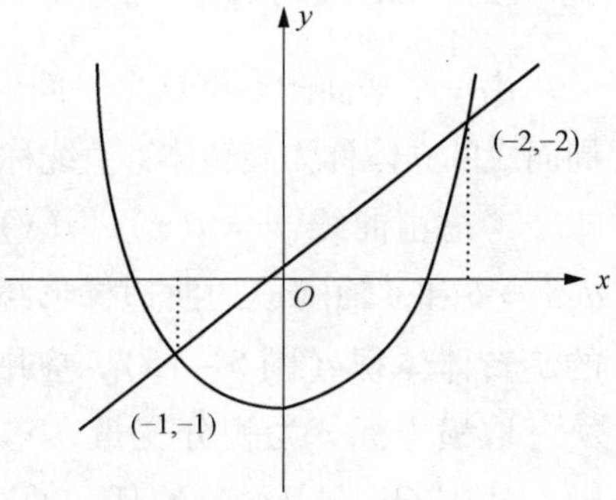


图 5－12

**［例 5－29］**　计算由直线 $y=x-4$，抛物线 $y^2=2x$ 所围成图形面积。

**［解］**　先求出抛物线和直线的交点（图 5－13）。解方程组

$$\begin{cases} y = x - 4 \\ y^2 = 2x \end{cases}$$

得交点（2，－2），(8，4)。

取纵坐标 $y$ 为积分变量，它的变化区间为 $[-2,\ 4]$。相应于 $[-2,\ 4]$ 上的小区间 $[y,$

$y+\mathrm{d}y]$ 上的面积近似于高为 $\mathrm{d}y$ 、底为 $(y+4)-\frac{y^2}{2}$ 的小矩形面积，故面积微元为

$$\mathrm{d}S=\left(y+4-\frac{y^2}{2}\right)\mathrm{d}y$$

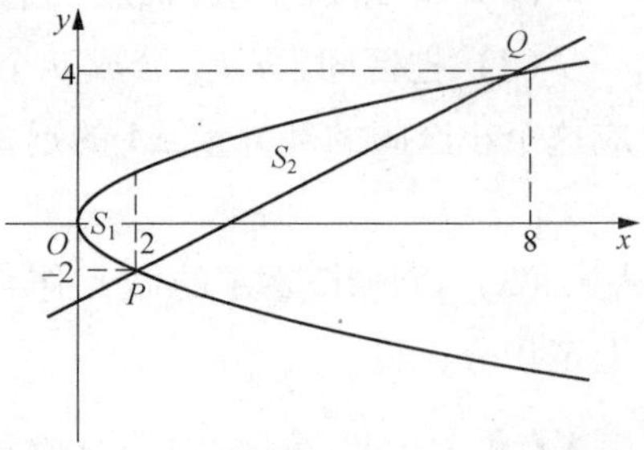


图 5－13

所求面积

$$S=\int_{-2}^{4}\left(y+4-\frac{y^2}{2}\right)\mathrm{d}y=\left(\frac{y^2}{2}+4y-\frac{y^3}{6}\right)\bigg|_{-2}^{4}=18$$

如果平面曲线由参数方程表示

$$\begin{cases}x=x(t)\\y=y(t)\end{cases},\quad t\in[\alpha,\beta] \tag{5－25}$$

且 $x(t)$，$y(t)$ 在区间 $[\alpha,\beta]$ 上连续，$x'(t)>0$ [对于 $x'(t)<0$，或 $y'(t)\neq 0$ 的情形一样讨论]，记 $a=x(\alpha),b=x(\beta)$，则由曲线（5－24）及直线 $x=a,x=b$ 和 $x$ 轴围成的平面图形面积为

$$S=\int_a^b|f(x)|\mathrm{d}x=\int_\alpha^\beta|y(t)|\,|x'(t)|\mathrm{d}t$$

[例 5－30]　求摆线

$$\begin{cases}x=a(t-\sin t)\\y=a(1-\cos t)\end{cases},\quad(a>0)$$

的一拱（图 5－14）与 $x$ 轴所围成的平面图形面积。

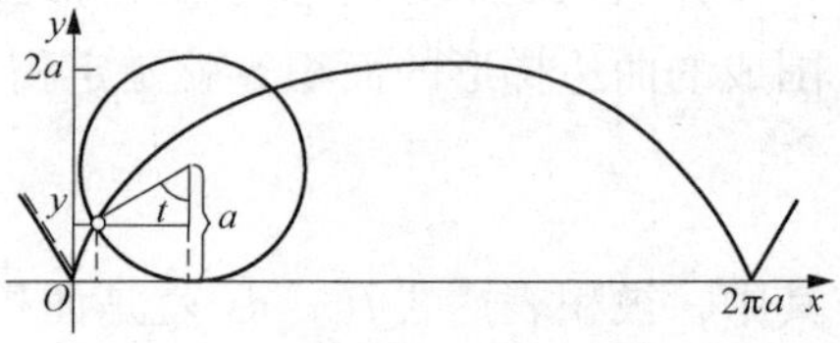


图 5－14

[解]　当 $t=0,2\pi$ 时，$y=0$，因此 $t$ 由 0 变到 $2\pi$ 时，曲线正好成一拱，所以

$$S=\int_0^{2\pi}a(1-\cos t)[a(t-\sin t)]'\mathrm{d}t=\int_0^{2\pi}a^2(1-\cos t)^2\mathrm{d}t=3\pi a^2$$

## 三、旋转体的体积

由一个平面图形绕这个平面内的一条直线旋转一周而成的立体称为旋转体，直线称为旋转轴。

考虑由曲线 $y=f(x),[f(x)\geqslant 0]$，直线 $x=a,x=b$ 和 $x$ 轴围成的曲边梯形绕 $x$ 轴旋转一周而成的旋转体体积（图 5－15），应用定积分来计算。

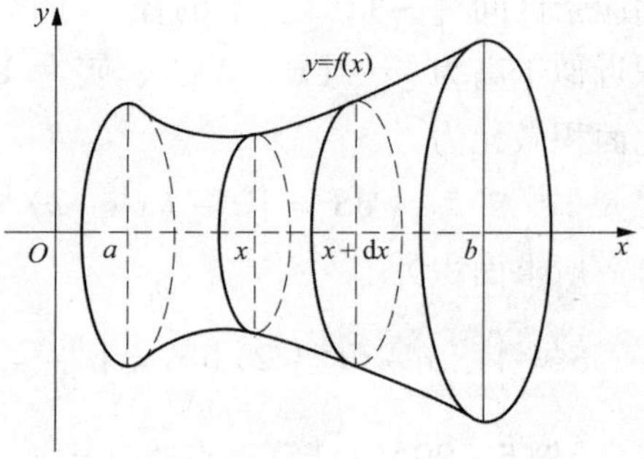


图 5－15

取横坐标 $x$ 为积分变量，它的变化区间为 $[a,b]$，相应于 $[a,b]$ 上的任一小区间 $[x,x+\mathrm{d}x]$ 上的小曲边梯形旋转而成的小立体体积近似于以 $f(x)$ 为底半径、$\mathrm{d}x$ 为高的小圆柱体的体积，即体积微元

$$\mathrm{d}V=\pi[f(x)]^2\mathrm{d}x$$

所得旋转体体积

$$V=\int_a^b\pi[f(x)]^2\mathrm{d}x \tag{5－26}$$

[例 5－31]　求由椭圆 $\frac{x^2}{a^2}+\frac{y^2}{b^2}=1$ 绕 $x$ 轴一周所得旋转体体积。

[解]　以 $x$ 为积分变量，变化区间为 $[-a,a]$。相应于 $[-a,a]$ 上的任意小区间 $[x,$

$x+\mathrm{d}x]$ 上的体积微元为

$$\mathrm{d}V=\pi(f(x))^2\mathrm{d}x=\pi b^2\left(1-\frac{x^2}{a^2}\right)\mathrm{d}x=\pi\frac{b^2}{a^2}(a^2-x^2)\mathrm{d}x$$

因此所求旋转体力体积为

$$\begin{aligned}V&=\int_{-a}^{a}\pi[f(x)]^2\mathrm{d}x=\pi\frac{b^2}{a^2}\int_{-a}^{a}(a^2-x^2)\mathrm{d}x\\&=\frac{2\pi b^2}{a^2}\int_0^a(a^2-x^2)\mathrm{d}x=\frac{2\pi b^2}{a^2}\left(a^2x-\frac{x^3}{3}\right)\Big|_0^a=\frac{4}{3}\pi ab^2\end{aligned}$$

这个旋转体称为椭球体。同理可知，椭圆 $\frac{x^2}{a^2}+\frac{y^2}{b^2}=1$ 绕 $y$ 轴旋转一周而成的椭圆球体积为 $\frac{4}{3}\pi a^2b$。

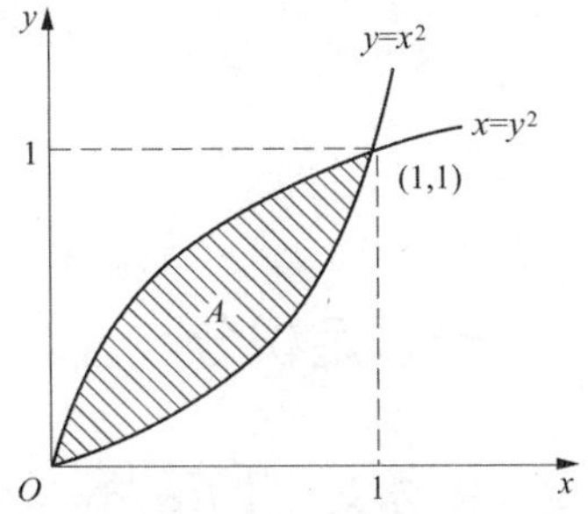

图 5－16

［例 5－32］　求由抛物线 $y^2=x, y=x^2$ 围成的平面图形绕 $x$ 轴一周而成的旋转体体积。

［解］　所求旋转体体积可以看成分别由抛物线 $y^2=x$，$y=x^2$ 与直线 $x=1$，$x$ 轴围成的两个图形绕 $x$ 轴而成的两个旋转体体积的差（图 5－16），即

$$V=\pi\int_0^1(\sqrt{x})^2\mathrm{d}x-\pi\int_0^1(x^2)^2\mathrm{d}x=\frac{\pi}{2}-\frac{\pi}{5}=\frac{3\pi}{10}$$

扫码“学一学”

## 第七节　定积分在医药学中的应用

把积分中值定理的结论改写为如下形式

$$f(\xi)=\frac{1}{(b-a)}\int_a^b f(x)\mathrm{d}x \tag{5-27}$$

则称 $f(\xi)$ 为函数 $f(x)$ 在区间 $[a,b]$ 上的平均值。在实际问题中通常利用式(5－27)计算连续函数在区间上的平均值。例如，在药物动力学中计算平均血药浓度。

［例 5－33］　在某一实验中，先让患者禁食（以降低体内的血糖水平），然后通过注射大量的葡萄糖，假设实验测定血液中胰岛素浓度 $c(t)$（单位/ml）符合下列函数

$$c(t)=\begin{cases}t(10-t), & 0\leqslant t\leqslant 5\\25\mathrm{e}^{-k(t-5)}, & t>5\end{cases}$$

其中，$k=\frac{1}{20}\ln 2$；时间 $t$ 的单位为分钟。求 1h 内血液中胰岛素的平均浓度。

［解］

$$\begin{aligned}\overline{c(t)}&=\frac{1}{60}\int_0^{60}c(t)\mathrm{d}t=\frac{1}{60}\left[\int_0^5 t(10-t)\mathrm{d}t+\int_5^{60}25e^{-k(t-5)}\mathrm{d}t\right]\\&=\frac{1}{60}\left(5t^2-\frac{1}{3}t^3\right)\Big|_0^5-\frac{5}{12k}\mathrm{e}^{-k(t-5)}\Big|_5^{60}=\frac{1}{60}\left(125-\frac{125}{3}\right)-\frac{5}{12k}(\mathrm{e}^{-55k}-1)\\&\approx 11.62\ (\text{单位/ml})\end{aligned}$$

［例 5－34］　（血药浓度－时间曲线下的总面积 $AUC$）设口服某药后体内的血药浓度变化如下式

$$c(t)=\frac{k_1DF}{(k_1-K)V}(\mathrm{e}^{-Kt}-\mathrm{e}^{-k_1t})$$

其中，$k_1, K, V, D, F$ 均为常数。求血药浓度－时间曲线下的总面积 $AUC$。

［解］ $AUC=\int_0^{+\infty}c(t)\mathrm{d}t=\int_0^{+\infty}\frac{k_1DF}{(k_1-K)V}(\mathrm{e}^{-Kt}-\mathrm{e}^{-k_1t})\mathrm{d}t$

$$=\frac{k_1DF}{(k_1-K)V}\int_0^{+\infty}(\mathrm{e}^{-Kt}-\mathrm{e}^{-k_1t})\mathrm{d}t$$

$$=\frac{k_1DF}{(k_1-K)V}\left[-\frac{1}{K}\int_0^{+\infty}\mathrm{e}^{-Kt}\mathrm{d}(-Kt)-\left(-\frac{1}{k_1}\right)\int_0^{+\infty}\mathrm{e}^{-k_1t}\mathrm{d}(-k_1t)\right]$$

$$=\frac{k_1DF}{(k_1-K)V}\left(\frac{1}{K}-\frac{1}{k_1}\right)=\frac{FD}{KV}$$

## 重点小结

### 一、定积分

**1. 定义** $\int_a^b f(x)\mathrm{d}x=\lim\limits_{\lambda\to 0}\sum\limits_{i=1}^{n}f(\xi_i)\Delta x_i$。定积分是一个数，并且与积分变量无关，即

$$\int_a^b f(x)\mathrm{d}x=\int_a^b f(u)\mathrm{d}u=\int_a^b f(t)\mathrm{d}t$$

必须熟记定积分的性质。

**2. 定积分的计算** 牛顿－莱布尼兹公式、换元积分法和分部积分法。

牛顿－莱布尼兹公式：$\int_a^b f(x)\mathrm{d}x=F(x)\big|_a^b=F(b)-F(a)$，其中 $F(x)$ 是 $f(x)$ 的一个原函数。

换元积分法：$\int_a^b f(x)\mathrm{d}x\overset{x=\varphi(t)}{=}\int_\alpha^\beta f[\varphi(t)]\varphi'(t)\mathrm{d}t$，其中 $\varphi(t)$ 是在 $[\alpha,\beta]$ 上有连续导数，当 $t$ 从 $\alpha$ 变到 $\beta$ 时，$x$ 从 $a$ 变到 $b$，且 $\varphi(\alpha)=a,\varphi(\beta)=b$。使用换元积分法，不用换回原积分变量，只需注意换积分的上下限。

分部积分法：$\int_a^b u\mathrm{d}v=uv\big|_a^b-\int_a^b v\mathrm{d}u$。定积分的分部积分适用情形与不定积分相同。

### 二、反常积分

**1. 无穷区间上的反常积分**

$$\int_a^{+\infty}f(x)\mathrm{d}x=\lim_{b\to+\infty}\int_a^b f(x)\mathrm{d}x$$

$$\int_{-\infty}^b f(x)\mathrm{d}x=\lim_{a\to-\infty}\int_a^b f(x)\mathrm{d}x$$

$\int_{-\infty}^{+\infty}f(x)\mathrm{d}x=\int_{-\infty}^{c}f(x)\mathrm{d}x+\int_c^{+\infty}f(x)\mathrm{d}x$，当且仅当右边两个反常积分同时收敛左边才收敛。

**2. 积分区间出现瑕点的反常积分**

积分下限是瑕点的情形：$\int_a^b f(x)\mathrm{d}x=\lim\limits_{\varepsilon\to 0}\int_{a+\varepsilon}^b f(x)\mathrm{d}x=\lim\limits_{t\to a^+}\int_t^b f(x)\mathrm{d}x$

积分上限是瑕点的情形：$\int_a^b f(x)\mathrm{d}x=\lim\limits_{\varepsilon\to 0}\int_a^{b-\varepsilon}f(x)\mathrm{d}x=\lim\limits_{t\to b^-}\int_a^t f(x)\mathrm{d}x$

瑕点在积分区间内部的情形：$\int_a^b f(x)\mathrm{d}x=\int_a^c f(x)\mathrm{d}x+\int_c^b f(x)\mathrm{d}x$，当且仅当右边两个反常

积分同时收敛时左边才收敛。

## 三、定积分的应用

**1. 微元法**　第一步确定积分变量区间 $[a,b]$；第二步在区间 $[a,b]$ 上任取小区间 $[x, x+\Delta x]$，分析得到微元式 $\mathrm{d}F=f(x)\mathrm{d}x$；第三步计算定积分 $\int_a^b f(x)\mathrm{d}x$。

**2. 平面图形面积**　由曲线 $y=f(x), x=a, x=b$ 和 $x$ 轴所围成的图形面积为 $\int_a^b |f(x)|\mathrm{d}x$。一般的，先确定所求面积的图形，然后按照微元法的步骤得到微元式，再计算定积分。

**3. 已知截面面积的立体体积**　$V=\int_a^b A(x)\mathrm{d}x$，其中 $A(x)$ 是被垂直于 $x$ 轴的平面所截的截面面积。

**4. 旋转体体积**　$V=\pi\int_a^b [f(x)]^2\mathrm{d}x$，其中旋转体由连续曲线 $y=f(x), x=a, x=b$ 和 $x$ 轴所围成的图形绕 $x$ 轴旋转而成。

## 习题五

1. 利用定积分定义计算下列定积分。

(1) $\int_0^4 (2x+3)\mathrm{d}x$　　(2) $\int_0^4 x^3\mathrm{d}x$

2. 不计算定积分，利用定积分性质比较下列定积分的大小。

(1) $\int_0^1 x\mathrm{d}x$ 与 $\int_0^1 x^3\mathrm{d}x$　　(2) $\int_0^{\frac{\pi}{2}} x\mathrm{d}x$ 与 $\int_0^{\frac{\pi}{2}} \sin x\mathrm{d}x$

(3) $\int_0^1 \mathrm{e}^x\mathrm{d}x$ 与 $\int_0^1 \mathrm{e}^{x^2}\mathrm{d}x$　　(4) $\int_{-\frac{\pi}{2}}^0 \cos x\mathrm{d}x$ 与 $\int_0^{\frac{\pi}{2}} \cos x\mathrm{d}x$

3. 证明下列不等式。

(1) $1 \leqslant \int_0^1 \mathrm{e}^{x^2}\mathrm{d}x \leqslant e$　　(2) $\frac{\pi}{2} \leqslant \int_0^{\frac{\pi}{2}} \frac{1}{\sqrt{1-\frac{1}{2}\cos^2 x}}\mathrm{d}x \leqslant \frac{\pi}{\sqrt{2}}$

4. 求下列函数的导数 $\frac{\mathrm{d}y}{\mathrm{d}x}$。

(1) $y=\int_0^{\sqrt{x}} \sin t^2\mathrm{d}t$　　(2) $y=\int_{x^2}^1 \frac{\sin t}{t}\mathrm{d}t$

(3) $y=\int_x^{\sqrt{x}} \mathrm{e}^{x^2}\mathrm{d}t$　　(3) $y=\int_{x^2}^{\sqrt{x}} \cos t^2\mathrm{d}t$

5. 如果函数 $f(x)$ 在区间 $[a,b]$ 上连续，$F(x)=\int_a^x f(t)(x-t)\mathrm{d}t$。证明：$F''(x)=f(x)$。

6. 求下列极限。

(1) $\lim\limits_{x\to 0}\frac{\int_0^x \cos t^2\mathrm{d}t}{x}$　　(2) $\lim\limits_{x\to 0}\frac{\left(\int_0^x \mathrm{e}^{t^2}\mathrm{d}t\right)^2}{\int_0^x t\mathrm{e}^{2t^2}\mathrm{d}t}$

7. 求下列定积分。

(1) $\int_1^4\left(\sqrt{x}+\frac{1}{\sqrt{x}}\right)dx$

(2) $\int_{-2}^3 (x-1)^3 dx$

(3) $\int_0^1 \frac{x^3}{1+x}dx$

(4) $\int_{-\frac{\pi}{2}}^{\frac{\pi}{2}} \sqrt{\cos x-\cos^3 x}\,dx$

(5) $\int_e^{e^2} \frac{1}{x\ln x}dx$

(6) $\int_0^1 \frac{\sqrt{x}}{1+\sqrt{x}}dx$

(7) $\int_0^{\sqrt{2}} \sqrt{2-x^2}\,dx$

(8) $\int_0^a x^2\sqrt{a^2-x^2}\,dx$, $(a>0)$

(9) $\int_{\frac{1}{\sqrt{2}}}^1 \frac{\sqrt{1-x^2}}{x^2}dx$

(10) $\int_{-1}^1 \frac{x}{\sqrt{5-4x}}dx$

(11) $\int_{\frac{3}{4}}^1 \frac{dx}{\sqrt{1-x}-1}$

(12) $\int_0^1 x e^{-\frac{x^2}{2}}dx$

(13) $\int_1^{e^2} \frac{1}{x\sqrt{1+\ln x}}dx$

(14) $\int_{-\frac{\pi}{2}}^{\frac{\pi}{2}} \cos x\cos 2x\,dx$

(15) $\int_0^{\frac{\pi}{2}} x\cos x\,dx$

(16) $\int_1^e x^2\ln x\,dx$

(17) $\int_0^1 x\arctan x\,dx$

(18) $\int_0^{\frac{\pi}{2}} e^{2x}\sin x\,dx$

(19) $\int_1^e \sin(\ln x)\,dx$

(20) $\int_{\frac{1}{e}}^e |\ln x|\,dx$

(21) $\int_0^1 \frac{1}{1+e^x}dx$

(22) $\int_{-2}^0 \frac{dx}{x^2+2x+2}$

(23) $\int_0^1 x^2 e^x dx$

(24) $\int_0^1 \sqrt{(1-x^2)^3}\,dx$

(25) $\int_{\frac{\pi}{4}}^{\frac{\pi}{3}} \frac{x}{\sin^2 x}dx$

(26) $\int_0^1 e^{\sqrt{x+1}}dx$

(27) $\int_0^{\pi} (x\sin x)^2 dx$

8. 设函数 $f(x)=\begin{cases} x, & 0\leqslant x\leqslant 1 \\ x^2-1, & 1<x\leqslant 2 \\ 1-x & 2<x\leqslant 3 \end{cases}$，求 $\int_0^3 f(x)dx$ 。

9. 利用函数奇偶性求下列积分。

(1) $\int_{-\pi}^{\pi} x^6\sin x\,dx$

(2) $\int_{-\frac{1}{2}}^{\frac{1}{2}} \frac{(\arcsin x)^2}{\sqrt{1-x^2}}dx$

10. 如果 $f(x)$ 是连续函数且为奇函数，证明 $\int_0^x f(t)dt$ 是偶函数；如果 $f(x)$ 是连续函数且为偶函数，证明 $\int_0^x f(t)dt$ 是奇函数。

11. 如果函数 $f(x)$ 在区间 $[a,b]$ 上连续，证明

$$\int_a^b f(x)dx=\int_a^b f(a+b-x)dx$$

12. 判断下列反常积分的敛散性，如果收敛，计算反常积分的值。

(1) $\int_1^{+\infty} \frac{1}{x^3}dx$

(2) $\int_0^{+\infty} e^{-\lambda x}dx$，$(\lambda>0)$

(3) $\int_{1}^{+\infty} \frac{1}{\sqrt{x}} \mathrm{d}x$　　(4) $\int_{0}^{+\infty} x\mathrm{e}^{-x^2} \mathrm{d}x$

(5) $\int_{-\infty}^{+\infty} \frac{1}{x^2 + 2x + 2} \mathrm{d}x$　　(6) $\int_{1}^{+\infty} \frac{\arctan x}{1 + x^2} \mathrm{d}x$

(7) $\int_{1}^{2} \frac{x\mathrm{d}x}{\sqrt{x - 1}}$　　(8) $\int_{0}^{1} \ln x \mathrm{d}x$

(9) $\int_{0}^{2} \frac{\mathrm{d}x}{x^2 - 4x + 3}$　　(10) $\int_{-1}^{1} \frac{1}{x(x - 2)} \mathrm{d}x$

13. 讨论反常积分 $\int_{a}^{b} \frac{\mathrm{d}x}{(x - a)^p}$,$(b > a)$ 的敛散性。

14. 求由曲线 $y = a - x^2$,$(a > 0)$ 与 $x$ 轴所围成的图形面积。

15. 求由抛物线 $y = x^2 - 4x + 5$，直线 $x = 3$,$x = 5$ 及 $x$ 轴所围成的图形面积。

16. 求由曲线 $y = x^2 - 8$ 与直线 $2x + y + 8 = 0$,$y = -4$ 所围成的图形面积。

17. 求由曲线 $y = \ln x$,$y = a$,$y = b$ 以及 $y$ 轴（$b > a > 0$）所围成的图形面积。

18. 求 $c$（$c > 0$）的值，使两曲线 $y = x^2$ 与 $y = cx^3$ 所围成的图形面积等于 $\frac{2}{3}$。

19. 椭圆参数方程为 $\begin{cases} x = a\cos t \\ y = b\sin t \end{cases}$，求椭圆的面积。

20. 求曲线 $y = \sqrt{x}$ 与直线 $x = 1$,$x = 4$,$y = 0$ 所围成的图形分别绕 $x$ 轴、$y$ 轴旋转得到的旋转体的体积。

21. 求由 $x^2 + (y - 5)^2 = 16$ 绕 $x$ 轴旋转得到的旋转体的体积。

22. 求由曲线 $y = x^3$ 与直线 $x = 2$,$y = 0$ 所围成的图形分别绕 $x$ 轴、$y$ 轴旋转得到的旋转体的体积。

23. 口服药物必须先被吸收进入血液循环，然后才能在肌体的各个部位发挥作用。一种典型的吸收率函数具有如下的形式

$$f(t) = kt(t - b), 0 \leqslant t \leqslant b$$

式中，$t$ 是时间参数，其中 $k$、$b$ 是常数。求药物吸收的总量。

24. 设快速静脉注射某药后，血药浓度 $C$ 与时间 $t$ 的函数关系为 $C = C_0\mathrm{e}^{-kt}$，其中 $C_0$ 为初始浓度，$k$ 为速率常数。求从 $t = 0$ 到 $t = T$ 这段时间内平均血药浓度 $\bar{C}$。

25. 设某一运动员呼吸时吸入空气的速率 $V(t)$ 可用下列函数表示

$$V(t) = 0.8\sin(\frac{\pi}{4}t)$$

一次吸气时间为 8s，求这个运动员这一次吸气吸入的空气总量。

26. 设静脉注射某药物，得血药浓度与时间 $t$ 的函数关系为

$$C(t) = C_0\mathrm{e}^{-kt}$$

其中，$C_0$ 为 $t = 0$ 时的血药浓度，$k > 0$ 为药物在人体内的消除速率常数，试求血药浓度 - 时间曲线下的总面积 $AUC$。

## 习题五答案

1. (1) 28；(2) 64

2. (1) $\int_0^1 x\mathrm{d}x \geqslant \int_0^1 x^3\mathrm{d}x$；(2) $\int_0^{\frac{\pi}{2}} x\mathrm{d}x \leqslant \int_0^{\frac{\pi}{2}} \sin x\mathrm{d}x$；(3) $\int_0^1 \mathrm{e}^x\mathrm{d}x \geqslant \int_0^1 \mathrm{e}^{x^2}\mathrm{d}x$；

   (4) $\int_{-\frac{\pi}{2}}^0 \cos x\mathrm{d}x = \int_0^{\frac{\pi}{2}} \cos x\mathrm{d}x$

3. 略。

4. (1) $\frac{\sin x}{2\sqrt{x}}$；(2) $-\frac{2\sin x^2}{x}$；(3) $\frac{\mathrm{e}^x}{2\sqrt{x}} - \mathrm{e}^{x^2}$；(4) $\frac{\cos x}{2\sqrt{x}} - 2x\cos x^4$

5. 略。

6. (1) 1；(2) 2

7. (1) $\frac{20}{3}$；　(2) $-\frac{65}{4}$；　(3) $\frac{5}{6} - \ln 2$；　(4) $\frac{4}{3}$；

   (5) $\ln 2$；　(6) $2\ln 2 - 1$；　(7) $\frac{\pi}{2}$；　(8) $\frac{a^4\pi}{16}$；

   (9) $1 - \frac{\pi}{4}$；　(10) $\frac{1}{6}$；　(11) $1 - 2\ln 2$；　(12) $1 - \mathrm{e}^{-\frac{1}{2}}$；

   (13) $2\sqrt{3} - 2$；　(14) $\frac{2}{3}$；　(15) $\frac{\pi}{2} - 1$；　(16) $\frac{2\mathrm{e}^3}{9} + \frac{1}{9}$；

   (17) $\frac{\pi}{4} - \frac{1}{2}$；　(18) $\frac{1 + 2\mathrm{e}^{\pi}}{5}$；　(19) $\frac{\mathrm{e}\sin 1 - \mathrm{e}\cos 1 + 1}{2}$；(20) $2 - \frac{2}{\mathrm{e}}$；

   (21) $1 + \ln 2 - \ln(1 + \mathrm{e})$；(22) $\frac{\pi}{2}$；　(23) $\mathrm{e} - 2$；　(24) $\frac{3\pi}{16}$；

   (25) $-\frac{\pi}{3} \cdot \frac{1}{\sqrt{3}} + \frac{\pi}{4} + \frac{1}{2}\ln\frac{3}{2}$；　(26) $2(\sqrt{2} - 1)\mathrm{e}^{\sqrt{2}}$；　(27) $\frac{\pi^3}{6} - \frac{\pi}{4}$

8. $\frac{1}{3}$

9. (1) 0；(2) $\frac{\pi^3}{324}$

10. 略。　11. 略。

12. (1) $\frac{1}{2}$；(2) $\frac{1}{\lambda}$；(3) 发散；(4) $\frac{1}{2}$；(5) $\pi$；(6) $\frac{3\pi^2}{32}$；(7) $\frac{8}{3}$；

   (8) $-1$；(9) 发散；(10) 发散

13. 当 $p \geqslant 1$ 时，发散；当 $p < 1$ 时，收敛。

14. $\frac{4}{3}a\sqrt{a}$　　15. $\frac{32}{3}$

16. $\frac{28}{3}$　　17. $\mathrm{e}^b - \mathrm{e}^a$

18. $\frac{1}{2}$　　19. $\pi ab$

20. $\frac{15}{2}\pi$，$\frac{124}{5}\pi$　　21. $160\pi^2$

22. $\frac{128}{7}\pi$，$\frac{64}{5}\pi$　　23. $\frac{k(b^3 - a^3)}{3} - \frac{bk(b^2 - a^2)}{2}$

24. $\frac{C_0}{kT} - \frac{C_0}{kT}\mathrm{e}^{-kT}$　　25. $\frac{12.8}{\pi}$

26. $\frac{C_0}{k}$

# 第六章　微分方程

扫码“看一看”

**学习目标**

1. **掌握**　可分离变量及一阶线性微分方程的解法；二阶常系数线性齐次方程的解法。

2. **熟悉**　微分方程及其解、通解、特解和初始条件等概念。

3. **了解**　二阶常系数非齐次线性微分方程的解的结构与计算方法。

在实际应用问题中，常常要通过实际问题的意义及已知的规律建立起量与量之间的函数关系式，这样的含有自变量、未知函数及未知函数导数的关系等式，称为微分方程，求解微分方程可以得到所要求的未知函数。本章主要介绍微分方程的基本概念及常见的一阶和二阶微分方程的解法。

## 第一节　微分方程的基本概念

扫码“学一学”

### 一、引例

**1. 建立体内药物含量模型**　已知药物消除为一级速率过程，即体内药量减少的速率与当时的体内药量成正比，当 $t=0$ 时，药物的初始量为 $x_0$，试建立体内药物含量模型。

为解决这个问题，首先设在 $t$ 时刻体内的药物含量为 $x = x(t)$，由已知体内药量减少的速率与当时的体内药量成正比，从而建立方程

$$\begin{cases} \dfrac{\mathrm{d}x}{\mathrm{d}t} = -kx \\ x\big|_{t=0} = x_0 \end{cases} \tag{6-1}$$

式中，$k$ 为比例系数。

对方程（6－1）左右两端积分，得

$$\begin{cases} \ln x = -kt + C \\ x\big|_{t=0} = x_0 \end{cases} \tag{6-2}$$

将条件 $t=0$，$x=x_0$ 代入式（6－2）中，得 $C = \ln x_0$，从而得 $t$ 时刻体内药物含量模型为 $\ln x = -kt + \ln x_0$，即 $x = x_0 \mathrm{e}^{-kt}$。

**2. 建立自由落体运动的运动律**　设一质量为 $m$ 的物体在重力作用下自由落下，其加速度为 g，若不计算空气阻力，试求物体下落的距离 $S$ 与时间 $t$ 的函数关系。

由于自由落体运动是变加速直线运动，从而得

$$\frac{\mathrm{d}s}{\mathrm{d}t} = v, \frac{\mathrm{d}s^2}{\mathrm{d}t^2} = g \tag{6-3}$$

对式（6－3）两边积分得

$$\frac{\mathrm{d}s}{\mathrm{d}t} = \int g\mathrm{d}t + C_1 = gt + C_1$$

对上式再积分，得

$$S = \int (gt - C_1)\mathrm{d}t + C_2 = \frac{1}{2}gt^2 + C_1 t + C_2 \tag{6-4}$$

式中，$C_1$，$C_2$为任意常数。

依题意可知 $S|_{t=0} = 0$，$\left.\frac{\mathrm{d}s}{\mathrm{d}t}\right|_{t=0} = 0$ （6－5）

将式（6－5）代入式（6－4）中，得

$$C_1 = 0, C_2 = 0$$

所求自由落体运动的运动律为 $S = \frac{1}{2}gt^2$ 。

以上两个引例中有一个共同的特点：首先建立一个或多个含有未知函数导数的方程，通过求解方程，从而求得未知函数。

## 二、微分方程的定义

**定义 6－1** 把含有自变量、未知函数、未知函数导数的方程称为微分方程。例如 $\frac{\mathrm{d}y}{\mathrm{d}x} = x^3 + 1$，$y'' + y' - 3 = 0$，$y''' = 5x$ 都是微分方程。在微分方程中可以不含有自变量 $x$ 及未知函数 $y$，但必须含有未知函数 $y$ 的导数。

微分方程中所出现的最高阶导数的阶数，称为微分方程的阶。引例 1 中方程(6－1)为一阶微分方程；引例 2 中方程（6－3）为二阶微分方程。通常一阶微分方程的一般形式记为

$$F(x,y,y') = 0$$

二阶微分方程的一般形式记为

$$F(x,y,y',y'') = 0$$

注意一点，微分方程的阶是以未知函数最高阶导数的阶数定义的，不是以方程中最高次幂的阶数定义的。例如 $y^{(4)} + (y'')^3 + (y)^6 = \sin x$ 是4 阶微分方程，而不是6 阶微分方程。

**定义 6－2** 若将函数 $y = f(x)$ 代入微分方程中，能使方程两端相等，称函数 $y = f(x)$ 为这个微分方程的解。如 $x = x_0\mathrm{e}^{-kt}$ 是微分方程（6－1）的解；$y = \frac{1}{2}gt^2 + C_1 t + C_2$ 是微分方程（6－3）的解。

微分方程的解有两种不同的形式：通解和特解。含有任意常数且任意常数的个数和微分方程的阶数相等，这样的解称为微分方程的通解，如引例 2 中的函数 $y = \frac{1}{2}gt^2 + C_1 t + C_2$ ，它是方程的解且含有 2 个任意常数，任意常数的个数与微分方程的阶数正好相等，按照定义 $y = \frac{1}{2}gt^2 + C_1 t + C_2$ 是微分方程（6－3）的通解。

微分方程另一种解的形式是不含任意常数的解，这样的解是确定的解，称为微分方程的特解。如引例 1 中函数 $x = x_0\mathrm{e}^{-kt}$ 是微分方程（6－1）的特解。

在求解微分方程的过程中，常常是首先求得带有任意常数的通解。再根据已知的条件来确定任意常数的值，从而得到其特解。把确定通解中任意常数的条件，称为初始条件。

对于一阶微分方程，其通解中有一个任意常数，所以只要一个初始条件就可以确定其特解。一般的，给出初始条件 $y|_{x=x_0}=y_0$ ，如引例1中，$x|_{t=0}=x_0$ 为方程(6－1)的初始条件。对于二阶微分方程，其通解中有两个任意常数，需要两个条件才能确定；一般的，给出初始条件为 $y|_{x=x_0}=y_0$ ，$y'|_{x=x_0}=y_1$ ，如引例2中 $S|_{t=0}=0$ ，$\left.\frac{\mathrm{d}s}{\mathrm{d}t}\right|_{t=0}=0$ 是方程（6－3）的初始条件。

微分方程不同于其他方程的特点之一是它的解是个函数，求解微分方程就是求未知函数的运算。由函数的几何意义可知，微分方程的特解表示一条平面曲线，而通解则表示一族平面曲线，也称为积分曲线族。

扫码“学一学”

# 第二节　可分离变量的微分方程

## 一、可分离变量的微分方程定义

**定义6－3**　对于一阶微分方程 $F(x,y,y')=0$ ，如果经过变换可化为 $f(x)\mathrm{d}x=g(y)\mathrm{d}y$ 的形式，称这类微分方程为可分离变量的微分方程。例如 $\frac{\mathrm{d}y}{\mathrm{d}x}=2xy$ ，经变换可化为 $\frac{\mathrm{d}y}{y}=2x\mathrm{d}x$ 的形式，这个微分方程就是可分离变量的微分方程。可分离变量的微分方程的特点是可以将两个变量分开到方程的两端，将含有 $x$ 的函数及 $\mathrm{d}x$ 放在方程一端，将含有 $y$ 的函数及 $\mathrm{d}y$ 放在方程的另一端，所以称之为可分离变量的微分方程。

## 二、可分离变量法

求解可分离变量微分方程的步骤为：

（1）将方程分离变量　把微分方程化为 $f(x)\mathrm{d}x=g(y)\mathrm{d}y$ 的形式。

（2）将等式两端积分　即 $\int f(x)\mathrm{d}x=\int g(y)\mathrm{d}y$ ，若 $\int f(x)\mathrm{d}x=F(x)$ ，$\int g(y)\mathrm{d}y=G(y)$ 得通解 $F(x)=G(y)+C$ ，其中 $C$ 为任意常数。再利用初始条件求出特解。

这种求解微分方程的方法称为分离变量法。它针对一阶微分方程，所求得的解可以以显函数的形式表达，也可以以方程的形式表达，这样的解称为隐式解。

**[例6－1]**　求微分方程 $xy'-y\ln y=0$ 的通解。

**[解]**　将微分方程分离变量为

$$\frac{1}{x}\mathrm{d}x=\frac{1}{y\ln y}\mathrm{d}y$$

将等式两端积分 $\int\frac{\mathrm{d}x}{x}=\int\frac{1}{y\ln y}\mathrm{d}y$ ，得通解 $\ln x=\ln\ln y+C_1$ ，等式两边取以 e 为底的指数 $x=\ln y\cdot e^{C_1}$。由于 $C_1$ 为任意常数，$e^{C_1}$ 也为任意常数，故用 $C$ 来表示。于是得方程通解为 $x=C\ln y$ 。

**[例6－2]**　求微分方程 $\frac{\mathrm{d}y}{x}-\frac{\mathrm{d}x}{y}=0$ 满足初始条件 $y|_{x=1}=2$ 的特解。

**[解]**　将微分方程分离变量为

$$y\mathrm{d}y=x\mathrm{d}x$$

将等式两端积分 $\int y\mathrm{d}y = \int x\mathrm{d}x$，得通解：$\frac{1}{2}y^2 = \frac{1}{2}x^2 + C$

将 $y|_{x=1} = 2$ 代入通解中

$$\frac{1}{2} \times 2^2 = \frac{1}{2} + C, 有\ C = \frac{3}{2}$$

所求特解为 $y^2 - x^2 = 3$。

［例6－3］ 求微分方程 $xy' - \frac{y\ln x}{1+y^2} = 0$ 的通解。

［解］ 将微分方程分离变量为

$$\frac{1+y^2}{y}\mathrm{d}y = \frac{\ln x}{x}\mathrm{d}x$$

将等式两端积分 $\int \frac{1+y^2}{y}\mathrm{d}y = \int \frac{\ln x}{x}\mathrm{d}x$，得通解为

$$\ln y + \frac{1}{2}y^2 = \frac{1}{2}(\ln x)^2 + C_1$$

$$2\ln y + y^2 = (\ln x)^2 + 2C_1$$

所求微分方程通解为 $2\ln y + y^2 - (\ln x)^2 = C, (C = 2C_1)$。

判定微分方程的类型是很重要的，不同类型的方程对应着不同的方法，有些习题是需要经过一些变换后才能确定方程的类型。

## 三、变量代换法

变量代换法是求解一阶微分方程时常用的一种数学方法。它是通过寻找适当的变量代换原方程中的未知变量将微分方程化成可分离变量的微分方程再求解，然后将代换变量还原成原方程中的变量，从而得到所求微分方程的解。

［例6－4］ 求微分方程 $\frac{\mathrm{d}y}{dx} = (x+y)^2$ 的通解。

［解］ 令 $u = x + y$，则有

$$\frac{\mathrm{d}y}{\mathrm{d}x} = \frac{\mathrm{d}u}{\mathrm{d}x} - 1$$

将其代入微分方程中，得

$$\frac{\mathrm{d}u}{\mathrm{d}x} - 1 = u^2, \frac{\mathrm{d}u}{\mathrm{d}x} = u^2 + 1$$

将微分方程分离变量为

$$\frac{\mathrm{d}u}{1+u^2} = \mathrm{d}x$$

将等式两端积分 $\int \frac{1}{1+u^2}\mathrm{d}u = \int \mathrm{d}x$，得

$$\arctan u = x + C$$

将 $u = x + y$ 代入上式中，得

$$x + y = \tan(x + C)$$

即所求微分方程的通解为 $\arctan(x+y) = x + C$

［例6－5］ 求微分方程 $(x - y\cos\frac{y}{x})\mathrm{d}x + x\cos\frac{y}{x}\mathrm{d}y = 0$

［解］方程可化为

$$\frac{dy}{dx}=\frac{y\cos\frac{y}{x}-x}{x\cos\frac{y}{x}}=\frac{\frac{y}{x}\cos\frac{y}{x}-1}{\cos\frac{y}{x}}$$

令 $u=\frac{y}{x}$，$\frac{dy}{dx}=u+\frac{du}{dx}$，将其代入方程中，得

$$u+\frac{du}{dx}=\frac{u\cos u-1}{\cos u}=u-\frac{1}{\cos u}$$

将微分方程分离变量为

$$\cos u du=-\frac{dx}{x}$$

将等式两端积分 $\int\cos u du=-\int\frac{1}{x}dx$，得

$$\sin u=-\ln x+C$$

将 $u=\frac{y}{x}$ 代入上式中，所求微分方程的通解为

$$\sin\frac{y}{x}=-\ln x+C$$

# 第三节　一阶线性微分方程

扫码“学一学”

## 一、一阶线性微分方程定义

**定义6-4**　对于一阶微分方程 $F(x,y,y')=0$，如果经过变换可化为 $y'+p(x)y=q(x)$ 的形式，这样的微分方程称为一阶线性微分方程，其中 $p(x)$、$q(x)$ 是 $x$ 的函数。

当 $q(x)=0$ 时，方程形如 $y'+p(x)y=0$，称其为一阶线性齐次方程；当 $q(x)\neq0$ 时，称其为一阶线性非齐次方程。例如方程 $y'+x^3y=0$ 为一阶线性齐次方程，方程 $y'+x^3y=x^2+1$ 为一阶线性非齐次方程。

求解一阶线性齐次方程可以利用分离变量法，首先对方程 $\frac{dy}{dx}+p(x)y=0$ 分离变量。

$$\frac{dy}{y}=-p(x)dx$$

再将方程两端积分　　$\int\frac{dy}{y}=\int-p(x)dx$

$$\ln y=e^{-\int p(x)dx}+C$$

得通解 $y=Ce^{-\int p(x)dx}$。

## 二、常数变异法

求解一阶线性非齐次方程 $y'+p(x)y=q(x)$，可以采取常数变异法，其求解步骤如下。

（1）先求出它所对应的一阶线性齐次方程通解

$$y=Ce^{-\int p(x)dx}\tag{6-6}$$

（2）将齐次方程通解中常数 $C$ 换成待定函数 $C(x)$，设 $y=C(x)e^{-\int p(x)dx}$ 为非齐次方程的解，有

$$y' = C'(x)e^{-\int p(x)dx} + C(x)e^{-\int p(x)dx}\cdot[-p(x)]$$
$$= C'(x)e^{-\int p(x)dx} - C(x)p(x)e^{-\int p(x)dx}$$

将其代入非齐次方程中得

$$C'(x)e^{-\int p(x)dx} - C(x)p(x)e^{-\int p(x)dx} + p(x)C(x)e^{-\int p(x)dx} = q(x)$$

则 $C'(x)e^{-\int p(x)dx} = q(x)$，即 $C'(x) = q(x)e^{\int p(x)dx}$

对方程两端积分得 $C(x) = \int q(x)e^{\int p(x)dx}dx + C$

将其代入 $y=C(x)e^{-\int p(x)dx}$ 中得一阶线性非齐次方程的通解，即

$$y = e^{-\int p(x)dx}\left[\int q(x)e^{\int p(x)dx}dx + C\right]$$
$$= Ce^{-\int p(x)dx} + e^{-\int p(x)dx}\int q(x)e^{\int p(x)dx}dx \tag{6-7}$$

这个通解由两部分组成，前一部分是 $Ce^{-\int p(x)dx}$，这是对应的齐次方程的通解；另一部分是 $e^{-\int p(x)dx}\int q(x)e^{\int p(x)dx}dx$，它是非齐次方程的一个特解。可见，一阶线性非齐次方程的解是其所对应的齐次方程通解加上一个非齐次方程特解构成的。这种求解方法称为常数变异法。

［例6－6］ 求解方程 $\frac{dy}{dx}+y=e^{-x}$。

［解］ 所对应的齐次方程为

$$\frac{dy}{dx}+y=0$$

分离变量得 $\frac{dy}{y}=-dx$

将方程两端积分得 $\int\frac{dy}{y}=-\int dx$

$$\ln y=-x+C$$

得齐次方程的通解为 $y=Ce^{-x}$。

将上式中常数 $C$ 换成 $C(x)$，设 $y=C(x)e^{-x}$ 为非齐次方程的解，求得 $y'=C'(x)e^{-x}-C(x)e^{-x}$，代入非齐次方程中得

$$C'(x)e^{-x}-C(x)e^{-x}+C(x)e^{-x}=e^{-x}$$
$$C'(x)=1 \tag{6-8}$$

将式（6－8）两边积分得 $C(x)=x+C$，再代入 $y=C(x)e^{-x}$ 中得非齐次方程的通解为 $y=(C+x)e^{-x}=Ce^{-x}+xe^{-x}$。

［例6－7］ 求方程 $xdy+(y-\sin x)dx=0$ 的通解。

［解］ 方程可化成 $\frac{dy}{dx}+\frac{1}{x}y=\frac{\sin x}{x}$ 的形式，此方程为一阶线性非齐次方程，其中 $p(x)=\frac{1}{x}$，$q(x)=\frac{\sin x}{x}$ 直接代入公式（6－7）中得微分方程的通解

$$y = e^{-\int \frac{1}{x}dx}\left(\int \frac{\sin x}{x} e^{\int \frac{1}{x}dx} dx + C\right)$$

$$= e^{-\ln x}\left(\int \frac{\sin x}{x} e^{\ln x} dx + C\right)$$

$$= \frac{1}{x}\left(\int \sin x dx + C\right)$$

$$= \frac{1}{x}(C - \cos x)$$

**[例6-8]**　求 $\frac{dy}{dx} - y\tan x = \sec x$ 的 $y|_{x=0} = 0$ 的特解。

**[解]**　微分方程为一阶线性非齐次方程，其中 $p(x) = -\tan x$，$q(x) = \sec x$，直接代入公式（6-7）中得微分方程的通解

$$y = e^{-\int -\tan x dx}\left(\int \sec x \cdot e^{\int -\tan x dx} dx + C\right)$$

$$= e^{\int \tan x dx}\left(\int \sec x \cdot e^{-\int \tan x dx} dx + C\right)$$

$$= \frac{1}{\cos x}\left(\int \sec x \cdot \cos x dx + C\right)$$

$$= \frac{1}{\cos x}\left(\int dx + C\right)$$

$$= \frac{1}{\cos x}(x + C)$$

将 $x=0$，$y=0$ 代入通解中得 $C=0$，从而得微分方程的特解为 $y = \frac{x}{\cos x}$。

**[例6-9]**　静脉滴注葡萄糖溶液，假设药物以恒定的速率 $v_0$ 进行静脉滴注，按一级速率过程消除，已知在体内葡萄糖变化的速度是输入速度与消除速度之差。试求血液中葡萄糖含量的变化规律。

**[解]**　设 $x(t)$ 为在时刻 $t$ 血液中葡萄糖含量，根据已知条件可得方程

$$\begin{cases} \frac{dx}{dt} = v_0 - kx \\ v|_{t=0} = v_0 \end{cases} \tag{6-9}$$

求解一阶线性非齐次方程的通解为

$$x = e^{-\int k dt}\left(\int v_0 \cdot e^{\int k dt} dt + C\right)$$

$$= e^{-kt}\left(\frac{v_0}{k} e^{kt} + C\right)$$

$$= \frac{v_0}{k} + Ce^{-kt}$$

将 $t=0$，$x=0$ 代入通解中得

$$C = -\frac{v_0}{k}$$

所求静脉滴注血液中葡萄糖含量的变化规律为 $x = \frac{v_0}{k}(1 - e^{-kt})$。

# 第四节　可降阶的高阶微分方程

扫码“学一学”

二阶及二阶以上的微分方程，统称为高阶微分方程，对于特殊类型的高阶微分方程可以通过降阶法来求其通解，下面介绍三种可用降阶法求解的高阶微分方程。

## 一、$y^{(n)}=f(x)$ 型的微分方程

对于 $y^{(n)}=f(x)$ 型的微分方程，我们可以连续对等式两边积分 $n$ 次便可以求得其含有 $n$ 个任意常数的通解。

**[例 6-10]**　求微分方程 $y'''=e^{2x}-\cos x$ 的通解。

**[解]** $y''=\int y'''dx=\int(e^{2x}-\cos x)dx+C$，

$$=\frac{1}{2}e^{2x}-\sin x+C$$

$$y'=\int y''dx=\frac{1}{4}e^{2x}+\cos x+Cx+C_2$$

$$y=\int y'dx=\frac{1}{8}e^{2x}+\sin x+C_1x^2+C_2x+C_3 \quad (此处\ C_1=\frac{C}{2})$$

## 二、$y''=f(x,y')$ 型的微分方程

微分方程 $y''=f(x,y')$ 中不含未知函数 $y$。因此，可以通过变量代换来进行降阶。令 $y'=p,y''=\frac{dp}{dx}=p'$，于是方程可化为 $\frac{dp}{dx}=f(x,p)$，这是一个以 $p$ 为未知函数，以 $x$ 为自变量的一阶微分方程，求其通解，设其通解为 $p=\varphi(x,C_1)$，则 $\frac{dy}{dx}=\varphi(x,C_1)$。两边积分就得到原方程的通解为 $y=\int\varphi(x,C_1)dx+C_2$。其中 $C_1,C_2$ 为任意常数。

**[例 6-11]**　求微分方程 $xy''-2y'=x^3$ 的通解。

**[解]**　所求二阶微分方程中不含 $y$，设 $y'=p$，则 $y''=p'$，代入原方程，得

$xp'-2p=x^3$，即 $p'-\frac{2}{x}p=x^2$

这是一个一阶线性微分方程，其通解为

$$p=e^{\int\frac{2}{x}dx}\left[\int x^2e^{-\int\frac{2}{x}dx}dx+C\right]$$

$$=x^2(x+C)=x^3+Cx^2$$

将 $y'=p$ 代入上式，于是有 $y'=x^3+Cx^2$，两端积分，得原方程的通解

$$y=\int x^3+Cx^2dx=\frac{1}{4}x^4+C_1x^3+C_2 \quad (此处\ C_1=\frac{C}{3})$$

## 三、$y''=f(y,y')$ 型的微分方程

微分方程 $y''=f(y,y')$ 中不含自变量 $x$。因此，仍通过变量代换来求解此类方程。令 $y'=p(y)$，$y=y(x)$，由复合函数求导法则，有

$$y''=\frac{dp}{dx}=\frac{dp}{dy}\cdot\frac{dy}{dx}=p\frac{dp}{dy}$$

将其代入原方程中，得到一个关于 $p$ ，$y$ 一阶微分方程 $p\frac{\mathrm{d}p}{\mathrm{d}y}=f(y,p)$ ，求其通解，设其通解为 $p=\psi(y,C_1)$ ，则由 $p=y'=\frac{\mathrm{d}y}{\mathrm{d}x}$ 可得 $\frac{\mathrm{d}y}{\psi(y,C_1)}=\mathrm{d}x$ ，两边积分就得到原方程的通解为 $\int\frac{\mathrm{d}y}{\psi(y,C_1)}=x+C_2$ 。其中 $C_1,C_2$ 为任意常数。

**[例 6－12]**　求微分方程 $yy''-(y')^2=0$ 的通解

**[解]**　所求二阶微分方程中不含 $x$ ，设 $y'=p(y)$ ，则 $y''=\frac{\mathrm{d}p}{\mathrm{d}x}=\frac{\mathrm{d}p}{\mathrm{d}y}\cdot\frac{\mathrm{d}y}{\mathrm{d}x}=p\frac{\mathrm{d}p}{\mathrm{d}y}$ ，代入原方程，得

$$yp\frac{\mathrm{d}p}{\mathrm{d}y}-p^2=0$$

约去 $p$ ，得

$$y\frac{\mathrm{d}p}{\mathrm{d}y}=p\text{ ，}$$

分离变量，得

$$\frac{\mathrm{d}p}{p}=\frac{\mathrm{d}y}{y}$$

两端积分，得

$$\ln|p|=\ln y+\ln|C_1|\text{ ，即 }p=y'=C_1y$$

再分离变量，得

$$\frac{\mathrm{d}y}{y}=C_1\mathrm{d}x$$

两端积分，得所求微分方程的通解为

$$y=C_2\mathrm{e}^{C_1x}$$

# 第五节　二阶常系数齐次线性微分方程

扫码“学一学”

## 一、二阶常系数齐次线性微分方程定义

**定义 6－5**　形如

$$y''+py'+qy=0 \tag{6-10}$$

（其中 $p$ ，$q$ 是常数）的二阶微分方程称为二阶常系数线性齐次微分方程。

对于二阶常系数线性齐次微分方程有如下定理。

**定理 6－1**　设函数 $y_1$ ，$y_2$ 是方程（6－10）的两个特解，且 $\frac{y_1}{y_2}\neq k$（$k$ 为常数），则 $y_1$ 与 $y_2$ 的线性组合 $C_1y_1+C_2y_2$ 是方程（6－10）的通解，其中 $C_1$，$C_2$是任意常数。

**证明：** 因为 $y_1$ ，$y_2$ 是方程（6－10）的解，所以有

$$y_1''+py_1'+qy_1 0$$
$$=y_2''+py_2'+qy_2=0$$

把 $y=C_1y_1+C_2y_2$ 代入方程（6－10）中，有

$$(C_1y_1+C_2y_2)''+p(C_1y_1+C_2y_2)'+q(C_1y_1+C_2y_2)$$
$$=C_1(y''_1+py'_1+qy_1)+C_2(y''_2+py'_2+qy_2)=0$$

所以 $y = C_1y_1 + C_2y_2$ 是方程（6－10）的解。

又因为 $\dfrac{y_1}{y_2} \neq k$，$y = C_1y_1 + C_2y_2$ 是含有两个任意常数的解，所以是方程（6－10）的通解。

由定理6－1知道，求解二阶常系数线性齐次微分方程，关键是求出方程的两个特解 $y_1$ 与 $y_2$，且 $\dfrac{y_1}{y_2} \neq k$，就可以求出其通解 $y = C_1y_1 + C_2y_2$。

观察方程（6－10），要使 $y''$，$py'$，$qy$ 三项之和等于零，那么 $y''$，$y'$，$y$ 应是同一类型的函数。指数函数 $y = \mathrm{e}^{rx}$ 和它的各阶导数具有相同的形式。因此，方程（6－10）的特解可设为 $y = \mathrm{e}^{rx}$。其中 $r$ 是待定系数，于是

$$y' = r\mathrm{e}^{rx}$$

$$y'' = r^2\mathrm{e}^{rx}$$

将 $y''$，$y'$，$y$ 都代入方程（6－10）中，得

$$r^2\mathrm{e}^{rx} + pr\mathrm{e}^{rx} + q\mathrm{e}^{rx} = 0$$

即

$$\mathrm{e}^{rx}(r^2 + pr + q) = 0$$

因为 $\mathrm{e}^{rx} \neq 0$，故

$$r^2 + pr + q = 0 \tag{6-11}$$

由上述推导可知，只要 $r$ 是代数方程（6－11）的根，则 $y = \mathrm{e}^{rx}$ 就是微分方程(6－10)的解。因此，欲求方程（6－10）的解，可先求二次代数方程（6－11）的根。

## 二、特征方程法

把代数方程（6－11）称为微分方程（6－10）的特征方程，它的两个根称为特征根。

将方程（6－10）中的 $y''$ 换为 $r^2$，$y'$ 换为 $r$，$y$ 换为1，即可得到（6－10）的特征方程(6－11)。根据代数知识知道，特征方程的特征根有下列三种情形：

（1）特征根是两个不相等的实根：$r_1 \neq r_2$。

这时，得方程（6－10）的两个特解：$y_1 = \mathrm{e}^{r_1x}$，$y_2 = \mathrm{e}^{r_2x}$。由于 $\dfrac{y_1}{y_2} = \mathrm{e}^{(r_1-r_2)x} \neq$ 常数，故方程（6－10）的通解为 $y = C_1\mathrm{e}^{r_1x} + C_2\mathrm{e}^{r_2x}$。

（2）特征根是两个相等的实根：$r_1 = r_2 = r$。

这时，只得方程（6－10）的一个特解 $y_1 = \mathrm{e}^{rx}$，还应找到方程（6－10）的另一个特解 $y_2$，且 $\dfrac{y_2}{y_1} \neq$ 常数。设 $\dfrac{y_2}{y_1} = \varphi(x)$，这里 $\varphi(x)$ 是待定的 $x$ 的函数。

由于

$$y_2 = \varphi(x)y_1(x) = \varphi(x)\mathrm{e}^{rx}$$

$$y'_2 = \varphi'(x)\mathrm{e}^{rx} + r\varphi(x)\mathrm{e}^{rx} = \mathrm{e}^{rx}[\varphi'(x) + r\varphi(x)]$$

$$y''_2 = \mathrm{e}^{rx}[\varphi''(x) + 2r\varphi'(x) + r^2\varphi(x)]$$

将 $y_2, y', y''_2$ 代入方程（6－10）中得

$$\mathrm{e}^{rx}[\varphi''(x) + 2r\varphi'(x) + r^2\varphi'(x)] + p\mathrm{e}^{rx}[\varphi'(x) + r\varphi(x)] + q\varphi(x)\mathrm{e}^{rx} = 0$$

即

$$\mathrm{e}^{rx}[\varphi''(x) + (2r + p)\varphi'(x) + (r^2 + px + q)\varphi(x)] = 0$$

由于 $r$ 是特征方程（6－11）的二重根，所以有

$$r^2 + pr + q = 0 \text{ 且 } 2r + p = 0$$

代入上式中，于是有 $e^{rx}\varphi''(x)=0$。

又因为 $e^{rx}\neq 0$，所以要使上式成立必有 $\varphi''(x)=0$。

由此解出　$\varphi(x)=C_1x+C_2$,（$C_1$，$C_2$为任意常数）

取 $C_1=1$，$C_2=0$，即得 $\varphi(x)=x$。

所以

$$y_2=\varphi(x)e^{rx}=xe^{rx}$$

为方程（6－10）的另一特解，且满足 $\frac{y_2}{y_1}=x\neq$ 常数。因而，得方程（6－10）的通解为

$$y=C_1e^{rx}+C_2xe^{rx}=(C_1+C_2x)e^{rx}$$

（3）特征根是一对共轭复根：$r_1=\alpha+i\beta, r_2=\alpha-i\beta$,（这里 $\alpha,\beta$ 是实数）。

这时 $y_1=e^{(\alpha+i\beta)x}$，$y_2=e^{(\alpha-i\beta)x}$ 为方程（6－10）的两个解，且 $\frac{y_1}{y_2}=e^{2i\beta x}\neq$ 常数。

由复数的运算公式（$e^{i\theta}=\cos\theta+i\sin\theta$）知：$y_1=e^{\alpha x}\cos\beta x+ie^{\alpha x}\sin\beta x$，$y_2=e^{\alpha x}\cos\beta x-ie^{\alpha x}\sin\beta x$ 都是复函数特解。

可以验证 $y_3=\frac{1}{2}(y_1+y_2)=e^{\alpha x}\cos\beta x$，$y_4=\frac{1}{2i}(y_1-y_2)=e^{\alpha x}\sin\beta x$ 是方程（6－10）的实数特解，且 $\frac{y_3}{y_4}=\tan\beta x\neq$常数，因此，可得方程（6－10）的通解

$$y=e^{\alpha x}(C_1\cos\beta x+C_2\sin\beta x)$$

综上所述，方程（6－10）的通解与其对应的特征方程（6－11）的根相互决定，现将其对应关系列于表6－1中。

**表6－1　二阶常系数齐次线性微分方程通解公式**

| 特征方程 $r^2+pr+q=0$ 的根 | 对应齐次方程 $y''+py'+q=0$ 的通解 |
|---|---|
| 两个不等实根 $r_1\neq r_2$ | $y=C_1e^{r_1x}+C_2e^{r_2x}$ |
| 两个相等实根 $r_1=r_2=r$ | $y=e^{rx}(C_1x+C_2)$ |
| 两个共轭复根 $r=\alpha\pm i\beta$ | $y=e^{\alpha x}(C_1\cos\beta x+C_2\sin\beta x)$ |

［例6－13］　求微分方程 $y''-2y'-3y=0$ 的通解。

［解］　对应的特征方程为

$$r^2-2r-3=0$$
$$(r-3)(r+1)=0$$

解得 $r_1=3, r_2=-1$，故方程的通解为 $y=C_1e^{3x}+C_2e^{-x}$。

［例6－14］　求微分方程 $y''-4y'+4y=0$ 满足初始条件 $y|_{x=0}=0$，$y'|_{x=0}=2$ 的特解。

［解］　对应的特征方程为

$$r^2-4r+4=0$$
$$(r-2)^2=0$$

解得 $r_1=r_2=2$，故微分方程通解为

$$y=e^{2x}(C_1+C_2x)$$

将初始条件 $y|_{x=0}=0$ 代入上式可得 $C_1=0$，故 $y=C_2xe^{2x}$

$$y'=C_2e^{2x}(1+2x) \tag{6-12}$$

将初始条件 $y'|_{x=0}=2$ 代入式（6－12），得 $C_2=2$，因此所求微分方程的特解为 $y=2xe^{2x}$。

［例6－15］　求微分方程 $y''-2y'+5y=0$ 的特解。

［解］ 对应的特征方程为 $r^2-2r+5=0$

解得 $r_1=1-2i, r_2=1+2i$

故微分方程所求通解为 $y=e^x(C_1\cos 2x+C_2\sin 2x)$。

［例 6－16］ 已知二阶常系数线性齐次微分方程的两个特解 $y_1=e^x$ 与 $y_2=e^{2x}$，求相应的微分方程。

［解］ 由两个特解 $y_1=e^x$，$y_2=e^{2x}$，可知微分方程对应的特征方程必有特征根 $r_1=1$，$r_2=2$，因此可知对应的特征方程为 $(r-1)(r-2)=0$

即

$$r^2-3r+2=0$$

故对应的微分方程必为 $y''-3y'+2y=0$。

扫码“学一学”

# 第六节 二阶常系数非齐次线性微分方程

## 一、二阶常系数非齐次线性微分方程定义

**定义 6－6** 形如

$$y''+py'+qy=f(x) \tag{6-13}$$

其中 $f(x)\neq 0$ 且 $p$，$q$ 为常数的二阶微分方程称为二阶常系数线性非齐次微分方程。

对于二阶常系数线性非齐次微分方程有如下定理。

**定理 6－2** 设函数 $y^*$ 是方程（6－13）的一个特解，而 $Y$ 为其对应的线性齐次方程 $y''+py'+qy=0$ 的通解，则

$$y=Y+y^*$$

是方程（6－13）的通解。

**证明**：将 $y=Y+y^*$，$y'=Y'+(y^*)'$，$y''=Y''+(y^*)''$ 代入方程（6－13）中，得

$$\begin{aligned}&Y''+(y^*)''+p[Y'+(y^*)']+q(Y+y^*)\\&=(Y''+pY'+qY)+[(y^*)''+p(y^*)'+qy^*]\\&=0+f(x)=f(x)\end{aligned}$$

这说明 $y=Y+y^*$ 是方程（6－13）的解。又 $Y$ 为其对应的线性齐次方程 $y''+py'+qy=0$ 的通解，可知 $Y$ 中必含有两个任意常数，所以 $y=Y+y^*$ 是方程（6－13）的通解。

这个定理告诉我们，线性非齐次方程（6－13）的通解是它的一个特解 $y^*$ 和其所对应的线性齐次方程的通解 $Y$ 的和，这和一阶微分方程通解的结构相同。

求解线性非齐次方程（6－13）的通解的步骤如下：

（1）首先求出对应的线性齐次方程 $y''+py'+qy=0$ 的通解 $Y$；

（2）再求出线性非齐次方程（6－13）的一个特解 $y^*$；

（3）将 $Y$ 和 $y^*$ 相加，就求得方程（6－13）的通解

$$y=y^*+Y$$

## 二、两种情况下的求解方法

在上一节已经介绍了线性齐次方程通解的解法，因此，求解二阶常系数线性非齐次微分方程的通解的关键是求出其一个特解 $y^*$。当方程（6－13）右端 $f(x)$ 是多项式、指数函

数、正弦函数、余弦函数或它们的乘积时，可用代数方法求特解 $y^*$。下面介绍二种情况的求解方法。

**1. $f(x) = p_m(x)e^{\lambda x}$**

其中，$\lambda$ 为常数，$p_m(x)$ 是 $x$ 的一个 $m$ 次多项式。

$$p_m(x) = a_0x^m + a_1x^{m-1} + \cdots + a_{m-1}x + a_m$$

（1）当 $\lambda$ 不是特征方程的根时，设特解

$$y^* = xR_m(x)e^{\lambda x}$$

式中，$R_m(x) = b_0x^m + b_1x^{m-1} + \cdots + b_{m-1}x + b_m$，$b_0, b_1, \cdots, b_m$ 是特定系数。

（2）当 $\lambda$ 是特征方程的单根时，设特解

$$y^* = xR_m(x)e^{\lambda x}$$

（3）当 $\lambda$ 是特征方程的重根时，设特解

$$y^* = x^2R_m(x)e^{\lambda x}$$

总之，若 $f(x) = p_m(x)e^{\lambda x}$ 形式时，则非齐次方程（6 - 13）的特解 $y^*$ 可设为

$$y^* = x^kR_m(x)e^{\lambda x}$$

式中，$R_m(x)$ 是与 $p_m(x)$ 同次多项式。$k$ 按 $\lambda$ 不是特征方程的根，是特征方程的根或是特征方程的重根而分别取0、1或2，然后将所设 $y^*$ 代入方程（6 - 13），通过比较等号两端 $x$ 的同次幂的系数，得到含有 $b_0, b_1, \cdots, b_m$ 的 $m+1$ 个方程的方程组，解方程组可以确定 $b_0, b_1, \cdots, b_m$，从而求得非齐次方程（6 - 13）的特解。

**[例6 - 17]** 求方程 $y'' - 2y' - 3y = 3x + 1$ 的一个特解。

**[解]** 微分方程所对应的齐次方程的特征方程为

$$r^2 - 2r - 3 = 0$$

求出它的两个根分别是 $r_1 = 3$，$r_2 = -1$。

由于 $\lambda = 0$ 不是特征方程的根，故设特解

$$y^* = b_0x + b_1$$

将 $y^* = b_0x + b_1$，$y^{*\prime} = b_0$，$y^{*\prime\prime} = 0$ 代入所给方程中，得

$$-2b_0 - 3(b_0x + b_1) = 3x + 1$$

比较两端 $x$ 同次幂的系数，得下列方程组

$$\begin{cases} -3b_0 = 3 \\ -2b_0 - 3b_1 = 1 \end{cases}$$

解得

$$b_0 = -1,\ b_1 = \frac{1}{3}$$

故所求非齐次方程的特解是

$$y^* = -x + \frac{1}{3}$$

**[例6 - 18]** 求解微分方程 $y'' - y' - 6y = e^{2x}$ 的通解。

**[解]** 微分方程所对应的齐次方程的特征方程为

$$r^2 - r - 6 = 0$$

它有两个不相等的实根 $r_1 = 3$，$r_2 = -3$，故所对应的齐次方程的通解是

$$Y = C_1e^{3x} + C_2e^{-2x}$$

由于 $\lambda=2$ 不是特征方程的根，故设特解

$$y^*=A\mathrm{e}^{2x}$$

代入原方程，得

$$(4A-8A)\mathrm{e}^{2x}=\mathrm{e}^{2x}$$

从而

$$-4A=1,A=-\frac{1}{4}$$

于是

$$y^*=-\frac{1}{4}\mathrm{e}^{2x}$$

所求微分方程的通解为

$$y=C_1\mathrm{e}^{3x}+C_2\mathrm{e}^{-2x}-\frac{1}{4}\mathrm{e}^{2x}$$

[**例 6－19**] 求解方程 $y''-3y'+2y=x\mathrm{e}^{2x}$ 的通解。

[**解**] 微分方程所对应的齐次方程的特征方程为

$$r^2-3r+2=0$$

求解得两个不等实根 $r_1=1,r_2=2$，故所对应的齐次方程的通解是

$$y=C_1\mathrm{e}^{x}+C_2\mathrm{e}^{2x}$$

由于 $\lambda=2$ 是特征方程的单根，故可设

$$y^*=x(b_0x+b_1)\mathrm{e}^{2x}$$

则

$$y^{*\prime}=\mathrm{e}^{2x}[2b_0x^2+(2b_0+2b_1)x+b_1]$$

$$y^{*\prime\prime}=\mathrm{e}^{2x}[4b_0x^2+(8b_0+4b_1)x+(2b_0+4b_1)]$$

将 $y^*,y^{*\prime},y^{*\prime\prime}$ 代入方程并且约去 $\mathrm{e}^{2x}$，得

$$2b_0x+2b_0+b_1=x$$

比较两端系数，得方程组

$$\begin{cases}2b_0=1\\2b_0+b_1=0\end{cases}$$

于是解出

$$b_0=\frac{1}{2},b_1=-1$$

则特解为

$$y^*=(\frac{1}{2}x^2-x)\mathrm{e}^{2x}$$

所求微分方程的通解为

$$y=(\frac{1}{2}x^2-x)c^{2x}+C_1\mathrm{e}^{x}+C_2\mathrm{e}^{2x}$$

[**例 6－20**] 求方程 $y''-y'-6y=10\mathrm{e}^{3x}$ 满足 $y|_{x=0}=1,y'|_{x=0}=2$ 的特解。

[**解**] 微分方程所对应的齐次方程的特征方程为

$$r^2-r-6=0$$

求解得两个不等实根 $r_1=3,r_2=-2$，故所对应的齐次方程的通解是

$$y=C_1\mathrm{e}^{3x}+C_2\mathrm{e}^{-2x}$$

由于 $\lambda = 3$ 是特征方程的单根，因而设

$$y^* = Axe^{3x}$$

将 $y^*$，$y^{*\prime}$，$y^{*\prime\prime}$ 代入微分方程，得

$$Ae^{3x}[3(2+3x)-(1+3x)-6x] = 10x^{3x}$$

消去 $e^{3x}$，并比较等号两端 $x$ 的同次幂系数，得

$$5A = 10$$

也就是

$$A = 2$$

因此

$$y^* = 2xe^{3x}$$

所求微分方程的通解为

$$\begin{aligned} y &= C_1e^{3x} + C_2e^{-2x} + 2xe^{3x} \\ &= e^{3x}(C_1+2x) + C_2e^{-2x} \end{aligned}$$

由条件 $y|_{x=0} = 1$，得　$C_1 + C_2 = 1$

又因为　$y' = 3e^{3x}(C_1+2x) + 2e^{3x} - 2C_2e^{-2x}$

所以由条件 $y'|_{x=0} = 2$ 可得出　$3C_1 - 2C_2 = 0$

于是由方程组

$$\begin{cases} C_1 + C_2 = 1 \\ 3C_1 - 2C_2 = 0 \end{cases}$$

可解得

$$C_1 = \frac{2}{5},\ C_2 = \frac{3}{5}$$

故所求特解为

$$y = e^{3x}\left(\frac{2}{5}+2x\right) + \frac{3}{5}e^{-2x}$$

**2. $f(x) = e^{\alpha x}(A\cos\beta x + B\sin\beta x)$**　这里 $\alpha, \beta, A, B$ 为已知常数，即非齐次方程为

$$y'' + py' + qy = e^{2x}(A\cos\beta x + B\sin\beta x)$$

此时可设特解为

$$y^* = x^k e^{2x}(A\cos\beta x + B\sin\beta x)$$

当 $\alpha + i\beta$ 不是特征方程的根时，上式中 $k$ 取0；当 $\alpha + i\beta$ 是特征方程的根时，式中 $k$ 取1，$A$，$B$ 为特定常数。

**[例6-21]**　求微分方程 $y'' + 3y' + 2y = \cos 2x$ 的特解。

**[解]**　微分方程所对应的齐次方程的特征方程为

$$r^2 + 3r + 2 = 0$$

求解得两个不等实根 $r_1 = -1$，$r_2 = -2$，由于 $2i$ 不是特征方程的根，故设

$$y^* = A\cos 2x + B\sin 2x$$

计算得

$$y^{*\prime} = -2A\sin 2x + 2B\cos 2x$$

$$y^{*\prime\prime} = -4A\cos 2x - 4B\sin 2x$$

将它们代入方程，得

$$(-2A+6B)\cos 2x - (6A+2B)\sin 2x = \cos 2x$$

比较上式两端系数，得如下方程组

$$\begin{cases} -2A+6B=1 \\ -6A-2B=0 \end{cases}$$

解得

$$A=-\frac{1}{20},\ B=\frac{3}{20}$$

于是

$$y''=\frac{1}{20}(-\cos2x+3\sin2x)$$

[**例 6-22**] 求方程 $y''-2y'+5y=\mathrm{e}^x\sin2x$ 的通解。

[**解**] 微分方程所对应的齐次方程的特征方程为

$$r^2-2r+5=0$$

求解得两个特征根 $1\pm2i$，对应齐次方程通解为

$$Y=\mathrm{e}^x(C_1\cos2x+C_2\sin2x)$$

因 $\alpha+i\beta=1+2i$ 是特征方程的根，令

$$y^*=x\mathrm{e}^x(A\cos2x+B\sin2x)$$

于是

$$y^{*\prime}=\mathrm{e}^x(A\cos2x+B\sin2x)+x\mathrm{e}^x[(A+2B)\cos2x+(B-2A)\sin2x]$$

$$y^{*\prime\prime}=\mathrm{e}^x[(2A+4B)\cos2x+(2B-4A)\sin2x]+x\mathrm{e}^x[(4B-3A)\cos2x-(3B-4A)\sin2x]$$

将它们代入微分方程，得

$$\mathrm{e}^x(4B\cos2x-4A\sin2x)=\mathrm{e}^x\sin2x$$

消去 $\mathrm{e}^x$，并比较等式两边系数，得

$$A=-\frac{1}{4},B=0$$

于是特解为

$$y^*=-\frac{1}{4}x\mathrm{e}^x\cos2x$$

所求微分方程通解为

$$y=\mathrm{e}^x(C_1\cos2x+C_2\sin2x)-\frac{1}{4}x\mathrm{e}^x\cos2x$$

以上两种类型的二阶常系数线性非齐次微分方程是比较简单的类型，比较复杂的二阶常系数线性非齐次微分方程求解过程会非常麻烦，对于这样的问题，可以利用下列定理，把复杂问题简单化。

**定理 6-3** 对于形如

$$y''+py'+qy=f_1(x)+f_2(x) \tag{6-14}$$

的二阶常系数线性非齐次微分方程，如果有 $y_1^*$ 和 $y_2^*$ 分别是如下方程

$$y''+py'+qy=f_1(x) \tag{6-15}$$

$$y''+py'+qy=f_2(x) \tag{6-16}$$

的特解，则

$$y=y_1^*+y_2^*$$

是方程（6－14）的特解。

**证明：** 将 $y = y_1^* + y_2^*$ 代入方程（6－14）中，得

$$
\begin{aligned}
\text{左端} &= y'' + py' + qy \\
&= (y_1^* + y_2^*)'' + p(y_1^* + y_2^*)' + q(y_1^* + y_2^*) \\
&= (y_1^{*}{}'' + py_1^{*}{}' + qy_1^*) + (y_2^{*}{}'' + py_2^{*}{}' + qy_2^*)
\end{aligned}
$$

已知 $y_1^*$ 和 $y_2^*$ 分别为方程（6－15）和（6－16）的解，于是有上式 $= f_1(x) + f_2(x) =$ 右端。

这就证明了 $y = y_1^* + y_2^*$ 是方程（6－14）的解。

［例 6－23］　求微分方程 $y'' - y' - 6y = e^{2x} + 10e^{3x}$ 的通解。

［解］　微分方程的右端是两个函数 $e^{2x}$ 与 $10e^{3x}$ 之和，根据定理 6－3 及例 6－14 和例 6－16的结果可知，所求微分方程的一个特解为 $y^* = \frac{1}{4}e^{2x} + 2xe^{2x}$，所求微分方程对应的线性齐次微分方程的通解为

$$y = C_1e^{3x} + C_2e^{-2x}$$

所求微分方程的通解为

$$
\begin{aligned}
y &= C_1e^{3x} + C_2e^{-2x} - \frac{1}{4}e^{2x} + 2xe^{3x} \\
&= e^{3x}(C_1 + 2x) + C_2e^{-2x} - \frac{1}{4}e^{2x}
\end{aligned}
$$

以上介绍的二阶常系数线性齐次和非齐次微分方程是特殊类型的二阶微分方程，可以利用上述方法求解。对于另外一些特殊的二阶或二阶以上的高阶微分方程还可以通过降阶的方法变成一阶微分方程来求解。

［例 6－24］　求微分方程 $y''' = x + \sin x$ 的通解。

［解］　所求微分方程是三阶的，但通过积分是可以求解的。

将微分方程两端积分得

$$y'' = \int(x + \sin x)\mathrm{d}x = \frac{x^2}{2} - \cos x + C_1$$

再次积分

$$y' = \int(\frac{x^2}{2} - \cos x + C_1)\mathrm{d}x = \frac{x^3}{6} + \sin x + C_1x + C_2$$

再积分得微分方程通解

$$
\begin{aligned}
y &= \int(\frac{x^3}{6} + \sin x + C_1x + C_2)\mathrm{d}x \\
&= \frac{x^4}{24} - \cos x + \frac{C_1}{2}x^2 + C_2x + C_3
\end{aligned}
$$

［例 6－25］　求微分方程 $y'' = 1 + y'^2$ 的通解。

［解］　这是个二阶的微分方程，方程中含有 $y'', y'$，但不含有 $y$，由于这个特点，可以设 $z = y', z' = y''$ 代入微分方程中，得一阶可分离变量的微分方程

$$z' = 1 + z^2$$

求解 $z$，分离变量得

$$\frac{1}{1+z^2}dz = dx$$

方程两边积分得

$$\int \frac{1}{1+z^2}dz = \int dx$$

得 $\arctan z = x + C_1$　即

$$z = y' = \tan(x + C_1) \tag{6-17}$$

对式（6－17）两端积分，可以得到所求微分方程的通解

$$y = \int \tan(x + C_1)\,dx = -\ln|\cos(x + C_1)| + C_2$$

## 重点小结

### 一、基本概念

含有未知函数的导数或微分的方程称为微分方程。

未知函数的最高阶导数的阶数，称为微分方程的阶。

所求函数代入微分方程中可以使方程两端相等，该函数称为微分方程的解，如果解中含有任意常数 $C$，且任意常数的个数与方程的阶数相同，这样的解称为微分方程的通解；如果微分方程的解中不含任意常数 $C$，是确定的解，这样的解称为微分方程的特解。

在求微分方程特解时，确定通解中任意常数 $C$ 的条件称为初始条件。

### 二、微分方程的解法

**1. 可分离变量的一阶微分方程**　形如 $\frac{dy}{dx} = f(x)g(y)$ 的一阶微分方程。

其通解为

$$G(y) = F(x) + C$$

**2. 一阶线性微分方程**　形如 $y' + p(x)y = q(x)$ 的一阶微分方程。

其通解为

$$y = e^{-\int p(x)dx}\left[\int q(x)e^{\int p(x)dx}dx + C\right]$$

**3. 二阶常系数线性齐次微分方程**　形如 $y'' + py' + qy = 0$ 的二阶微分方程。

二阶常系数线性齐次微分方程通解公式对应的特征方程根的不同情况，决定了微分方程的通解。

**二阶方程通解公式**

| 特征方程 $r^2 + pr + q = 0$ 的根 $r_1 r_2$ | 方程 $y'' + py' + qy = 0$ 的通解 |
|---|---|
| $r_1 \neq r_2$ | $y = C_1 e^{r_1 x} + C_2 e^{r_2 x}$ |
| $r_1 = r_2 = r$ | $y = (C_1 + C_2 x)e^{rx}$ |
| $r = \alpha \pm i\beta$ | $y = e^{\alpha x}(C_1 \cos\beta x + C_2 \sin\beta x)$ |

**4. 二阶常系数线性非齐次微分方程**　形如 $y'' + py' + qy = f(x)$ 的二阶微分方程。其通解 $y = Y + y^*$，这里 $Y$ 是其对应的齐次方程的通解，$y^*$ 是非齐次方程的一个特解，根据 $f(x)$ 的两种不同情况对应着不同类型的特解 $y^*$。

**二阶常系数线性非齐次微分方程特解公式**

| $f(x)$ 形式 | 特解 $y^*$ 的形式 |
|---|---|
| $f(x) = p_m(x)e^{\lambda x}$ | 1. $\lambda$ 不是特征方程的根时，$y^* = R_m(x)e^{\lambda x}$ |
| | 2. $\lambda$ 是特征方程的单根时，$y^* = xR_m(x)e^{\lambda x}$ |
| | 3. $\lambda$ 是特征方程的重根时，$y^* = x^2R_m(x)e^{\lambda x}$ |
| $f(x) = e(A\cos\beta x + B\sin\beta x)$ | $y^* = x^k e(A\cos\beta x + B\sin\beta x)$ |
| | 当 $\alpha + i\beta$ 不是特征方程根时，取 $k = 0$ |
| | 当 $\alpha + i\beta$ 是特征方程根时，取 $k = 1$ |

## 习题六

1. 指出下列各微分方程的阶数

(1) $y' = xy$　　(2) $x^2y'' - xy' + y = 0$

(3) $x(y')^2 + 2yy' + x = 0$　　(4) $xy''' + 2y'' + x^2y = 0$

(5) $(7x - 6y)dx + (x + y)dy = 0$　　(6) $y(y')^2 = 0$

2. 检验函数 $y = \sin x$，$y = e^x$，$y = e^{2x}$ 哪个是微分方程 $\frac{dy}{dx} - 2y = 0$ 的解。

3. 求解下列微分方程。

(1) $y' = e^{x+y}$　　(2) $(y+1)^2\frac{dy}{dx} + x^3 = 0$

(3) $(xy^2 + x)dx + (y - x^2y)dy = 0$　　(4) $\sec^2x\tan y dx + \sec^2y\tan x dy = 0$

4. 求下列微分方程满足的给初始条件的特解。

(1) $\frac{du}{dt} + ku^2 = 0$　　$u|_{t=0} = 1$

(2) $y' = e^{2x-y}$　　$y|_{x=0} = 0$

(3) $\sin y\cos x dy = \cos y\sin x dx$　　$y|_{x=0} = \frac{\pi}{4}$

5. 假设物体在空气中的冷却速度正比于该物体的温度和它周围空气的温度之差，已知室温为20℃，一物体由100℃冷却到60℃需经过20分钟，试问共经过多少时间方可使此物体的温度从开始的100℃降到30℃？

6. 判断下列方程中哪些是线性微分方程？如果是线性微分方程，它是齐次的还是非齐次的？

(1) $3y' + 2y = x^2$　　(2) $yy' + y = x$　　(3) $xy' + y = 0$

(4) $y' - \sin y = 0$　　(5) $y' + 3y = 1 + e^{-2x}$　　(6) $y' + 2y + x - 1 = 0$

7. 求下列微分方程的通解。

(1) $\frac{dy}{dx} + 4y = -5$　　(2) $xy' + y = x^2 + 3x + 2$

(3) $y' + 2xy = xe^{-x^2}$　　(4) $y' + 2y = e^{3x}$

(5) $xy' - y = \frac{x}{\ln x}$

8. 求下列微分方程满足所给条件的特解。

(1) $xy' + y - e^x = 0$　　$y|_{x=1} = 0$

(2) $y' - y\tan x = \sec x$　　$y|_{x=1} = 0$

9. 曲线 $y = f(x)$ 通过原点，且它在每一点 $(x, y)$ 处的切线斜率等于 $2x + y$，试求该曲线 $y = f(x)$ 的方程。

10. 某种人造放射性同位素，设每秒产生这种同位素的原子数为 $p$，同位素产生的同时又在衰变，衰变速度与当时总原子数成正比。设比例系数 $\lambda > 0$。试求同位素原子数 $N$ 与时间 $t$ 的函数关系。

11. 求下列微分方程的通解。

(1) $y'' + y' - 2y = 0$　　(2) $y'' - 4y' = 0$

(3) $y'' + 2y = 0$　　(4) $4y'' + 12y' + 9y = 0$

(5) $y'' + 4y' + 13y = 0$　　(6) $4y'' - 4y' + 25y = 0$

12. 求下列微分方程满足所给初始条件的特解。

(1) $y'' - 4y' + 3y = 0$　　$y|_{x=0} = 6$, $y'|_{x=0} = 24$

(2) $4y'' + 4y' + y = 0$　　$y|_{x=0} = 2$, $y'|_{x=0} = 0$

(3) $y'' + 25y = 0$　　$y|_{x=0} = 2$, $y'|_{x=0} = 5$

13. 如果设 $f(x) = \int_0^x tf(t)\,dt - x\int_0^x f(t)\,dt + 2$，求函数 $f(x)$？

14. 求下列微分方程的通解。

(1) $2y'' + y' - y = 2e^x$　　(2) $y'' - 7y' + 6y = \sin x$

(3) $2y'' + 5y' = 5x^2 - 2x - 1$　　(4) $y'' + 3y' + 2y = 3xe^{-x}$

(5) $y'' - 8y' + 16y = x + e^{4x}$　　(6) $y'' + y = x^2 + \cos x$

15. 求下列微分方程满足所给初始条件的特解。

(1) $y'' - 3y' + 2y = 5$　　$y|_{x=0} = 0$, $y'|_{x=0} = 2$

(2) $y'' + 5y = 4e^{3x}$　　$y|_{x=0} = 0$, $y'|_{x=0} = 0$

## 习题六答案

1. (1) 1 阶；(2) 2 阶；(3) 1 阶；(4) 3 阶；(5) 1 阶；(6) 1 阶

2. 非；非；$y = e^{2x}$ 为特解。

3. (1) 方程通解为 $e^x + e^y = C$；(2) 方程通解为 $4(y + 1)^3 + 3x^4 = C$；
   (3) 方程通解为 $y^2 + 1 = c(x^2 - 1)$；(4) 方程通解为 $\tan x \tan y = C$

4. (1) $u = \dfrac{1}{1 + kt}$；

   (2) $e^y = \dfrac{1}{2}e^{2x} + \dfrac{1}{2} = \dfrac{1}{2}(e^{2x} + 1)$；

   (3) $\cos y = \dfrac{\sqrt{2}}{2}\cos x$

5. 1h。

6. （1）线性非齐次方程；（2）非线性；（3）线性齐次方程；（4）非线性；
（5）线性非齐次方程；（6）线性非齐次方程

7. （1）$y = Ce^{-4x} - \frac{5}{4}$；

（2）$y = \frac{C}{x} + \frac{1}{3}x^2 + \frac{3}{2}x + 2$；

（3）$y = Ce^{-x^2} + \frac{x^2}{2}e^{-x^2}$；

（4）$y = Ce^{-2x} + \frac{1}{5}e^{3x}$；

（5）$y = Cx + x\ln\ln x$

8. （1）$y = \frac{1}{x}(e^x - e)$；

（2）$y = \frac{x-1}{\cos x}$

9. $y = 2(e^x - x - 1)$

10. $N = N_0e^{-xt}$

11. （1）$y = C_1e^x + C_2e^{-2x}$；

（2）$y = C_1e^{0x} + C_2e^{4x} = C_1 + C_2e^{4x}$；

（3）$y = C_1\cos\sqrt{2}x + C_2\sin\sqrt{2}x$；

（4）$y = (C_1 + xC_2)e^{-\frac{3}{2}x}$；

（5）$y = e^{-2x}(C_1\cos 3x + C_2\sin 3x)$；

（6）$y = (C_1 + C_2x)e^{\frac{5}{2}x}$

12. （1）$y = 9e^{3x} - 3e^x$；

（2）$y = (2 + x)e^{-\frac{x}{2}}$；

（3）$y = 2\cos 5x + \sin 5x$

13. $y = 2\cos x$

14. （1）$\left(C_1 + C_2x + \frac{x^2}{2}\right)e^{4x} + \frac{1}{16}x + \frac{1}{32}$；

（2）$\left(C_1 + C_2x + \frac{x^2}{2}\right)e^{4x} + \frac{1}{16}x + \frac{1}{32}$；

（3）$\left(C_1 + C_2x + \frac{x^2}{2}\right)e^{4x} + \frac{1}{16}x + \frac{1}{32}$；

（4）$\left(C_1 + C_2x + \frac{x^2}{2}\right)e^{4x} + \frac{1}{16}x + \frac{1}{32}$；

（5）$\left(C_1 + C_2x + \frac{x^2}{2}\right)e^{4x} + \frac{1}{16}x + \frac{1}{32}$；

（6）$xe^x - 3e^x + C_1x^2 + C_2x + C_3$

15. （1）$xe^x - 3e^x + C_1x^2 + C_2x + C_3$

（2）$xe^x - 3e^x + C_1x^2 + C_2x + C_3$

扫码“看一看”

# 第七章　向量与空间解析几何

**学习目标**

**1. 掌握**　空间直角坐标系以及向量的概念及其表示，向量的运算（线性运算、点乘法、叉乘法）；单位向量、方向余弦、向量的坐标表达式以及用坐标表达式进行向量运算的方法；平面的方程和直线的方程及其求法，会利用平面、直线的相互关系解决有关问题。

**2. 熟悉**　曲面方程的概念和常用二次曲面的方程及其图形；以坐标轴为旋转轴的旋转曲面及母线平行于坐标轴的柱面方程。

**3. 了解**　两个向量垂直、平行的条件；空间曲线的参数方程和一般方程；曲面的交线在坐标平面上的投影。

在中学，我们曾学过平面解析几何，先建立一个平面直角坐标系，将平面上的点与一个有序数组对应起来；将平面上的一条直线或曲线，与一个代数方程对应起来，这样就可以用代数方法来研究几何问题。而空间解析几何是平面解析几何的深入探讨，它是在三维空间里进行研究。本章将先引出向量概念以及向量运算，然后以向量为工具来讨论空间平面和直线，最后将简单介绍空间中的曲面、曲线和二次曲面。

扫码“学一学”

## 第一节　向量及其线性运算

### 一、空间直角坐标系

#### （一）空间点的坐标

在研究空间解析几何的开始，首先建立一个空间直角坐标系。

在空间内做3条相互垂直且相交于 $O$ 点的数轴 $Ox,Oy,Oz$，这3条数轴的长度单位相同，它们的交点 $O$ 称为坐标原点。$Ox,Oy,Oz$ 分别称为 $x$ 轴、$y$ 轴和 $z$ 轴。一般的，取从后向前、从左向右、从下向上的方向作为 $x$ 轴、$y$ 轴、$z$ 轴的正方向。由两个坐标轴所确定的平面，称为坐标平面，简称坐标面。$x$ 轴、$y$ 轴、$z$ 轴可以确定 $xOy,yOz,zOx$ 3个坐标面。这3个坐标面可以把空间分成八个部分，每个部分称为一个卦限。其中，$xOy$ 坐标面之上，$yOz$ 坐标面之前，$xOz$ 坐标面之右的卦限称为第Ⅰ卦限。按逆时针方向依次标记 $xOy$ 坐标面上的其他3个卦限为第Ⅱ、第Ⅲ、第Ⅳ卦限。在 $xOy$ 坐标面下面的4个卦限中，位于第一卦限下面的卦限称为第Ⅴ卦限，按逆时针方向依次确定其他3个卦限为第Ⅵ、第Ⅶ、第Ⅷ卦限（图7-1）。

图7-2表示的空间直角坐标系也可以用右手来确定。用右手握住 $z$ 轴，当右手的4个手指从 $x$ 轴正向转向 $y$ 轴的正向时，大拇指的指向就是 $z$ 轴的正向。

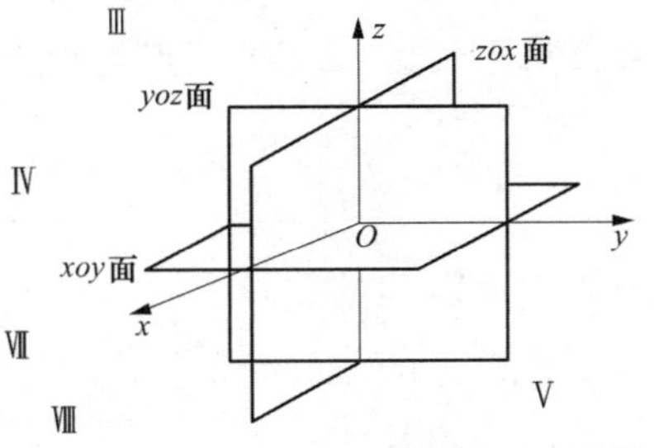


图7－1

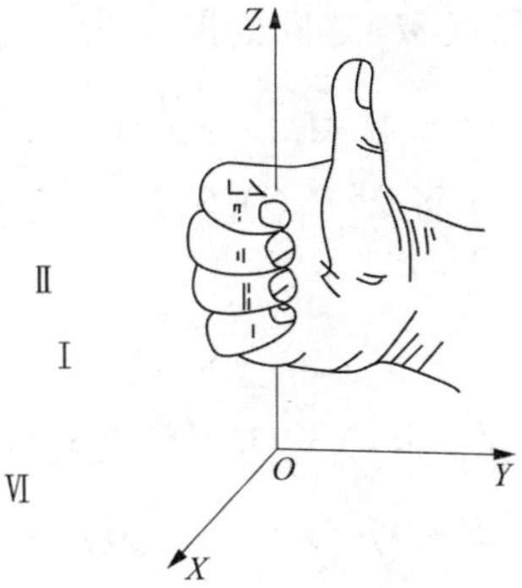


图7－2

取定了空间直角坐标系后，就可以建立起空间的点与数组之间的对应关系。已知 $M$ 为空间一点，过点 $M$ 作3个平面分别垂直于 $x$ 轴、$y$ 轴和 $z$ 轴，它们与 $x$ 轴、$y$ 轴、$z$ 轴的交点分别为 $P$、$Q$、$R$（图7－3），这3点在 $x$ 轴、$y$ 轴、$z$ 轴上的坐标分别为 $x,y,z$。于是空间的一点 $M$ 就唯一确定了一个有序数组 $(x,y,z)$。这个有序数组 $(x,y,z)$ 就称为点 $M$ 的坐标，并依次称 $x,y,z$ 为点 $M$ 的横坐标、纵坐标和竖坐标。坐标为 $(x,y,z)$ 的点 $M$ 通常记为 $M(x,y,z)$。

反过来，有一个有序数组 $(x,y,z)$，在 $x$ 轴上取坐标为 $x$ 的点 $P$，在 $y$ 轴上取坐标为 $y$ 的点 $Q$，在 $z$ 轴上取坐标为 $z$ 的点 $R$，然后通过 $P$、$Q$ 与 $R$ 分别做 $x$ 轴、$y$ 轴和 $z$ 轴的垂直平面。这3个垂直平面的交点 $M$ 即是以有序数组 $(x,y,z)$ 为坐标的点。在空间直角坐标系中，点与坐标是一一对应的关系。

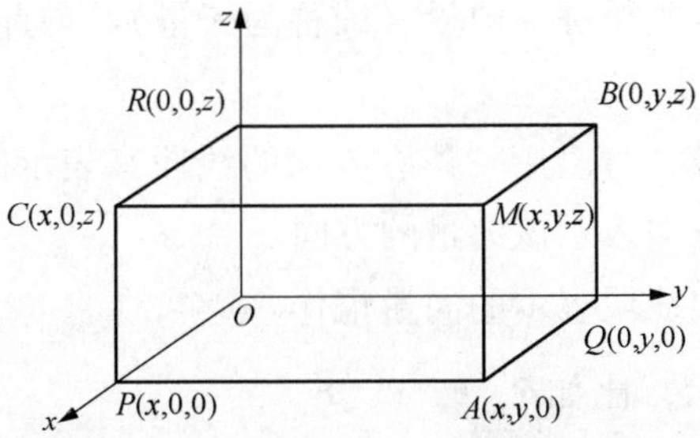


图7－3　空间直角坐标系中点的坐标确定

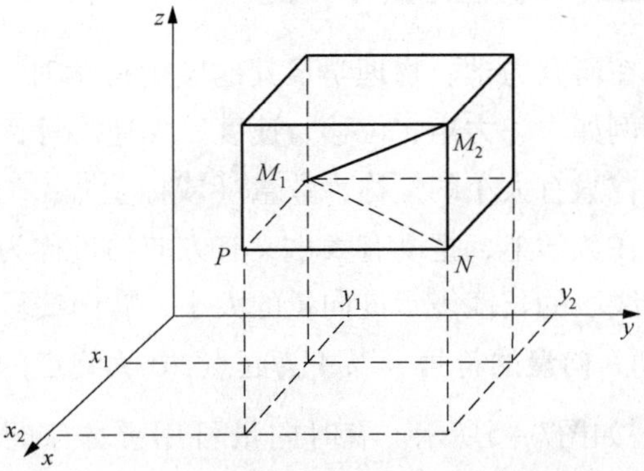


图7－4　空间两点间的距离

## （二）空间两点间的距离

设 $M_1(x_1,y_2,z_1)$，$M_2(x_2,y_2,z_2)$ 为空间内的两个点，由图7－4可知 $M_1$，$M_2$ 两点间的距离为

$$|M_1M_2|^2 = |M_1N|^2 + |NM_2|^2, \qquad (\Delta M_1NM_2 \text{ 是直角三角形})$$

其中

$$|M_1N|^2 = |M_1P|^2 + |PN|^2, \qquad (\Delta M_1PN \text{ 是直角三角形})$$

而

$$|PN| = |y_2 - y_1|$$
$$|PM_1| = |x_2 - x_1|$$
$$|NM_2| = |z_2 - z_1|$$

所以点 $M_1$ 和点 $M_2$ 之间的距离为

$$|M_1M_2| = \sqrt{(x_2 - x_1)^2 + (y_2 - y_1)^2 + (z_2 - z_1)^2}$$

**[例 7-1]** 求证以 $P_1(0,0,2)$, $P_2(3,0,2)$, $P_3(2,-2,3)$ 三点为顶点的三角形是一个等腰三角形。

证明：因为

$$|P_1P_2|^2 = (3-0)^2 + (0-0)^2 + (2-2)^2 = 9$$

$$|P_1P_3|^2 = (2-0)^2 + (-2-0)^2 + (3-2)^2 = 9$$

所以 $|P_1P_2| = |P_1P_3|$，即 $\Delta P_1P_2P_3$ 是等腰三角形。

**[例 7-2]** 在 $z$ 轴上求与点 $A(-4,1,7)$ 和点 $B(3,5,-2)$ 等距离的点。

**[解]** 因为所求的点 $M$ 在 $z$ 轴上，所以，可设该点坐标为 $M(0,0,z)$

依题意有 $|MA| = |MB|$

即 $$\sqrt{(0+4)^2 + (0-1)^2 + (z-7)^2} = \sqrt{(3-0)^2 + (5-0)^2 + (-2-z)^2}$$

上式两边平方，解得

$$z = \frac{14}{9}$$

所以，所求的点为 $M\left(0,0,\frac{14}{9}\right)$。

## 二、向量的基本概念

在研究力学、物理学及其他应用科学时，常会遇到这样一类量，它们既有大小又有方向，例如力、力矩、位移、速度、加速度等，这一类量称为向量（或称为矢量）。与此相对应的，只有大小的量称为数量（或标量）。

在数学上，把既有大小又有方向的量称为向量，可以用一条有方向的线段来表示向量。有向线段的长度表示该向量的大小，有向线段的方向表示该向量的方向。

**1. 向量的符号** 以 $A$ 为起点，$B$ 为终点的有向线段表示的向量记作 $\overrightarrow{AB}$，如图7-5所示。有时向量可用黑体字母表示，比如 $\boldsymbol{a}$，$\boldsymbol{r}$，$\boldsymbol{v}$，$\boldsymbol{F}$，也可用上加箭头书写体字母表示，例如 $\vec{a}, \vec{r}, \vec{v}, \vec{F}$。

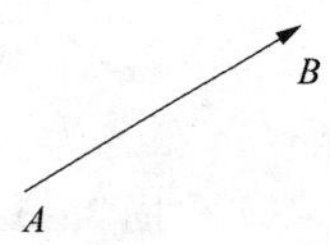

图 7-5

**2. 自由向量** 不计起点的向量称为自由向量，用小写字母 $\vec{a}, \vec{b}, \cdots$ 表示自由向量，简称为向量。因此，如果向量 $\vec{a}$ 和 $\vec{b}$ 大小相等，方向相同，则称 $\vec{a}$ 和 $\vec{b}$ 是相等的，记为 $\vec{a} = \vec{b}$。相等的向量经过平移后可以完全重合。

**3. 向量的模** 向量的大小称为向量的模。向量 $\vec{a}$ 和 $\overrightarrow{AB}$ 的模分别记为 $|\vec{a}|$ 和 $|\overrightarrow{AB}|$。

**4. 单位向量** 模等于 1 的向量称为单位向量。

**5. 零向量** 模等于 0 的向量称为零向量，记作 $\vec{0}$。零向量的起点和终点重合，方向可以看作是任意的。

**6. 向量的平行** 两个非零向量如果它们的方向是相同或相反的，就称这两个向量是平行的。向量 $\vec{a}$ 和 $\vec{b}$ 平行，记作 $\vec{a} // \vec{b}$。零向量是与任何向量都平行的向量。

当两个平行向量的起点放在同一点时，它们的终点和公共的起点在一条直线上，因此，两向量平行又称两向量共线。

7. **负向量**　设 $\vec{a}$ 为一向量，与 $\vec{a}$ 的模相同而方向相反的向量称为 $\vec{a}$ 的负向量，记为 $-\vec{a}$。

## 三、向量的线性运算

### （一）向量的加法

设有两个向量 $\vec{a}$ 与 $\vec{b}$，平移向量使得 $\vec{b}$ 的起点和 $\vec{a}$ 的终点重合，此时从 $\vec{a}$ 的起点到 $\vec{b}$ 的终点的向量 $\vec{c}$ 称为向量 $\vec{a}$ 与 $\vec{b}$ 的和，记作 $\vec{a}+\vec{b}$，即 $\vec{c}=\vec{a}+\vec{b}$。上述做出两向量之和的方法叫作向量加法的三角形法则，如图 7－6 所示。

当向量 $\vec{a}$ 与 $\vec{b}$ 不平行时，平移向量使 $\vec{a}$ 与 $\vec{b}$ 的起点重合，以 $\vec{a}$ 与 $\vec{b}$ 为邻边做平行四边形，则从起点到平行四边形的对角顶点的向量就是向量 $\vec{a}$ 与 $\vec{b}$ 的和向量，记为 $\vec{a}+\vec{b}$（图7－7）。

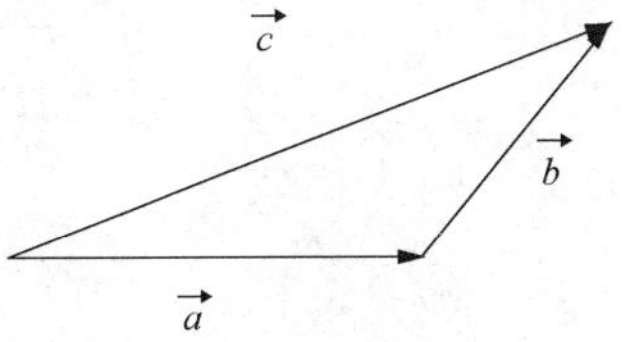

**图 7－6　向量加法的三角形法则**

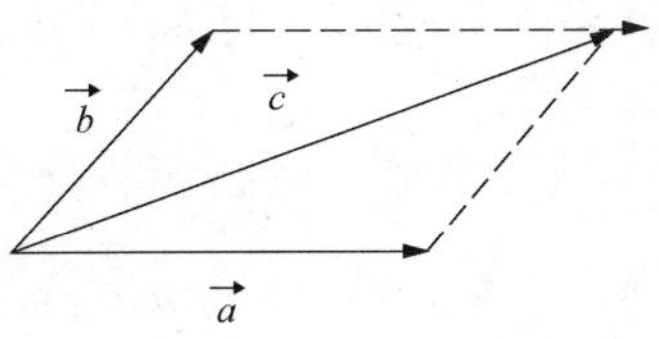

**图 7－7　向量加法的平行四边形法则**

向量的加法符合下列运算规律：

（1）交换律　$\vec{a}+\vec{b}=\vec{b}+\vec{a}$

（2）结合律　$(\vec{a}+\vec{b})+\vec{c}=\vec{a}+(\vec{b}+\vec{c})$

### （二）向量的减法

向量 $\vec{a}$ 与 $\vec{b}$ 的差（或称为 $\vec{a}$ 减 $\vec{b}$），规定为 $\vec{a}$ 与 $\vec{b}$ 的负向量 $-\vec{b}$ 的和，即

$$\vec{a}-\vec{b}=\vec{a}+(-\vec{b})$$

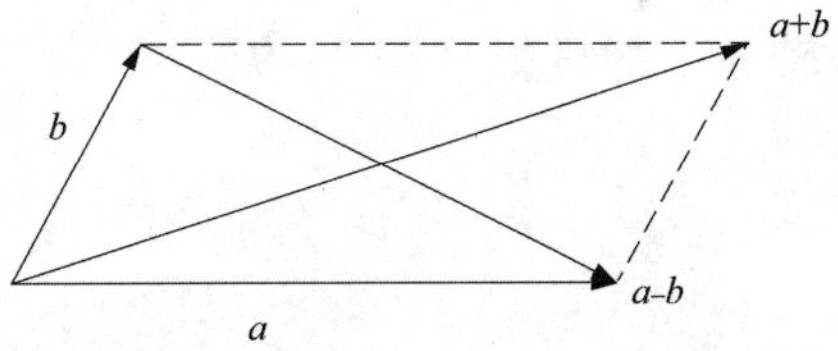


**图 7－8**

特别的，当 $\vec{a}=\vec{b}$ 时，$\vec{a}-\vec{b}=\vec{a}-\vec{a}=\vec{0}$。

显然，将向量 $\vec{a}$ 与 $\vec{b}$ 的起点放在一起，则由 $\vec{b}$ 的终点到 $\vec{a}$ 的终点的向量就是 $\vec{a}$ 与 $\vec{b}$ 的差向量 $\vec{a}-\vec{b}$（图 7－8）。

### （三）向量与数的乘法

向量与数的乘法：向量 $\vec{a}$ 与实数 $\lambda$ 的乘积记作 $\lambda\vec{a}$。$\lambda\vec{a}$ 仍是一个向量，它的模，$|\lambda\vec{a}|=|\lambda||\vec{a}|$；它的方向，当 $\lambda>0$ 时与 $\vec{a}$ 相同，当 $\lambda<0$ 时与 $\vec{a}$ 相反，当 $\lambda=0$ 时，$|\lambda\vec{a}|=0$，$\lambda\vec{a}$ 为零向量，这时它的方向是任意的。

可以验证，实数与向量的乘积满足下列运算规律（$\lambda,\mu$ 为常数）：

（1）结合律　$\lambda(\mu\vec{a})=(\lambda\mu)\vec{a}$

（2）分配律　$(\lambda+\mu)\vec{a}=\lambda\vec{a}+\mu\vec{a}$

（3）分配律　$\lambda(\vec{a}+\vec{b})=\lambda\vec{a}+\lambda\vec{b}$

与向量$\vec{a}$同方向的单位向量称为$\vec{a}$的单位向量，记为$\vec{a}^o$，由数量与向量乘积的定义，有

$$\vec{a} = |\vec{a}|\vec{a}^o$$

或
$$\vec{a}^o = \frac{\vec{a}}{|\vec{a}|} \qquad (|\vec{a}| \neq 0)$$

**定理7-1** 设向量$\vec{a} \neq \vec{0}$，则$\vec{a}$与$\vec{b}$平行的充要条件是：存在唯一的实数$\lambda$，使得$\vec{b} = \lambda\vec{a}$。

**证明** 条件的充分性是显然的，下面证明条件的必要性。

设$\vec{b} // \vec{a}$，取$|\lambda| = \dfrac{|\vec{b}|}{|\vec{a}|}$，当$\vec{b}$与$\vec{a}$同向时$\lambda$取正值，当$\vec{b}$与$\vec{a}$反向时$\lambda$取负值，即$\vec{b} = \lambda\vec{a}$。这是因为此时$\vec{b}$与$\lambda\vec{a}$同向，且$|\lambda\vec{a}| = |\lambda||\vec{a}| = \dfrac{|\vec{b}|}{|\vec{a}|}|\vec{a}| = |\vec{b}|$。

再证明实数$\lambda$的唯一性，设$\vec{b} = \lambda\vec{a}$，又设$\vec{b} = \mu\vec{a}$，两式相减得：

$(\lambda - \mu)\vec{a} = 0$，即$|\lambda - \mu||\vec{a}| = 0$，由于$\vec{a} \neq \vec{0}$，故$|\lambda - \mu| = 0$，即$\lambda = \mu$。

## 四、向量的坐标表示法

为了方便向量运算，下面将引进向量坐标。在空间直角坐标系中，把向量沿坐标轴方向分解，使向量的几何运算转化为代数运算。

### （一）空间的点在轴上的投影

设已知点$A$及轴$u$，过点$A$做轴$u$的垂直平面$\Pi$，则平面$\Pi$与轴$u$的交点称为点$A$在轴$u$上的投影（图7-9）。

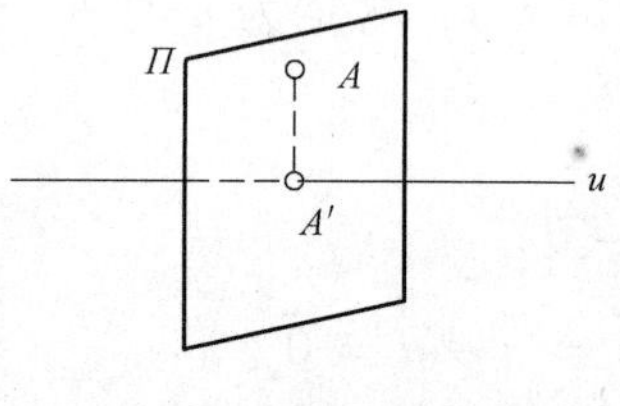


图7-9 空间点在轴上的投影

### （二）空间向量在轴上的投影

设向量$\overrightarrow{AB}$的始点$A$与终点$B$在轴$u$的投影分别为$A'$、$B'$，那么轴$u$上的有向线段$\overrightarrow{A'B'}$的数值$A'B'$称为向量$\overrightarrow{AB}$在轴$u$上的投影，记作$prj_u\overrightarrow{AB} = A'B'$，轴$u$称为投影轴。

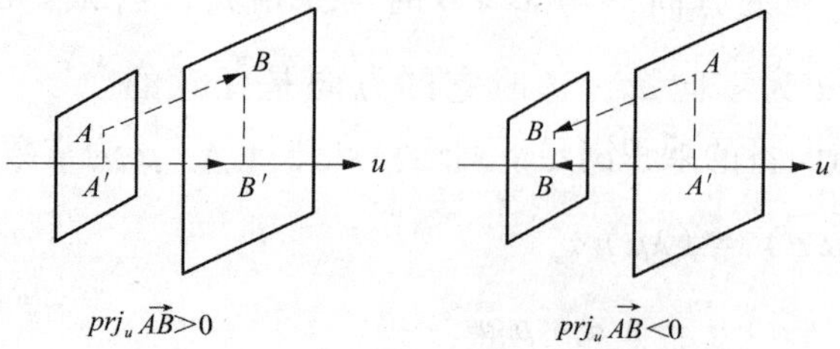


图7-10 空间向量在轴上的投影

这里，$\overrightarrow{AB}$ 的值 $A'B'$ 满足：

(1) $|A'B'| = |\overrightarrow{A'B'}|$，即，数 $A'B'$ 的绝对值等于向量 $\overrightarrow{A'B'}$ 的模。

(2) 当 $\overrightarrow{A'B'}$ 的方向与轴 $u$ 的正向一致时，$A'B' > 0$；当 $\overrightarrow{A'B'}$ 的方向与 $u$ 轴的正向相反时，$A'B' < 0$。

(3) 若记 $A',B'$ 在 $u$ 轴上的坐标分别为 $u_{A'},u_{B'}$，则 $prj_u \overrightarrow{AB} = u_{B'} - u_{A'}$。

**（三）投影定理**

**定理7－2** 向量 $\overrightarrow{AB}$ 在轴 $u$ 上的投影等于向量的模 $|\overrightarrow{AB}|$ 乘以轴 $u$ 与向量 $\overrightarrow{AB}$ 的夹角 $\varphi$ 的余弦，即 $prj_u \overrightarrow{AB} = |\overrightarrow{AB}|\cos\varphi$。

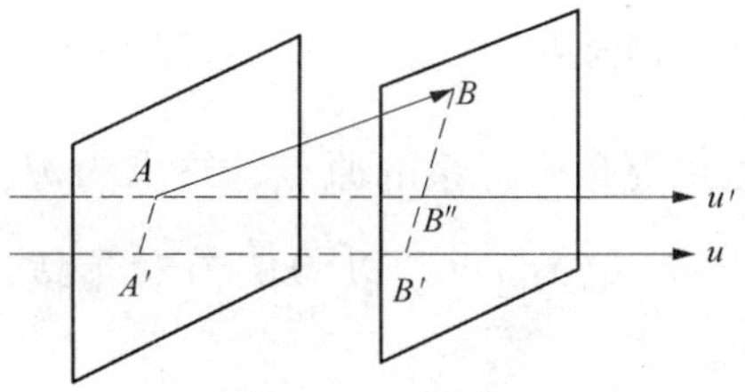


**图7－11　向量投影图**

**证明：** 过向量 $\overrightarrow{AB}$ 的始点 $A$ 引轴 $u'$，且轴 $u'$ 与轴 $u$ 平行且具有相同的正方向(图7－11)，则轴 $u$ 与向量 $\overrightarrow{AB}$ 的夹角等于轴 $u'$ 与向量 $\overrightarrow{AB}$ 的夹角，于是有

$$prj_u \overrightarrow{AB} = prj_{u'} \overrightarrow{AB}$$

$$prj_{u'} \overrightarrow{AB} = A'B' = AB'' = |\overrightarrow{AB}|\cos\varphi$$

故 $prj_u \overrightarrow{AB} = |\overrightarrow{AB}|\cos\varphi$。

由上式可知向量 $\overrightarrow{AB}$ 在轴 $u$ 上的投影是一个数值，而不是向量。当非零向量 $\overrightarrow{AB}$ 与投影轴 $u$ 成锐角时，向量 $\overrightarrow{AB}$ 的投影为正；当 $\overrightarrow{AB}$ 与投影轴 $u$ 成钝角时，向量 $\overrightarrow{AB}$ 的投影为负；当 $\overrightarrow{AB}$ 与投影轴 $u$ 成直角时，向量 $\overrightarrow{AB}$ 的投影为零。

**定理7－3** 两个向量的和在同一轴上的投影等于两个向量在该轴上的投影之和，即

$$prj_u(\vec{a_1} + \vec{a_2}) = prj_u \vec{a_1} + prj_u \vec{a_2}$$

推广：$prj_u(\vec{a_1} + \vec{a_2} + \cdots + \vec{a_n}) = prj_u \vec{a_1} + prj_u \vec{a_2} + \cdots + prj_u \vec{a_n}$

**（四）向量在坐标轴上的分向量与向量的坐标**

为了更好的研究向量，需要建立向量与有序数组之间的对应关系。

**1. 向量在数轴上的投影向量及表示法** 设 $\vec{a} = \overrightarrow{M_1M_2}$ 是一空间向量，$u$ 为空间一数轴。点 $M_1,M_2$ 在轴 $u$ 上的投影分别为 $P_1,P_2$，而点 $P_1,P_2$ 在数轴 $u$ 上的坐标依次为 $u_1,u_2$，如图7－12所示。则

$$prj_u \overrightarrow{M_1M_2} = P_1P_2 = OP_2 - OP_1 = u_2 - u_1$$

记 $prj_u \vec{a} = a_u$，于是，$a_u = u_2 - u_1$，设 $\vec{e}$ 是与轴 $u$ 正向一致的单位向量，则有

$$\overrightarrow{P_1P_2} = a_u \vec{e} = (u_2 - u_1)\vec{e}$$

$P_1P_2 = u_2 - u_1$ 称为向量 $\vec{a} = \overrightarrow{M_1M_2}$ 在轴 $u$ 上的投影，$\overrightarrow{P_1P_2} = (u_2 - u_1)\vec{e}$ 称为向量 $\vec{a} = \overrightarrow{M_1M_2}$ 在轴 $u$ 上的投影向量。

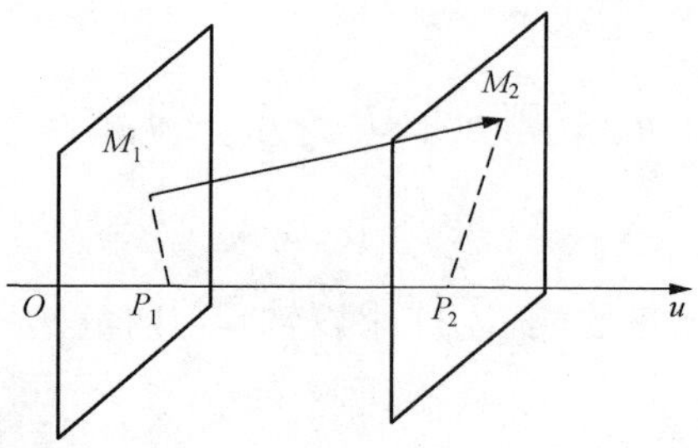


图 7－12　向量在轴上的投影向量

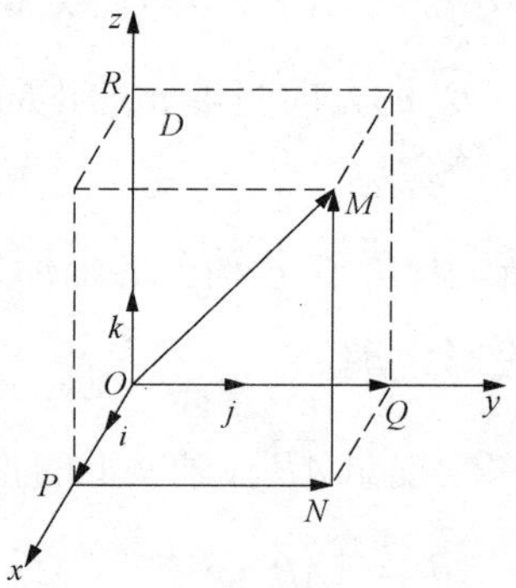


图 7－13　向量的分解

**2. 空间向量的坐标**　起点在直角坐标系的原点，终点为 $M(x,y,z)$ 的向量 $\overrightarrow{OM}$ 称为向径（即始点在坐标原点的向量，一般记为 $\vec{r}$）。以 $\overrightarrow{OM}$ 为对角线，3 条坐标轴为棱做长方体（图 7－13）。则有

$$\overrightarrow{OM} = \overrightarrow{OP} + \overrightarrow{PN} + \overrightarrow{NM} = \overrightarrow{OP} + \overrightarrow{OQ} + \overrightarrow{OR}$$

其中向量 $\overrightarrow{OP}$，$\overrightarrow{OQ}$，$\overrightarrow{OR}$ 分别叫作向量 $\overrightarrow{OM}$ 在 $x,y,z$ 轴上的分向量。

设 $\vec{i}$，$\vec{j}$，$\vec{k}$ 分别为与 $x$ 轴、$y$ 轴、$z$ 轴正向一致的单位向量，则有

$$\overrightarrow{OP} = x\vec{i},\ \overrightarrow{OQ} = y\vec{j},\ \overrightarrow{OR} = z\vec{k}$$

$$\vec{r} = \overrightarrow{OM} = x\vec{i} + y\vec{j} + z\vec{k}$$

上式称为向量 $\overrightarrow{OM}$ 在直角坐标系中的坐标分解式。

一般的，如果向量 $\vec{a} = \overrightarrow{M_1M_2}$ 的始点与终点的坐标分别为 $M_1(x_1, y_1, z_1)$ 与 $M_2(x_2, y_2, z_2)$，如图 7－14 所示，根据两个向量的差，得

$$\overrightarrow{M_1M_2} = \overrightarrow{OM_2} - \overrightarrow{OM_1}$$

由于 $\overrightarrow{OM_1} = x_1\vec{i} + y_1\vec{j} + z_1\vec{k}$

$\overrightarrow{OM_2} = x_2\vec{i} + y_2\vec{j} + z_2\vec{k}$

故向量 $\vec{a} = \overrightarrow{M_1M_2}$ 的分解式为

$$\vec{a} = \overrightarrow{M_1M_2} = (x_2\vec{i} + y_2\vec{j} + z_2\vec{k}) - (x_1\vec{i} + y_1\vec{j} + z_1\vec{k})$$

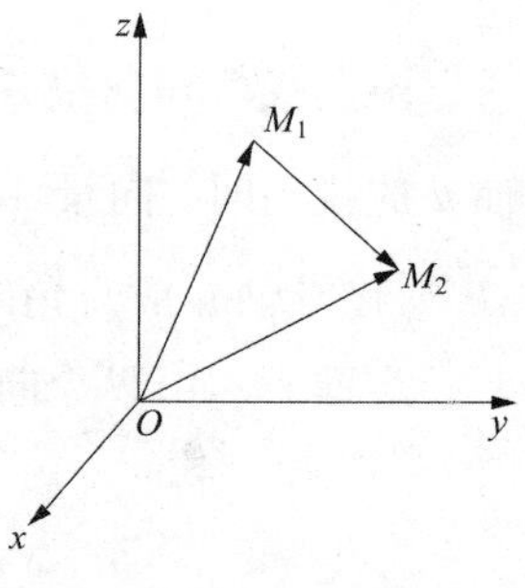


图 7－14　向量的分解

即

$$\vec{a} = \overrightarrow{M_1M_2} = (x_2 - x_1)\vec{i} + (y_2 - y_1)\vec{j} + (z_2 - z_1)\vec{k}$$

若设 $a_x = x_2 - x_1$，$a_y = y_2 - y_1$，$a_z = z_2 - z_1$，则向量 $\vec{a}$ 的坐标分解式为

$$\vec{a} = a_x\vec{i} + a_y\vec{j} + a_z\vec{k}$$

其中，$a_x\vec{i}$，$a_y\vec{j}$，$a_z\vec{k}$ 分别称为向量 $\vec{a}$ 在 $x$ 轴、$y$ 轴、$z$ 轴上的分向量；$a_x$，$a_y$，$a_z$ 分别称为向量 $\vec{a}$ 在 $x$ 轴、$y$ 轴、$z$ 轴上的坐标，同时也是该向量在 3 个轴上的投影值。

有一个向量就有 3 个坐标值 $(a_x, a_y, a_z)$ 与之对应，向量与有序数组是一一对应的，把

$\{a_x,a_y,a_z\}$ 称为向量 $\vec{a}$ 的坐标，记为 $\vec{a}=\{a_x,a_y,a_z\}$，这是向量的坐标表达式。

**3. 向量运算的表达式**　利用向量的坐标能够很方便地对向量进行和、差、数乘的运算。设

$$\vec{a}=a_x\vec{i}+a_y\vec{j}+a_z\vec{k},\qquad \vec{b}=b_x\vec{i}+b_y\vec{j}+b_z\vec{k}$$

则

$$\vec{a}+\vec{b}=(a_x+b_x)\vec{i}+(a_y+b_y)\vec{j}+(a_z+b_z)\vec{k}$$

$$\vec{a}-\vec{b}=(a_x-b_x)\vec{i}+(a_y-b_y)\vec{j}+(a_z-b_z)\vec{k}$$

$$\lambda\vec{a}=\lambda a_x\vec{i}+\lambda a_y\vec{j}+\lambda a_z\vec{k}$$

或者

$$\vec{a}+\vec{b}=\{a_x+b_x,a_y+b_y,a_z+b_z\}$$

$$\vec{a}-\vec{b}=\{a_x-b_x,a_y-b_y,a_z-b_z\}$$

$$\lambda\vec{a}=\{\lambda a_x,\lambda a_y,\lambda a_z\}$$

**[例 7-3]**　已知 $\vec{a}=\{1,0,1\}$，$\vec{b}=\{1,1,0\}$，求 $2\vec{a}-3\vec{b}$。

**[解]**　$2\vec{a}-3\vec{b}=2\{1,0,1\}-3\{1,1,0\}=\{-1,-3,2\}$

**[例 7-4]**　设 $A(x_1,y_1,z_1)$ 和 $B(x_2,y_2,z_2)$ 为空间中两点，有向线段 $\overrightarrow{AB}$ 上的点 $M$ 将它分为两条有向线段 $\overrightarrow{AM}$ 和 $\overrightarrow{MB}$，使它们的值的比等于数 $\lambda(\lambda\neq-1)$，即 $\frac{AM}{MB}=\lambda$，如图 7-15 所示，求分点 $M(x,y,z)$ 的坐标。

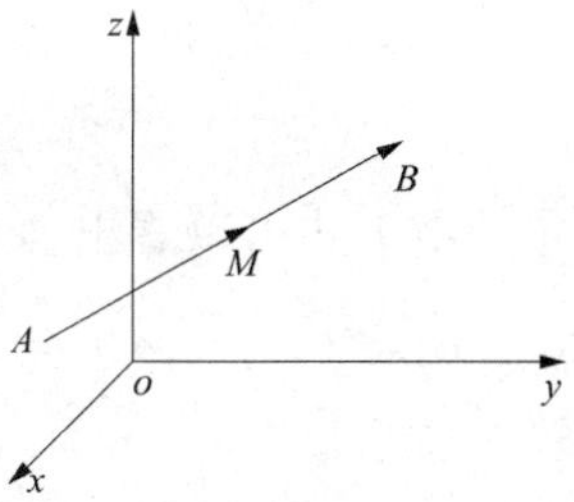

图 7-15

**[解]**　因为 $\overrightarrow{AM}$ 和 $\overrightarrow{MB}$ 在同一直线上，且同方向，故

$$\overrightarrow{AM}=\lambda\overrightarrow{MB}$$

$\overrightarrow{AM}=\{x-x_1,y-y_1,z-z_1\}$，$\overrightarrow{MB}=\{x_2-x,y_2-y,z_2-z\}$

$\lambda\overrightarrow{MB}=\{\lambda(x_2-x),\lambda(y_2-y),\lambda(z_2-z)\}$

$x-x_1=\lambda(x_2-x)$，$y-y_1=\lambda(y_2-y)$，$z-z_1=\lambda(z_2-z)$

$$\begin{cases}x=\dfrac{x_1+\lambda\cdot x_2}{1+\lambda}\\ y=\dfrac{y_1+\lambda\cdot y_2}{1+\lambda}\\ z=\dfrac{z_1+\lambda\cdot z_2}{1+\lambda}\end{cases}$$

## 五、向量的模和方向余弦

向量可以用它的模与方向来表示，也可以用它的坐标式来表示，这两种表示方法之间是有联系的。

设空间向量 $\vec{a}=\overrightarrow{M_1M_2}$ 与 3 个坐标轴的正向的夹角分别为 $\alpha,\beta,\gamma$，规定 $0\leqslant\alpha\leqslant\pi,0\leqslant\beta\leqslant\pi,0\leqslant\gamma\leqslant\pi$，称 $\alpha,\beta,\gamma$ 为向量 $\vec{a}$ 的方向角，$\cos\alpha,\cos\beta,\cos\gamma$ 称为向量 $\vec{a}$ 的方向余弦（图 7-16）。

由于向量 $\vec{a}$ 的坐标就是向量在坐标轴上的投影，故

$$a_x = |\overrightarrow{M_1M_2}| \cdot \cos\alpha = |\vec{a}| \cdot \cos\alpha$$

$$a_y = |\overrightarrow{M_1M_2}| \cdot \cos\beta = |\vec{a}| \cdot \cos\beta$$

$$a_z = |\overrightarrow{M_1M_2}| \cdot \cos\gamma = |\vec{a}| \cdot \cos\gamma$$

又 $|\vec{a}| = |\overrightarrow{M_1M_2}| = \sqrt{(M_1P)^2 + (M_1Q)^2 + (M_1R)^2}$，其中 $M_1P = a_x$，$M_1Q = a_y, M_1R = a_z$。

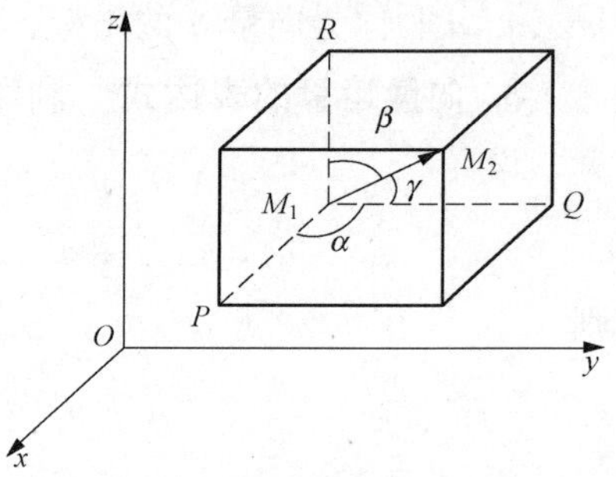


图 7－16　空间向量的分解

所以

$$|\vec{a}| = \sqrt{a_x^2 + a_y^2 + a_z^2}$$

从而有

$$\begin{cases} \cos\alpha = \dfrac{a_x}{|\vec{a}|} = \dfrac{a_x}{\sqrt{a_x^2 + a_y^2 + a_z^2}} \\ \cos\beta = \dfrac{a_y}{|\vec{a}|} = \dfrac{a_y}{\sqrt{a_x^2 + a_y^2 + a_z^2}} \\ \cos\gamma = \dfrac{a_z}{|\vec{a}|} = \dfrac{a_z}{\sqrt{a_x^2 + a_y^2 + a_z^2}} \end{cases}$$

由上式可以看出，$\cos^2\alpha + \cos^2\beta + \cos^2\gamma = 1$

$$\vec{a} = \{a_x, a_y, a_z\} = \{|\vec{a}| \cdot \cos\alpha, |\vec{a}| \cdot \cos\beta, |\vec{a}| \cdot \cos\gamma\}$$

$$= |\vec{a}| \cdot \{\cos\alpha, \cos\beta, \cos\gamma\} = |\vec{a}| \cdot \vec{a}^0$$

其中，$\vec{a}^0 = \dfrac{\vec{a}}{|\vec{a}|} = \{\cos\alpha, \cos\beta, \cos\gamma\}$ 是与向量 $\vec{a}$ 同方向的单位向量。

思考：当 $\alpha, \beta, \gamma$ 分别表示空间向量与 3 个坐标面的夹角时，$\cos^2\alpha + \cos^2\beta + \cos^2\gamma$ 的值为多少?

**[例 7－5]**　设已知两点 $M_1(3,0,2)$ 和 $M_2(4,\sqrt{2},1)$，计算向量 $\overrightarrow{M_1M_2}$ 的模、方向余弦和方向角。

**[解]**　$\overrightarrow{M_1M_2} = (4-3)\vec{i} + (\sqrt{2}-0)\vec{j} + (1-2)\vec{k} = \vec{i} + \sqrt{2}\vec{j} - \vec{k}$

所以

$$|\overrightarrow{M_1M_2}| = \sqrt{1^2 + (\sqrt{2})^2 + (-1)^2} = 2$$

$$\cos\alpha = \frac{1}{2}, \cos\beta = \frac{\sqrt{2}}{2}, \cos\gamma = -\frac{1}{2}$$

因而

$$\alpha = \frac{\pi}{3}, \beta = \frac{\pi}{4}, \gamma = \frac{2}{3}\pi$$

**[例 7－6]**　设两点 $A(4,0,5)$ 和 $B(7,1,3)$，求与向量 $\overrightarrow{AB}$ 方向一致的单位向量。

**[解]**　因为 $\overrightarrow{AB} = \{3, 1, -2\}$，所以

$$|\overrightarrow{AB}| = \sqrt{3^2 + 1^2 + (-2)^2} = \sqrt{14}$$

设 $\vec{a}^0$ 为与 $\overrightarrow{AB}$ 方向一致的单位向量，从而

$$\vec{a}^0 = \frac{\overrightarrow{AB}}{|\overrightarrow{AB}|} = \frac{1}{\sqrt{14}}\{3,1,-2\} = \left\{\frac{3}{\sqrt{14}},\frac{1}{\sqrt{14}},\frac{-2}{\sqrt{14}}\right\}$$

**[例 7-7]**　若点 $A$ 的坐标为 $(1,2,-4)$，向量 $\overrightarrow{AB}$ 在 $x$ 轴、$y$ 轴、$z$ 轴上的投影分别为 $-3,2,1$，求点 $B$ 的坐标。

**[解]**　设点 $B$ 的坐标为 $(x,y,z)$，则

$$\overrightarrow{AB} = \{x-1,y-2,z+4\}$$

又已知 $\overrightarrow{AB}$ 在 $x$ 轴、$y$ 轴、$z$ 轴上的投影依次为 $-3,2,1$，于是有

$$x-1=-3,\ y-2=2,\ z+4=1$$

解得

$$x=-2,y=4,z=-3$$

即点 $B$ 的坐标为 $(-2,4,-3)$。

# 第二节　向量的数量积和向量积

扫码“学一学”

## 一、向量的数量积

一物体在常力 $\vec{F}$ 的作用下沿直线从点 $M_1$ 移动到点 $M_2$，可以用向量 $\vec{s}$ 表示位移 $\overrightarrow{M_1M_2}$。由物理学知识可以得到 $\vec{F}$ 所做的功

$$W = |\vec{F}|\cdot|\vec{s}|\cos\theta$$

式中，$\theta$ 为两个向量 $\vec{F}$ 与 $\vec{s}$ 的夹角（图 7-17）。

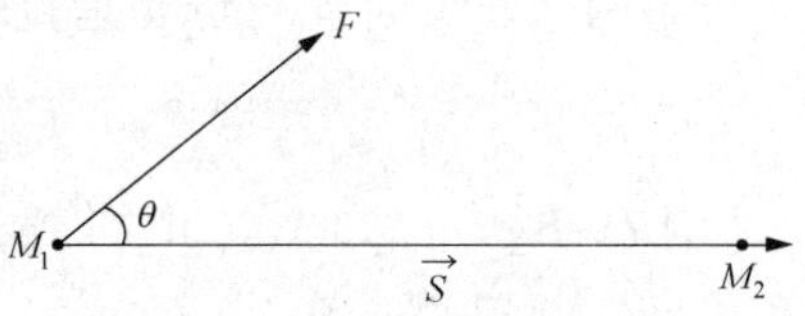


**图 7-17**

这种由两个向量的大小及其夹角的余弦的乘积所确定的量在实际计算中经常遇到，由此我们给出两个向量的数量积定义。

**定义 7-1**　设向量 $\vec{a},\vec{b}$，其夹角记为 $\theta=(\vec{a},\vec{b})$，称数量 $|\vec{a}|\cdot|\vec{b}|\cdot\cos\theta$ 为向量 $\vec{a}$ 与 $\vec{b}$ 的数量积，记作 $\vec{a}\cdot\vec{b}=|\vec{a}|\cdot|\vec{b}|\cdot\cos\theta$，数量积也称点积或内积。

两个向量的夹角 $\theta$ 是指两个向量正向间的夹角，规定 $0\leqslant\theta\leqslant\pi$。根据定义，上述做功问题中，常力 $\vec{F}$ 所做的功是力 $\vec{F}$ 与位移 $\vec{s}$ 的数量积，即 $W=\vec{F}\cdot\vec{s}$。

由数量积定义可以推得以下结论：

(1) $\vec{a}\cdot\vec{a}=|\vec{a}|^2$

(2) 两个非零向量 $\vec{a}$ 与 $\vec{b}$ 垂直的充要条件是 $\vec{a}\cdot\vec{b}=0$。

(3) 如果 $\vec{b}\neq\vec{0}$，有 $prj_{\vec{b}}\vec{a}=|\vec{a}|\cos\theta$，若 $\vec{a}\neq 0$ 则有 $prj_{\vec{a}}\vec{b}=|\vec{b}|\cos\theta$，故

$$\vec{a}\cdot\vec{b}=|\vec{b}|prj_{\vec{b}}\vec{a}=|\vec{a}|prj_{\vec{a}}\vec{b}$$

可以证明，数量积有下列运算规律：

(1) 交换律　$\vec{a}\cdot\vec{b}=\vec{b}\cdot\vec{a}$

(2) 结合律　$\lambda(\vec{a}\cdot\vec{b})=(\lambda\vec{a})\cdot\vec{b}=\vec{a}\cdot(\lambda\vec{b})$

(3) 分配律　$\vec{a}\cdot(\vec{b}+\vec{c})=\vec{a}\cdot\vec{b}+\vec{a}\cdot\vec{c}$

下面推导两个向量数量积的坐标表达式。

设 $\vec{a}=a_x\vec{i}+a_y\vec{j}+a_z\vec{k}$，$\vec{b}=b_x\vec{i}+b_y\vec{j}+b_z\vec{k}$，由数量积的运算规律，有

$$\vec{a}\cdot\vec{b}=(a_x\vec{i}+a_y\vec{j}+a_z\vec{k})\cdot(b_x\vec{i}+b_y\vec{j}+b_z\vec{k})$$

$$=(a_x\vec{i}+a_y\vec{j}+a_z\vec{k})\cdot b_x\vec{i}+(a_x\vec{i}+a_y\vec{j}+a_z\vec{k})\cdot b_y\vec{j}+(a_x\vec{i}+a_y\vec{j}+a_z\vec{k})\cdot b_z\vec{k}$$

$$=a_xb_x\vec{i}\cdot\vec{i}+a_yb_x\vec{j}\cdot\vec{i}+a_zb_x\vec{k}\cdot\vec{i}+a_xb_y\vec{i}\cdot\vec{j}+a_yb_y\vec{j}\cdot\vec{j}+a_zb_y\vec{k}\cdot\vec{j}+a_xb_z\vec{i}\cdot\vec{k}+a_yb_z\vec{j}\cdot\vec{k}+a_zb_z\vec{k}\cdot\vec{k}$$

由于 $\vec{i},\vec{j},\vec{k}$ 是两两互相垂直的单位向量，根据两个向量垂直的充要条件，有

$$\vec{i}\cdot\vec{j}=\vec{j}\cdot\vec{i}=\vec{j}\cdot\vec{k}=\vec{k}\cdot\vec{j}=\vec{k}\cdot\vec{i}=\vec{i}\cdot\vec{k}=0$$

$$\vec{i}\cdot\vec{i}=\vec{j}\cdot\vec{j}=\vec{k}\cdot\vec{k}=1$$

故有

$$\vec{a}\cdot\vec{b}=a_xb_x+a_yb_y+a_zb_z \tag{7-1}$$

由定义 $\vec{a}\cdot\vec{b}=|\vec{a}||\vec{b}|\cos\theta$ 可知，当 $\vec{a},\vec{b}$ 都不是零向量时，就得到两个向量夹角的余弦

$$\cos\theta=\frac{\vec{a}\cdot\vec{b}}{|\vec{a}||\vec{b}|}$$

将向量的模及数量积的坐标表示式代入上式，则有

$$\cos\theta=\frac{a_xb_x+a_yb_y+a_zb_z}{\sqrt{a_x^2+a_y^2+a_z^2}\sqrt{b_x^2+b_y^2+b_z^2}} \tag{7-2}$$

于是两个非零向量 $\vec{a}$ 与 $\vec{b}$ 垂直的充要条件又可表述为

$$\vec{a}\perp\vec{b}\Leftrightarrow a_xb_x+a_yb_y+a_zb_z=0$$

[例7-8] 已知3点 $M_1(1,1,1),M_2(2,2,1),M_3(2,1,2)$，求向量 $\overrightarrow{M_1M_2}$ 与 $\overrightarrow{M_1M_3}$ 的数量积以及它们间的夹角。

[解] 由于 $\overrightarrow{M_1M_2}=\{1,1,0\}$，$\overrightarrow{M_1M_3}=\{1,0,1\}$

于是 $\overrightarrow{M_1M_2}\cdot\overrightarrow{M_1M_3}=1\times1+1\times0+0\times1=1$

且 $|\overrightarrow{M_1M_2}|=\sqrt{1^2+1^2+0^2}=\sqrt{2}$

$|\overrightarrow{M_1M_3}|=\sqrt{1^2+0^2+1^2}=\sqrt{2}$

由夹角余弦定理得

$$\cos\theta=\frac{\overrightarrow{M_1M_2}\cdot\overrightarrow{M_1M_3}}{|\overrightarrow{M_1M_2}||\overrightarrow{M_1M_3}|}=\frac{1}{\sqrt{2}\sqrt{2}}=\frac{1}{2}$$

于是有 $\overrightarrow{M_1M_2}$ 与 $\overrightarrow{M_1M_3}$ 的夹角 $\theta=\frac{\pi}{3}$。

[例7-9] 在 $xOy$ 平面上求一向量 $\vec{b}$，使得 $\vec{b}\perp\vec{a}$。其中 $\vec{a}=\{5,-3,4\}$ 且 $|\vec{a}|=|\vec{b}|$。

[解] 设 $\vec{b}=\{b_x,b_y,b_z\}$。

由于 $\vec{b}$ 在 $xOy$ 平面上，由已知条件可得 $\vec{b}\perp\vec{k}$，即 $\vec{b}\cdot\vec{k}=0$，所以，$b_z=0$。

又 $\vec{b}\perp\vec{a}$，即 $\vec{b}\cdot\vec{a}=0$，得到 $5b_x-3b_y+4b_z=0$。

$|\vec{b}| = |\vec{a}|$ 即 $|\vec{b}|^2 = |\vec{a}|^2$，得 $b_x^2 + b_y^2 + b_z^2 = 50$。

解得　$b_z = 0$，$b_x = \pm\dfrac{15}{\sqrt{17}}$，$b_y = \pm\dfrac{25}{\sqrt{17}}$。

于是所求向量为 $\vec{b} = \{\dfrac{15}{\sqrt{17}},\dfrac{25}{\sqrt{17}},0\}$ 或 $\vec{b} = \{-\dfrac{15}{\sqrt{17}},-\dfrac{25}{\sqrt{17}},0\}$。

## 二、向量的向量积

设 $O$ 为杠杆的支点，力 $\vec{F}$ 作用在杠杆上 $P$ 点处（图 7－18），根据力学知识，力 $\vec{F}$ 对于支点 $O$ 的力矩为向量 $\vec{M}$，其方向垂直于力 $\vec{F}$ 与向量 $\overrightarrow{OP}$ 所确定的平面，且从 $\overrightarrow{OP}$ 到 $\vec{F}$ 按照右手规则确定，其模为 $|\vec{M}| = |\overrightarrow{OC}| \cdot |\vec{F}| = |\overrightarrow{OP}| \cdot |\vec{F}| \cdot \sin\theta$。

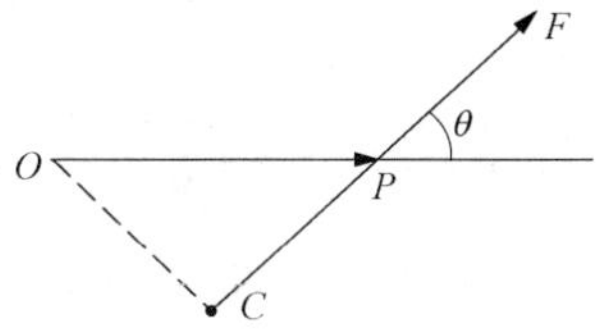

**图 7－18　力矩图**

**定义 7－2**　两个向量 $\vec{a}$ 与 $\vec{b}$ 的向量积是一个向量，记为$\vec{a}\times\vec{b}$，它的模等于 $|\vec{a}||\vec{b}|\sin\theta$（$\theta$ 为两向量的夹角，且 $0 \leqslant \theta \leqslant \pi$），它的方向与 $\vec{a},\vec{b}$ 都垂直，且按 $\vec{a},\vec{b},\vec{a}\times\vec{b}$ 的顺序满足右手法则，即如果用右手的 4 个手指从 $\vec{a}$ 的正向握向 $\vec{b}$ 的正向，则大拇指的方向就是 $\vec{a}\times\vec{b}$ 的方向（图 7－19）。

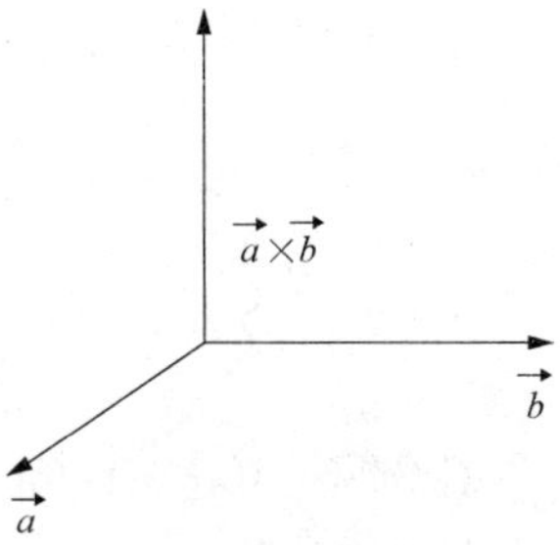

**图 7－19　向量积方向**

向量积又称叉积或外积。

由定义，$\vec{a}\times\vec{b}$ 的模具有明显的几何意义，$|\vec{a}\times\vec{b}| = |\vec{a}||\vec{b}|\sin\theta$ 就是以 $\vec{a}$ 及 $\vec{b}$ 为邻边的平行四边形的面积。向量 $\vec{a}\times\vec{b}$ 既垂直于向量 $\vec{a}$ 又垂直于向量 $\vec{b}$，因而 $\vec{a}\times\vec{b}$ 垂直于由 $\vec{a}$ 与 $\vec{b}$ 确定的平面。

由向量积的定义可以得到

（1）$\vec{a}\times\vec{a} = \vec{0}$

（2）两个非零向量 $\vec{a}$ 与 $\vec{b}$ 平行的充要条件　$\vec{a}//\vec{b} \Leftrightarrow \vec{a}\times\vec{b} = \vec{0}$

可以证明，向量积有下列运算规律

（1）反交换律　$\vec{a}\times\vec{b} = -\vec{b}\times\vec{a}$

（2）结合律　$\lambda(\vec{a}\times\vec{b}) = (\lambda\vec{a})\times\vec{b} = \vec{a}\times(\lambda\vec{b})$

（3）分配律　$\vec{a}\times(\vec{b}+\vec{c}) = \vec{a}\times\vec{b}+\vec{a}\times\vec{c}$

下面来推导向量积的坐标表达式。

设 $\vec{a} = a_x\vec{i} + a_y\vec{j} + a_z\vec{k}$，$\vec{b} = b_x\vec{i} + b_y\vec{j} + b_z\vec{k}$，由向量运算规律，则有

$$\begin{aligned}\vec{a}\times\vec{b} &= (a_x\vec{i} + a_y\vec{j} + a_z\vec{k})\times(b_x\vec{i} + b_y\vec{j} + b_z\vec{k})\\ &= (a_x\vec{i} + a_y\vec{j} + a_z\vec{k})\times b_x\vec{i} + (a_x\vec{i} + a_y\vec{j} + a_z\vec{k})\times b_y\vec{j} + (a_x\vec{i} + a_y\vec{j} + a_z\vec{k})\times b_z\vec{k}\\ &= a_xb_x\vec{i}\times\vec{i} + a_yb_x\vec{j}\times\vec{i} + a_zb_x\vec{k}\times\vec{i} + a_xb_y\vec{i}\times\vec{j} + a_yb_y\vec{j}\times\vec{j} + a_zb_y\vec{k}\times\vec{j} + a_xb_z\vec{i}\times\\ &\quad\vec{k} + a_yb_z\vec{j}\times\vec{k} + a_zb_z\vec{k}\times\vec{k}\end{aligned}$$

由于 $\vec{i},\vec{j},\vec{k}$ 是两两互相垂直的单位向量，根据两个向量平行的充要条件，有

$$\vec{i}\times\vec{i} = \vec{j}\times\vec{j} = \vec{k}\times\vec{k} = \vec{0}$$

且 $\vec{i}\times\vec{j}=\vec{k},\ \vec{j}\times\vec{i}=-\vec{k},\ \vec{j}\times\vec{k}=\vec{i},\ \vec{k}\times\vec{j}=-\vec{i},\ \vec{k}\times\vec{i}=\vec{j},\ \vec{i}\times\vec{k}=-\vec{j}$

所以 $\vec{a}\times\vec{b}=(a_yb_z-a_zb_y)\vec{i}-(a_xb_z-a_zb_x)\vec{j}+(a_xb_y-a_yb_x)\vec{k}$

为了便于记忆，常把这一公式写成下面行列式的形式。

$$\vec{a}\times\vec{b}=\begin{vmatrix}\vec{i} & \vec{j} & \vec{k}\\ a_x & a_y & a_z\\ b_x & b_y & b_z\end{vmatrix} \tag{7-3}$$

这就是用向量坐标表示的两个向量的向量积公式。

由于两个非零向量 $\vec{a}$ 与 $\vec{b}$ 平行的充要条件是 $\vec{a}\times\vec{b}=\vec{0}$，由行列式性质可以推出两个向量平行的另外一个充要条件，即

$$\vec{a}//\vec{b}\Leftrightarrow\frac{a_x}{b_x}=\frac{a_y}{b_y}=\frac{a_z}{b_z}$$

当 $b_x,b_y,b_z$ 中有一个或两个为零时，则 $\vec{a}$ 的相应坐标为零即可。例如，$\vec{a}//\vec{b}$，$\vec{a}=\{a_x,a_y,a_z\}$，$\vec{b}=\{0,1,2\}$，等式 $\frac{a_x}{0}=\frac{a_y}{1}=\frac{a_z}{2}$ 应理解为 $a_x=0$，$2a_y-a_z=0$。

思考：若 $\vec{a}//\vec{b}$，$\vec{a}=\{a_x,a_y,a_z\}$，$\vec{b}=\{2,0,0\}$，等式 $\frac{a_x}{2}=\frac{a_y}{0}=\frac{a_z}{0}$ 应如何理解呢?

[例 7－10] 已知 $\vec{a}=2\vec{i}+3\vec{j}-\vec{k}$，$\vec{b}=\vec{i}+2\vec{j}+3\vec{k}$，试求 $\vec{a}\times\vec{b}$。

[解]

$$\vec{a}\times\vec{b}=\begin{vmatrix}\vec{i} & \vec{j} & \vec{k}\\ 2 & 3 & -1\\ 1 & 2 & 3\end{vmatrix}=11\vec{i}-7\vec{j}+\vec{k}$$

[例 7－11] 已知 3 点 $A(1,2,3)$，$B(2,3,4)$，$C(3,2,1)$，求 $\Delta ABC$ 的面积及向量 $\overrightarrow{AB}$ 与 $\overrightarrow{AC}$ 夹角的正弦。

[解] 因为 $\Delta ABC$ 的面积是以 $\overrightarrow{AB}$ 与 $\overrightarrow{AC}$ 为邻边的平行四边形面积的一半，而

$$\overrightarrow{AB}=\{1,1,1\}\qquad\overrightarrow{AC}=\{2,0,-2\}$$

于是

$$\overrightarrow{AB}\times\overrightarrow{AC}=\begin{vmatrix}\vec{i} & \vec{j} & \vec{k}\\ 1 & 1 & 1\\ 2 & 0 & -2\end{vmatrix}=\{-2,4,-2\}$$

所求三角形面积

$$S=\frac{1}{2}|\overrightarrow{AB}\times\overrightarrow{AC}|=\frac{1}{2}\sqrt{(-2)^2+4^2+(-2)^2}=\frac{1}{2}\sqrt{24}=\sqrt{6}$$

设 $\theta$ 为 $\overrightarrow{AB}$ 与 $\overrightarrow{AC}$ 的夹角，则

$$\sin\theta=\frac{|\overrightarrow{AB}\times\overrightarrow{AC}|}{|\overrightarrow{AB}||\overrightarrow{AC}|}=\frac{2\sqrt{6}}{\sqrt{1^2+1^2+1^2}\sqrt{2^2+0^2+(-2)^2}}=1$$

[例 7－12] 求垂直于向量 $\vec{a}=\{2,2,1\}$ 和 $\vec{b}=\{4,5,3\}$ 的单位向量。

[解] 设 $\vec{c}=\vec{a}\times\vec{b}$，则 $\vec{c}$ 同时垂直 $\vec{a}$ 和 $\vec{b}$。

由于

$$\vec{c}=\vec{a}\times\vec{b}=\begin{vmatrix}\vec{i}&\vec{j}&\vec{k}\\2&2&1\\4&5&3\end{vmatrix}=\{1,-2,2\}$$

$$|\vec{c}|=\sqrt{1^2+(-2)^2+2^2}=3$$

所以与 $\vec{c}$ 同方向的单位向量为

$$\vec{c}^0=\frac{\vec{c}}{|\vec{c}|}=\frac{1}{3}\{1,-2,2\}=\left\{\frac{1}{3},-\frac{2}{3},\frac{2}{3}\right\}$$

则同时垂直于 $\vec{a}$ 和 $\vec{b}$ 的单位向量为：$\pm\vec{c}^0=\pm\left\{\frac{1}{3},-\frac{2}{3},\frac{2}{3}\right\}$。

扫码“学一学”

# 第三节　空间平面及其方程

在空间直角坐标系中，空间曲面与三元方程是一一对应的关系，任何一个曲面都对应一个三元方程 $F(x,y,z)=0$，所以称 $F(x,y,z)=0$ 为曲面方程。空间解析几何中最简单的曲面就是平面，本节将建立空间直角坐标系中平面的方程。

## 一、平面的点法式方程

在立体几何中知道：一平面通过一定点且垂直于定直线，那么这平面就完全被确定。

设平面 $\Pi$ 通过一定点 $M_0(x_0,y_0,z_0)$ 且垂直于一定向量 $\vec{n}=\{A,B,C\}$，则该平面完全被确定。我们把平面作为动点的运动轨迹，来建立平面方程。

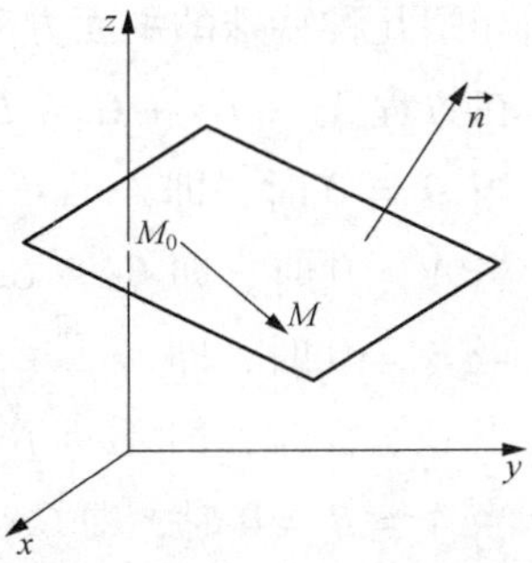

图 7－20　平面的点法式方程

为此在这平面上任取一点 $M(x,y,z)$，由于平面上任何直线都垂直于向量 $\vec{n}$（图 7－20），因此向量 $\vec{n}$ 与向量 $\overrightarrow{M_0M}=\{x-x_0,y-y_0,z-z_0\}$ 垂直。由两个向量垂直的充要条件知 $\vec{n}\cdot\overrightarrow{M_0M}=0$，即

$$A(x-x_0)+B(y-y_0)+C(z-z_0)=0 \tag{7-4}$$

式（7－4）为平面的点法式方程，显然该平面上任何一点的坐标都满足此方程，不在该平面上的点的坐标都不满足此方程。向量 $\vec{n}$ 称为该平面的法向量。注意，平面 $\Pi$ 的法向量不是唯一的，任何与 $\vec{n}$ 平行的向量都可作为该平面的法向量。

**[例 7－13]**　求过点 $(0,-1,2)$ 且以 $\vec{n}=\{3,-2,1\}$ 为法向量的平面方程。

**[解]**　把给定的数值代入平面的点法式方程，便得所求平面为

$$3(x-0)-2(y+1)+(z-2)=0$$

即

$$3x-2y+z-4=0$$

**[例 7－14]**　求过点 $M_1(1,2,-1)$，$M_2(2,3,1)$，$M_3(3,-1,2)$ 的平面方程。

**[解]**　向量 $\overrightarrow{M_1M_2}=\{1,1,2\}$，$\overrightarrow{M_1M_3}=\{2,-3,3\}$

由向量积的定义知，向量 $\overrightarrow{M_1M_2}\times\overrightarrow{M_1M_3}$ 垂直于向量 $\overrightarrow{M_1M_2}$ 和 $\overrightarrow{M_1M_3}$ 所在的平面。因此可

以取 $\vec{n}=\overrightarrow{M_1M_2}\times\overrightarrow{M_1M_3}$ 为平面的法向量。由于

$$\vec{n}=\overrightarrow{M_1M_2}\times\overrightarrow{M_1M_3}=\begin{vmatrix}\vec{i} & \vec{j} & \vec{k}\\ 1 & 1 & 2\\ 2 & -3 & 3\end{vmatrix}=\{9,1,-5\}$$

平面又过点 $M_1(1,2,-1)$，代入平面的点法式方程中，得到

$$9(x-1)+(y-2)-5(z+1)=0$$

即

$$9x+y-5z-16=0$$

## 二、平面的一般式方程

将平面的点法式方程公式展开得到

$$Ax+By+Cz+(-Ax_0-By_0-Cz_0)=0$$

令 $D=-Ax_0-By_0-Cz_0$，即得到平面的一般式方程

$$Ax+By+Cz+D=0 \tag{7-5}$$

式（7-5）关于 $x,y,z$ 的三元一次方程，任何平面方程都可用关于 $x,y,z$ 的三元一次方程表示。反之，任给一个关于 $x,y,z$ 的三元一次方程 $Ax+By+Cz+D=0$，它的图形就是一个平面。$x,y,z$ 的系数就是该平面的法向量，即 $\vec{n}=\{A,B,C\}$（这里 $A,B,C$ 不能全为零）。下面介绍几种特殊的平面方程。

在方程 $Ax+By+Cz+D=0$ 中：

当 $D=0$ 时，即 $Ax+By+Cz=0$，表示是过原点的平面。

当 $A=0$ 时，即 $By+Cz+D=0$，表示是平行于 $x$ 轴的平面。

当 $B=0$ 时，即 $Ax+Cz+D=0$，表示是平行于 $y$ 轴的平面。

当 $C=0$ 时，即 $Ax+By+D=0$，表示是平行于 $z$ 轴的平面。

当 $A=B=0$ 时，即 $Cz+D=0$，表示是既平行于 $x$ 轴又平行于 $y$ 轴，即平行于 $xOy$ 面的平面。同样，方程 $Ax+D=0$ 表示平行于 $yOz$ 面的平面，$By+D=0$ 表示平行于 $xOz$ 面的平面。

**[例 7-15]** 求通过 $x$ 轴和点 $(4,-3,-1)$ 的平面方程。

**[解]** 平面通过 $x$ 轴，表明平面平行于 $x$ 轴且过原点，所以平面方程应是

$$By+Cz=0$$

由于平面过点 $(4,-3,-1)$，代入上面的方程，有 $-3B-C=0$。

将 $C=-3B$ 代入方程 $By+Cz=0$ 中，得所求平面为 $y-3z=0$。

**[例 7-16]** 求过 3 点 $P_1(a,0,0)$，$P_2(0,b,0)$，$P_3(0,0,c)$ 平面方程。

**[解]** 设所求平面方程为

$$Ax+By+Cz+D=0$$

由于点 $P_1,P_2,P_3$ 都在该平面上，所以它们的坐标都满足此方程，于是

$$Aa+D=0,\ Bb+D=0,\ Cc+D=0$$

即

$$A=-\frac{D}{a},\qquad B=-\frac{D}{b},\qquad C=-\frac{D}{c}$$

把它们代入原方程并化简，得

$$\frac{x}{a}+\frac{y}{b}+\frac{z}{c}=1$$

上式称为平面的截距式方程，其中 $a,b,c$ 依次称为平面在 $x$ 轴、$y$ 轴、$z$ 轴上的截距。例如，一平面与3个坐标轴的交点为 $(-2,0,0),(0,3,0)$ 和 $(0,0,-1)$，则该平面的方程为 $\frac{x}{-2}+\frac{y}{3}+\frac{z}{-1}=1$，整理后得所求平面方程为

$$3x-2y+6z+6=0$$

［例7－17］　求平行于 $y$ 轴且过点 $P_1(1,1,1)$，$P_2(3,-2,2)$ 的平面方程。

［解］　由于平面平行于 $y$ 轴，故可设所求的平面方程为

$$Ax+Cz+D=0$$

因为平面过 $P_1(1,1,1)$，$P_2(3,-2,2)$，所以

$$A+C+D=0$$

$$3A-2C+D=0$$

解得 $C=\frac{2}{3}A$，$D=-\frac{5}{3}A$。

代入所设方程并除以 $A(A\neq 0)$，便得所求的方程为

$$x+\frac{2}{3}z-\frac{5}{3}=0$$

即

$$3x+2z-5=0$$

［例7－18］　求平面 $\Pi$ 的方程，使其平行于平面 $2x+y+2z+5=0$ 且与3个坐标面所围成的四面体的体积等于1。

［解］　平面 $\Pi$ 平行于平面 $2x+y+2z+5=0$，可设其方程为 $2x+y+2z+D=0$，整理成截距式方程为 $\frac{x}{-\frac{D}{2}}+\frac{y}{-D}+\frac{z}{-\frac{D}{2}}=1$，在3个坐标轴上的截距分别为 $-\frac{D}{2}$，$-D$，$-\frac{D}{2}$。因为四面体的体积等于1，则 $\frac{1}{6}\cdot\left|-\frac{D}{2}\right|\cdot|-D|\cdot\left|-\frac{D}{2}\right|=1$。

解得　$|D|^3=24$，即 $D=\pm 2\sqrt[3]{3}$。

则平面 $\Pi$ 的方程为 $2x+y+2z\pm 2\sqrt[3]{3}=0$。

## 三、两平面间的夹角

把两平面间的法向量的夹角（通常指锐角）称为两平面间的夹角 $\theta$，$0\leqslant\theta\leqslant\frac{\pi}{2}$。（图7－21）

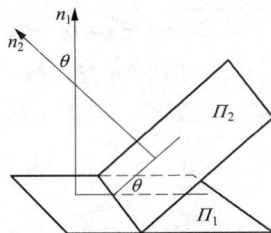

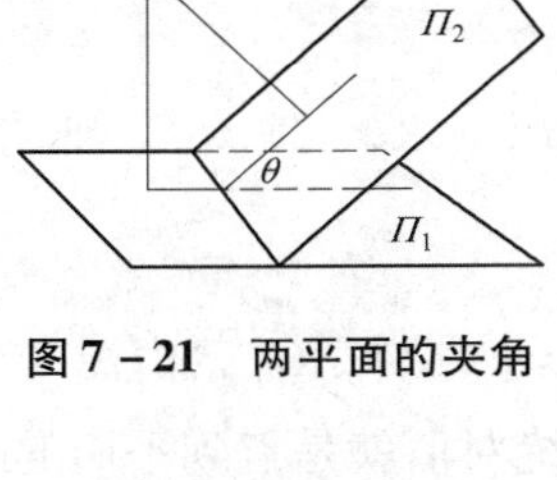


**图7－21　两平面的夹角**

设平面 $\Pi_1$

$$A_1x + B_1y + C_1z + D_1 = 0$$

和平面 $\Pi_2$

$$A_2x + B_2y + C_2z + D_2 = 0$$

由于平面 $\Pi_1$ 的法向量为 $\overrightarrow{n_1} = \{A_1, B_1, C_1\}$，平面 $\Pi_2$ 的法向量为 $\overrightarrow{n_2} = \{A_2, B_2, C_2\}$，按两向量间夹角的余弦公式，平面 $\Pi_1$ 和 $\Pi_2$ 的夹角 $\theta$ 可由

$$\cos\theta = \left|\cos(\widehat{\overrightarrow{n_1}, \overrightarrow{n_2}})\right| = \frac{|A_1A_2 + B_1B_2 + C_1C_2|}{\sqrt{A_1^2 + B_1^2 + C_1^2}\sqrt{A_2^2 + B_2^2 + C_2^2}} \tag{7-6}$$

来确定。

从两向量垂直、平行条件可推得下列结论。

$\Pi_1$ 与 $\Pi_2$ 垂直的充要条件是

$$\vec{n}_1 \perp \vec{n}_2 \Leftrightarrow A_1A_2 + B_1B_2 + C_1C_2 = 0$$

$\Pi_1$ 与 $\Pi_2$ 平行的充要条件是

$$\vec{n}_1 \parallel \vec{n}_2 \Leftrightarrow \frac{A_1}{A_2} = \frac{B_1}{B_2} = \frac{C_1}{C_2}$$

**[例 7-19]** 求平面 $x - y + 2x - 6 = 0$ 和 $2x + y + z - 5 = 0$ 的夹角。

**[解]** 已知平面的法向量 $\overrightarrow{n_1} = \{1, -1, 2\}$，$\overrightarrow{n_2} = \{2, 1, 1\}$，所以它们夹角的余弦

$$\cos\theta = \frac{1\times 2 + (-1)\times 1 + 2\times 1}{\sqrt{1^2 + (-1)^2 + 2^2}\sqrt{2^2 + 1^2 + 1^2}} = \frac{3}{6} = \frac{1}{2}$$

所求两平面夹角 $\theta = \arccos\frac{1}{2} = \frac{\pi}{3}$。

**[例 7-20]** 一平面通过两点 $M_1$（1，1，1）和 $M_2$（0，1，−1），且垂直于平面 $x + y + z = 0$，求它的方程。

**[解]** $\overrightarrow{M_1M_2} = \{-1, 0, -2\}$，已知平面的法向量为 $\overrightarrow{n_1} = \{1, 1, 1\}$。

由题意，所求平面的法向量 $\vec{n}$ 与 $\overrightarrow{M_1M_2}$ 及 $\overrightarrow{n_1}$ 都垂直，故可取

$$\vec{n} = \overrightarrow{M_1M_2} \times \overrightarrow{n_1} = \begin{vmatrix} \vec{i} & \vec{j} & \vec{k} \\ -1 & 0 & -2 \\ 1 & 1 & 1 \end{vmatrix} = \{2, -1, -1\}$$

由平面的点法式方程，得所求过点 $M_1$（1，1，1）的平面方程为

$$2(x-1) - (y-1) - (z-1) = 0$$

即

$$2x - y - z = 0$$

**[例 7-21]** 设点 $P_0$（$x_0$，$y_0$，$z_0$）是平面 $\Pi$：$Ax + By + Cz + D = 0$ 外的一点，求点 $P_0$ 到平面 $\Pi$ 的距离。

**[解]** 在平面 $\Pi$ 上任取一点 $P_1$（$x_1$，$y_1$，$z_1$），则向量

$\overrightarrow{P_1P_0} = \{x_0 - x_1, y_0 - y_1, z_0 - z_1\}$

过点 $P_0$ 做平面 $\Pi$ 的法向量 $\vec{n} = \{A, B, C\}$，由图 7-22 可知，向量 $\overrightarrow{P_1P_0}$ 在 $\vec{n}$ 上的投影（类似向量在轴上的投影）$NP_0$ 的绝对值就是点到平面的距离，则有

$d = |\overrightarrow{NP_0}| = |prj_{\vec{n}}\overrightarrow{P_1P_0}| = |\overrightarrow{P_1P_0}| \cdot \cos\theta$，其中 $\theta$ 为 $\overrightarrow{P_1P_0}$ 与 $\vec{n}$ 的夹角，$\cos\theta = \dfrac{\overrightarrow{P_1P_0} \cdot \vec{n}}{|\overrightarrow{P_1P_0}| \cdot |\vec{n}|}$，从而

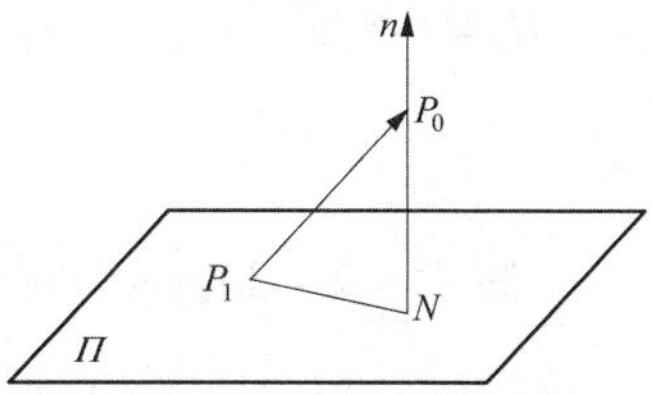


图 7－22　点到平面的距离

$$d = |\overrightarrow{P_1P_0}| \cos\theta = \frac{\overrightarrow{P_1P_0} \cdot \vec{n}}{|\vec{n}|}$$

$$= \frac{\{x_0 - x_1, y_0 - y_1, z_0 - z_1\} \cdot \{A, B, C\}}{\sqrt{A^2 + B^2 + C^2}}$$

$$= \frac{Ax_0 + By_0 + Cz_0 + (-Ax_1 - By_1 - Cz_1)}{\sqrt{A^2 + B^2 + C^2}} = \frac{Ax_0 + By_0 + Cz_0 + D}{\sqrt{A^2 + B^2 + C^2}}$$

由此得点 $P_0$（$x_0$，$y_0$，$z_0$）到平面 $\Pi$：$Ax + By + Cz + D = 0$ 的距离

$$d = \frac{|Ax_0 + By_0 + Cz_0 + D|}{\sqrt{A^2 + B^2 + C^2}} \qquad (7-7)$$

［例 7－22］　求点（1，1，6）到平面 $\Pi$：$x + y - z + 1 = 0$ 的距离。

［解］　点（1，1，6）到平面 $x + y - z + 1 = 0$ 的距离 $d = \dfrac{|1\times1 + 1\times1 - 1\times6 + 1|}{\sqrt{1^2 + 1^2 + (-1)^2}} = \sqrt{3}$。

扫码“学一学”

# 第四节　空间直线及其方程

## 一、直线的一般式方程

空间直线可看作是两个不平行平面的交线，设两个平面的方程为 $A_1x + B_1y + C_1z + D_1 = 0$ 和 $A_2x + B_2y + C_2z + D_2 = 0$。如果直线 $L$ 是这两个平面的交线，交线 $L$ 上的任何一点 $M$（$x$，$y$，$z$）必同时在这两个平面上，因而点的坐标必满足以下方程组。

$$L: \begin{cases} A_1x + B_1y + C_1z + D_1 = 0 \\ A_2x + B_2y + C_2z + D_2 = 0 \end{cases} \qquad (7-8)$$

因此，直线可以用上述方程组来表示，通过空间一直线的平面有无限多个，只要在这无限多个平面中任意取两个，把它们的方程联立起来，所得的方程组就表示空间直线。

## 二、直线的点向式方程和参数式方程

已知直线上一点和与直线平行的向量，就可以确定一条直线。把与直线平行的向量称为该直线的方向向量，通常记作 $\vec{s} = \{m, n, p\}$。$m$，$n$，$p$ 称为该直线的一组方向数。

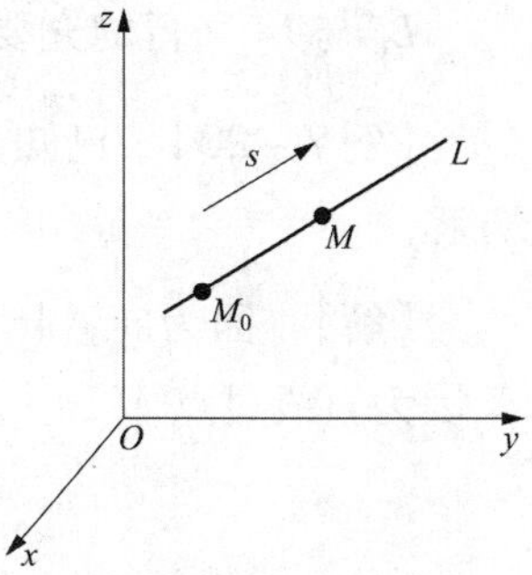


图 7－23　直线的对称式方程

由方向向量定义可知，直线的方向向量不唯一。若 $\vec{s}$ 是直线的方向向量，则 $\vec{s}$ 平行于直线，当 $\lambda \neq 0$，由于 $\lambda\vec{s}$ 也平行于直线，故也是直线的方向向量。

设直线上有一点 $M_0$（$x_0$，$y_0$，$z_0$），直线的方向向量为 $\vec{s} = \{m, n, p\}$。下面来确定直线的方程，如图 7－23 所示，$\forall M$（$x$，$y$，$z$）$\in L$，则 $\overrightarrow{M_0M} /\!/$

$\vec{s}$，$\overrightarrow{M_0M}=\{x-x_0,\ y-y_0,\ z-z_0\}$，由两向量平行的充要条件，就有

$$\frac{x-x_0}{m}=\frac{y-y_0}{n}=\frac{z-z_0}{p} \tag{7-9}$$

该式（7-9）即为直线的点向式方程，也称为对称式方程。即直线上的点的坐标都满足该等式；反之，若点 $M$ 不在直线上，则 $\vec{s}$ 与 $\overrightarrow{M_0M}$ 不平行，于是这两向量的对应坐标就不成比例，因此该等式是直线 $L$ 的方程。

当 $m$，$n$，$p$ 中有一个为零时，例如 $p=0$，方程组 $\frac{x-x_0}{m}=\frac{y-y_0}{n}=\frac{z-z_0}{0}$ 应理解为

$$\begin{cases}\dfrac{x-x_0}{m}=\dfrac{y-y_0}{n}\\ z-z_0=0\end{cases}$$

当 $m$，$n$，$p$ 中有两个为零时，例如，$m=p=0$，方程组 $\frac{x-x_0}{0}=\frac{y-y_0}{n}=\frac{z-z_0}{0}$ 理解为

$$\begin{cases}x-x_0=0\\ z-z_0=0\end{cases}$$

直线 $L$ 上的点的坐标 $x$，$y$，$z$ 还可用变量（参数）的函数来表示。在直线的点向式（对称式）方程中，令其比值为 $t$，即

$$\frac{x-x_0}{m}=\frac{y-y_0}{n}=\frac{z-z_0}{p}=1$$

则有

$$\begin{cases}x=x_0+mt\\ y=y_0+nt\\ z=z_0+pt\end{cases} \tag{7-10}$$

该方程组称为直线的参数式方程。

设直线 $L_1$ 和 $L_2$ 的方程依次为

$$\frac{x-x_1}{l_1}=\frac{y-y_1}{m_1}=\frac{z-z_1}{n_1} \quad 和 \quad \frac{x-x_2}{l_2}=\frac{y-y_2}{m_2}=\frac{z-z_2}{n_2}$$

于是得到直线 $L_1$ 与 $L_2$ 垂直、平行的充要条件。

$L_1$ 与 $L_2$ 垂直的充要条件是：$l_1l_2+m_1m+n_1n_2=0$

$L_1$ 与 $L_2$ 平行的充要条件是：$\frac{l_1}{l_2}=\frac{m_1}{m_2}=\frac{n_1}{n_2}$

**[例 7-23]** 已知直线过点 $M_1$（1，-2，3）和 $M_2$（2，-2，-1），求直线的对称式方程。

**[解]** 因为向量 $\overrightarrow{M_1M_2}=\{1,\ 0,\ -4\}$ 在所求直线上，因而可作为该直线的方向向量；又因为直线过点 $M_1$（1，-2，3），根据直线的点向式方程形式，就得到所求的直线方程为

$$\frac{x-1}{1}=\frac{y+2}{0}=\frac{z-3}{-4}$$

**[例 7-24]** 设一直线与平面 $x+y+z-3=0$ 和 $2x-y-2z+1=0$ 平行，且过点（-2，1，3），求直线方程。

**[解]** 因为已知两平面的法向量分别为

$$\vec{n_1}=\{1,\ 1,\ 1\} \quad 和 \quad \vec{n_2}=\{2,\ -1,\ -2\}$$

又因为所求直线与已知二平面都平行，因此，所求直线的方向向量同时垂直于$\overrightarrow{n_1}$和$\overrightarrow{n_2}$，根据两个向量的向量积定义，可取$\vec{s}=\overrightarrow{n_1}\times\overrightarrow{n_2}$。

$$\vec{s}=\overrightarrow{n_1}\times\overrightarrow{n_2}=\begin{vmatrix}\vec{i} & \vec{j} & \vec{k}\\ 1 & 1 & 1\\ 2 & -1 & -2\end{vmatrix}=\{-1,\ 4,\ -3\}$$

于是所求直线的对称式方程为

$$\frac{x+2}{-1}=\frac{y-1}{4}=\frac{z-3}{-3}$$

化为参数方程为

$$\begin{cases}x=-2-t\\ y=1+4t\\ z=3-3t\end{cases}$$

**[例7-25]** 将直线方程

$$\begin{cases}2x-3y+z-5=0\\ 3x+y-2z-2=0\end{cases}$$

化为对称式及参数式方程。

**[解]** 先找出直线上的一点，令$z=0$，代入原方程组，得

$$\begin{cases}2x-3y=5\\ 3x+y=2\end{cases}$$

解此方程组，得$x=1$，$y=-1$，得到直线上的一点（1，-1，0）。

再求两直线的方向向量$\vec{s}$。由于两个平面的交线与这两个平面的法线向量$\overrightarrow{n_1}=\{2,\ -3,\ 1\}$和$\overrightarrow{n_2}=\{3,\ 1,\ -2\}$都垂直，所以可取

$$\vec{s}=\overrightarrow{n_1}\times\overrightarrow{n_2}=\begin{vmatrix}\vec{i} & \vec{j} & \vec{k}\\ 2 & -3 & 1\\ 3 & 1 & -2\end{vmatrix}=\{5,\ 7,\ 11\}$$

得直线的对称式方程为

$$\frac{x-1}{5}=\frac{y+1}{7}=\frac{z}{11}$$

化为参数式为

$$\begin{cases}x=1+5t\\ y=-1+7t\\ z=11t\end{cases}$$

## 三、空间两直线间的夹角

两直线间的夹角可以看作是它们的方向向量间的夹角（通常指锐角）。

设直线$L_1$与$L_2$的夹角为$\theta$，它们的方向向量为$\overrightarrow{s_1}=\{m_1,\ n_1,\ p_1\}$，$\overrightarrow{s_2}=\{m_2,\ n_2,\ p_2\}$，则

$$\cos\theta=|\cos(\widehat{\overrightarrow{s_1},\overrightarrow{s_2}})|=\frac{|\overrightarrow{s_1}\cdot\overrightarrow{s_2}|}{|\overrightarrow{s_1}||\overrightarrow{s_2}|}=\frac{|m_1m_2+n_1n_2+p_1p_2|}{\sqrt{m_1^2+n_1^2+p_1^2}\sqrt{m_2^2+n_2^2+p_2^2}}\qquad(7-11)$$

例如 $L_1: \frac{x-1}{1} = \frac{y-1}{-1} = \frac{z+3}{0}$，$L_2: \frac{x+2}{-2} = \frac{y+1}{1} = \frac{z}{1}$，则 $L_1$ 与 $L_2$ 的夹角余弦

$$\cos\theta = \frac{|\vec{s_1} \cdot \vec{s_2}|}{|\vec{s_1}||\vec{s_2}|} = \frac{|1 \cdot (-2) + (-1) \cdot 1 + 0 \cdot 1|}{\sqrt{1^2 + (-1)^2 + 0^2}\sqrt{(-2)^2 + 1^2 + 1^2}} = \frac{\sqrt{3}}{2}$$

从而 $L_1$ 与 $L_2$ 的夹角为 $\theta = \frac{\pi}{6}$。

由此不难得出以下结论：

（1）$L_1 /\!/ L_2 \Leftrightarrow \vec{s_1} /\!/ \vec{s_2} \Leftrightarrow \frac{m_1}{m_2} = \frac{n_1}{n_2} = \frac{p_1}{p_2}$

（2）$L_1 \perp L_2 \Leftrightarrow \vec{s_1} \perp \vec{s_2} \Leftrightarrow \vec{s_1} \cdot \vec{s_2} = 0 \Leftrightarrow m_1m_2 + n_1n_2 + p_1p_2 = 0$

## 四、直线与平面的夹角及位置关系

直线 $L$ 在平面 $\Pi$ 上的投影直线与直线 $L$ 的夹角称为直线与平面的夹角，记作 $\varphi$ $(0 \leqslant \varphi \leqslant \frac{\pi}{2})$。

设直线方向向量为 $\vec{s} = \{m, n, p\}$，平面法向量为 $\vec{n} = \{A, B, C\}$，设 $\vec{s}$ 与 $\vec{n}$ 夹角为 $\alpha$，则

$$(\widehat{\vec{s}, \vec{n}}) = \alpha = \frac{\pi}{2} \pm \varphi, \cos(\widehat{\vec{n}, \vec{s}}) = \cos\alpha = \cos(\frac{\pi}{2} \pm \varphi) = \mp \sin\varphi$$

$$\sin\varphi = |\cos(\widehat{\vec{n}, \vec{s}})| = \frac{|\vec{n} \cdot \vec{s}|}{|\vec{n}||\vec{s}|} = \frac{|Am + Bn + Cp|}{\sqrt{A^2 + B^2 + C^2}\sqrt{m^2 + n^2 + p^2}} \quad (0 \leqslant \varphi \leqslant \frac{\pi}{2}) \tag{7-12}$$

不难推出：

（1）$L /\!/ \Pi \Leftrightarrow \vec{s} \perp \vec{n} \Leftrightarrow Am + Bn + Cp = 0$，若，$L /\!/ \Pi$ 且 $L$ 上任意找一点 $M$ $(x, y, z)$，其坐标也满足平面方程，则 $L$ 在 $\Pi$ 上。

（2）$L \perp \Pi \Leftrightarrow \vec{s} /\!/ \vec{n} \Leftrightarrow \frac{A}{m} = \frac{B}{n} = \frac{C}{p}$

**[例 7-26]** 设直线 $L$：$\frac{x-2}{3} = \frac{y+2}{1} = \frac{z-1}{-4}$，平面 $\Pi$：$x + y + z - 3 = 0$，指出直线与平面的位置关系。

**[解]** 由已知条件得直线方向向量 $\vec{s} = \{3, 1, -4\}$，平面 $\Pi$ 的法向量 $\vec{n} = \{1, 1, 1\}$，易知 $\vec{s} \cdot \vec{n} = 0$，即 $\vec{s} \perp \vec{n}$，从而 $L /\!/ \Pi$，任取 $L$ 上的一点 $M_0$ $(2, -2, 1)$ 代入平面方程中，不满足平面方程，故 $M_0$ $(2, -2, 1)$ 不在 $\Pi$ 上，即 $L /\!/ \Pi$，但 $L$ 不在 $\Pi$ 上，进一步可以求出 $L$ 与 $\Pi$ 的距离即点 $M_0$ $(2, -2, 1)$ 到平面 $\Pi$ 的距离

$$d = \frac{|2 - 2 + 1 - 3|}{\sqrt{1^2 + 1^2 + 1^2}} = \frac{2}{\sqrt{3}}$$

**[例 7-27]** 求点 $M_0$ $(3, 1, -4)$ 在平面 $x + 2y - z - 1 = 0$ 上的投影点。

**[解]** 过 $M_0$ $(3, 1, -4)$ 且垂直于平面的直线方程为

$$\frac{x-3}{1} = \frac{y-1}{2} = \frac{z+4}{-1}$$

将其转化为参数式方程为

$$L:\begin{cases}x = 3 + t \\ y = 1 + 2t \\ z = -4 - t\end{cases}$$

代入平面 $\Pi$ 的方程中：$(3+t)+2(1+2t)-(-4-t)-1=0$，解得 $t=\dfrac{3}{2}$，将值代入直线的参数方程中，可得：$x=\dfrac{5}{3}$，$y=-\dfrac{5}{3}$，$z=-\dfrac{8}{3}$，即投影点为 $M\left(\dfrac{5}{3},\ -\dfrac{5}{3},\ -\dfrac{8}{3}\right)$。

## 五、平面束方程

设平面 $\Pi_1$：$A_1x+B_1y+C_1z+D_1=0$ 与平面 $\Pi_2$：$A_2x+B_2y+C_2z+D_2=0$ 相交于直线 $L$，过此交线 $L$ 的所有平面称为平面束。

过 $\Pi_1$ 与 $\Pi_2$ 交线 $L$ 的平面束方程为

$$A_1x+B_1+C_1z+D_1+\lambda(A_2x+B_2y+C_2z+D_2)=0 \qquad (7-13)$$

式中，$\lambda$ 为任意实数，它是过交线的所有平面方程（$\Pi_2$ 除外）。

［例 7-28］　求直线 $L$：$\begin{cases}x+y-z=1 \\ x-y+z=-1\end{cases}$ 在平面 $\Pi$：$x+y+z=0$ 上的投影直线方程。

［解］　过 $L$ 的平面束为：$x+y-z-1+\lambda(x-y+z+1)=0$，即

$$(1+\lambda)x+(1-\lambda)y+(\lambda-1)z+\lambda-1=0$$

过交线 $L$ 做平面 $\Pi$ 的垂面 $\Pi_0$，则 $\overrightarrow{n_0}=\{1+\lambda,\ 1-\lambda,\ \lambda-1\}$，由 $\Pi\perp\Pi_0$，则 $\overrightarrow{n_0}\perp\overrightarrow{n}$，故 $(1+\lambda)+(1-\lambda)+(\lambda-1)=0$。由此得到 $\lambda=-1$。从而投影平面为

$$\Pi_0:\ 2y-2z-2=0,\ 即\ \Pi_0:\ y-z-1=0$$

投影直线 $L_0$ 应当是平面 $\Pi$ 与投影平面 $\Pi_0$ 的交线，即

$$L_0:\begin{cases}y-z-1=0 \\ x+y+z=0\end{cases}$$

# 第五节　空间曲面及其方程

扫码“学一学”

## 一、空间曲面的方程

**定义 7-3**　如果曲面上所有的点都满足方程 $F(x,\ y,\ z)=0$，且不在曲面上的任何点都不满足方程 $F(x,\ y,\ z)=0$，则称方程 $F(x,\ y,\ z)=0$ 为曲面 $S$ 的方程，而称曲面 $S$ 为方程 $F(x,\ y,\ z)=0$ 的图像。

研究曲面有两个基本问题：

（1）已知曲面上点的轨迹时，在曲面上任意取一点 $M(x,\ y,\ z)$，利用曲面上点的特征建立该曲面的方程；

（2）已知曲面方程时，研究这个方程所表示的曲面形状。

［例 7-29］　求球心在 $M_0(a,\ b,\ c)$，半径为 $r$ 的球面方程。

［解］　设 $M(x,\ y,\ z)$ 是球面上任意一点，那么 $|MM_0|=r$，由空间点的距离公式知，

$\sqrt{(x-a)^2+(y-b)^2+(z-c)^2}=r$，即球面方程为：$(x-a)^2+(y-b)^2+(z-c)^2=r^2$。

## 二、空间柱面的方程

直线 $L$ 沿定曲线 $C$ 平行移动形成的曲面称为柱面，定曲线 $C$ 称为柱面的准线，动直线称为柱面的母线。

下面讨论母线平行于坐标轴的柱面方程。如图 7－24 所示，在以 $xOy$ 面上的曲线 $F(x, y)=0$ 为准线，而母线平行于 $z$ 轴的柱面上任取一点 $M(x, y, z)$，过点 $M$ 做一直线平行于 $z$ 轴，该直线必在柱面内。设直线与 $xOy$ 面上的交点为 $M_0(x, y, 0)$，则点 $M_0$ 必落在准线 $F(x, y)=0$ 上，于是点 $M_0(x, y, 0)$ 的坐标满足方程 $F(x, y)=0$。点 $M(x, y, z)$ 的坐标也满足方程 $F(x, y)=0$，其中 $z$ 可取任意值。在空间直角坐标系中，方程 $F(x, y)=0$ 表示以 $xOy$ 面上的曲线 $F(x, y)=0$ 为准线，母线平行于 $z$ 轴的柱面方程。

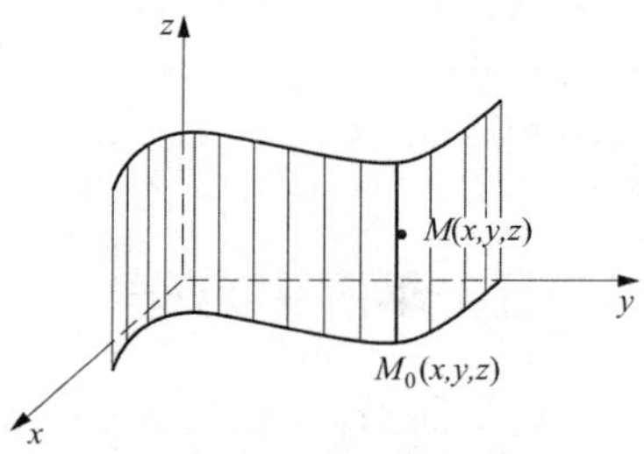

图 7－24　柱面方程的建立

同理，在空间直角坐标中，方程 $G(y, z)=0$，$H(x, z)=0$，分别表示母线平行 $x$ 轴和母线平行于 $y$ 轴的柱面方程。

例如 $x^2+y^2=R^2$ 就表示一个柱面，它的母线平行于 $z$ 轴，准线是 $xOy$ 面上一个以原点为中心、半径为 $R$ 的圆（图 7－25），这个柱面叫圆柱面。

方程 $\frac{x^2}{a^2}+\frac{y^2}{b^2}=1$ 表示母线平行于 $z$ 轴，准线是 $xOy$ 面上的椭圆 $\frac{x^2}{a^2}+\frac{y^2}{b^2}=1$ 的柱面，称为椭圆柱面。

类似的，方程 $y^2=2x$ 表示母线平行于 $z$ 轴，准线是 $xOy$ 面上的抛物线 $y^2=2x$ 的柱面，称为抛物柱面（图 7－26）。

方程 $x-y=0$ 也可看成是母线平行于 $z$ 轴，准线是 $xOy$ 面上的一条直线 $x-y=0$ 的柱面，即平面（图 7－27）。

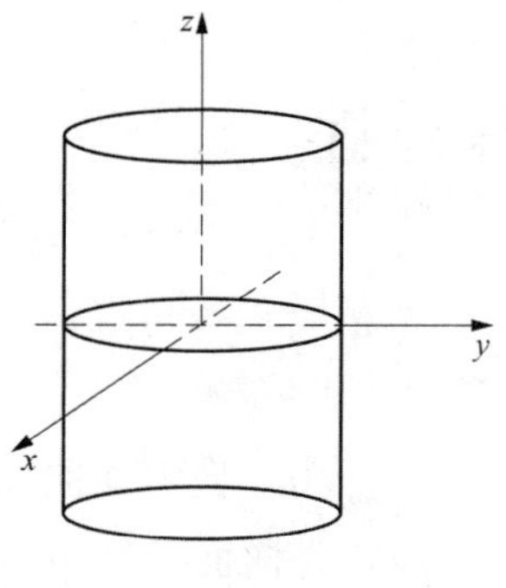

图 7－25　圆柱面

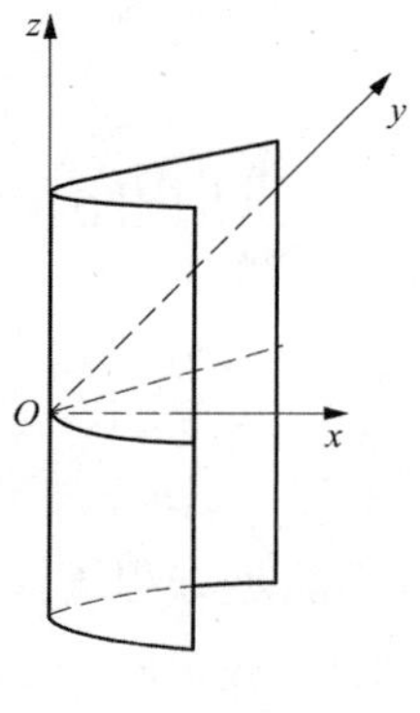

图 7－26　抛物柱面

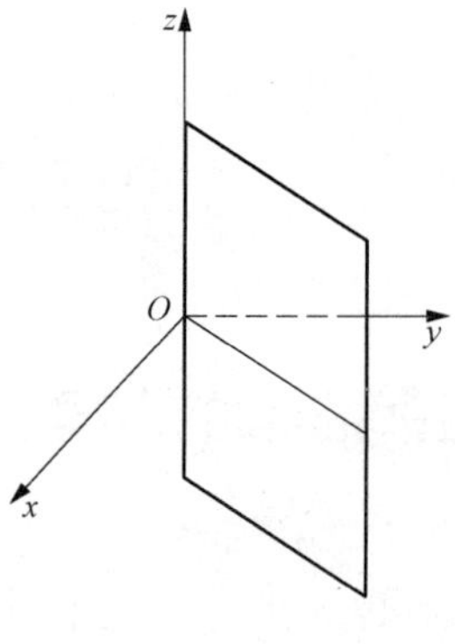

图 7－27　平面 $x-y=0$

## 三、旋转曲面的方程

设在 $yOz$ 平面上有一条平面曲线 $c$：$f(y, z)=0$，将此曲线绕轴 $z$ 旋转一周，所得的曲面称为旋转面，$z$ 轴称为旋转轴，$yOz$ 坐标面上的曲线 $c$ 称为旋转曲线。

设 $M(x, y, z)$ 是旋转面上的任意一点，并且是曲线 $c$ 上的点 $M_0(0, y_0, z_0)$ 旋转所得(图 7－28)，则

$$\begin{cases} z=z_0 \\ |O'M|=|O'M_0| \end{cases}$$

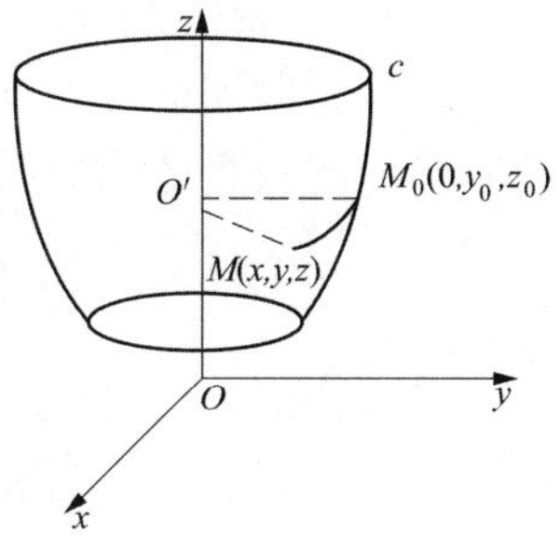


图 7－28　旋转曲面

又因为 $O'(0,0,z_0)$，即有 $\begin{cases} z=z_0 \\ x^2+y^2+(z-z_0)^2=y_0^2 \end{cases}$

或 $\begin{cases} z=z_0 \\ x^2+y^2=y_0^2 \end{cases}$，$y_0=\pm\sqrt{x^2+y^2}$，$z_0=z$；而 $(x_0,y_0)$ 是 $yOz$ 平面曲线 $c$ 上的点，则 $f(y_0,z_0)=0$，即旋转面上的任意一点 $M(x,y,z)$ 满足

$$f(\pm\sqrt{x^2+y^2},z)=0$$

反之，不在旋转面上的点一定不满足此方程，故 $yOz$ 平面上曲线 $c$：$f(y,z)=0$ 绕 $z$ 轴旋转一周，所得的曲面方程为

$$f(\pm\sqrt{x^2+y^2},z)=0$$

注意到此时，$z$ 不变，而 $y$ 变为 $\pm\sqrt{x^2+y^2}$，或 $y^2$ 变为 $x^2+y^2$。

同理，若将上面的曲线绕 $y$ 轴旋转一周，则旋转面的方程为

$$f(y,\pm\sqrt{x^2+z^2})=0$$

此时，$y$ 不变，而 $z$ 变为 $\pm\sqrt{x^2+z^2}$，或 $z^2$ 变为 $x^2+z^2$。

旋转曲面特点：

(1) 总有两个平方项系数相同；

(2) 垂直于旋转轴的平面与曲面的交线均为圆。

[例 7－30]　求对称轴为 $z$ 轴，半顶角为 $\alpha$ 的锥面方程（图 7－29）。

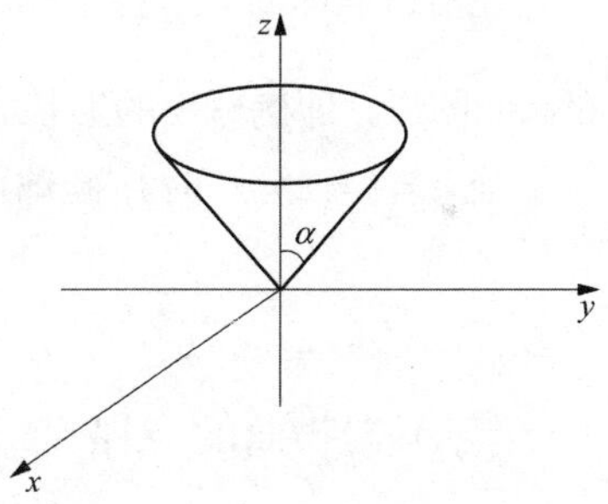


图 7－29

[解]　设锥面由 $\begin{cases} z=y\cot\alpha \\ x=0 \end{cases}$ 绕 $z$ 轴旋转而成，故锥面方程为

$$z=\pm\sqrt{x^2+y^2}\cot\alpha$$

即

$$z^2=(x^2+y^2)\cot\alpha$$

当 $\alpha$ 等于 $\frac{\pi}{4}$ 时，$z^2=(x^2+y^2)$。

## 四、二次曲面的方程

我们将讨论一些典型的二次曲面，会用到“平行截痕法”，即用坐标面和平行坐标面的平面去截割曲面，得平面与曲面的一系列交线即截痕，它们都是平面曲线，综合这些截痕的形状，来认定曲面的形状。

### (一) 椭球面的方程

由方程 $\frac{x^2}{a^2}+\frac{y^2}{b^2}+\frac{z^2}{c^2}=1$ 所表示的图形称为椭球面（图 7－30）。

由方程可知

$\frac{x^2}{a^2}\leqslant1$，$\frac{y^2}{b^2}\leqslant1$，$\frac{z^2}{a^2}\leqslant1$

即 $|x| \leqslant a$，$|y| \leqslant a$，$|z| \leqslant c$

这表明椭球面包含在 $x=\pm a$，$y=\pm b$，$z=\pm c$ 6 个平面所围成的长方体内。$a$，$b$，$c$ 叫作椭球面的半轴。

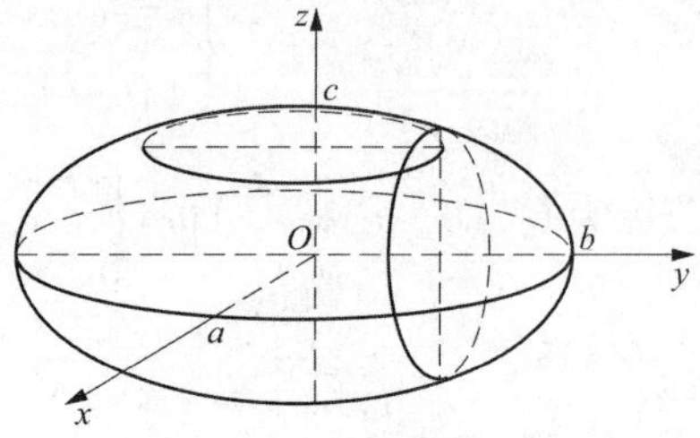

图 7－30 椭球面

用一组平行平面 $z=h$ 截割椭球面，其交线为

$$\begin{cases}\dfrac{x^2}{a^2}+\dfrac{y^2}{b^2}+\dfrac{z^2}{c^2}=1\\ z=h\end{cases}$$

即
$$\begin{cases}\dfrac{x^2}{a^2}+\dfrac{y^2}{b^2}=1-\dfrac{h^2}{c^2}\\ z=h\end{cases}$$
或

$$\begin{cases}\dfrac{x^2}{a^2\left(1-\dfrac{h^2}{c^2}\right)}+\dfrac{y^2}{b^2\left(1-\dfrac{h^2}{c^2}\right)}=1\\ z=h\end{cases}$$

它是平面 $z=h$ 上的椭圆，其中 $|h|<c$。

当 $|h|$ 增大时，椭圆变小；当 $|h|$ 减小时，椭圆变大，并且当 $|h|=0$（即 $xOy$ 面）时椭圆为 $\dfrac{x^2}{a^2}+\dfrac{y^2}{b^2}=1$；当 $|h|=c$ 时，椭圆缩为一点 $(0, 0, c)$ 或 $(0, 0, -c)$。

同理，用平面 $y=h$ 和 $x=h$ 去截割椭球面时，所得结论与上述的类似。

显然，椭球面关于各坐标面、各坐标轴和坐标原点都是对称的。因此方程 $\dfrac{x^2}{a^2}+\dfrac{y^2}{b^2}+\dfrac{z^2}{c^2}=1$ 所表示的图形，即椭球面的形状如图 7－30 所示。

当 $a=b=c=R$ 时，椭球面方程变为

$$x^2+y^2+z^2=R^2$$

此方程的图形是以点 $O(0, 0, 0)$ 为球心，$R$ 为半径的球面。

### （二）抛物面的方程

**1. 椭圆抛物面的方程** 由方程 $z=\dfrac{x^2}{a^2}+\dfrac{y^2}{b^2}$ 所表示的图形称为椭圆抛物面（图 7－31）。

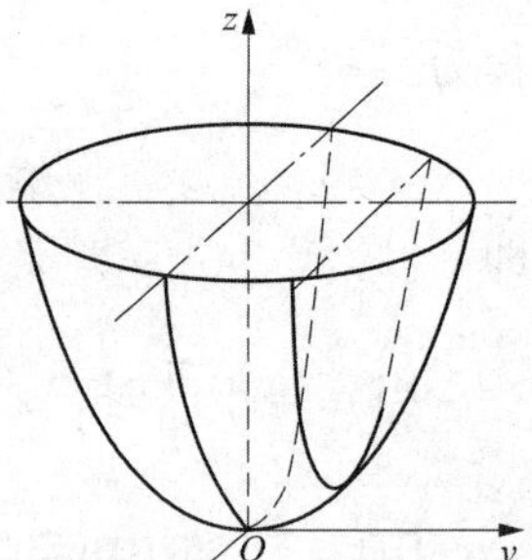

图 7－31 椭圆抛物面

由上述方程可知，$z \geqslant 0$。

用一组平行平面 $z=h$（$h \geqslant 0$）截割椭圆抛物面，其交线为

$$\begin{cases}\dfrac{x^2}{a^2}+\dfrac{y^2}{b^2}=z\\ z=h\end{cases}，即\begin{cases}\dfrac{x^2}{a^2}+\dfrac{y^2}{b^2}=h\\ z=h\end{cases}$$

它是平面 $z=h$ 上的椭圆。随着 $h$ 的增大，椭圆也随之增大，并且椭圆的中心始终在 $z$ 轴上。当 $h=0$ 时，椭圆缩成一点 $(0, 0, 0)$，该点（坐标原点）叫作椭圆抛物面的顶点。

再用一组平面 $y=h$ 截割椭圆抛物面，其交线为

$$\begin{cases}\dfrac{x^2}{a^2}+\dfrac{y^2}{b^2}=z\\ y=h\end{cases}，即\begin{cases}x^2=a^2\left(z-\dfrac{h^2}{b^2}\right)\\ y=h\end{cases}$$

它是平面 $y=h$ 上的抛物线。抛物线的对称轴平行于 $z$ 轴，顶点为（0，$h$，$\frac{h^2}{b^2}$）。

当 $h=0$ 时，抛物线$\begin{cases}x^2=a^2z\\y=0\end{cases}$在 $zOx$ 面上，其对称轴为 $y$ 轴，顶点为（0，0，0）。

同样，用一组平行平面 $x=h$ 截割椭圆抛物面，其交线也是抛物线。由上面的讨论可知，椭圆抛物面的形状如图 7－31 所示。

在方程 $z=\frac{x^2}{a^2}+\frac{y^2}{b^2}$中，当 $a=b$ 时，$z=\frac{x^2}{z^2}+\frac{y^2}{a^2}$叫作旋转抛物面。

**2. 双曲抛物面的方程**　由方程 $z=-\frac{x^2}{a^2}+\frac{y^2}{b^2}$所表示的图形称为双曲抛物面，又称马鞍面。

用一组平行平面 $z=h$ 截割双曲抛物面，其交线为

$$\begin{cases}-\frac{x^2}{a^2}+\frac{y^2}{b^2}=h\\z=h\end{cases}$$

它是平面 $z=h$ 上的双曲线。

当 $h<0$ 时，实轴平行于 $x$ 轴，虚轴平行于 $y$ 轴；

当 $h=0$ 时，为两条相交直线；

当 $h>0$ 时，实轴平行于 $y$ 轴，虚轴平行于 $x$ 轴。

再用一组平行平面 $y=h$ 截割双曲抛物面，其交线为

$$\begin{cases}x^2=-a^2\left(z-\frac{h^2}{b^2}\right)\\y=h\end{cases}$$

它是平面 $y=h$ 上的抛物线，开口向下。又用一组平行平面 $x=h$ 截割双曲抛物面，交线为

$$\begin{cases}y^2=b^2\left(z+\frac{x^2}{a^2}\right)\\x=h\end{cases}$$

它是平面 $x=h$ 上的抛物线，开口向上。

综上所述，双曲抛物面 $z=-\frac{x^2}{a^2}+\frac{y^2}{b^2}$的形状如图 7－32 所示。

方程 $z=xy$，它的图形也是马鞍面。将 $z=xy$ 的图形绕 $z$ 轴旋转$\frac{\pi}{4}$，可将其化为双曲抛物面的标准形式。

### （三）椭圆锥面的方程

由方程 $z^2=\frac{x^2}{a^2}+\frac{y^2}{b^2}$所表示的图形称为椭圆锥面。椭圆锥面的图形如图 7－33 所示，它关于坐标面、坐标轴和坐标原点都是对称的。

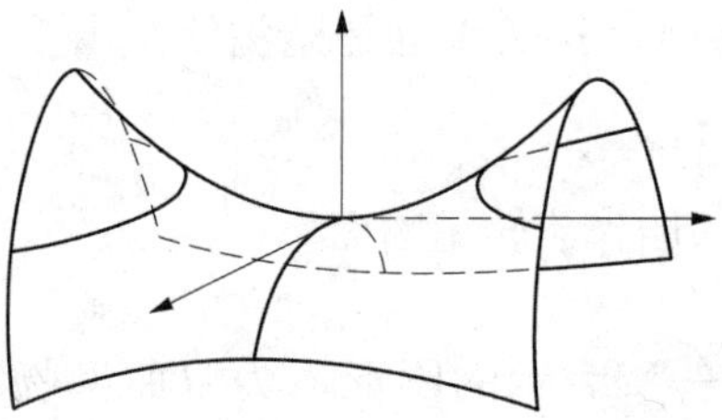
图 7-32　马鞍面

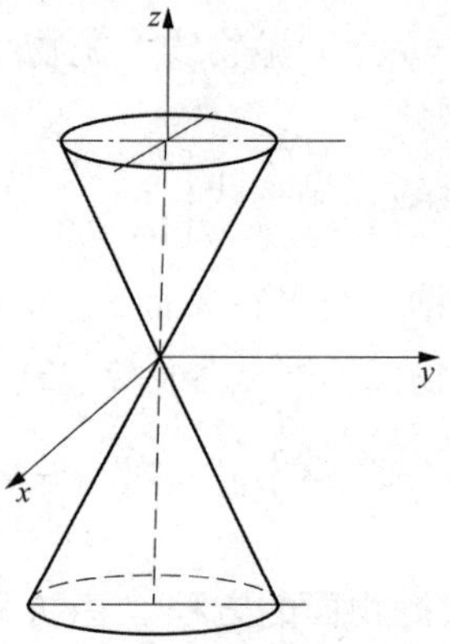

图 7-33　椭圆锥面

当 $a=b$ 时，令 $c^2=\frac{1}{a^2}$（$c>0$）则椭圆锥面方程变为 $z^2=c^2(x^2+y^2)$，其图形称为圆锥面。

**（四）双曲面的方程**

**1. 单叶双曲面的方程**

$$\frac{x^2}{a^2}+\frac{y^2}{b^2}-\frac{z^2}{c^2}=1$$

特点：两个平方项的系数为正（图 7-34）。

特例：当 $a=b$ 时，$\frac{x^2+y^2}{a^2}-\frac{z^2}{c^2}=1$，该曲面称为单叶旋转双曲面。

**2. 双叶双曲面的方程**

$$-\frac{x^2}{a^2}+\frac{y^2}{b^2}-\frac{z^2}{c^2}=1$$

特点：两个平方项的系数为负（图 7-35）。

特例：当 $a=c$ 时，$-\frac{x^2+z^2}{a^2}+\frac{y^2}{b^2}=1$，该双曲面称为双叶旋转双曲面。

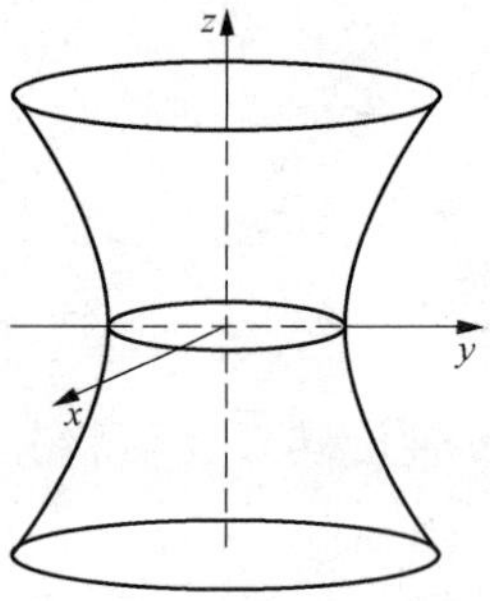

图 7-34　单叶双曲面

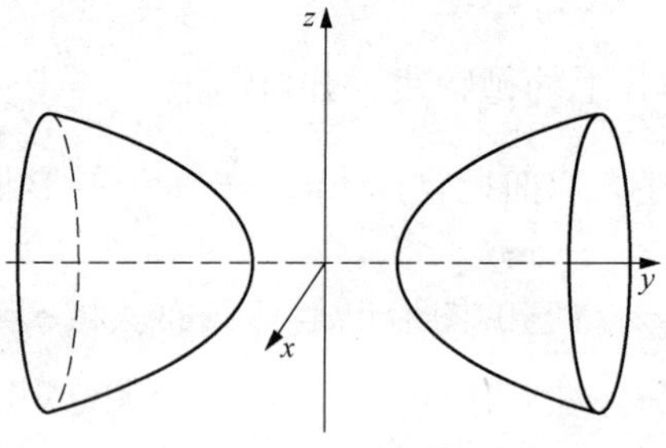

图 7-35　双叶双曲面

扫码“学一学”

# 第六节　空间曲线及其方程

## 一、空间曲线的一般方程

空间中的任何曲线可以看成是两个曲面的交线。

设曲线 $C$ 是曲面 $S_1$：$F(x, y, z)=0$ 与曲面 $S_2$：$G(x, y, z)=0$ 的交线，则曲线方程为 $C$：$\begin{cases}F(x, y, z)=0\\G(x, y, z)=0\end{cases}$，称该方程为曲线 $C$ 的一般方程。

［例 7－31］　求球心在（1，2，3），半径为 3 的球面与平面 $z=5$ 的交线方程 $C$。

［解］　球面方程为　$(x-1)^2+(y-2)^2+(z-3)^2=3$

即 $C$ 的方程为

$$\begin{cases}(x-1)^2+(y-2)^2+(z-3)^2=9\\z=5\end{cases}$$

## 二、空间曲线的参数方程

如果曲线上的点的直角坐标系可表示为：$\begin{cases}x=x(t)\\y=y(t),\ \alpha\leqslant t\leqslant\beta;\\z=z(t)\end{cases}$ 则称 $\begin{cases}x=x(t)\\y=y(t),\ \alpha\leqslant t\leqslant\beta,\\z=z(t)\end{cases}$ 为曲线 $C$ 的参数方程。

## 三、空间曲线在坐标面上的投影

已知曲线 $C$：$\begin{cases}F(x, y, z)=0\\G(x, y, z)=0\end{cases}$，求曲线在 $xOy$ 面上的投影曲线。

两个曲面方程联立消去变量 $z$ 得到空间中的一个柱面方程 $H(x, y)=0$，该柱面方程即为曲线 $C$ 关于 $xOy$ 面的投影柱面，柱面方程联立坐标平面即为曲线 $C$ 在坐标面上的投影曲线。即方程 $\begin{cases}H(x, y)=0\\z=0\end{cases}$ 为曲线在 $xOy$ 面上的投影曲线方程。

同理，曲线 $C$ 中两个曲面方程联立消去 $x$，得到关于 $yOz$ 坐标面的投影柱面 $G(y, z)=0$，方程 $\begin{cases}G(y, z)=0\\x=0\end{cases}$ 为曲线在 $yOz$ 面上的投影曲线方程。

同理，曲线 $C$ 中两个曲面方程联立消去 $y$，得到关于 $xOz$ 坐标面的投影柱面 $K(x, z)=0$，方程 $\begin{cases}K(x, z)=0\\y=0\end{cases}$ 为曲线在 $xOz$ 面上的投影曲线方程。

［例 7－32］　求 $\begin{cases}x^2+y^2+z^2=R^2\\z=\dfrac{R}{2}\end{cases}$ 在三个坐标面上的投影曲线。

解：（1）消去 $z$ 得：$\begin{cases}x^2+y^2=\dfrac{3}{4}R^2\\z=0\end{cases}$ 在 $xOy$ 面上的投影曲线方程；

（2）消去 $x$ 得：$\begin{cases}z=\dfrac{R}{2},\quad |y|\leqslant\dfrac{\sqrt{3}}{2}R\\x=0\end{cases}$，在 $yOz$ 面上的投影曲线方程；

（3）消去 $y$ 得：$\begin{cases}z=\dfrac{R}{2},\quad |x|\leqslant\dfrac{\sqrt{3}}{2}R\\y=0\end{cases}$，在 $xOz$ 面上的投影曲线方程。

在重积分和曲线积分的计算中，往往需要确定一个立体或曲面在坐标面上的投影（如

图 7 - 36、7 - 37)，这时需要利用投影柱面和投影曲线加以解决。

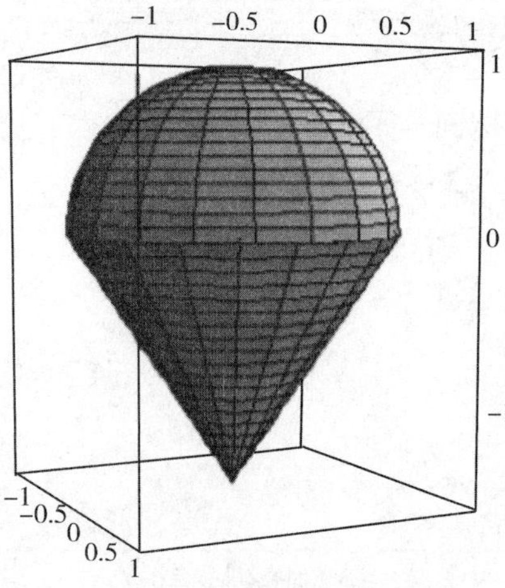

图 7 - 36　空间立体

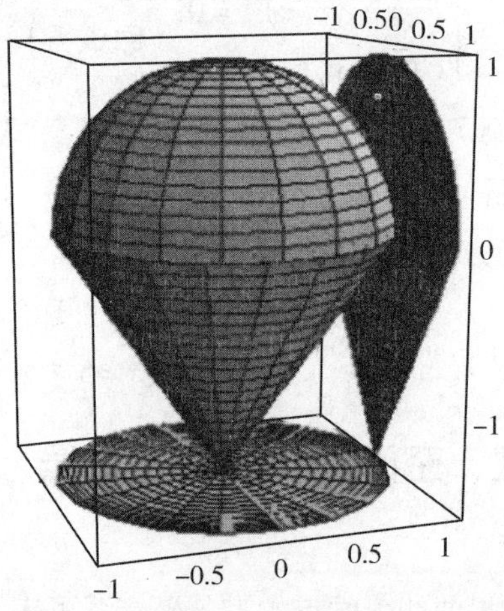

图 7 - 37　空间立体在坐标面上投影

[例 7 - 33]　设一个立体，由上半球面 $z = \sqrt{4 - x^2 - y^2}$ 和锥面 $z = \sqrt{3(x^2 + y^2)}$ 所围成，求它在 $xOy$ 面上的投影。

解：两个曲面的交线为：$C:\begin{cases} z = \sqrt{4 - x^2 - y^2} \\ z = \sqrt{3(x^2 + y^2)} \end{cases}$，联立消 $z$ 得到：$x^2 + y^2 = 1$，这是一个母线平行于 $z$ 轴的圆柱面，也是交线 $C$ 关于 $xOy$ 面的投影柱面。因此，$C$ 在 $xOy$ 面上的投影曲线是 $\begin{cases} x^2 + y^2 = 1 \\ z = 0 \end{cases}$，这是 $xOy$ 面上的一个圆，于是立体在 $xOy$ 面上的投影就是该圆在 $xOy$ 面上所围的区域：$\begin{cases} x^2 + y^2 \leqslant 1 \\ z = 0 \end{cases}$。

## 重点小结

### 一、向量及其线性运算

**1. 向量的表示**

(1) 向量的几何表示：有向线段。

(2) 向量的解析表示：向量的坐标表达式或坐标分解式。

**2. 与向量有关的概念**

(1) 向量的大小称为向量的模。

(2) 模为 1 的向量称为单位向量。

(3) 模等于零的向量称为零向量。它的方向任意，并且与任何向量平行。

(4) 向量与坐标轴的夹角称为方向角。方向角的余弦称为向量的方向余弦。

(5) 向量在坐标轴上的投影就是向量的坐标。

**3. 向量 $\vec{a}$ 在 $\vec{u}$ 轴上的投影**

$$prj_u |\vec{a}| = |\vec{a}| \cdot \cos(\widehat{\vec{a}, \vec{u}})$$

### 4. 向量的基本关系式

设$\vec{a}=\{a_x,a_y,a_z\}$，方向角$\alpha,\beta,\gamma$，$|\vec{a}|=\sqrt{a_x^2+a_y^2+a_z^2}$，$\cos\alpha=\frac{a^x}{|\vec{a}|}$，$\cos\beta=\frac{a_y}{|\vec{a}|}$，$\cos\gamma=\frac{a_z}{|\vec{a}|}$，$\cos^2\alpha+\cos^2\beta+\cos^2\gamma=1$。

$\vec{a}$的单位向量：$\vec{a}^0=\frac{\vec{a}}{|\vec{a}|}=\left\{\frac{a_x}{|\vec{a}|},\frac{a_y}{|\vec{a}|},\frac{a_z}{|\vec{a}|}\right\}=\{\cos\alpha+\cos\beta+\cos\gamma\}$

## 二、向量的数量积和向量积

1. 向量的加减法，数乘，数量积，向量积

2. 向量的相互位置关系

（1）$\vec{a}\perp\vec{b}$（$\vec{a}$，$\vec{b}$均为非零向量）的充分必要条件是：$\vec{a}\cdot\vec{b}=0$

（2）$\vec{a}/\!/\vec{b}$的充分必要条件是：$\vec{a}\times\vec{b}=\vec{0}$或$\vec{a}=\lambda\vec{b}$

（3）两个向量的夹角与夹角余弦：$\cos\theta=\frac{\vec{a}\cdot\vec{b}}{|\vec{a}||\vec{b}|}$，$0\leqslant\theta\leqslant\pi$，$\theta=(\widehat{\vec{a},\vec{b}})$

## 三、空间平面及其方程

### 1. 平面方程

（1）点法式：$A(x-x_0)+B(y-y_0)+C(z-z_0)=0$，其中$\vec{n}=\{A,B,C\}$为平面法向量，点$(x_0,y_0,z_0)$为平面上一点。

（2）一般式：$Ax+By+Cz+D=0$，其中$\vec{n}=\{A,B,C\}$中为平面的法向量。

（3）截距式：$\frac{x}{a}+\frac{y}{b}+\frac{z}{c}=1$，其中$a$，$b$，$c$依次为平面在$x$，$y$，$z$轴上截距。

### 2. 平面的相互位置关系

（1）两个平面相互平行的充分必要条件是：法向量坐标对应成比例。

（2）两个平面相互垂直的充分必要条件是：法向量内积为零。

（3）两个平面的夹角为$\theta$，则

$$\cos\theta=\frac{|A_1A_2+B_1B_2+C_1C_2|}{\sqrt{A_1^2+B_1^2+C_1^2}\cdot\sqrt{A_2^2+B_2^2+C_2^2}},\left(0\leqslant\theta\leqslant\frac{\pi}{2}\right)$$

（4）点到平面的距离为：$d=\frac{|Ax_0+By_0+Cz_0+D|}{\sqrt{A^2+B^2+C^2}}$

## 四、空间直线及其方程

### 1. 直线方程

（1）点向式（对称式）：$\frac{x-x_0}{m}=\frac{y-y_0}{n}=\frac{z-z_0}{p}$，其中$(x_0,y_0,z_0)$为直线上一点，$\{m,n,p\}$为直线的方向量。

（2）参数式：$\begin{cases}x=z_0+mt\\y=y_0+nt\\z=z_0+pt\end{cases}$，其中$t$为参数。

（3）一般式：$\begin{cases}A_1x+B_1y+C_1z+D_1=0\\A_2x+B_2y+c_2z+D_2=0\end{cases}$

**2. 直线的相互位置关系**

（1）两条直线相互平行的充分必要条件是：方向向量互相平行或方向数对应成比例。

（2）两条直线相互垂直的充分必要条件是：方向向量互相垂直或方向向量的内积为零。

（3）两条直线的夹角为 $\varphi$，则

$$\cos\varphi=\frac{|m_1m_2+n_1n_2+p_1p_2|}{\sqrt{m_1^2+n_1^2+p_1^2}\cdot\sqrt{m_2^2+n_2^2+p_2^2}},(0\leqslant\varphi\leqslant\frac{\pi}{2})$$

**3. 直线与平面的位置关系**

（1）直线与平面平行的充分必要条件是：方向向量与法向量互相垂直或方向向量与法向量的内积为零。

（2）直线与平面垂直的充分必要条件是：方向向量与法向量平行或方向向量与法向量坐标对应成比例。

（3）直线与平面的夹角为 $\varphi$，则

$$\sin\varphi=\frac{|Am+Bn+Cp|}{\sqrt{A^2+B^2+C^2}\cdot\sqrt{m^2+n^2+p^2}},0\leqslant\varphi\leqslant\frac{\pi}{2}$$

**4. 平面束方程**

$$A_1x+B_1y+C_1z+D_1+\lambda\ (A_2x+B_2y+C_2z+D_2)\ =0$$

## 五、空间曲面及其方程

**1. 柱面方程**　方程 $F(x,y)=0$ 在空间直角坐标系中，是以 $xOy$ 面上的曲线 $F(x,y)=0$ 为准线，母线平行 $z$ 轴的柱面方程，方程 $G(y,z)=0$，$H(x,z)=0$，分别表示母线平行 $x$ 轴和母线平行于 $y$ 轴的柱面方程。

**2. 旋转曲面方程**　坐标面上的简单曲线绕坐标轴旋转所成的旋转曲面方程，例如 $yOz$ 面上曲线：$x=0$，$f(y,z)=0$，绕 $y$ 轴旋转的旋转曲面：$\mathrm{f}(\mathrm{y},\pm\sqrt{\mathrm{x}^2+\mathrm{z}^2})=0$，绕 $z$ 轴旋转的旋转曲面：$f(\pm\sqrt{x^2+y^2},z)=0$。

## 六、空间曲线及其方程

**1. 二次曲面的标准方程及其名称**

曲线方程的形式：参数式方程 $\begin{cases}x=x(t)\\y=y(t)\\z=z(t)\end{cases}$ 和一般式方程 $\begin{cases}F(x,y,z)=0\\G(x,y,z)=0\end{cases}$

**2. 空间曲线在坐标面上的投影曲线和空间体在坐标面上的投影区域**

## 习题七

1. 在空间直角坐标系中之处下列各点在哪个卦限。

$A(1,2,-1)$，$B(1,-1,-1)$，$C(-2,1,1)$，$D(-2,-1,-1)$

2. 求点 $(4,-3,5)$ 到各个坐标轴的距离。

3. 求平行于向量{3, 0, 4} 的单位向量。

4. 设点 $A$ 位于第一卦限，向径$\overrightarrow{OA}$与 $x$ 轴、$y$ 轴的夹角依次为$\frac{\pi}{3}$，$\frac{\pi}{4}$，且$|\overrightarrow{OA}|=4$，求点 $A$ 的坐标。

5. 设$\vec{a}=\{1, 2, 3\}$，$\vec{b}=\{2, 1, 0\}$，求$\vec{b}$在$\vec{a}$上的投影。

6. 已知$|\vec{a}|=4$，$|\vec{b}|=8$，$\vec{a}$与$\vec{b}$的夹角为$\frac{\pi}{3}$，且向量$2\vec{a}-\lambda\vec{b}$与$\vec{a}+\vec{b}$垂直，求 $\lambda$ 值。

7. 已知$\vec{a}=\vec{i}+2\vec{j}-\vec{k}$，$\vec{b}=-\vec{i}+\vec{j}$，计算$\vec{a}\cdot\vec{b}$及$\vec{a}\times\vec{b}$，并求$\vec{a}$与$\vec{b}$的夹角。

8. 已知三点 $A$（1, 1, 3），$B$（3, 3, 5），$C$（2, 3, 7），求$\triangle ABC$ 的面积。

9. 已知向量$\vec{a}$，$\vec{b}$的夹角$\theta=\frac{\pi}{4}$，且$|\vec{a}|=\sqrt{2}$，$|\vec{b}|=3$，求$|\vec{a}-\vec{b}|$。

10. 求过两点（1, 2, -1），（2, 3, 1）且与平面 $x-y+z=-1$ 垂直的平面方程。

11. 求过点（2, -1, 4）且垂直于向量$\vec{a}=\{-3, 4, -6\}$和$\vec{b}=\{-2, 3, -1\}$的平面方程。

12. 分别按下列条件求平面方程。

（1）通过 $x$ 轴和点（1, 1, 1）；

（2）平行于 $yOz$ 面且经过点（1, 2, 1）；

（3）平行于 $z$ 轴且经过两点（1, 1, 0）和（3, 1, 2）。

13. 求点（1, 0, 1）到平面 $x-y+z=1$ 的距离。

14. 判断下面直线与平面或直线与直线的位置关系。

（1）直线 $L$：$\begin{cases}x+3y+2z+1=0\\2x-y-10z+3=0\end{cases}$与平面 $\Pi$：$4x-2y+z-2=0$；

（2）直线 $L$：$\frac{x+3}{-2}=\frac{y+4}{-7}=\frac{z}{3}$与平面 $\Pi$：$4x-2y-2z=3$；

（3）直线 $L_1$：$\begin{cases}x+2y-z=7\\-2x+y+z=23\end{cases}$ 与直线 $L_2$：$\frac{x}{3}=y-10=\frac{z-13}{5}$；

（4）直线 $L_1$：$\frac{x+2}{2}=\frac{y}{-3}=\frac{z-1}{1}$与直线 $L_2$：$\begin{cases}x=3+3t\\y=1+4t\\z=7+6t\end{cases}$。

15. 求平行于两直线$\begin{cases}x=1+2t\\y=-2\\z=0\end{cases}$ 及$\frac{x-1}{3}=\frac{y-2}{-2}=\frac{z+1}{1}$，且经过点（0, -1, 1）的平面方程。

16. 求经过点（2, 1, 2）且与直线$\frac{x-2}{1}=\frac{y-3}{1}=\frac{z-4}{2}$垂直相交的直线方程。

17. 一平面经过直线$\begin{cases}x+5y+z=0\\x-z+4=0\end{cases}$且与平面 $x-4y-8z+12=0$ 成$\frac{\pi}{4}$角，求此平面方程。

18. 求与两平面 $x-4z=3$ 和 $2x-y-5=1$ 的交线平行且过点（-1, 0, 2）的直线方程。

19. 将 $xOy$ 面上的曲线$\frac{x^2}{9}+\frac{y^2}{16}=1$ 绕 $y$ 轴旋转一周，求所生成的旋转曲面的方程，并指出曲面名称。

20. 设有曲线 $L$：$\begin{cases}x^2+y^2+z^2=1\\x^2+y^2+z^2-2z=0\end{cases}$，试求 $L$ 关于 $xOy$ 的投影柱面及 $L$ 在 $xOy$ 面上的投影曲面方程。

## 习题七答案

1. 第五卦限，第八卦限，第二卦限，第七卦限。

2. $\sqrt{34}$，$\sqrt{41}$，5

3. $\pm\left(\frac{3}{5},\ 0,\ \frac{4}{5}\right)$

4. $(2,\ 2\sqrt{2},\ 2)$

5. $\frac{4\sqrt{5}}{5}$

6. $\frac{4}{5}$

7. 1，$\{1,\ 1,\ 3\}$，$\theta=\arccos\frac{1}{2\sqrt{3}}$

8. $\sqrt{14}$

9. $\sqrt{5}$

10. $3x+y-2z-7=0$

11. $14x+9y-z-15=0$

12. (1) $y-z=0$；(2) $x=1$；(3) $y=1$

13. $\frac{\sqrt{3}}{3}$

14. (1) 垂直；(2) 平行；(3) 重合；(4) 垂直

15. $y+2z-1=0$

16. $\frac{x-2}{-1}=\frac{y-1}{1}=\frac{z-2}{0}$

17. $x-z+4=0$ 或 $x+20y+7z-12=0$

18. $\frac{x+1}{4}=\frac{y}{3}=\frac{z-2}{1}$

19. $\frac{x^2}{9}+\frac{y^2}{16}+\frac{z^2}{9}=1$，旋转椭球面。

20. 投影柱面：$x^2+y^2=\frac{3}{4}$；投影曲线方程：$\begin{cases}x^2+y^2=\frac{3}{4}\\z=0\end{cases}$。

# 第八章　多元函数的微分法

扫码“看一看”

## 学习目标

1. **掌握**　偏导数概念；全微分的概念；复合函数求导法则；隐函数求导法则；多元函数极值。

2. **熟悉**　偏导数计算；多元函数极限；连续的定义；高阶偏导数的计算方法；条件极值的求法及在现实生活中的应用。

3. **了解**　方向导数与梯度的定义；空间曲线的切线与法平面求法；空间曲面的切平面与法线的求法。

本章的难点为掌握多元函数偏导数、全微分存在及连续的关系；注意多元函数与一元函数的区别与联系。

在前面几章中我们讨论的函数都只有一个自变量，这种函数叫作一元函数。但在很多实际问题中往往牵涉到多方面的因素，反映到数学上，就是一个变量依赖于多个变量的情形。这就提出了多元函数的概念以及多元函数的微分和积分的计算问题。本章将在一元函数微分学的基础上，讨论多元函数的微分法及其应用。讨论中我们以二元函数为主，因为从一元函数到二元函数会产生新的问题，从而二元函数到二元以上的多元函数则可以类推。

## 第一节　多元函数的极限与连续

扫码“学一学”

### 一、多元函数的定义

在很多自然现象以及实际问题中，经常会遇到多个变量之间相互依赖的关系，举例如下。

［例 8－1］　正圆锥体的体积 $V$ 和它的高 $h$ 及底面半径 $r$ 之间有以下依赖关系。

$$V=\frac{1}{3}\pi r^2 h$$

式中，$r$ 与 $h$ 是两个独立的变量，而体积 $V$ 是随着 $r$ 和 $h$ 的变化而变化的。当 $r$、$h$ 的值取定时，$V$ 有确定的值与之对应。

［例 8－2］　研究肌体对某种药物的反应。设给予药量 $x$ 单位，经过 $t$ 小时后机体产生某种反应 $E$（以适当的单位度量），且有

$$E=x^2(a-x)t^2\mathrm{e}^{-t}$$

式中，$a$ 为常数（可允许给予的最大药量）。上述式中有 3 个变量，而且变量 $E$ 随着变量 $x$ 和 $t$ 的变化而变化，当 $x,t$ 在一定范围（$0\leqslant x\leqslant a,t\geqslant 0$）内任意取定一对数值时，$E$ 的对应值就随之唯一确定，我们说变量 $E$ 是变量 $x$ 和 $t$ 的二元函数。

上面两个例子虽然来自不同的实际问题，但是，它们却有共同之处。首先，它们都说明三个变量之间存在着一种相互依赖关系，这种关系给出了一个变量与另外两个变量之间

的对应法则；其次，当两个变量在允许的范围内取定一组数时，按照对应法则，另一个变量就有确定的值与之对应。

由这些共性，就可得出二元函数、多元函数的定义。

**定义 8－1** 设有变量 $x$、$y$ 和 $z$。当变量 $x$、$y$ 在一定范围内任意取定一对值 $(x,y)$ 时，变量 $z$ 按照一定的法则 $f$，总有唯一确定的数值和这对值对应，则称这个对应法则 $f$ 为 $x$、$y$ 的二元函数。变量 $x$、$y$ 称为自变量，而变量 $z$ 称为因变量。自变量 $x$、$y$ 的变化范围称为函数的定义域。

与自变量 $x$、$y$ 的一对值 $(x,y)$ 对应的因变量 $z$ 的值记作 $f(x,y)$，称为二元函数 $z$ 在 $(x,y)$ 处的函数值。与一元函数的情形相仿，习惯上也常用函数值记号 $f(x,y)$ 或 $z=f(x,y)$ 来表示 $x$、$y$ 的二元函数 $f$，并通常也称 $z$ 为 $x$、$y$ 的函数。

根据定义，前面例 8－1 中的正圆锥体的体积 $V$ 是 $r$ 和 $h$ 的二元函数；例 8－2 中的变量 $E$ 是变量 $x$ 和 $t$ 的二元函数。同理，具有 $n$ 个自变量的函数叫作 $n$ 元函数。类似的，可以定义三元函数 $u=f(x,y,z)$ 以及三元以上的函数。

在定义中，把自变量 $x$、$y$ 排了序，使它们所取得值成为有序数组 $(x,y)$。这样，自变量 $x$、$y$ 的每一对值就对应 $xOy$ 平面上的一个点 $p(x,y)$，于是函数 $z=f(x,y)$ 可看作为平面上点 $p$ 的函数，并简记为 $z=f(p)$。类似的，可用空间内的点 $p(x,y,z)$ 来表示有序数组 $(x,y,z)$，于是三元函数 $u=f(x,y,z)$ 也就可看作空间内点 $p$ 的函数，并简记为 $u=f(p)$ 等。

如果对于点 $p(x,y)$，函数 $z=f(x,y)$ 有确定的值和它对应，就说函数 $z=f(x,y)$ 在点 $p(x,y)$ 处有定义。函数的定义域也就是使函数有定义的点的全体所构成的点集。因此，二元函数 $z=f(x,y)$ 的定义域是 $xOy$ 平面上的点集。类似的，三元函数 $u=f(x,y,z)$ 的定义域是空间内的点集。

关于函数的定义域，与一元函数相类似，我们做如下约定：在讨论用算式表达的多元函数时，就以使这个算式有确定值的自变量的变化范围所确定的点集为这个函数的定义域。

设点 $P_0(x_0,y_0)$ 是平面上一点，$\delta$ 是某一正数，所有与点 $P_0(x_0,y_0)$ 的距离小于 $\delta$ 的点 $P(x,y)$ 的集合，称为点 $P_0(x_0,y_0)$ 的 $\delta$ 邻域，记作 $U(P_0,\delta)$，即

$$U(P_0,\delta)=\{(x,y)\mid |P_0P|<\delta\}$$

几何上，点 $P_0(x_0,y_0)$ 的 $\delta$ 邻域就是平面上以点 $P_0(x_0,y_0)$ 为圆心，$\delta$ 为半径的圆的内部的点 $P(x,y)$ 的全体。

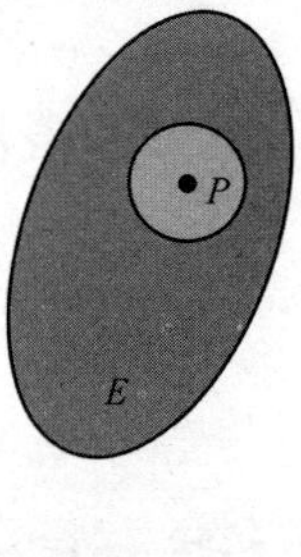

图 8－1

如果不需要强调邻域半径 $\delta$，则用 $U(P_0)$ 表示 $p_0$ 的 $\delta$ 邻域。

设 $E$ 是平面上的一个点集，$p$ 是平面上的一个点。

如果存在点 $p$ 的一个邻域 $U(P)$，使 $U(P)\subset E$，则称 $p$ 为 $E$ 的内点。显然，若 $p$ 是 $E$ 的内点，则 $p\in E$（图 8－1）。

如果点集 $E$ 的点都是内点，则称 $E$ 为开集。例如，点集中每个点都是 $E_1$ 的内点，故 $E_1$ 为开集。

$$E_1=\{(x,y)\mid 1<x^2+y^2<4\}$$

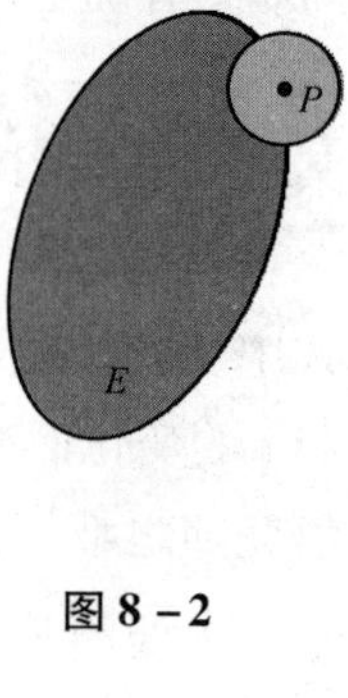

图 8－2

如果点 $p$ 的任何一个邻域中既有属于 $E$ 的点，也有不属于 $E$ 的点（$p$ 本身可以属于 $E$，也可以不属于 $E$），则称 $p$ 为 $E$ 的边界点（图 8－2）。

$E$ 的边界点的全体称为 $E$ 的边界。

设 $D$ 是开集，如果对于 $D$ 内的任何两点，都可以用完全位于 $D$ 内的折线连接起来，则称开集 $D$ 是连通的。

连通的开集称为区域或开区域。区域连同它的边界一起，称为闭区域。

我们曾利用平面直角坐标系来表示一元函数 $y=f(x)$ 的图形，一般说来，它是平面上的一条曲线。对于二元函数 $z=f(x,y)$，可以利用空间直角坐标系来表示它的图形。设函数 $z=f(x,y)$ 的定义域是 $xOy$ 坐标面上某一点集 $D$。对于 $D$ 上每一点 $p(x,y)$，在空间可以做出一点 $M[x,y,f(x,y)]$ 与它对应。当点 $p(x,y)$，在 $D$ 上变动时，点 $M[x,y,f(x,y)]$ 就相应地在空间变动，一般说来，它的轨迹是一个曲面。这个曲面就成为二元函数 $z=f(x,y)$ 的图形。因此，二元函数可用曲面作为它的几何表示。

例如，由空间解析几何知识知道，线性函数 $z=ax+by+c$ 的图形是一个平面，而函数 $z=\sqrt{a^2-x^2-y^2}$ 的图形是中心在原点、半径为 $a$ 的上半球面。

在讨论二元函数的定义域时，如果它是由实际问题得到的，那么，它的定义域要根据问题本身的意义来确定。如果仅研究用算式表示的二元函数，那么，函数的定义域是使得算式有意义的点的集合。

关于二元函数，也有复合函数和初等函数（简称为二元复合函数和二元初等函数）的概念，它们与一元函数中的复合函数和初等函数的概念相似，这里不再详细叙述。

［例 8－3］ 求函数 $f(x,y)=\dfrac{\arcsin(3-x^2-y^2)}{\sqrt{x-y^2}}$ 的定义域。

［解］ $\begin{cases}|3-x^2-y^2|\leqslant 1\\ x-y^2>0\end{cases}\Rightarrow\begin{cases}2\leqslant x^2+y^2\leqslant 4\\ x>y^2\end{cases}$

所求定义域为 $D=\{(x,y)\mid 2\leqslant x^2+y^2\leqslant 4,x>y^2\}$

［例 8－4］ 求函数 $z=\ln(x^2+y^2-1)+\dfrac{1}{\sqrt{4-x^2-y^2}}$ 的定义域。

［解］ 要使函数关系式右边的两个算式同时有意义，$x$ 和 $y$ 必须满足不等式组：

$$\begin{cases}x^2+y^2-1>0\\ 4-x^2-y^2>0\end{cases}\quad 即\quad \begin{cases}x^2+y^2>1\\ x^2+y^2<4\end{cases}$$

即

$$1<x^2+y^2<4$$

所以，函数 $z=\ln(x^2+y^2-1)+\dfrac{1}{\sqrt{4-x^2-y^2}}$ 的定义域是平面点集：

$$\{(x,y)\mid 1<x^2+y^2<4\}$$

此点集是介于两圆周 $x^2+y^2=1$ 和 $x^2+y^2=4$ 之间的圆环区域（开区域）（图 8－3）。

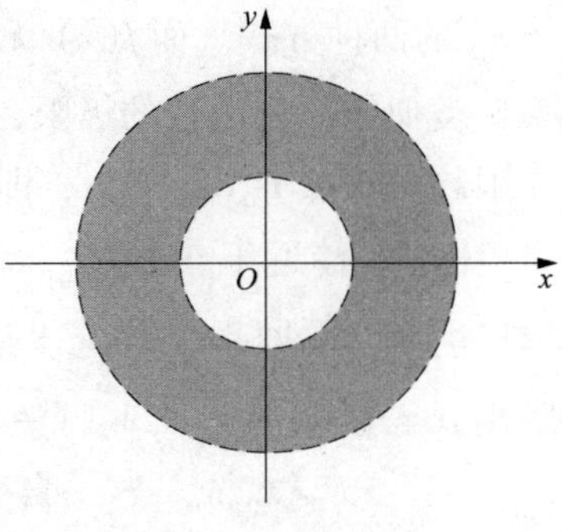

图 8－3

［例 8－5］ 求函数 $f(x,y)=\sqrt{x\sin y}$ 在点 $(4,\dfrac{\pi}{2})$ 处的函数值。

［解］ $f(4,\dfrac{\pi}{2})=\sqrt{4\sin\dfrac{\pi}{2}}=2$。

设函数 $z=f(x,y)$ 的定义域为 $D$。对于任意取定的点 $P(x,y)\in D$，对应的函数值为 $z=f(x,y)$。这样，以 $x$ 为横坐标、$y$ 为纵坐标、$z=f(x,y)$ 为竖坐标在空间就确定一点 $M(x,$

$y,z$)。当 $(x,y)$ 遍取 $D$ 上的一切点时，得到一个空间点集 $z=f(x,y)$，且

$$\{(x,y,z)\mid z=f(x,y),(x,y)\in D\}$$

这个点集称为二元函数 $z=f(x,y)$ 的图形。

通常我们也说二元函数的图形是一张曲面（图 8 - 4）。

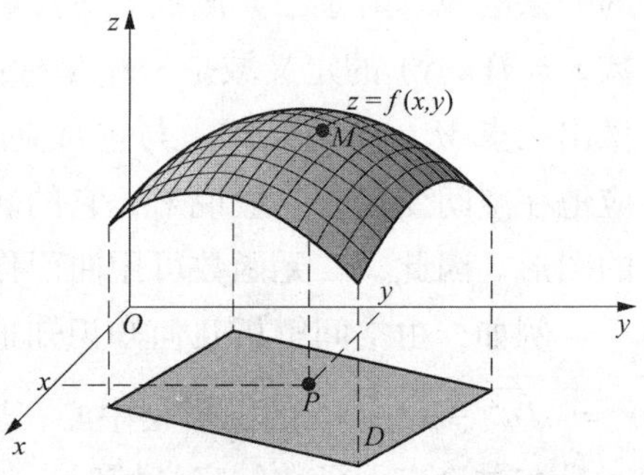


图 8 - 4

例如，由空间解析几何知道，函数 $z=ax+by+c$ 的图形是一张平面；函数 $z=x^2+y^2$ 的图形是旋转抛物面，这两个函数的定义域都是整个 $xOy$ 平面；由方程 $x^2+y^2+z^2=a^2$ 所确定的函数 $z=f(x,y)$ 的图形是球心在原点，半径为 $a$ 的球面，它的定义域是圆形闭区域

$$D=\{(x,y)\mid x^2+y^2\leqslant a^2\}$$

在 $D$ 的内部任一点 $(x,y)$ 处，这函数有两个对应值，一个为 $\sqrt{a^2-x^2-y^2}$，另一个为 $-\sqrt{a^2-x^2-y^2}$。因此，这是个多值函数。我们可以把它分成两个单值函数

$$z=\sqrt{a^2-x^2-y^2} \text{ 及 } z=-\sqrt{a^2-x^2-y^2}$$

前者表示上半球面，后者表示下半球面。以后除了另做声明外，总假定所讨论的函数是单值的；如果遇到多值函数，可以把它拆成几个单值函数后再分别加以讨论。

## 二、二元函数的极限

前面曾经讨论了一元函数的极限问题，它是在自变量的某种趋向下，其对应函数的变化趋势，即设函数 $y=f(x)$ 在点 $x_0$ 的某邻域内有定义（在点 $x_0$ 处可以没有定义），当自变量 $x$ 以任何方式无限趋近于 $x_0$ 时，函数 $f(x)$ 无限趋近于一个确定的常数 $A$，则称 $A$ 为函数 $y=f(x)$ 当 $x\to x_0$ 时的极限。

上述定义中，自变量 $x$ 以任何方式趋近于 $x_0$，即 $x$ 从左侧趋近于 $x_0$，或 $x$ 从右侧趋近于 $x_0$ 的两种方式。而 $f(x)$ 无限趋近于 $A$，即 $|f(x)-A|$ 可以任意小。

类似于一元函数的极限，二元函数 $z=f(x,y)$ 的极限是：在 $xOy$ 平面上，当点 $P(x,y)$ 无限趋近于点 $P_0(x_0,y_0)$，即 $P(x,y)\to P_0(x_0,y_0)$ 时，函数 $z=f(x,y)$ 的变化趋势。但是点 $P(x,y)$ 趋近于点 $P_0(x_0,y_0)$ 的方式却很复杂，点 $P$ 既可沿着直线或折线趋向于点 $P_0$，也可沿曲线趋向于点 $P_0$。但无论趋近的方式怎样，总可以用点 $P(x,y)$ 与点 $P_0(x_0,y_0)$ 的距离 $\rho=\sqrt{(x-x_0)^2+(y-y_0)^2}$ 趋于零来表示。因此，可用 $\rho\to 0$ 或 $x\to x_0,y\to y_0$ 来表示 $P(x,y)\to P_0(x_0,y_0)$ 这一自变量的变化过程。下面给出二元函数极限的定义。

**定义 8 - 2** 设函数 $z=f(x,y)$ 在点 $P_0(x_0,y_0)$ 的某邻域内有定义［在点 $P_0(x_0,y_0)$ 可以没有定义］，如果当点 $P(x,y)$ 以任何方式无限趋近于点 $P_0(x_0,y_0)$ 时，函数 $z=f(x,y)$ 无限趋近于一个确定的常数 $A$，则称 $A$ 为函数 $z=f(x,y)$ 当 $x\to x_0$，$y\to y_0$ 时的极限，记为

$$\lim_{\substack{x\to x_0\\ y\to y_0}} f(x,y)=A$$

或

$$\lim_{\rho\to 0} f(x,y)=A$$

其中，$\rho=\sqrt{(x-x_0)^2+(y-y_0)^2}$。

［例8-6］ 求极限 $\lim\limits_{\substack{x\to0\\y\to0}}\dfrac{x^2y}{x^2+y^2}$。

［解］ 由于 $x^2\leqslant x^2+y^2$，

$$y\leqslant\sqrt{x^2+y^2}$$

故
$$0<\left|\frac{x^2y}{x^2+y^2}\right|=\frac{x^2|y|}{x^2+y^2}\leqslant\frac{(x^2+y^2)\sqrt{x^2+y^2}}{x^2+y^2}=\sqrt{x^2+y^2}$$

而 $\sqrt{x^2+y^2}$ 恰是点 $P(x,y)$ 与点 $O(0,0)$ 之间的距离 $\rho$，因此，不论点 $P(x,y)$ 以任何方式趋向于点 $O(0,0)$ 时，即

$$\rho=\sqrt{x^2+y^2}\to0$$

都有

$$\lim_{\rho\to0}\frac{x^2y}{x^2+y^2}=0$$

即

$$\lim_{\substack{x\to0\\y\to0}}\frac{x^2y}{x^2+y^2}=0$$

应当注意，所谓二元函数的极限存在，是指当点 $P(x,y)$ 以任何方式趋近于点 $P_0(x_0,y_0)$ 时，函数都趋近于 $A$。因此，如果点 $P(x,y)$ 以某些特殊方式，例如沿着一条或几条定直线或定曲线趋近于点 $P_0(x_0,y_0)$ 时，即使函数都趋近于某一确定的数值，也不能由此断定函数的极限存在。但是，当点 $P(x,y)$ 以不同方式趋近于点 $P_0(x_0,y_0)$ 时，函数趋近于不同的数值，那么就可断定函数的极限是不存在的。

［例8-7］ 讨论极限 $\lim\limits_{\substack{x\to0\\y\to0}}\dfrac{xy}{x^2+y^2}$ 是否存在。

［解］ 当点 $P(x,y)$ 沿着 $x$ 轴（即固定 $y=0$）趋近于点 $O(0,0)$ 时，

$$\lim_{\substack{x\to0\\y\to0}}\frac{xy}{x^2+y^2}=\lim_{\substack{x\to0\\y=0}}\frac{xy}{x^2+y^2}=\lim_{x\to0}0=0$$

同样，当点 $P(x,y)$ 沿着 $y$ 轴（即固定 $x=0$）趋近于点 $O(0,0)$ 时，

$$\lim_{\substack{x\to0\\y\to0}}\frac{xy}{x^2+y^2}=\lim_{\substack{x=0\\y\to0}}\frac{xy}{x^2+y^2}=\lim_{y\to0}\frac{0}{y^2}=0$$

而当点 $P(x,y)$ 沿着直线 $y=kx$ 趋近于点 $O(0,0)$ 时，

$$\lim_{\substack{x\to0\\y\to0}}\frac{xy}{x^2+y^2}=\lim_{\substack{x\to0\\y=kx}}\frac{xy}{x^2+y^2}=\lim_{x\to0}\frac{kx^2}{x^2+k^2x^2}=\frac{k}{1+k^2}$$

此极限的值因 $k$ 而异，因此，极限

$$\lim_{\substack{x\to0\\y\to0}}\frac{xy}{x^2+y^2}$$

不存在。

## 三、二元函数的连续性

**定义8-3** 设二元函数 $z=f(x,y)$ 在点 $P_0(x_0,y_0)$ 的某一邻域内有定义，如果

$$\lim_{\substack{x\to x_0\\y\to y_0}}f(x,y)=f(x_0,y_0)\tag{8-1}$$

则称函数 $z=f(x,y)$ 在点 $P_0(x_0,y_0)$ 处连续。

式（8－1）又可写成

$$\lim_{\substack{x\to x_0\\y\to y_0}}[f(x,y)-f(x_0,y_0)]=0 \tag{8-2}$$

若令 $x=x_0+\Delta x,y=y_0+\Delta y$，则式（8－2）为

$$\lim_{\substack{\Delta x\to 0\\\Delta y\to 0}}[f(x_0+\Delta x,y_0+\Delta y)-f(x_0,y_0)]=0 \tag{8-3}$$

式中，$f(x_0+\Delta x,y_0+\Delta y)-f(x_0,y_0)$ 是当自变量 $x,y$ 分别在 $x_0,y_0$ 处取得增量 $\Delta x,\Delta y$ 时，函数 $z=f(x,y)$ 的增量，记为 $\Delta z$，于是式（8－3）可写成

$$\lim_{\substack{\Delta x\to 0\\\Delta y\to 0}}\Delta z=0 \tag{8-4}$$

或

$$\lim_{\rho\to 0}\Delta z=0$$

式中，$\rho=\sqrt{(\Delta x)^2+(\Delta y)^2}$。

即当自变量的增量趋近于零时，如果函数的增量也趋近于零，则函数就在该点连续。

如果函数 $z=f(x,y)$ 在 $D$ 上每一点都连续，则称函数在区域 $D$ 上连续。

如果函数 $z=f(x,y)$ 在点 $P_0(x_0,y_0)$ 不连续，则称点 $P_0(x_0,y_0)$ 是函数 $z=f(x,y)$ 的不连续点或间断点。

［例 8－8］ 函数 $f(x,y)=\dfrac{1}{x^2-y}$ 在何处不连续？

［解］ 函数在 $x^2-y=0$，即 $y=x^2$ 时没有定义，根据连续函数的定义知，抛物线 $y=x^2$ 上的所有点都是函数 $f(x,y)=\dfrac{1}{x^2-y}$ 的间断点。

［例 8－9］ 函数 $f(x,y)=\begin{cases}\dfrac{x^2y}{x^2+y^2}, & x^2+y^2\neq 0\\ 0, & x^2+y^2=0\end{cases}$ 在原点是否连续？

［解］ 由例 8－6 知

$$\lim_{\substack{x\to 0\\y\to 0}}f(x,y)=\lim_{\substack{x\to 0\\y\to 0}}\frac{x^2y}{x^2+y^2}=0$$

又已知 $f(0,0)=0$

由定义知函数在原点是连续的。

与一元函数一样，在有界闭区域上的二元连续函数具有最大值和最小值；在有界闭区域上的二元连续函数必能取得介于函数最大值和最小值之间的任何值。

和一元函数类似，二元连续函数经有限次四则运算及复合运算仍是连续函数。由此得出：二元初等函数在其定义区域内是连续的。所谓定义区域是指包含在定义域内的区域。因此，如果点 $P_0(x_0,y_0)$ 是二元初等函数 $z=f(x,y)$ 的定义域内的一点，则有

$$\lim_{\substack{x\to x_0\\y\to y_0}}f(x,y)=f(x_0,y_0)$$

有关二元函数的极限与连续的讨论，完全可以类推到二元以上的多元函数。

［例 8－10］ 求 $\lim\limits_{\substack{x\to 1\\y\to 2}}\dfrac{x+y}{xy}$。

[解] 函数$f(x,y)=\dfrac{x+y}{xy}$是二元初等函数，它的定义域为

$$D=\{(x,y)\mid x\neq 0,y\neq 0\}$$

点（1，2）在其定义域内，故有

$$\lim_{\substack{x\to 1\\ y\to 2}}\frac{x+y}{xy}=f(1,2)=\frac{1+2}{1\times 2}=\frac{3}{2}$$

[例 8－11] 求$\lim\limits_{\substack{x\to 0\\ y\to 0}}\dfrac{\sqrt{xy+1}-1}{xy}$。

[解] $$\lim_{\substack{x\to 0\\ y\to 0}}\frac{\sqrt{xy+1}-1}{xy}=\lim_{\substack{x\to 0\\ y\to 0}}\frac{xy+1-1}{xy(\sqrt{xy+1}+1)}$$
$$=\lim_{\substack{x\to 0\\ y\to 0}}\frac{1}{\sqrt{xy+1}+1}=\frac{1}{2}$$

# 第二节 偏导数

扫码“学一学”

## 一、偏导数的定义及其计算法

在研究一元函数时，我们从研究函数的变化率引入了导数的概念。对于多元函数同样需要讨论它的变化率。但多元函数的自变量不止一个，因变量与自变量的关系比一元函数复杂得多。在这一节里，我们首先考虑多元函数关于其中一个自变量的变化率。以二元函数为例，如果只有自变量$x$变化，而自变量$y$固定（即将$y$视作常数），这时它就是$x$的一元函数，这函数对$x$的导数，就称为二元函数$z=f(x,y)$对于$x$的偏导数，即有如下定义。

**定义 8－4** 设函数$z=f(x,y)$在点$(x_0,y_0)$的某一邻域内有定义，当$y$固定在$y_0$而$x$在$x_0$处有增量$\Delta x$时，相应地函数有增量

$$f(x_0+\Delta x,y_0)-f(x_0,y_0)$$

如果

$$\lim_{\Delta x\to 0}\frac{f(x_0+\Delta x,y_0)-f(x_0,y_0)}{\Delta x}\tag{8-5}$$

存在，则称此极限为函数$z=f(x,y)$在点$(x_0,y_0)$处对$x$的偏导数，记作

$$f_x'(x_0,y_0),\ \frac{\partial z}{\partial x},\ \frac{\partial f}{\partial x},\ 或\ z_x'$$

同样，如果极限

$$\lim_{\Delta y\to 0}\frac{f(x_0,y_0+\Delta y)-f(x_0,y_0)}{\Delta y}$$

存在，则称此极限为函数$z=f(x,y)$在点$(x_0,y_0)$处对$y$的偏导数，记作

$$f_y'(x_0,y_0),\ \frac{\partial z}{\partial y},\ \frac{\partial f}{\partial y},\ 或\ z_y'$$

如果函数$z=f(x,y)$在区域$D$内每一点$(x,y)$都有关于$x$的偏导数，这个偏导数就是$x,y$的函数，称为函数$z=f(x,y)$关于$x$的偏导函数，记为

$$f_x'(x,y),\ \frac{\partial z}{\partial x},\ \frac{\partial f}{\partial x}\ 或\ z_x'$$

即

$$f_x'(x,y) = \lim_{\Delta x \to 0}\frac{f(x+\Delta x,y)-f(x,y)}{\Delta x}$$

同样，有函数 $z=f(x,y)$ 关于 $y$ 的偏导函数

$$f_y'(x,y)\ ,\ \frac{\partial z}{\partial y}\ ,\ \frac{\partial f}{\partial y}\text{或 } z_y'$$

即

$$f_y'(x,y) = \lim_{\Delta y \to 0}\frac{f(x,y+\Delta y)-f(x,y)}{\Delta y}$$

函数 $z=f(x,y)$ 在点 $(x_0,y_0)$ 处对 $x$ 的偏导函数 $f_x'(x_0,y_0)$，显然就是偏导函数 $f_x'(x,y)$ 在点 $(x_0,y_0)$ 的函数值；$f_y'(x_0,y_0)$ 显然就是偏导函数 $f_y'(x,y)$ 在点 $(x_0,y_0)$ 的函数值。偏导函数也简称为偏导数。

由偏导数的定义知，求函数 $z=f(x,y)$ 的偏导数 $\frac{\partial z}{\partial x}$ 时，把 $y$ 看成常量，而对 $x$ 求导数；求 $\frac{\partial z}{\partial y}$ 时，把 $x$ 看成常量，而对 $y$ 求导数。因此，实际上对二元函数求偏导数，就是把它看成关于其中一个自变量的一元函数来求导数。于是，一元函数的求导法则和求导公式对求二元函数的偏导数依然适用。

**[例 8 - 12]** 求函数 $f(x,y)=x^2+2xy-y^3+\ln 3$ 在点 $(1,2)$ 处的偏导数。

**[解]** 把 $y$ 看成常量，对 $x$ 求导数（注意到其中 ln3 为常数，其导数为 0)，得

$$f_x'(x,y) = 2x+2y$$

把 $x$ 看成常量，对 $y$ 求导数，得

$$f_y'(x,y) = 2x-3y^2$$

在点 $(1,2)$ 处的偏导数为

$$f_x'(1,2) = 2\times 1+2\times 2 = 6$$

$$f_y'(1,2) = 2\times 1-3\times 2^2 = -10$$

**[例 8 - 13]** 求函数 $z=x^y,(x>0)$ 的偏导数。

**[解]** 把 $y$ 看成常数，则

$$\frac{\partial z}{\partial x} = yx^{y-1}$$

把 $x$ 看成常数，则

$$\frac{\partial z}{\partial y} = x^y\ln x$$

**[例 8 - 14]** 求 $z=\mathrm{e}^{xy}+\sin(x^2+y^2)$ 的偏导数。

**[解]** $\frac{\partial z}{\partial x} = \mathrm{e}^{xy}\cdot y+\cos(x^2+y^2)\cdot 2x = y\mathrm{e}^{xy}+2x\cos(x^2+y^2)$

$$\frac{\partial z}{\partial y} = \mathrm{e}^{xy}\cdot x+\cos(x^2+y^2)\cdot 2y = x\mathrm{e}^{xy}+2y\cos(x^2+y^2)$$

**[例 8 - 15]** 已知理想气体状态方程 $pV=RT$（$R$ 为常量)，试证

$$\frac{\partial p}{\partial V}\cdot\frac{\partial V}{\partial T}\cdot\frac{\partial T}{\partial p} = -1$$

**证明：**因为 $p=\frac{RT}{V}\ ,\ \frac{\partial p}{\partial V} = -\frac{RT}{V^2}$

$$V=\frac{RT}{p},\frac{\partial V}{\partial T}=\frac{R}{p}$$

$$T=\frac{pV}{R},\frac{\partial T}{\partial p}=\frac{V}{R}$$

所以

$$\frac{\partial p}{\partial V}\cdot\frac{\partial V}{\partial T}\cdot\frac{\partial T}{\partial p}=-\frac{RT}{V^2}\cdot\frac{R}{p}\cdot\frac{V}{R}=\frac{-RT}{pV}=-1$$

对一元函数来说，导数$\frac{\mathrm{d}y}{\mathrm{d}x}$可看作函数的微分 $\mathrm{d}y$ 与自变量的微分 $\mathrm{d}x$ 之商。而上式表明，偏导数的记号是一个整体记号，其中的横线没有相除的意义。

二元以上的多元函数的偏导数可仿照二元函数的偏导数来定义。例如，三元函数 $u=f(x,y,z)$ 在点 $(x,y,z)$ 关于 $x$ 的偏导数定义为

$$\frac{\partial u}{\partial x}=\lim_{\Delta x\to 0}\frac{f(x+\Delta x,y,z)-f(x,y,z)}{\Delta x}$$

其中极限存在。

同样，有 $\frac{\partial u}{\partial y}$ 和 $\frac{\partial u}{\partial z}$。

[例 8－16]　求 $u=\sin(2x-y+\mathrm{e}^z)$ 的偏导数。

[解]　把 $y,z$ 看作常量，则

$$\frac{\partial u}{\partial x}=\cos(2x-y+\mathrm{e}^z)\cdot 2=2\cos(2x-y+\mathrm{e}^z)$$

把 $x,z$ 看作常量，则

$$\frac{\partial u}{\partial y}=-\cos(2x-y+\mathrm{e}^z)$$

把 $x,y$ 看作常量，则

$$\frac{\partial u}{\partial z}=\mathrm{e}^z\cos(2x-y+\mathrm{e}^z)$$

二元函数的偏导数有下述几何意义：

函数 $z=f(x,y)$ 在点 $(x_0,y_0)$ 处对 $x$ 的偏导数 $f_x'(x_0,y_0)$，是函数 $z=f(x,y)$ 固定 $y=y_0$ 时的一元函数 $z=f(x,y_0)$ 在 $x_0$ 处的导数。这在几何上就是曲面 $z=f(x,y)$ 与平面 $y=y_0$ 的交线，即曲线

$$\begin{cases}z=f(x,y)\\y=y_0\end{cases}$$

在 $x=x_0$ 处的切线关于 $x$ 轴的斜率

$$f_x'(x_0,y_0)=\tan\alpha$$

其中，$\alpha$ 为切线与 $x$ 轴正向间的夹角（图 8－5）。

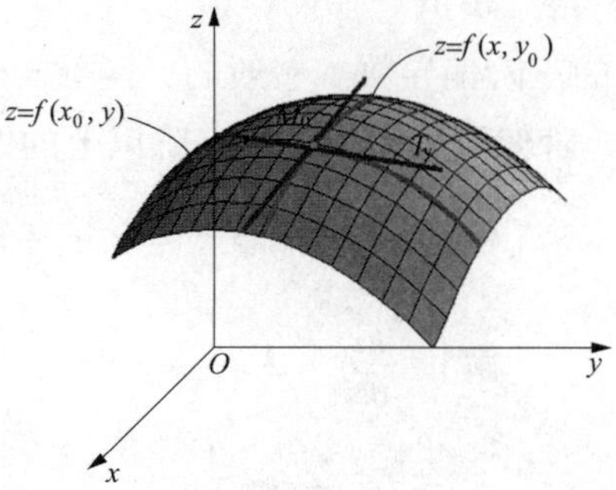


图 8－5

同理，$f_y'(x_0,y_0)$ 的几何意义就是曲面 $z=f(x,y)$ 与平面 $x=x_0$ 的交线，即曲线

$$\begin{cases}z=f(x,y)\\x=x_0\end{cases}$$

在 $y=y_0$ 处的切线关于 $y$ 轴的斜率。

如果一元函数在某点可导，则它在该点必定连续。但对二元函数，即使在某点两个偏导数都存在，也不能保证它在该点连续。例如函数

$$f(x,y)=\begin{cases}\dfrac{xy}{x^2+y^2}, x^2+y^2\neq 0\\ 0, x^2+y^2=0\end{cases}$$

在点（0，0）处的两个偏导数

$$f'_x(0,0)=\lim_{\Delta x\to 0}\frac{f(0+\Delta x,0)-f(0,0)}{\Delta x}=\lim_{\Delta x\to 0}\frac{\dfrac{0}{(\Delta x)^2+0}-0}{\Delta x}=\lim_{\Delta x\to 0}\frac{0}{\Delta x}=0$$

$$f'_y(0,0)=\lim_{\Delta y\to 0}\frac{f(0,0+\Delta y)-f(0,0)}{\Delta y}=\lim_{\Delta y\to 0}\frac{\dfrac{0}{0+(\Delta y)^2}-0}{\Delta y}=\lim_{\Delta y\to 0}\frac{0}{\Delta y}=0$$

都存在，但由第一节中可知此函数在（0，0）点不连续。

## 二、高阶偏导数

**定义 8－5** 设函数 $z=f(x,y)$ 在区域 $D$ 内具有偏导数

$$\frac{\partial z}{\partial x}=f'_x(x,y)\ ,\ \frac{\partial z}{\partial y}=f'_y(x,y)$$

这两个偏导数在 $D$ 内都是 $x,y$ 的二元函数。如果这两个函数的偏导数也存在，则称这两个函数的偏导数为原来函数 $z=f(x,y)$ 的二阶偏导数。按照对变量求导次序的不同，而有下列 4 个二阶偏导数：

$$\frac{\partial}{\partial x}\left(\frac{\partial z}{\partial x}\right)=\frac{\partial^2 z}{\partial x^2}=f''_{xx}(x,y)$$

$$\frac{\partial}{\partial y}\left(\frac{\partial z}{\partial x}\right)=\frac{\partial^2 z}{\partial x\partial y}=f''_{xy}(x,y)$$

$$\frac{\partial}{\partial x}\left(\frac{\partial z}{\partial y}\right)=\frac{\partial^2 z}{\partial y\partial x}=f''_{yx}(x,y)$$

$$\frac{\partial}{\partial y}\left(\frac{\partial z}{\partial y}\right)=\frac{\partial^2 z}{\partial y^2}=f''_{yy}(x,y)$$

其中，$\dfrac{\partial^2 z}{\partial x\partial y}$ 和 $\dfrac{\partial^2 z}{\partial y\partial x}$ 称为二阶混合偏导数。如果二阶偏导数也具有偏导数，则称为原来函数的三阶偏导数。一般的，函数 $z=f(x,y)$ 的 $n-1$ 阶偏导数的偏导数称为函数 $z=f(x,y)$ 的 $n$ 阶偏导数。二阶及二阶以上的偏导数统称为高阶偏导数。

［例 8－17］ 设 $z=x^2e^y+x^3y^2-xy+2$，求 $\dfrac{\partial^2 z}{\partial x^2},\dfrac{\partial^2 z}{\partial x\partial y},\dfrac{\partial^2 z}{\partial y\partial x},\dfrac{\partial^2 z}{\partial y^2}$ 和 $\dfrac{\partial^3 z}{\partial x^3}$。

［解］ $\dfrac{\partial z}{\partial x}=2xe^y+3x^2y^2-y$， $\dfrac{\partial z}{\partial y}=x^2e^y+2x^3y-x$，

$\dfrac{\partial^2 z}{\partial x^2}=2e^y+6xy^2$， $\dfrac{\partial^2 z}{\partial x\partial y}=2xe^y+6x^2y-1$，

$\dfrac{\partial^2 z}{\partial y\partial x}=2xe^y+6x^2y-1$， $\dfrac{\partial^2 z}{\partial y^2}=x^2e^y+2x^3$，

$\dfrac{\partial^3 z}{\partial x^3}=6y^2$

［例 8－18］ 设 $u=e^{ax}\cos by$，求二阶偏导数。

$\dfrac{\partial u}{\partial x}=ae^{ax}\cos by$，$\dfrac{\partial u}{\partial y}=-be^{ax}\sin by$；$\dfrac{\partial^2 u}{\partial x^2}=a^2e^{ax}\cos by$，$\dfrac{\partial^2 u}{\partial y^2}=-b^2e^{ax}\cos by$，

$$\frac{\partial^2 u}{\partial x \partial y} = -abe^{ax}\sin by,\ \frac{\partial^2 u}{\partial y \partial x} = -abe^{ax}\sin by$$

在上述这两个例子中，两个混合偏导数相等，即 $\frac{\partial^2 z}{\partial x \partial y} = \frac{\partial^2 z}{\partial y \partial x}$。这不是偶然的。事实上，我们有下述定理。

**定理 8－1**　如果函数 $z = f(x,y)$ 的两个二阶混合偏导数 $\frac{\partial^2 z}{\partial x \partial y}$ 和 $\frac{\partial^2 z}{\partial y \partial x}$ 在区域 $D$ 内连续，则在 $D$ 内有

$$\frac{\partial^2 z}{\partial x \partial y} = \frac{\partial^2 z}{\partial y \partial x}$$

这个定理说明，只要两个混合偏导数连续，那么，它们与求导次序无关。此定理的证明从略。

**[例 8－19]**　验证函数 $z = \ln\sqrt{x^2 + y^2}$ 满足方程

$$\frac{\partial^2 z}{\partial x^2} + \frac{\partial^2 z}{\partial y^2} = 0$$

**证明：** 由 $z = \ln\sqrt{x^2 + y^2} = \frac{1}{2}\ln(x^2 + y^2)$，得

$$\frac{\partial z}{\partial x} = \frac{1}{2}\frac{1}{x^2 + y^2}\cdot 2x = \frac{x}{x^2 + y^2},\qquad \frac{\partial z}{\partial y} = \frac{y}{x^2 + y^2}$$

$$\frac{\partial^2 z}{\partial x^2} = \frac{(x^2 + y^2) - x(2x)}{(x^2 + y^2)^2} = \frac{y^2 - x^2}{(x^2 + y^2)^2},\qquad \frac{\partial^2 z}{\partial y^2} = \frac{x^2 - y^2}{(x^2 + y^2)^2}$$

故有

$$\frac{\partial^2 z}{\partial x^2} + \frac{\partial^2 z}{\partial y^2} = 0$$

**[例 8－20]**　设 $r = \sqrt{x^2 + y^2 + z^2}$，验证 $u = \frac{1}{r}$ 满足

$$\frac{\partial^2 u}{\partial x^2} + \frac{\partial^2 u}{\partial y^2} + \frac{\partial^2 u}{\partial z^2} = 0$$

**证明：** $\frac{\partial u}{\partial x} = \frac{\mathrm{d}}{\mathrm{d}r}\left(\frac{1}{r}\right)\frac{\partial r}{\partial x} = -\frac{1}{r^2}\cdot\frac{\partial r}{\partial x}$

由于

$$\frac{\partial r}{\partial x} = \frac{2x}{2\sqrt{x^2 + y^2 + z^2}} = \frac{x}{\sqrt{x^2 + y^2 + z^2}} = \frac{x}{r}$$

所以

$$\frac{\partial u}{\partial x} = -\frac{x}{r^3}$$

$$\frac{\partial^2 u}{\partial x^2} = -(x)'\cdot\frac{1}{r^3} + (-x)\cdot\frac{\mathrm{d}}{\mathrm{d}r}\left(\frac{1}{r}\right)\cdot\frac{\partial r}{\partial x} = -\frac{1}{r^3} + \frac{3x}{r^4}\cdot\frac{x}{r} = -\frac{1}{r^3} + \frac{3x^2}{r^5}$$

同理

$$\frac{\partial^2 u}{\partial y^2} = -\frac{1}{r^3} + \frac{3y^2}{r^5},\ \frac{\partial^2 u}{\partial z^2} = -\frac{1}{r^3} + \frac{3z^2}{r^5}$$

于是

$$\frac{\partial^2 u}{\partial x^2} + \frac{\partial^2 u}{\partial y^2} + \frac{\partial^2 u}{\partial z^2} = -\frac{3}{r^3} + \frac{3(x^2 + y^2 + z^2)}{r^5} = -\frac{3}{r^3} + \frac{3}{r^3} = 0$$

例 8－19 和例 8－20 中的两个方程都叫作拉普拉斯（Laplace）方程，它是数学物理方程中一种很重要的方程。

扫码"学一学"

# 第三节　全微分

## 一、全增量与全微分

前面我们曾经讨论了一元函数的增量与微分的关系，即如果一元函数 $y=f(x)$ 在点 $x$ 处可导，则当自变量有增量 $\Delta x$ 时，函数的增量

$$\Delta z = f(x+\Delta x) - f(x) = f'(x)\Delta x + o(\Delta x)$$

我们称其中的 $f'(x)\Delta x$ 为函数的微分 $\mathrm{d}y$。即

$$\mathrm{d}y = f'(x)\Delta x\ ,\ \Delta z \approx \mathrm{d}z$$

二元函数对某个自变量的偏导数表示另一个自变量固定时，因变量相对于该自变量的变化率。根据一元函数中增量与微分的关系，显然有

$$f(x+\Delta x,y) - f(x,y) \approx f'_x(x,y)\Delta x$$

$$f(x,y+\Delta y) - f(x,y) \approx f'_y(x,y)\Delta y$$

上面两式的左端分别叫作二元函数对 $x$ 和对 $y$ 的偏增量，而右端分别叫作二元函数对 $x$ 和对 $y$ 的偏微分。

对于二元函数 $z=f(x,y)$，如果自变量 $x$ 和 $y$ 都有增量，分别为 $\Delta x$ 和 $\Delta y$ 时，对应的函数增量

$$\Delta z = f(x+\Delta x,y+\Delta y) - f(x,y)$$

叫作函数 $z=f(x,y)$ 的全增量。

通常求全增量是比较困难的，与一元函数的情形一样，我们希望用自变量的增量 $\Delta x$、$\Delta y$ 的线性函数来近似代替函数的全增量 $\Delta z$，从而引入如下定义。

**定义 8－6**　如果函数 $z=f(x,y)$ 在点 $(x,y)$ 的全增量

$$\Delta z = f(x+\Delta x,y+\Delta y) - f(x,y)$$

可表示为

$$\Delta z = A\Delta x + B\Delta y + o(\rho) \tag{8-6}$$

其中 $A,B$ 与 $\Delta x,\Delta y$ 无关，而仅与 $x,y$ 有关，$o(\rho)$ 是当 $\rho \to 0$ 时比 $\rho$ 高阶的无穷小 $[\rho=\sqrt{(\Delta x)^2+(\Delta y)^2}]$，则称函数 $z=f(x,y)$ 在点 $(x,y)$ 处可微，而 $A\Delta x+B\Delta y$ 称为函数 $z=f(x,y)$ 在点 $(x,y)$ 处的全微分，记作 $\mathrm{d}z$，即

$$\mathrm{d}z = A\Delta x + B\Delta y$$

与一元函数类似，全微分是 $\Delta x$、$\Delta y$ 的线性函数，它与 $\Delta z$ 只相差一个比 $\rho$ 高阶的无穷小，所以也称 $\mathrm{d}z$ 是 $\Delta z$ 的线性主部。当 $|\Delta x|$，$|\Delta y|$ 都较小时，可用全微分 $\mathrm{d}z$ 作为函数全增量 $\Delta z$ 的近似值。

下面讨论函数 $z=f(x,y)$ 在点 $(x,y)$ 处可微分的条件。

**定理 8－2**（必要条件）如果函数 $z=f(x,y)$ 在点 $(x,y)$ 处可微分，则 $z=f(x,y)$ 在点 $(x,y)$ 处的偏导数 $\frac{\partial z}{\partial x}$、$\frac{\partial z}{\partial y}$ 必定存在，且函数 $z=f(x,y)$ 在点 $(x,y)$ 处的全微分为

$$\mathrm{d}z = \frac{\partial z}{\partial x}\Delta x + \frac{\partial z}{\partial y}\Delta y \tag{8-7}$$

**证明**：因为函数 $z = f(x,y)$ 在点 $(x,y)$ 处可微分，按照可微的定义

$$\Delta z = A\Delta x + B\Delta y + o(\rho)$$

对任何 $\Delta x$ 、$\Delta y$ 都成立，因此，固定 $y$ ，即当 $\Delta y = 0$ 时，$\rho = \sqrt{(\Delta x)^2} = |\Delta x|$ ，则式（8-6）变成为

$$\Delta z = f(x + \Delta x,y) - f(x,y) = A\Delta x + o(|\Delta x|)$$

两边除以 $\Delta x$ ，再取极限，则偏导数

$$\frac{\partial z}{\partial x} = \lim_{\Delta x \to 0}\frac{f(x + \Delta x,y) - f(x,y)}{\Delta x} = \lim_{\Delta x \to 0}\frac{A\Delta x + o(|\Delta x|)}{\Delta x} = A$$

即 $\frac{\partial z}{\partial x}$ 存在，且 $\frac{\partial z}{\partial x} = A$。

同理可证：$\frac{\partial z}{\partial y}$ 存在，且 $\frac{\partial z}{\partial y} = B$，即

$$\mathrm{d}z = \frac{\partial z}{\partial x}\Delta x + \frac{\partial z}{\partial y}\Delta y$$

与一元函数类似，把自变量的增量叫作自变量的微分，即 $\Delta x = \mathrm{d}x, \Delta y = \mathrm{d}y$ ，所以全微分又可写成

$$\mathrm{d}z = \frac{\partial z}{\partial x}\mathrm{d}x + \frac{\partial z}{\partial y}\mathrm{d}y$$

通常我们把二元函数的全微分等于它的两个偏微分之和，称为二元函数的微分符合叠加原理。

叠加原理也适用于二元以上的函数。例如，如果三元函数 $u = f(x,y,z)$ 可微分，那么，它的全微分等于它的三个偏微分之和，即

$$\mathrm{d}u = \frac{\partial u}{\partial x}\mathrm{d}x + \frac{\partial u}{\partial y}\mathrm{d}y + \frac{\partial u}{\partial z}\mathrm{d}z$$

在一元函数中，可导与可微是等价的，但对二元函数来说，偏导数存在，函数不一定可微。

例如 $f(x,y) = \begin{cases} \frac{xy}{\sqrt{x^2 + y^2}}, x^2 + y^2 \neq 0 \\ 0, x^2 + y^2 = 0 \end{cases}$

在点 $(0,0)$ 处有 $f'_x(0,0) = f'_y(0,0) = 0$

$$\Delta z - [f'_x(0,0) \cdot \Delta x + f'_y(0,0) \cdot \Delta y] = \frac{\Delta x \cdot \Delta y}{\sqrt{(\Delta x)^2 + (\Delta y)^2}}$$

如果考虑点 $P'(\Delta x,\Delta y)$ 沿着直线 $y = x$ 趋近于 $(0,0)$ ，则

$$\frac{\frac{\Delta x \cdot \Delta y}{\sqrt{(\Delta x)^2 + (\Delta y)^2}}}{\rho} = \frac{\Delta x \cdot \Delta x}{(\Delta x)^2 + (\Delta x)^2} = \frac{1}{2}$$

说明它不能随着 $\rho \to 0$ 而趋于 0。

当 $\rho \to 0$ 时，$\Delta z - [f'_x(0,0) \cdot \Delta x + f'_y(0,0) \cdot \Delta y] \neq o(\rho)$，函数在点 $(0,0)$ 处不可微。

但是如果再假定函数的各个偏导数连续，则可以证明函数是可微的，即有下面定理。

**定理 8-3（充分条件）**　如果函数 $z = f(x,y)$ 的偏导数 $\frac{\partial z}{\partial x},\frac{\partial z}{\partial y}$ 在点 $(x,y)$ 连续，则函数在该点可微。

证明从略。

如果函数 $z=f(x,y)$ 在点 $(x,y)$ 可微，则它在该点必连续。

这是因为, $z=f(x,y)$ 可微，于是

$$\Delta z=A\Delta x+B\Delta y+o(\rho)$$

当 $\Delta x\to 0,\Delta y\to 0$ 时，有 $\rho=\sqrt{(\Delta x)^2+(\Delta y)^2}\to 0$

从而

$$\lim_{\substack{\Delta x\to 0\\ \Delta y\to 0}}\Delta z=0$$

所以函数 $z=f(x,y)$ 在点 $(x,y)$ 连续。

以上关于二元函数的全微分定义及全微分存在的充分条件，完全可以推广到多元函数。

多元函数可导，可微及连续的关系如图 8－6 所示。

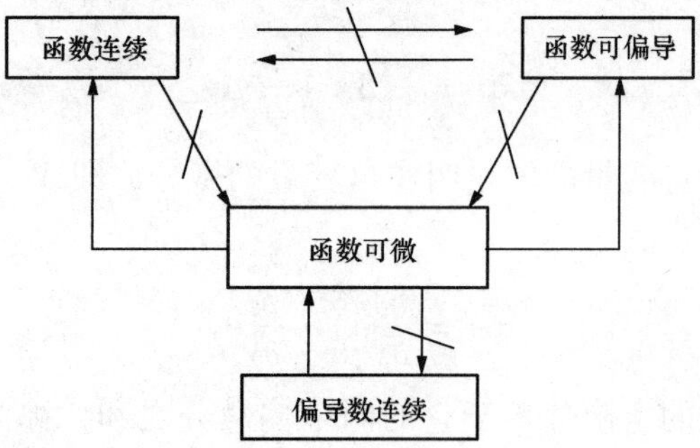


图 8－6

［例 8－21］ 求函数 $z=e^{2x+y^2}$ 的全微分。

［解］ 由于

$$dz=\frac{\partial z}{\partial x}dx+\frac{\partial z}{\partial y}dy$$

而

$$\frac{\partial z}{\partial x}=2e^{2x+y^2}$$

$$\frac{\partial z}{\partial y}=2ye^{2x+y^2}$$

所以

$$dz=2e^{2x+y^2}dx+2ye^{2x+y^2}dy$$

［例 8－22］ 求函数 $z=x^y$ 在点 $(2,3)$ 处当 $\Delta x=0.1,\Delta y=0.2$ 的全微分及全增量。

［解］ $\frac{\partial z}{\partial x}=yx^{y-1}$ $\qquad$ $\frac{\partial z}{\partial y}=x^y\ln x$

$\frac{\partial z}{\partial x}=12$ $\qquad$ $\frac{\partial z}{\partial y}=8\ln 2$

所以

$$dz=\frac{\partial z}{\partial x}\Delta x+\frac{\partial z}{\partial y}\Delta y=12\times 0.1+8\ln 2\times 0.2=102+1.6\ln 2\approx 2.309$$

$$\begin{aligned}\Delta z&=f(x+\Delta x,y+\Delta y)-f(x,y)\\&=(2+0.1)^{3+0.2}-2^3=(2.1)^{3.2}-2^3\\&\approx 10.7424-8=2.7424\end{aligned}$$

［例 8－23］ 求函数 $u=x+\sin\frac{y}{2}+y^2z^3$ 的全微分。

［解］　因为 $\frac{\partial u}{\partial x} = 1$，$\frac{\partial u}{\partial y} = \frac{1}{2}\cos\frac{y}{2} + 2yz^3$，$\frac{\partial u}{\partial z} = 3y^2z^2$

所以
$$du = dx + (\frac{1}{2}\cos\frac{y}{2} + 2yz^3)dy + 3y^2z^2dz$$

## 二、全微分在近似计算中的应用

设函数 $z = f(x,y)$ 在点 $(x_0,y_0)$ 处可微，当自变量 $x$，$y$ 在该点处的增量的绝对值 $|\Delta x|$，$|\Delta y|$ 都较小时，由全微分定义，有近似计算公式

$$\Delta z \approx dz = f'_x(x_0,y_0)\Delta x + f'_y(x_0,y_0)\Delta y$$

或

$$f(x_0 + \Delta x, y_0 + \Delta y) \approx f(x_0,y_0) + f'_x(x_0,y_0)\Delta x + f'_y(x_0,y_0)\Delta y$$

［例 8－24］　有一无盖金属圆桶，圆桶的内径为 6 分米，内高为 8 分米，桶底与桶壁的厚度均为 0.125 分米，试求制桶所需材料的近似值。

［解］　设圆桶的内半径为 $r$，内高为 $h$，则体积为

$$V = \pi r^2 h$$

于是

$$\Delta V \approx dV = \frac{\partial V}{\partial r}\Delta r + \frac{\partial V}{\partial h}\Delta h = 2\pi rh\Delta r + \pi r^2\Delta h$$

当 $r = r_0 = 3, h = h_0 = 6, \Delta r = \Delta h = 0.125$ 时，得到

$$\Delta V \approx 2 \times 3 \times 8 \times 0.125\pi + 3^2 \times 0.125\pi$$
$$\approx 22.4\text{（立方分米）}$$

［例 8－25］　计算 $(1.04)^{2.02}$ 的近似值。

［解］　把 $(1.04)^{2.02}$ 看作函数 $f(x,y) = x^y$ 在 $x_0 + \Delta x = 1 + 0.04$，$y_0 + \Delta y = 2 + 0.02$ 时的函数值，$f'_x(x,y) = yx^{y-1}$，$f'_y(x,y) = x^y\ln x$，$f'_x(1,2) = 2$，$f'_y(1,2) = 0$。

所以由公式：$f(x_0 + \Delta x, y_0 + \Delta y) \approx f(x_0,y_0) + f'_x(x_0,y_0)\Delta x + f'_y(x_0,y_0)\Delta y$

得
$$(1.04)^{2.02} \approx f(1,2) + f'_x(1,2)\Delta x + f'_y(1,2)\Delta y$$
$$= 1^2 + 2 \times 0.04 + 0 \times 0.02 = 1.08$$

扫码"学一学"

# 第四节　多元复合函数的求导

多元复合函数的导数是多元函数微分学中的一个重要内容。由于多元复合函数的构成比较复杂，故分两种情形分别讨论。

## 一、中间变量是一元函数的情形

设函数 $z = f(x,y)$ 具有连续偏导数，而 $x,y$ 都是变量 $t$ 的可导函数：$x = \varphi(t)$，$y = \psi(t)$。$z$ 通过中间变量 $x,y$ 而成为 $t$ 的复合函数

$$z = f[\varphi(t), \psi(t)]$$

$z = f(x,y)$ 的全微分为

$$dz = \frac{\partial z}{\partial x}dx + \frac{\partial z}{\partial y}dy$$

两边同时除以 $dt$，就得到

$$\frac{\mathrm{d}z}{\mathrm{d}t}=\frac{\partial z}{\partial x}\cdot\frac{\mathrm{d}x}{\mathrm{d}t}+\frac{\partial z}{\partial y}\cdot\frac{\mathrm{d}y}{\mathrm{d}t} \tag{8-8}$$

这个复合函数 $z=f[\varphi(t),\psi(t)]$ 对 $t$ 的导数 $\frac{\mathrm{d}z}{\mathrm{d}t}$ 叫作 $z$ 关于 $t$ 的全导数。

式（8-8）的右端是偏导数与导数乘积的和式，它与函数的结构有密切的联系。复合函数 $z$ 有两个中间变量 $x,y$，而 $x$ 和 $y$ 又各有一个自变量 $t$。

对于含有多于两个中间变量的复合函数，上述结论仍成立。例如，设 $u=f(x,y,z)$，而 $x=\varphi(t)$，$y=\psi(t)$，$z=\omega(t)$，则复合函数 $u=f[\varphi(t),\psi(t),\omega(t)]$ 的全导数为

$$\frac{\mathrm{d}u}{\mathrm{d}t}=\frac{\partial u}{\partial x}\cdot\frac{\mathrm{d}x}{\mathrm{d}t}+\frac{\partial u}{\partial y}\cdot\frac{\mathrm{d}y}{\mathrm{d}t}+\frac{\partial u}{\partial z}\cdot\frac{\mathrm{d}z}{\mathrm{d}t} \tag{8-9}$$

## 二、中间变量是多元函数的情形

设函数 $z=f(x,y)$ 具有连续偏导数，而 $x=\varphi(s,t)$，$y=\psi(s,t)$ 都具有对 $s,t$ 的偏导数，$z$ 通过中间变量 $x,y$ 而成为 $s,t$ 的二元函数，即

$$z=f[\varphi(s,t),\psi(s,t)]$$

这种情形与式（8-8）不同之处只在于中间变量都是 $s,t$ 的二元函数。由于求二元函数的偏导数时，总是固定一个变量，而对另一个变量求导数。故与式（8-8）类似，有

$$\begin{aligned}\frac{\partial z}{\partial s}&=\frac{\partial z}{\partial x}\cdot\frac{\partial x}{\partial s}+\frac{\partial z}{\partial y}\cdot\frac{\partial y}{\partial s}\\ \frac{\partial z}{\partial t}&=\frac{\partial z}{\partial x}\cdot\frac{\partial x}{\partial t}+\frac{\partial z}{\partial y}\cdot\frac{\partial y}{\partial t}\end{aligned} \tag{8-10}$$

类似的再推广，设 $u=\varphi(x,y),v=\psi(x,y),w=w(x,y)$ 都在点 $(x,y)$ 具有对 $x$ 和 $y$ 的偏导数，复合函数 $z=f[\varphi(x,y),\psi(x,y),w(x,y)]$ 在对应点 $(x,y)$ 的两个偏导数存在，且可用下列公式计算。

$$\begin{aligned}\frac{\partial z}{\partial x}&=\frac{\partial z}{\partial u}\cdot\frac{\partial u}{\partial x}+\frac{\partial z}{\partial v}\cdot\frac{\partial v}{\partial x}+\frac{\partial z}{\partial w}\cdot\frac{\partial w}{\partial x}\\ \frac{\partial z}{\partial y}&=\frac{\partial z}{\partial u}\cdot\frac{\partial u}{\partial y}+\frac{\partial z}{\partial v}\cdot\frac{\partial v}{\partial y}+\frac{\partial z}{\partial w}\cdot\frac{\partial w}{\partial y}\end{aligned} \tag{8-11}$$

**[例 8-26]** 设 $z=\mathrm{e}^{xy}$，而 $x=\sin t$，$y=t^2\cos t$，求全导数 $\frac{\mathrm{d}z}{\mathrm{d}t}$。

**[解]** 由式（8-8），得

$$\begin{aligned}\frac{\mathrm{d}z}{\mathrm{d}t}&=\frac{\partial z}{\partial x}\cdot\frac{\mathrm{d}x}{\mathrm{d}t}+\frac{\partial z}{\partial y}\cdot\frac{\mathrm{d}y}{\mathrm{d}t}\\ &=y\mathrm{e}^{xy}\cos t+x\mathrm{e}^{xy}(2t\cos t-t^2\sin t)\\ &=t^2\cos^2 t\mathrm{e}^{t^2\sin t\cos t}+(2t\sin t\cos t-t^2\sin^2 t)\mathrm{e}^{t^2\sin t\cos t}\\ &=(t^2\cos 2t+t\sin 2t)\mathrm{e}^{\frac{1}{2}t^2\sin 2t}\end{aligned}$$

**[例 8-27]** 设 $z=f(x,y)$，而 $x=st,y=\frac{t}{s}$，求 $\frac{\partial z}{\partial s},\frac{\partial z}{\partial t}$。

**[解]** 由式（8-10），得

$$\frac{\partial z}{\partial s}=\frac{\partial z}{\partial x}\cdot\frac{\partial x}{\partial s}+\frac{\partial z}{\partial y}\cdot\frac{\partial y}{\partial s}=\frac{\partial z}{\partial x}t+\frac{\partial z}{\partial y}\left(-\frac{t}{s^2}\right)=t\frac{\partial z}{\partial x}-\frac{t}{s^2}\frac{\partial z}{\partial y}$$

$$\frac{\partial z}{\partial t}=\frac{\partial z}{\partial x}\cdot\frac{\partial x}{\partial t}+\frac{\partial z}{\partial y}\cdot\frac{\partial y}{\partial t}=s\frac{\partial z}{\partial x}+\frac{1}{s}\frac{\partial z}{\partial y}$$

［例 8－28］　设 $z = e^u \sin v$，而 $u = xy, v = xy$，求 $\frac{\partial z}{\partial x}$ 和 $\frac{\partial z}{\partial y}$。

［解］　仿照式（8－10），得

$$\frac{\partial z}{\partial x} = \frac{\partial z}{\partial u} \cdot \frac{\partial u}{\partial x} + \frac{\partial z}{\partial v} \cdot \frac{\partial v}{\partial x}$$
$$= e^u \sin v \cdot y + e^u \cos v \cdot 1$$
$$= e^{xy}[y\sin(x+y) + \cos(x+y)]$$
$$\frac{\partial z}{\partial y} = \frac{\partial z}{\partial u} \cdot \frac{\partial u}{\partial y} + \frac{\partial z}{\partial v} \cdot \frac{\partial v}{\partial y}$$
$$= e^u \sin v \cdot x + e^u \cos v \cdot 1$$
$$= e^{xy}[x\sin(x+y) + \cos(x+y)]$$

［例 8－29］　设 $w = f(x+y+z, xyz)$，$f$ 具有二阶连续偏导数，求 $\frac{\partial w}{\partial x}$ 及 $\frac{\partial^2 w}{\partial x \partial z}$。

［解］　记 $u = x+y+z$，$v = xyz$，则

$$w = f(u,v)$$

于是

$$\frac{\partial w}{\partial x} = \frac{\partial w}{\partial u} \cdot \frac{\partial u}{\partial x} + \frac{\partial w}{\partial v} \cdot \frac{\partial v}{\partial x} = \frac{\partial w}{\partial u} + yz\frac{\partial w}{\partial v}$$

如果记 $\frac{\partial w}{\partial u} = f_1'$，即用 $f_1'$ 表示函数 $f$ 关于第一个中间变量的偏导数。

记 $\frac{\partial w}{\partial v} = f_2'$，即用 $f_2'$ 表示函数 $f$ 关于第二个中间变量的偏导数。

则

$$\frac{\partial w}{\partial x} = f_1' + yzf_2'$$

$$\frac{\partial^2 w}{\partial x \partial z} = \frac{\partial}{\partial z}(f_1' + yzf_2') = \frac{\partial f_1'}{\partial z} + yf'_2 + yz\frac{\partial f_2'}{\partial z}$$

求 $\frac{\partial f_1'}{\partial z}$ 及 $\frac{\partial f_2'}{\partial z}$ 时，应注意 $f_1'$ 及 $f_2'$ 仍旧是复合函数，根据复合函数求导法则，有

$$\frac{\partial f_1'}{\partial z} = \frac{\partial f_1'}{\partial u} \cdot \frac{\partial u}{\partial z} + \frac{\partial f_1'}{\partial v} \cdot \frac{\partial v}{\partial z} = f_{11}'' + xyf_{12}''$$
$$\frac{\partial f_2'}{\partial z} = \frac{\partial f_2'}{\partial u} \cdot \frac{\partial u}{\partial z} + \frac{\partial f_2'}{\partial v} \cdot \frac{\partial v}{\partial z} = f_{21}'' + xyf_{22}''$$

于是 $\frac{\partial^2 w}{\partial x \partial z} = f_{11}'' + xyf_{12}'' + yf_2' + yzf_{21}'' + xy^2zf_{22}''$

$$= f_{11}'' + y(x+z)f_{12}'' + xy^2zf_{22}'' + yf_2'$$

扫码“学一学”

## 第五节　隐函数的求导

在讨论一元函数的微分法时，我们给出了隐函数及其求导方法。设隐函数方程为 $F(x, y) = 0$。下面通过多元复合函数的求导法则，给出另一个隐函数的求导公式。

**定理 8－4**　设函数 $F(x,y)$ 在点 $P(x_0, y_0)$ 的某一邻域内具有连续的偏导数，且 $F(x_0, y_0) = 0, F'_y(x_0, y_0) \neq 0$，则方程 $F(x,y) = 0$ 在点 $(x_0, y_0)$ 的某一邻域内恒能唯一确定一个单

值连续且具有连续导数的函数 $y = f(x)$，它满足条件 $y_0 = f(x_0)$，并有

$$\frac{\mathrm{d}y}{\mathrm{d}x} = -\frac{\frac{\partial F}{\partial x}}{\frac{\partial F}{\partial y}} \tag{8-12}$$

式（8-12）就是隐函数的求导公式。

这个定理我们不证。现仅就式（8-12）做如下推导。

将方程 $F(x,y) = 0$ 所确定的函数 $y = f(x)$ 代回原式，得恒等式

$$F[x,f(x)] \equiv 0$$

上式左端可看作是 $x$ 的复合函数，恒等式两端同时对 $x$ 求全导数仍为恒等式，即得

$$\frac{\partial F}{\partial x} + \frac{\partial F}{\partial y} \cdot \frac{\mathrm{d}y}{\mathrm{d}x} = 0$$

于是解得

$$\frac{\mathrm{d}y}{\mathrm{d}x} = -\frac{F'_x}{F'_y}$$

**[例 8-30]** 验证方程 $x^2 + y^2 - 1 = 0$ 在点 $(0,1)$ 的某一邻域内能唯一确定一个单值且有连续导数，当 $x = 0$ 时 $y = 1$ 的隐函数 $y = f(x)$，并求这函数的一阶导数在 $x = 0$ 的值。

**[解]** 设 $F(x,y) = x^2 + y^2 - 1$，则 $F'_x = 2x, F'_y = 2y, F(0,1) = 0$，$F'_y(0,1) = 2 \neq 0$。因此由定理可知，方程 $x^2 + y^2 - 1 = 0$ 在点 $(0,1)$ 的某一邻域内能唯一确定一个单值且有连续导数，当 $x = 0$ 时 $y = 1$ 的函数 $y = f(x)$。

下面求这函数的一阶导数

$$\frac{\mathrm{d}y}{\mathrm{d}x} = -\frac{F'_x}{F'_y} = -\frac{x}{y}, \left.\frac{\mathrm{d}y}{\mathrm{d}x}\right|_{x=0} = 0$$

隐函数存在定理还可以推广到多元函数。既然一个二元方程可以确定一个一元隐函数，那么一个三元方程

$$F(x,y,z) = 0$$

就有可能确定一个二元隐函数。

与定理 8-4 一样，同样可以由三元函数 $F(x,y,z)$ 的性质来判定由方程 $F(x,y,z) = 0$ 所确定的二元函数 $z = f(x,y)$ 的存在，以及这个函数的性质，这就是下面的定理。

**定理 8-5** 设函数 $F(x,y,z)$ 在点 $P(x_0,y_0,z_0)$ 的某一邻域内具有连续的偏导数，且 $F(x_0,y_0,z_0) = 0, F'_z(x_0,y_0,z_0) \neq 0$，则方程 $F(x,y,z) = 0$ 在点 $(x_0,y_0,z_0)$ 的某一邻域内恒能唯一确定一个单值连续且具有连续导数的函数 $z = f(x,y)$，它满足条件 $z_0 = f(x_0,y_0)$，并有

$$\frac{\partial z}{\partial x} = -\frac{F'_x}{F'_z}, \frac{\partial z}{\partial y} = -\frac{F'_y}{F'_z} \tag{8-13}$$

这个定理我们不证。与定理 8-4 类似，仅就式（8-13）做如下推导。

由于

$$F[x,y,f(x,y)] \equiv 0$$

将上式两端分别对 $x$ 和 $y$ 求导，应用复合函数求导法则得

$$F'_x + F'_z \frac{\partial z}{\partial x} = 0, F'_y + F'_z \frac{\partial z}{\partial y} = 0$$

因为 $F_z$ 连续，且 $F'_z(x_0,y_0,z_0) \neq 0$，所以存在点 $(x_0,y_0,z_0)$ 的某一邻域，在这个邻域内

$F'_z \neq 0$，于是得

$$\frac{\partial z}{\partial x} = -\frac{F'_x}{F'_z}, \quad \frac{\partial z}{\partial y} = -\frac{F'_y}{F'_z}$$

**[例 8－31]**　设由方程 $x^2 + y^2 - z^2 = 0$ 确定了隐函数 $z = f(x,y)$，试求 $\frac{\partial z}{\partial x}, \frac{\partial z}{\partial y}$。

**[解]**　令 $F(x,y,z) = x^2 + y^2 - z^2$，则

$$F'_x = 2x, F'_y = 2y, F'_z = -2z$$

由式（8－13）得

$$\frac{\partial z}{\partial x} = -\frac{F'_x}{F'_z} = \frac{x}{z}$$

$$\frac{\partial z}{\partial y} = -\frac{F'_y}{F'_z} = \frac{y}{z}$$

**[例 8－32]**　设由方程 $\mathrm{e}^{-xy} - 2z + \mathrm{e}^z = 0$ 所确定的隐函数 $z = f(x,y)$，试求 $\frac{\partial z}{\partial x}, \frac{\partial z}{\partial y}$。

**[解]**　令 $F(x,y,z) = e^{-xy} - 2z + e^z$，则

$$F'_x = -y\mathrm{e}^{-xy}, \quad F'_y = -x\mathrm{e}^{-xy}, F'_z = -2 + \mathrm{e}^z,$$

由式（8－13）得

$$\frac{\partial z}{\partial x} = -\frac{F'_x}{F'_z} = \frac{y\mathrm{e}^{-xy}}{\mathrm{e}^z - 2}$$

$$\frac{\partial z}{\partial y} = -\frac{F'_y}{F'_z} = \frac{x\mathrm{e}^{-xy}}{\mathrm{e}^z - 2}$$

**[例 8－33]**　设 $x^2 + y^2 + z^2 - 4z = 0$，求 $\frac{\partial^2 z}{\partial x^2}$。

**[解]**　令 $F(x,y,z) = x^2 + y^2 + z^2 - 4z, F'_x = 2x, F'_z = 2z - 4$,

$$\frac{\partial z}{\partial x} = \frac{F'_x}{F'_z} = \frac{x}{2-z}$$

$$\frac{\partial^2 z}{\partial x^2} = \frac{(2-z) + x\frac{\partial z}{\partial x}}{(2-z)^2} = \frac{(2-z) + x \cdot \frac{x}{2-z}}{(2-z)^2} = \frac{(2-z)^2 + x^2}{(2-z)^3}$$

# 第六节　方向导数与梯度

## 一、方向导数

函数 $z = f(x,y)$ 的偏导数 $\frac{\partial z}{\partial x}$ 和 $\frac{\partial z}{\partial y}$ 分别表示函数 $z = f(x,y)$ 在点 $p(x,y)$ 沿平行于 $x$ 轴和 $y$ 轴方向的变化率。下面讨论函数 $z = f(x,y)$ 在给定点沿任意给定方向的变化率。

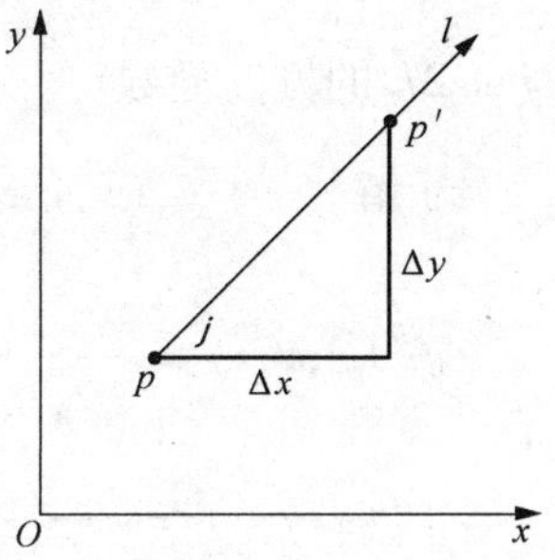

**图 8－7**

设函数 $z = f(x,y)$ 在点 $p(x,y)$ 的某一邻域有定义。自点 $p$ 引射线 $l$，它与 $x$ 轴正向间的夹角为 $\alpha$（图 8－7）。当点 $p(x,y)$ 沿 $l$ 移动到 $p'(x+\Delta x, y+\Delta y)$ 时，考虑函数增量 $\Delta z = f(x+\Delta x, y+\Delta y) - f(x,y)$ 与点 $p$，$p'$ 间的距离 $\rho = \sqrt{(\Delta x)^2 + (\Delta y)^2}$ 的比值

扫码“学一学”

$$\frac{\Delta z}{\rho}=\frac{f(x+\Delta x,y+\Delta y)-f(x,y)}{\rho}$$

**定义 8－7** 当点 $p'$ 沿射线 $l$ 趋向点 $p$ 时，如果极限

$$\lim_{\rho\to 0}\frac{\Delta z}{\rho}=\lim_{\rho\to 0}\frac{f(x+\Delta x,y+\Delta y)-f(x,y)}{\rho}$$

存在，则称该极限为函数 $z=f(x,y)$ 在点 $p(x,y)$ 处沿射线 $l$ 的方向导数，记为

$$\frac{\partial z}{\partial l}\text{或}\frac{\partial f}{\partial l}$$

当 $\alpha=0$ 和 $\alpha=\frac{\pi}{2}$ 时，方向导数 $\frac{\partial z}{\partial l}$ 就是 $\frac{\partial z}{\partial x}$，$\frac{\partial z}{\partial y}$。

**定理 8－6** 设函数 $z=f(x,y)$ 在点 $p(x,y)$ 是可微分的，则函数在该点沿任一方向 $l$ 的方向导数都存在，且

$$\frac{\partial z}{\partial l}=\frac{\partial z}{\partial x}\cos\alpha+\frac{\partial z}{\partial y}\sin\alpha \tag{8-14}$$

其中 $\alpha$ 为方向 $l$ 与 $x$ 轴正向的夹角。

**证明：**因为 $z=f(x,y)$ 在点 $p(x,y)$ 可微，于是

$$\Delta z=\frac{\partial z}{\partial x}\Delta x+\frac{\partial z}{\partial y}\Delta y+o(\rho)$$

两边除以 $\rho$，得

$$\begin{aligned}\frac{\Delta z}{\rho}&=\frac{\partial z}{\partial x}\frac{\Delta x}{\rho}+\frac{\partial z}{\partial y}\frac{\Delta y}{\rho}+\frac{o(\rho)}{\rho}\\&=\frac{\partial z}{\partial x}\cos\alpha+\frac{\partial z}{\partial y}\sin\alpha+\frac{o(\rho)}{\rho}\end{aligned}$$

令 $\rho\to 0$，取极限

$$\lim_{\rho\to 0}\frac{\Delta z}{\rho}=\frac{\partial z}{\partial x}\cos\alpha+\frac{\partial z}{\partial y}\sin\alpha+\lim_{\rho\to 0}\frac{o(\rho)}{\rho}$$

即

$$\frac{\partial z}{\partial l}=\frac{\partial z}{\partial x}\cos\alpha+\frac{\partial z}{\partial y}\sin\alpha$$

同理，三元可微函数 $u=f(x,y,z)$ 在点 $p(x,y,z)$ 沿方向 $l$ 的方向导数为

$$\frac{\partial u}{\partial l}=\frac{\partial u}{\partial x}\cos\alpha+\frac{\partial u}{\partial y}\cos\beta+\frac{\partial u}{\partial z}\cos\gamma \tag{8-15}$$

式中，$\cos\alpha,\cos\beta,\cos\gamma$ 是 $l$ 的方向余弦。

**[例 8－34]** 求函数 $u=f(x,y,z)=\sqrt{x^2+y^2+z^2}$ 在点 $(1,2,2)$ 沿方向 $l=2\vec{i}-\vec{j}+2\vec{k}$ 的方向导数。

**[解]** $f'_x(x,y,z)=\frac{x}{\sqrt{x^2+y^2+z^2}}$，　　$f'_x(1,2,2)=\frac{1}{3}$

$f'_y(x,y,z)=\frac{y}{\sqrt{x^2+y^2+z^2}}$，　　$f'_y(1,2,2)=\frac{2}{3}$

$f'_z(x,y,z)=\frac{z}{\sqrt{x^2+y^2+z^2}}$，　　$f'_z(1,2,2)=\frac{2}{3}$

而

$$\cos\alpha=\frac{2}{\sqrt{2^2+(-1)^2+2^2}}=\frac{2}{3},\qquad \cos\beta=-\frac{1}{3},\qquad \cos\gamma=\frac{2}{3}$$

根据式（8－15），得

$$\frac{\partial u}{\partial l}=\frac{1}{3}\cdot\frac{2}{3}-\frac{2}{3}\cdot\frac{1}{3}+\frac{2}{3}\cdot\frac{2}{3}=\frac{4}{9}$$

## 二、梯度

**定义 8－8**　设函数 $z=f(x,y)$ 在平面区域 $D$ 内具有一阶连续偏导数，则对于每一点 $p(x,y)\in D$，都可给出一个向量 $\frac{\partial f}{\partial x}\vec{i}+\frac{\partial f}{\partial y}\vec{j}$，这向量称为函数 $z=f(x,y)$ 在点 $p(x,y)$ 的梯度，记作 $\mathrm{grad}f(x,y)$，即 $\mathrm{grad}f(x,y)=\frac{\partial f}{\partial x}\vec{i}+\frac{\partial f}{\partial x}\vec{j}$。

如果设 $\vec{e}=\cos\varphi\vec{i}+\sin\varphi\vec{j}$ 是方向 $l$ 上的单位向量，则由方向导数的计算公式可知

$$\frac{\partial f}{\partial l}=\frac{\partial f}{\partial x}\cos\varphi+\frac{\partial f}{\partial y}\sin\varphi=\left(\frac{\partial f}{\partial x},\frac{\partial f}{\partial y}\right)\cdot(\cos\varphi,\sin\varphi)=\mathrm{grad}f(x,y)\cdot\vec{e}$$

$$=|\mathrm{grad}f(x,y)|\cos[\mathrm{grad}f(x,y)\hat{,}\ \vec{e}]$$

这里 $\cos[\mathrm{grad}f(x,y)\hat{,}\vec{e}]$ 表示向量 $\mathrm{grad}f(x,y)$ 与 $\vec{e}$ 的夹角。由此可以看出，$\frac{\partial f}{\partial l}$ 就是梯度在射线 $l$ 上的投影，当方向 $l$ 与梯度的方向一致时，有

$$\cos[\mathrm{grad}f(x,y)\hat{,}\mathrm{e}]=1$$

从而 $\frac{\partial f}{\partial l}$ 有最大值。所以沿梯度方向的方向导数达到最大值，也就是说，梯度的方向是函数 $f(x,y)$ 在这点增长最快的方向。因此，可得到如下结论。

函数在某点的梯度是这样一个向量，它的方向与取得最大方向导数的方向一致，而它的模为方向导数的最大值。

由梯度的定义可知，梯度的模为

$$|\mathrm{grad}f(x,y)|=\sqrt{\left(\frac{\partial f}{\partial x}\right)^2+\left(\frac{\partial f}{\partial y}\right)^2}$$

当 $\frac{\partial f}{\partial x}$ 不为零时，那么 $x$ 轴到梯度的转角的正切为

$$\tan\theta=\frac{\frac{\partial f}{\partial y}}{\frac{\partial f}{\partial x}}$$

我们知道，一般说来二元函数 $z=f(x,y)$ 在几何上表示一个曲面，这曲面被平面 $z=c$ 所截得的曲线 $L$ 的方程为

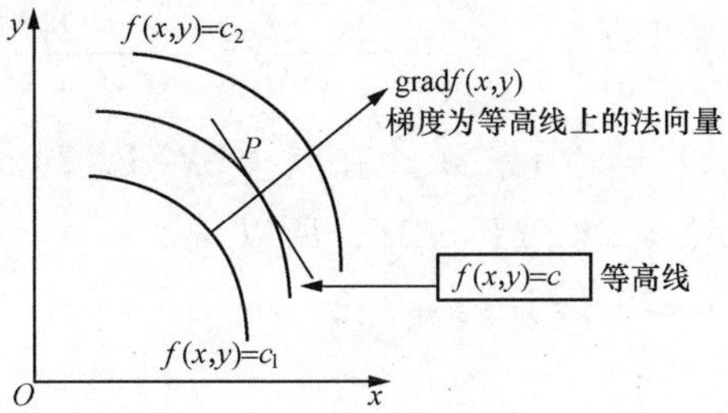


**图 8－8**

$\begin{cases} z = f(x,y) \\ z = c \end{cases}$ 这条曲线 $L$ 在 $xOy$ 面上的投影是一条平面曲线。它在 $xOy$ 平面直角坐标系中的方程为

$$f(x,y) = c$$

对于曲线上的一切点，已知函数的函数值都是 $c$，所以我们称平面曲线为函数 $z = f(x, y)$ 的等高线。

由于等高线 $f(x,y) = c$ 上任一点 $p(x,y)$ 处的法线的斜率为

$$-\frac{1}{\frac{\mathrm{d}y}{\mathrm{d}x}} = -\frac{1}{\left(-\frac{f'_x}{f'_y}\right)} = \frac{f'_y}{f'_x}$$

所以梯度 $\frac{\partial f}{\partial x}\vec{i} + \frac{\partial f}{\partial y}\vec{j}$ 为等高线上点 $P$ 处的法向量。因此可得梯度与等高线的下述关系：函数 $z = f(x,y)$ 在点 $p(x,y)$ 的梯度的方向与过点 $P$ 的等高线 $f(x,y) = c$ 在这点的法线的一个方向相同，且从数值较低的等高线指向数值较高的等高线（图 8－8），而梯度的模等于函数在这个法线方向的方向导数。这个法线方向就是方向导数取得最大值的方向。

上面所说的梯度概念可以类似地推广到三元函数的情形。设函数 $u = f(x,y,z)$ 在空间 $G$ 内具有一阶连续偏导数，这对于每一点 $p(x,y,z) \in G$，都可定出一个向量

$$\frac{\partial f}{\partial x}\vec{i} + \frac{\partial f}{\partial y}\vec{j} + \frac{\partial f}{\partial z}\vec{k}$$

这向量称为函数 $u = f(x,y,z)$ 在点 $p(x,y,z)$ 的梯度，记作

$$\mathrm{grad}f(x,y,z) = \frac{\partial f}{\partial x}\vec{i} + \frac{\partial f}{\partial y}\vec{j} + \frac{\partial f}{\partial z}\vec{k}$$

经过与二元函数的情形完全类似的讨论可知，三元函数的梯度也是这样一个向量，它的方向与取得最大方向导数的方向一致，而它的模为方向导数的最大值。

如果引进曲面 $f(x,y,z) = c$ 为函数 $u = f(x,y,z)$ 的等量面的概念，则可得函数 $u = f(x, y,z)$ 在点 $p(x,y,z)$ 的梯度的方向与过点 $P$ 的等量面 $f(x,y,z) = c$ 在这点的法线的一个方向相同，且从数值较低的等量面指向数值较高的等量面，而梯度的模等于函数在这个法线方向的方向导数。

［例 8－35］ 求 $\mathrm{grad}\frac{1}{x^2 + y^2}$。

［解］ 这里 $f(x,y,z) = \frac{1}{x^2 + y^2}$

因为 $\frac{\partial f}{\partial x} = -\frac{2x}{(x^2 + y^2)^2}, \frac{\partial f}{\partial y} = -\frac{2y}{(x^2 + y^2)^2}$，

所以 $\mathrm{grad}\frac{1}{x^2 + y^2} = \frac{\partial f}{\partial x}\vec{i} + \frac{\partial f}{\partial y}\vec{j} = -\frac{2x}{(x^2 + y^2)^2}\vec{i} - \frac{2y}{(x^2 + y^2)^2}\vec{j}$

［例 8－36］ 求 $f(x,y,z) = x^2 + y^2 + z^2$ 在点（1，－1，2）的梯度及最大方向导数。

［解］ 因为 $f'_x = 2x$，$f'_y = 2y$，$f'_z = 2z$，所以

$$f'_x(1,-1,2) = 2, f'_y(1,-1,2) = -2, f'_z(1,-1,2) = 4$$

由公式得

$$\mathrm{grad}f(1,-1,2) = 2\vec{i} - 2\vec{j} + 4\vec{k}$$

最大方向导数为

$$|\mathrm{grad}f(1,-1,2)| = \sqrt{2^2+(-2)^2+4^2} = \sqrt{24} = 2\sqrt{6}$$

即沿着 $\mathrm{grad}f(1,-1,2) = 2\vec{i}-2\vec{j}+4\vec{k}$ 的方向导数最大，其值为 $2\sqrt{6}$ 。

扫码“学一学”

# 第七节　偏导数在空间几何中的应用

## 一、空间曲线的切线与法平面

设空间曲线 $\Gamma$ 的参数方程为

$$x=\varphi(t), y=\psi(t), z=\omega(t)$$

这里假定上式的三个函数都可导。

考虑曲线 $\Gamma$ 上对应于 $t=t_0$ 的一点 $M(x_0,y_0,z_0)$ 及对应于 $t=t_0+\Delta t$ 的邻近一点 $M'(x_0+\Delta x, y_0+\Delta y, z_0+\Delta z)$ 。根据解析几何，曲线的割线 $MM'$ 的方程是

$$\frac{x-x_0}{\Delta x}=\frac{y-y_0}{\Delta y}=\frac{z-z_0}{\Delta z}$$

当 $M'$ 沿着 $\Gamma$ 趋于 $M$ 时，割线 $MM'$ 的极限位置 $MT$ 就是曲线 $\Gamma$ 在点 $M$ 处的曲线（图 8-9）。

用 $\Delta t$ 除上式的分母，得

$$\frac{x-x_0}{\frac{\Delta x}{\Delta t}}=\frac{y-y_0}{\frac{\Delta y}{\Delta t}}=\frac{z-z_0}{\frac{\Delta z}{\Delta t}}$$

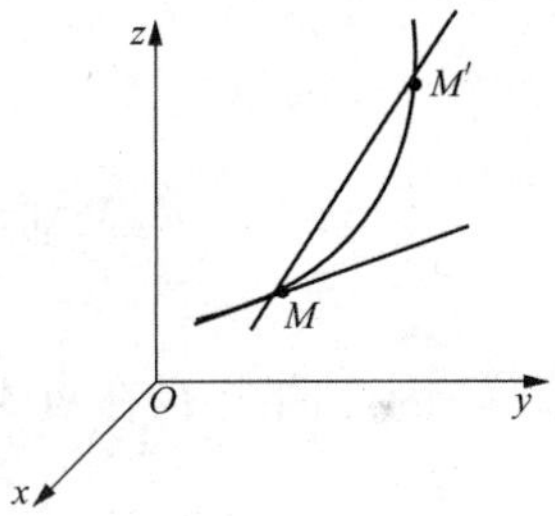


图 8-9

令 $M'\to M$（这时 $\Delta t\to 0$），通过对上式取极限，即得曲线在点 $M$ 处的切线方程为

$$\frac{x-x_0}{\varphi'(t_0)}=\frac{y-y_0}{\psi'(t_0)}=\frac{z-z_0}{\omega'(t_0)} \qquad (8-16)$$

这里当然要假定 $\varphi'(t_0),\psi'(t_0)$ 及 $\omega'(t_0)$ 不能都为零。如个别为零，则应按空间解析几何中有关直线的对称式方程的说明来理解。

切线的方向向量称为曲线的切向量。向量

$$T=\{\varphi'(t_0),\psi'(t_0),\omega'(t_0)\}$$

就是曲线 $\Gamma$ 在点 $M$ 处的一个切向量。

通过点 $M$ 而与切线垂直的平面称为曲线 $\Gamma$ 在点 $M$ 处的法平面，它是通过点 $M(x_0,y_0,z_0)$ 而以 $T$ 为法向量的平面，因此这法平面的方程为

$$\varphi'(t_0)(x-x_0)+\psi'(t_0)(y-y_0)+\omega'(t_0)(z-z_0)=0 \qquad (8-17)$$

**[例 8-37]**　求曲线 $x=t, y=t^2, z=t^3$ 在点 $(1,1,1)$ 处的切线及法平面方程。

**[解]**　因为 $x'_t=1, y'_t=2t, z'_t=3t^2$ ，而点 $(1,1,1)$ 所对应的参数 $t=1$ ，所以

$$T=\{1,2,3\}$$

于是，切线方程为

$$\frac{x-1}{1}=\frac{y-1}{2}=\frac{z-1}{3}$$

法平面方程为

$$(x-1)+2(y-1)+3(z-1)=0$$

即 $$x + 2y + 3z = 6$$

[例 8－38] 求曲线 $\Gamma$: $x = \int_0^t e^u \cos u du$, $y = 2\sin t + \cos t$, $z = 1 + e^{3t}$ 在 $t = 0$ 处的切线和法平面方程。

[解] 当 $t = 0$ 时，$x = 0, y = 1, z = 2$

$$x' = e^t \cos t,\ y' = 2\cos t - \sin t,\ z' = 3e^{3t},$$

$$x'(0) = 1,\ y'(0) = 2,\ z'(0) = 3$$

切线方程为

$$\frac{x - 0}{1} = \frac{y - 1}{2} = \frac{z - 2}{3}$$

法平面方程为

$$x + 2(y - 1) + 3(z - 2) = 0$$

即 $$x + 2y + 3z - 8 = 0$$

如果空间曲线 $\Gamma$ 的方程以

$$\begin{cases} y = \varphi(x) \\ z = \psi(x) \end{cases}$$

的形式给出，取 $x$ 为参数，它就可以表示为参数方程的形式

$$\begin{cases} x = x \\ y = \varphi(x) \\ z = \psi(x) \end{cases}$$

若 $\varphi(x), \psi(x)$ 都在 $x = x_0$ 处可导，那么根据上面的讨论可知，

$$T = \{1, \varphi'(x_0), \psi'(x_0)\}$$

因此曲线 $\Gamma$ 在点 $M(x_0, y_0, z_0)$ 处的切线方程为

$$\frac{x - x_0}{1} = \frac{y - y_0}{\varphi'(x_0)} = \frac{z - z_0}{\psi'(x_0)} \tag{8-18}$$

在点 $M(x_0, y_0, z_0)$ 处的法平面方程为

$$(x - x_0) + \varphi'(x_0)(y - y_0) + \psi'(x_0)(z - z_0) = 0 \tag{8-19}$$

设空间曲线 $\Gamma$ 的方程以

$$\begin{cases} F(x,y,z) = 0 \\ G(x,y,z) = 0 \end{cases}$$

的形式给出，$M(x_0, y_0, z_0)$ 是曲线 $\Gamma$ 上的一个点。又设 $F, G$ 有对各个变量的连续偏导数，且

$$\left.\frac{\partial(F,G)}{\partial(y,z)}\right|_{(x_0,y_0,z_0)} \neq 0$$

这时方程组在点的某一邻域内确定了一组函数 $y = \varphi(x), z = \psi(x)$。

要求曲线 $\Gamma$ 在点 $M$ 处的切线方程及法平面方程，只要求出 $\varphi'(x_0), \psi'(x_0)$，然后代入式（8－18）、（8－19）就行了。为此，我们在恒等式

$$F[x, \varphi(x), \psi(x)] \equiv 0$$

$$G[x, \varphi(x), \psi(x)] \equiv 0$$

两边分别对 $x$ 求偏导数，得

$$\begin{cases} \dfrac{\partial F}{\partial x} + \dfrac{\partial F}{\partial y} \cdot \dfrac{dy}{dx} + \dfrac{\partial F}{\partial z} \cdot \dfrac{dz}{dx} = 0 \\ \dfrac{\partial G}{\partial x} + \dfrac{\partial G}{\partial y} \cdot \dfrac{dy}{dx} + \dfrac{\partial G}{\partial z} \cdot \dfrac{dz}{dx} = 0 \end{cases}$$

由假设可知，在点 $M$ 的某个邻域内

$$J=\frac{\partial(F,G)}{\partial(y,z)}\Big|\neq 0$$

故可解得 $\dfrac{\mathrm{d}y}{\mathrm{d}x}=\varphi'(x)=\dfrac{\begin{vmatrix}F'_z & F'_x\\ G'_z & G'_x\end{vmatrix}}{\begin{vmatrix}F'_y & F'_z\\ G'_y & G'_z\end{vmatrix}},\dfrac{\mathrm{d}z}{\mathrm{d}x}=\psi'(x)=\dfrac{\begin{vmatrix}F'_z & F'_y\\ G'_x & G'_y\end{vmatrix}}{\begin{vmatrix}F'_y & F'_z\\ G'_y & G'_z\end{vmatrix}}$。

于是 $T=\{1,\varphi'(x_0),\psi'(x_0)\}$ 是曲线 $\Gamma$ 在点 $M$ 处的一个切向量，这里

$$\varphi'(x_0)=\frac{\begin{vmatrix}F'_z & F'_x\\ G'_z & G'_x\end{vmatrix}_0}{\begin{vmatrix}F'_y & F'_z\\ G'_y & G'_z\end{vmatrix}_0},\psi'(x_0)=\frac{\begin{vmatrix}F'_x & F'_y\\ G'_x & G'_y\end{vmatrix}_0}{\begin{vmatrix}F'_y & F'_z\\ G'_y & G'_z\end{vmatrix}_0}$$

其中，分子分母中带下标 0 的行列式是在点 $M(x_0,y_0,z_0)$ 的值。把上面的切向量 $T$ 乘以 $\begin{vmatrix}F'_y & F'_z\\ G'_y & G'_z\end{vmatrix}_0$，得

$$T_1=\left\{\begin{vmatrix}F'_y & F'_z\\ G'_y & G'_z\end{vmatrix}_0,\begin{vmatrix}F'_z & F'_x\\ G'_z & G'_x\end{vmatrix}_0,\begin{vmatrix}F'_x & F'_y\\ G'_x & G'_y\end{vmatrix}_0\right\}$$

这也是曲线 $\Gamma$ 在点 $M$ 处的一个切向量。由此可写出曲线 $\Gamma$ 在点 $M(x_0,y_0,z_0)$ 处的切线方程为

$$\frac{x-x_0}{\begin{vmatrix}F'_y & F'_z\\ G'_y & G'_z\end{vmatrix}_0}=\frac{y-y_0}{\begin{vmatrix}F'_z & F'_x\\ G'_z & G'_x\end{vmatrix}_0}=\frac{z-z_0}{\begin{vmatrix}F'_x & F'_y\\ G'_x & G'_y\end{vmatrix}_0}\tag{8-20}$$

曲线 $\Gamma$ 在点 $M(x_0,y_0,z_0)$ 处的法平面方程为

$$\begin{vmatrix}F'_y & F'_z\\ G'_y & G'_z\end{vmatrix}_0(x-x_0)+\begin{vmatrix}F'_z & F'_x\\ G'_z & G'_x\end{vmatrix}_0(y-y_0)+\begin{vmatrix}F'_x & F'_y\\ G'_x & G'_y\end{vmatrix}_0(z-z_0)\tag{8-21}$$

如果 $\dfrac{\partial(F,G)}{\partial(y,z)}\Big|_0=0$，而 $\dfrac{\partial(F,G)}{\partial(z,x)}\Big|_0=0,\dfrac{\partial(F,G)}{\partial(x,y)}\Big|_0=0$ 中至少有一个不等于零，可得同样的结果。

**[例 8-39]**　求曲线 $x^2+y^2+z^2=6,x+y+z=0$ 在点 $(1,-2,1)$ 切线及法平面方程。

**[解]**　这里可直接利用式（8-20）（8-21）来解，但下面依照推导公式的方法来做。

将所给方程的两边对 $x$ 求导并移项，得

$$\begin{cases}y\dfrac{\mathrm{d}y}{\mathrm{d}x}+z\dfrac{\mathrm{d}z}{\mathrm{d}x}=-x\\[2mm] \dfrac{\mathrm{d}y}{\mathrm{d}x}+\dfrac{\mathrm{d}z}{\mathrm{d}x}=-1\end{cases}$$

由此得　$$\frac{\mathrm{d}y}{\mathrm{d}x}=\frac{\begin{vmatrix}-x & z\\ -1 & 1\end{vmatrix}}{\begin{vmatrix}y & z\\ 1 & 1\end{vmatrix}}=\frac{z-x}{y-z},\frac{\mathrm{d}z}{\mathrm{d}x}=\frac{\begin{vmatrix}y & -x\\ 1 & -1\end{vmatrix}}{\begin{vmatrix}y & z\\ 1 & 1\end{vmatrix}}=\frac{x-y}{y-z}$$

$$\frac{\mathrm{d}y}{\mathrm{d}x}\Big|_{(1,-2,1)}=0,\frac{\mathrm{d}z}{\mathrm{d}x}\Big|_{(1,-2,1)}=-1$$

从而 $$T=\{1,0,-1\}$$

故所求切线方程为

$$\frac{x-1}{1}=\frac{y+2}{0}=\frac{z-1}{-1}$$

法平面方程为

$$(x-1)+0(y+2)-(z-1)=0$$

即 $$x-z=0$$

## 二、空间曲面的切平面与法线

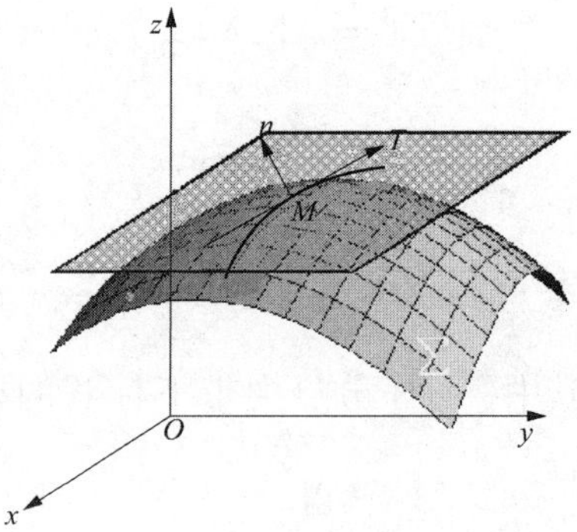


图 8-10

先讨论由隐式给出曲面方程 $F(x,y,z)=0$ 的情形，然后把由显式给出的曲面方程 $z=f(x,y)$ 作为它的特殊情形。

设曲面 $\Sigma$ 由上面方程给出，$M(x_0,y_0,z_0)$ 是曲面 $\Sigma$ 上的一点，并设函数 $F(x,y,z)$ 的偏导数在该点连续且不同时为零。在曲面 $\Sigma$ 上，通过点 $M$ 任意引一条曲线 $\Gamma$（图 8-10），假定曲线 $\Gamma$ 的参数方程为

$$x=\varphi(t),y=\psi(t),z=\omega(t)$$

$t=t_0$ 对应于点 $M(x_0,y_0,z_0)$ 且 $\varphi'(t_0),\psi'(t_0)$ 及 $\omega'(t_0)$ 不能都为零，则由式（8-16）可得这曲线的切线方程为

$$\frac{x-x_0}{\varphi'(t_0)}=\frac{y-y_0}{\psi'(t_0)}=\frac{z-z_0}{\omega'(t_0)} \tag{8-22}$$

现在要证明，在曲面 $\Sigma$ 上过点 $M$ 且在点 $M$ 处具有切线的任何曲线，它们在点 $M$ 处的切线都在同一个平面上。事实上，因为曲线 $\Gamma$ 完全在曲面 $\Sigma$ 上，所以有恒等式

$$F[\varphi(t),\psi(t),\omega(t)]\equiv 0$$

又因 $F(x,y,z)$ 在点 $(x_0,y_0,z_0)$ 处有连续偏导数，且 $\varphi'(t_0),\psi'(t_0)$ 和 $\omega'(t_0)$ 存在，所以这恒等式左边的复合函数在 $t=t_0$ 时有全导数，且这全导数等于零，即

$$\frac{\mathrm{d}}{\mathrm{d}t}F[\varphi(t),\psi(t),\omega(t)]\big|_{t=t_0}=0$$

则有

$$F'_x(x_0,y_0,z_0)\varphi'(t_0)+F'_y(x_0,y_0,z_0)\psi'(t_0)+F'_z(x_0,y_0,z_0)\omega'(t_0)=0$$

引入向量

$$n=\{F'_x(x_0,y_0,z_0),F'_y(x_0,y_0,z_0),F'_z(x_0,y_0,z_0)\}$$

则式（8-22）表示，曲线在点 $M$ 处的切向量

$$T=\{\varphi'(t_0),\psi'(t_0),\omega'(t_0)\}$$

与向量 $n$ 垂直。因为曲线是曲面上通过点 $M$ 的任意一条曲线，它们在点 $M$ 的切线都与同一个向量 $n$ 垂直，所以曲面上通过点 $M$ 的一切曲线在点 $M$ 的切线都在同一个平面上。

这个平面称为曲面 $\Sigma$ 的切平面。这切平面的方程是

$$F'_x(x_0,y_0,z_0)(x-x_0)+F'_y(x_0,y_0,z_0)(y-y_0)+F'_z(x_0,y_0,z_0)(z-z_0)=0 \tag{8-23}$$

通过点 $M(x_0,y_0,z_0)$ 而垂直于切平面（8-23）的直线称为曲面在该点的法线。法线方程是

$$\frac{x-x_0}{F'_x(x_0,y_0,z_0)}=\frac{y-y_0}{F'_y(x_0,y_0,z_0)}=\frac{z-z_0}{F'_z(x_0,y_0,z_0)} \quad (8-24)$$

垂直于曲面上切平面的向量称为曲面的法向量。向量

$$n=\{F'_x(x_0,y_0,z_0),F'_y(x_0,y_0,z_0),F'_z(x_0,y_0,z_0)\}$$

就是曲面 $\Sigma$ 在点 $M$ 出的一个法向量。

现在来考虑曲面方程

$$z=f(x,y)$$

令 $F(x,y,z)=f(x,y)-z$

可见 $F'_x(x,y,z)=f'_x(x,y),F'_y(x,y,z)=f'_y(x,y),F_z(x,y,z)=-1$

于是，当函数 $f(x,y)$ 的偏导数 $f'_x(x,y),f'_y(x,y)$ 在点 $(x_0,y_0)$ 连续时，曲面 $z=f(x,y)$ 在点 $M(x_0,y_0,z_0)$ 的切平面方程为

$$z-z_0=f'_x(x_0,y_0)(x-x_0)+f'_y(x_0,y_0)(y-y_0) \quad (8-25)$$

而法线方程为

$$\frac{x-x_0}{f_z'x(x_0,y_0)}=\frac{y-y_0}{f_z'y(x_0,y_0)}=\frac{z-z_0}{-1} \quad (8-26)$$

这里顺便指出，式（8－25）恰好是函数 $z=f(x,y)$ 在点 $(x_0,y_0)$ 的全微分，而左端是切平面上点的竖坐标的增量。

如果用 $\alpha,\beta,\gamma$ 表示曲面的法向量的方向角，并假定法向量的方向是向上，即使得它与 $z$ 轴的正向所成的角 $\gamma$ 是一锐角，则法向量的方向余弦为

$$\cos\alpha=\frac{-f_x'}{\sqrt{1+f_x^2+f_y^2}},\cos\beta=\frac{-f_y'}{\sqrt{1+f_x^2+f_y^2}},\cos\gamma=\frac{1}{\sqrt{1+f_x^2+f_y^2}}$$

这里，把 $f'_x(x_0,y_0),f'_y(x_0,y_0)$ 简记为 $f'_x,f'_y$。

［例 8－40］　求球面 $x^2+y^2+z^2=14$ 在点 $(1,2,3)$ 处的切平面及法线方程。

［解］　$F(x,y,z)=x^2+y^2+z^2-14$

$$n=\{F'_x,F'_y,F'_z\}=\{2x,2y,2z\}$$

$$n|_{(1,2,3)}=\{2,4,6\}$$

所以在点 $(1,2,3)$ 处此球面的切平面方程为

$$2(x-1)+4(y-2)+6(z-3)=0$$

即

$$x+2y+3z-14=0$$

法线方程为

$$\frac{x-1}{1}=\frac{y-2}{2}=\frac{z-3}{3}$$

即

$$\frac{x}{1}=\frac{y}{2}=\frac{z}{3}$$

由此可见，法线经过原点（即球心）。

［例 8－41］　求旋转抛物面 $z=x^2+y^2-1$ 在点 $(2,1,4)$ 处切平面及法线方程。

［解］　$f(x,y)=x^2+y^2-1$

$$n=\{f'_x,f'_y,-1\}=\{2x,2y,-1\}$$

$$n|_{(2,1,4)}=\{4,2,-1\}$$

所以在点 $(2,1,4)$ 处的切平面方程为

$$4(x-2)+2(y-1)-(z-4)=0$$

即

$$4x+2y-z-6=0$$

法线方程为

$$\frac{x-2}{4}=\frac{y-1}{2}=\frac{z-4}{-1}$$

扫码“学一学”

# 第八节　二元函数的极值

## 一、二元函数的极值

在一元函数中，利用导数讨论了函数的极值问题，在这里应用偏导数来讨论多元函数的极值问题，讨论时以二元函数的极值为主。

**定义 8－9**　设函数 $z=f(x,y)$ 在点 $(x_0,y_0)$ 的某个邻域内有定义，对于该邻域内异于 $(x_0,y_0)$ 的点 $(x,y)$，如果都有 $f(x,y)<f(x_0,y_0)$，则称函数 $z=f(x,y)$ 在点 $(x_0y_0)$ 取得极大值；如果都有 $f(x,y)>f(x_0,y_0)$，则称函数 $z=f(x,y)$ 在点 $(x_0,y_0)$ 取得极小值。

极大值和极小值统称为极值，取得极值的点称为极值点。

类似的，可定义二元以上多元函数的极值。

有些函数的极值可从函数的图形看出。例如，函数 $z=x^2+y^2+1$，它的图形为开口向上的旋转抛物面，显然在点（0，0）处函数取得极小值1；函数 $z=\sqrt{R^2-x^2-y^2}$ 的图形为球心在原点、半径为 $R$ 的上半球面，显然在点（0，0）处取得极大值 $R$。

下面给出二元函数取得极值的条件。

**定理 8－7（必要条件）**　如果函数 $z=f(x,y)$ 在点 $(x_0,y_0)$ 处取得极值，且函数在该点的偏导数存在，那么，

$$f'_x(x_0,y_0)=0,\ f'_y(x_0,y_0)=0$$

**证明：**因为函数 $z=f(x,y)$ 在点 $(x_0,y_0)$ 处取得极值，如果令 $y=y_0$，则一元函数 $z=f(x,y_0)$ 在 $x=x_0$ 处取得极值。根据一元函数取得极值的必要条件，有

$$f'_x(x_0,y_0)=0$$

同理，有

$$f'_y(x_0,y_0)=0$$

使得 $f'_x(x,y)=0$ 和 $f'_y(x,y)=0$ 同时成立的点 $(x,y)$ 称为函数 $z=f(x,y)$ 的驻点。

由定理 8－6 知道，偏导数存在的二元函数的极值点必定是驻点，但函数的驻点不一定是极值点。例如，函数 $z=f(x,y)=xy$，它的驻点易求得是（0，0），但由于函数 $z=xy$ 在点（0，0）的邻近即可取得正值，也可取得负值，所以点（0，0）不是极值点。

即驻点只是取得极值的必要条件而不是充分条件。下面定理给出二元函数取得极值的充分条件。

**定理 8－8（充分条件）**　设函数 $z=f(x,y)$ 在点 $(x_0,y_0)$ 的某邻域内有一阶及二阶连续偏导数，又设 $f_x'(x_0,y_0)=0$，$f_y'(x_0,y_0)=0$，记 $A=f''_{xx}(x_0,y_0)$，$B=f''_{xy}(x_0,y_0)$，$C=f''_{yy}(x_0,y_0)$，那么

(1) 如果 $B^2-AC<0$，则函数 $f(x,y)$ 在点 $(x_0,y_0)$ 处有极值，且当 $A<0$ 时取得极大值；当 $A>0$ 时取得极小值。

(2) 如果 $B^2-AC>0$，则点 $(x_0,y_0)$ 不是极值点。

(3) 如果 $B^2-AC=0$，则点 $(x_0,y_0)$ 是否为极值点不能断定，需另做讨论。

[例 8-42] 求 $z=x^3+y^3-3xy$ 的极值。

[解] $f'_x(x,y)=3x^2-3y$, $f'_y(x,y)=3y^2-3x$

$f''_{xx}(x,y)=6x$, $f''_{xy}(x,y)=-3$, $f''_{yy}(x,y)=6y$

解方程组

$$\begin{cases} f'_x(x,y)=3x^2-3y=0 \\ f'_y(x,y)=3y^2-3x=0 \end{cases}$$

得驻点：(0, 0) 和 (1, 1)。

在点 (1, 1) 处，$A=f''_{xx}(1,1)=6$，$B=f''_{xy}(1,1)=-3$，$C=f''_{yy}(1,1)=6$。

$B^2-AC=9-36=-27<0$，而 $A=6>0$，所以函数在点 (1, 1) 处取得极小值，$f_{极小}(1,1)=1+1-3=-1$。

在点 (0, 0) 处，$A=C=0$，$B^2-AC=9>0$，故点 (0, 0) 不是极值点。

如果函数 $z=f(x,y)$ 在区域 $D$ 上连续，则在 $D$ 上必能取得最大值和最小值。假定函数 $z=f(x,y)$ 在 $D$ 上连续、在 $D$ 内可微分且只有有限个驻点，类似于一元函数，将函数 $z=f(x,y)$ 在 $D$ 内的所有驻点处的函数值及在 $D$ 的边界上的最大值和最小值进行比较，其中最大的就是函数 $z=f(x,y)$ 在 $D$ 上的最大值，最小的就是最小值。

[例 8-43] 求二元函数 $f(x,y)=x+xy-x^2-y^2$ 在以 $O(0,0)$, $A(1,0)$, $B(1,2)$, $E(0,2)$ 为顶点的闭矩形区域 $D$ 上的最大值和最小值。

[解] 由 $\begin{cases} f'_x(x,y)=1+y-2x=0 \\ f'_y(x,y)=x-2y=0 \end{cases}$ 得 $D$ 内的驻点 $M\left(\frac{2}{3},\frac{1}{3}\right)$。

因为 $f(x,y)$ 在有界闭区域 $D$ 上连续，于是 $f(x,y)$ 在 $D$ 上必有最大值和最小值存在。可微函数 $f(x,y)$ 的最大值及最小值在驻点或 $D$ 的边界上取得。

在线段 $OA$ 上，$f(x,y)=f(x,0)=x-x^2\ (0\leqslant x\leqslant 1)$。最大值为 $\frac{1}{4}$，最小值为 0。

在线段 $AB$ 上，$f(x,y)=f(1,y)=y-y^2\ (0\leqslant y\leqslant 2)$。最大值为 $\frac{1}{4}$，最小值为 0。

在线段 $BE$ 上，$f(x,y)=f(x,2)=3x-x^2-4\ (0\leqslant x\leqslant 1)$。最大值为 $-2$，最小值为 $-4$。

在线段 $EO$ 上，$f(x,y)=f(0,y)=-y^2\ (0\leqslant y\leqslant 2)$。最大值为 0，最小值为 $-4$。

又 $f\left(\frac{2}{3},\frac{1}{3}\right)=\frac{1}{3}$，所以 $f(x,y)$ 在 $D$ 上的最大值为 $\frac{1}{3}$，最小值为 $-4$。

在实际问题中，遇到求二元函数最大值和最小值问题时，如果根据具体问题的性质，知道函数 $z=f(x,y)$ 的最大值（或最小值）只能在区域 $D$ 内部取得，而函数在 $D$ 内只有唯一的一个驻点，那么该驻点处的函数值必定是函数 $z=f(x,y)$ 在 $D$ 内的最大值（或最小值）。

[例 8-44] 用铁皮做一个体积为 2 立方米的有盖长方体水箱，问怎样选择长、宽、高，才能使用料最省？

[解] 设水箱长 $x$ 米，宽 $y$ 米，则其高为 $\frac{2}{xy}$ 米。长方体表面积为

$$A=2(xy+y\frac{2}{xy}+x\frac{2}{xy})=2xy+\frac{4}{x}+\frac{4}{y}\quad (x>0,y>0)$$

求偏导，得

$$\frac{\partial A}{\partial x}=2y-\frac{4}{x^2},\ \frac{\partial A}{\partial y}=2x-\frac{4}{y^2}$$

解方程组 $\begin{cases}2y-\dfrac{4}{x^2}=0\\2x-\dfrac{4}{y^2}=0\end{cases}$

得 $\begin{cases}x_1=0\\y_1=0\end{cases}$（无意义，舍），$\begin{cases}x_2=\sqrt[3]{2}\\y_2=\sqrt[3]{2}\end{cases}$

根据题意可知，水箱用料函数 $A$ 的最小值一定存在，且 $x>0,y>0$。又函数 $A$ 在该范围内只有一个驻点 $(\sqrt[3]{2},\sqrt[3]{2})$，因此，当 $x=y=\sqrt[3]{2}$ 时，$A$ 取得最小值，此时，高 $=\frac{2}{xy}=\frac{2}{(\sqrt[3]{2})^2}=\sqrt[3]{2}$。即当长、宽、高都等于 $\sqrt[3]{2}$ 时，水箱用料最省。

[例 8-45] 一个正数 $a$ 拆成 3 个数，使它们的乘积为最大，求这 3 个数。

[解] 设 3 个数中之一为 $x$，另一个为 $y$，则第三个为 $a-x-y$。它们的乘积为

$$z=xy(a-x-y)$$

$$\frac{\partial z}{\partial x}=ay-2xy-y^2=y(a-2x-y)$$

$$\frac{\partial z}{\partial y}=ax-x^2-2xy=x(a-2y-x)$$

解方程组

$$\begin{cases}y(a-2x-y)=0\\x(a-2y-x)=0\end{cases}$$

由题设条件，知 $x,y$ 必须满足 $x>0$，$y>0$。

故方程组即

$$\begin{cases}a-2x-y=0\\a-2y-x=0\end{cases}$$

解得

$$x=y=\frac{a}{3}$$

即满足题设条件的驻点只有一个：$(\frac{a}{3},\frac{a}{3})$。故函数在点 $(\frac{a}{3},\frac{a}{3})$ 取得最大值 $\frac{a^3}{27}$，且第 3 个数 $a-x-y$ 也等于 $\frac{a}{3}$。

## 二、条件极值和拉格朗日乘数法

上面所讨论的极值问题，对于函数的自变量，除了限制在函数的定义域内以外，并无其他条件，所以有时候称为无条件极值。但在实际问题中，有时会遇到对函数的自变量还

有附加条件的极值问题。例如，求表面积为 $a^2$ 而体积为最大的长方体的体积问题。设长方体的三棱长为 $x,y,z$，则体积 $V = xyz$。又因假定表面积为 $a^2$，所以自变量 $x,y,z$ 还必须满足附加条件 $2(xy + yz + xz) = a^2$。像这种对自变量有附加条件的极值称为条件极值。对于有些实际问题，可以把条件极值化为无条件极值，然后利用前文中的方法加以解决。例如上述问题，可由条件 $2(xy + yz + xz) = a^2$，将 $z$ 写成 $x,y$ 的函数

$$z = \frac{a^2 - 2xy}{2(x + y)}$$

在把它代入 $V = xyz$ 中，于是问题就化为

$$V = \frac{xy}{2}\left(\frac{a^2 - 2xy}{x + y}\right)$$

的无条件极值。

但在很多情形下，将条件极值化为无条件极值并不这样简单。另有一种直接寻求条件极值的方法，可以不必先把问题化到无条件极值的问题，这就是下面要介绍的拉格朗日乘数法。

现在来寻求函数

$$z = f(x,y) \tag{8-27}$$

在条件

$$\varphi(x,y) = 0 \tag{8-28}$$

下取得极值的必要条件。

如果函数 $z = f(x,y)$ 在 $(x_0,y_0)$ 取得所求的极值，那么首先有

$$\varphi(x_0,y_0) = 0$$

假定在 $(x_0,y_0)$ 的某一邻域内 $f(x,y)$ 与 $\varphi(x,y)$ 均有连续的一阶偏导数，而 $\varphi_y(x_0,y_0) \neq 0$。由隐函数存在定理可知，方程（8－28）确定一个单值可导且具有连续导数的函数 $y = \psi(x)$，将其代入式（8－27），结果得到一个变量 $x$ 的函数

$$z = f\,[x,\psi(x)]$$

于是函数 $z = f(x,y)$ 在 $(x_0,y_0)$ 取得所求的极值，也就是相当于函数 $z = f\,[x,\psi(x)]$ 在 $x = x_0$ 取得极值。由一元可导函数取得极值的必要条件知道

$$\frac{\mathrm{d}z}{\mathrm{d}x}\Big|_{x=x_0} = f'_x(x_0,y_0) + f'_y(x_0,y_0)\frac{\mathrm{d}y}{\mathrm{d}x}\Big|_{x=x_0} = 0$$

而用隐函数求导公式，有

$$\frac{\mathrm{d}z}{\mathrm{d}x}\Big|_{x=x_0} = -\frac{\varphi'_x(x_0,y_0)}{\varphi'_y(x_0,y_0)}$$

把上式代入，得

$$f'_x(x_0,y_0) - f'_y(x_0,y_0)\frac{\varphi'_x(x_0,y_0)}{\varphi'_y(x_0,y_0)} = 0$$

就是函数 $z = f(x,y)$ 在条件下 $\varphi(x,y) = 0$ 在 $(x_0,y_0)$ 取得极值的必要条件。

设 $\dfrac{f'_y(x_0,y_0)}{\varphi_y(x_0,y_0)} = -\lambda$，上述必要条件就变为

$$\begin{cases} f'_x(x_0,y_0) + \lambda\varphi'_x(x_0,y_0) = 0 \\ f'_y(x_0,y_0) + \lambda\varphi'_y(x_0,y_0) = 0 \\ \varphi(x_0,y_0) = 0 \end{cases}$$

容易看出，前两式的左端正是函数

$$F(x,y) = f(x,y) + \lambda\varphi(x,y)$$

的两个一阶偏导数在 $(x_0,y_0)$ 的值，其中 $\lambda$ 是一个待定常数。

由以上讨论，得到以下结论。

拉格朗日乘数法要找函数 $z = f(x,y)$ 在条件 $\varphi(x,y) = 0$ 下的可能极值点，可以先构成辅助函数

$$F(x,y) = f(x,y) + \lambda\varphi(x,y)$$

式中，$\lambda$ 为某一常数。求其对 $x,y$ 的一阶偏导数，并使之为零，然后与方程（8－28）联立起来

$$\begin{cases} f'_x(x,y) + \lambda\varphi'_x(x,y) = 0 \\ f'_y(x,y) + \lambda\varphi'_y(x,y) = 0 \\ \varphi(x,y) = 0 \end{cases} \tag{8-29}$$

由这方程组解出 $x,y$ 及 $\lambda$，则其中 $x,y$ 就是可能极值点的坐标。

这方法还可以推广到自变量多于两个而条件多于一个的情形。例如，要求函数

$$u = f(x,y,z,t)$$

在条件

$$\varphi(x,y,z,t) = 0,\psi(x,y,z,t) = 0$$

下的极值，可以先构成辅助函数

$$F(x,y,z,t) = f(x,y,z,t) + \lambda_1\varphi(x,y,z,t) + \lambda_2\psi(x,y,z,t)$$

式中，$\lambda_1,\lambda_2$ 均为常数，求其一阶偏导数，并使之为零，然后与条件中方程联立起来求解，这样得出的 $x,y,z,t$ 就是可能极值点的坐标。

$$令\begin{cases} L'_x(x,y,z,t) = f'_x(x,y,z,t) + \lambda_1 \cdot \varphi'_x(x,y,z,t) + \lambda_2 \cdot \psi'_x(x,y,z,t) = 0 \\ L'_y(x,y,z,t) = f'_y(x,y,z,t) + \lambda_1 \cdot \varphi'_y(x,y,z,t) + \lambda_2 \cdot \psi'_y(x,y,z,t) = 0 \\ L'_z(x,y,z,t) = f'_z(x,y,z,t) + \lambda_1 \cdot \varphi'_z(x,y,z,t) + \lambda_2 \cdot \psi'_z(x,y,z,t) = 0 \\ L'_t(x,y,z,t) = f'_t(x,y,z,t) + \lambda_1 \cdot \varphi'_t(x,y,z,t) + \lambda_2 \cdot \psi'_t(x,y,z,t) = 0 \\ \varphi(x,y,z,t) = 0 \\ \psi(x,y,z,t) = 0 \end{cases}$$

解此方程组，得出驻点 $(x_0,y_0,z_0,t_0)$，即为可能的极值点。

至于如何确定所求的点是否为极值点，在实际问题中往往可根据问题本身的性质来判定。

**[例 8－46]** 求表面积为 $a^2$ 而体积为最大的长方体的体积。

**[解]** 设长方体的三棱长为 $x,y,z$，则问题就是在条件

$$\varphi(x,y,z) = 2xy + 2yz + 2xz - a^2 = 0$$

下，求函数

$$V = xyz$$

的最大值。构成函数

$$F(x,y,z) = xyz + \lambda(2xy + 2yz + 2xz - a^2)$$

求其对 $x,y,z$，的偏导数，并使之为零，得到

$$\begin{cases} yz + 2\lambda(y + z) = 0 \\ xz + 2\lambda(x + z) = 0 \\ xy + 2\lambda(y + x) = 0 \\ 2xy + 2yz + 2xz - a^2 = 0 \end{cases}$$

因 $x,y,z$ 都不等于零，所以可得

$$\frac{x}{y} = \frac{x+z}{y+z}, \frac{y}{z} = \frac{x+y}{x+z}$$

由以上式子得　$x = y = z = \frac{\sqrt{6}}{6}a$

这是唯一可能的极值点。因为由问题本身可知最大值一定存在，所以最大值就在这个可能的极值点处取得。也就是说，表面积为 $a^2$ 的长方体中，以棱长为 $\frac{\sqrt{6}}{6}a$ 的体积为最大，最大体积 $V = \frac{\sqrt{6}}{36}a^3$ 。

[例8－47]　为销售某种新药，药厂需做两种广告。当广告费用分别为 $x,y$ 时，销售收入 $R$ 和广告费的关系为：$R = \frac{200x}{5+x} + \frac{100y}{10+y}$。若销售药品的利润是收入的一半减去广告费。问当广告总费用55时，应怎样分配两种广告的费用能使利润最大？最大利润为多少？(单位：万元)

[解]　由题意可知利润函数为：

$$u = f(x,y) = \frac{1}{2}\left(\frac{200x}{5+x} + \frac{100y}{10+y}\right) - 55 = \frac{100x}{5+x} + \frac{50y}{10+y} - 55 \quad (0 \leqslant x,y \leqslant 55)$$

约束条件为：$x + y = 55$，即 $\varphi(x,y) = x + y - 55 = 0$。

做拉格朗日函数 $L(x,y) = \frac{100x}{5+x} + \frac{50y}{10+y} - 55 + \lambda(x + y - 55)$

$$计算得\begin{cases} L'_x(x,y) = \frac{500}{(5+x)^2} + \lambda = 0 \\ L'_y(x,y) = \frac{500}{(10+y)^2} + \lambda = 0 \\ x + y = 55 \end{cases}$$

解得 $x = 30, y = 25$。

由于最大利润一定存在，且驻点唯一，故当广告费用分配为 $x = 30, y = 25$ 时课后的最大利润。最大利润为 $u_{max} = f(30,25) = \frac{3000}{35} + \frac{1250}{35} - 55 \approx 66.43$

## 重点小结

**1. 二元函数的极限**　设函数 $z = f(x,y)$ 在点 $P_0(x_0,y_0)$ 的某邻域内有定义［在点 $P_0(x_0,y_0)$ 可以没有定义］，如果当点 $P(x,y)$ 以任何方式无限趋近于点 $P_0(x_0,y_0)$ 时，函数 $z = f(x,y)$ 无限趋近于一个确定的常数 $A$，则称 $A$ 为函数 $z = f(x,y)$ 当 $x \to x_0$，$y \to y_0$ 时的极限，记为

$$\lim_{\substack{x \to x_0 \\ y \to y_0}} f(x,y) = A$$

或

$$\lim_{\rho \to 0} f(x,y) = A$$

式中，$\rho = \sqrt{(x - x_0)^2 + (y - y_0)^2}$。

**2. 二元函数的连续性** 设二元函数 $z = f(x,y)$ 在点 $P_0(x_0,y_0)$ 的某一邻域内有定义，如果

$$\lim_{\substack{x \to x_0 \\ y \to y_0}} f(x,y) = f(x_0,y_0)$$

则称函数 $z = f(x,y)$ 在点 $P_0(x_0,y_0)$ 处连续。

**3. 偏导数的定义及其计算方法** 设函数 $z = f(x,y)$ 在点 $(x_0,y_0)$ 的某一邻域内有定义，当 $y$ 固定在 $y_0$ 而 $x$ 在 $x_0$ 处有增量 $\Delta x$ 时，相应的函数有增量 $f(x_0 + \Delta x,y_0) - f(x_0,y_0)$。

如果 $\lim\limits_{\Delta x \to 0} \dfrac{f(x_0 + \Delta x,y_0) - f(x_0,y_0)}{\Delta x}$ 存在，则称此极限为函数 $z = f(x,y)$ 在点 $(x_0,y_0)$ 处对 $x$ 的偏导数，记作

$$f'_x(x_0,y_0)\text{，}\frac{\partial z}{\partial x}\text{，}\frac{\partial f}{\partial x}\text{，或 } z'_x$$

同样，如果极限 $\lim\limits_{\Delta y \to 0} \dfrac{f(x_0,y_0 + \Delta y) - f(x_0,y_0)}{\Delta y}$ 存在，则称此极限为函数 $z = f(x,y)$ 在点 $(x_0,y_0)$ 处对 $y$ 的偏导数，记作

$$f'_y(x_0,y_0)\text{，}\frac{\partial z}{\partial y}\text{，}\frac{\partial f}{\partial y}\text{，或 } z'_y$$

**4. 高阶偏导数** 设函数 $z = f(x,y)$ 在区域 $D$ 内具有偏导数

$$\frac{\partial z}{\partial x} = f'_x(x,y)\text{，}\frac{\partial z}{\partial y} = f'_y(x,y)$$

这两个偏导数在 $D$ 内都是 $x,y$ 的二元函数。如果这两个函数的偏导数也存在，则称这两个函数的偏导数为原来函数 $z = f(x,y)$ 的二阶偏导数。按照对变量求导次序的不同，则有下列 4 个二阶偏导数

$$\frac{\partial}{\partial x}\left(\frac{\partial z}{\partial x}\right) = \frac{\partial^2 z}{\partial x^2} = f''_{xx}(x,y)$$

$$\frac{\partial}{\partial y}\left(\frac{\partial z}{\partial x}\right) = \frac{\partial^2 z}{\partial x \partial y} = f''_{xy}(x,y)$$

$$\frac{\partial}{\partial x}\left(\frac{\partial z}{\partial y}\right) = \frac{\partial^2 z}{\partial y \partial x} = f''_{yx}(x,y)$$

$$\frac{\partial}{\partial y}\left(\frac{\partial z}{\partial y}\right) = \frac{\partial^2 z}{\partial y^2} = f''_{yy}(x,y)$$

若 $\dfrac{\partial^2 z}{\partial x \partial y}$ 和 $\dfrac{\partial^2 z}{\partial y \partial x}$ 在区域 $D$ 内连续，则有 $\dfrac{\partial^2 z}{\partial x \partial y} = \dfrac{\partial^2 z}{\partial y \partial x}$。

**5. 全增量** 对于二元函数 $z = f(x,y)$，如果自变量 $x$ 和 $y$ 都有增量，分别为 $\Delta x$ 和 $\Delta y$ 时，对应的函数的增量

$$\Delta z = f(x + \Delta x,y + \Delta y) - f(x,y)$$

称为函数 $z = f(x,y)$ 的全增量。

**6. 全微分**　如果函数 $z=f(x,y)$ 在点 $(x,y)$ 的全增量

$$\Delta z=f(x+\Delta x,y+\Delta y)-f(x,y)$$

可表示为

$$\Delta z=A\Delta x+B\Delta y+o(\rho)$$

式中，$A,B$ 与 $\Delta x$、$\Delta y$ 无关，而仅与 $x,y$ 有关，$o(\rho)$ 是当 $\rho\to 0$ 时比 $\rho$ 高阶的无穷小 $\left[\rho=\sqrt{(\Delta x)^2+(\Delta y)^2}\right]$，则称函数 $z=f(x,y)$ 在点 $(x,y)$ 处可微，而 $A\Delta x+B\Delta y$ 称为函数 $z=f(x,y)$ 在点 $(x,y)$ 处的全微分，记作 $\mathrm{d}z$，即

$$\mathrm{d}z=\frac{\partial z}{\partial x}\mathrm{d}x+\frac{\partial z}{\partial y}\mathrm{d}y$$

**7. 全微分在近似计算中的应用**　设函数 $z=f(x,y)$ 在点 $(x_0,y_0)$ 处可微，当自变量 $x$，$y$ 在该点处的增量的绝对值 $|\Delta x|,|\Delta y|$ 都较小时，由全微分定义，有近似计算公式

$$\Delta z\approx \mathrm{d}z=f'_x(x_0,y_0)\Delta x+f'_y(x_0,y_0)\Delta y$$

或

$$f(x_0+\Delta x,y_0+\Delta y)\approx f(x_0,y_0)+f'_x(x_0,y_0)\Delta x+f'_y(x_0,y_0)\Delta y$$

**8. 多元复合函数的求导法则：链式求导法**

（1）设函数 $z=f(x,y)$ 具有连续偏导数，而 $x,y$ 都是变量 $t$ 的可导函数：$x=\varphi(t)$，$y=\psi(t)$，即 $z=f[\varphi(t),\psi(t)]$，则有

$$\frac{\mathrm{d}z}{\mathrm{d}t}=\frac{\partial z}{\partial x}\cdot\frac{\mathrm{d}x}{\mathrm{d}t}+\frac{\partial z}{\partial y}\cdot\frac{\mathrm{d}y}{\mathrm{d}t}$$

（2）设 $u=f(x,y,z)$ 具有连续偏导数，而 $x=\varphi(t)$，$y=\psi(t)$，$z=\omega(t)$ 都是变量 $t$ 的可导函数，则复合函数 $u=f[\varphi(t),\psi(t),\omega(t)]$ 的全导数为

$$\frac{\mathrm{d}u}{\mathrm{d}t}=\frac{\partial u}{\partial x}\cdot\frac{\mathrm{d}x}{\mathrm{d}t}+\frac{\partial u}{\partial y}\cdot\frac{\mathrm{d}y}{\mathrm{d}t}+\frac{\partial u}{\partial z}\cdot\frac{\mathrm{d}z}{\mathrm{d}t}$$

（3）设函数 $z=f(x,y)$ 具有连续偏导数，而 $x=\varphi(s,t)$，$y=\psi(s,t)$ 都具有对 $s,t$ 的偏导数，则复合函数 $u=f[\varphi(s,t),\psi(s,t)]$ 的偏导数为

$$\frac{\partial z}{\partial s}=\frac{\partial z}{\partial x}\frac{\partial x}{\partial s}+\frac{\partial z}{\partial y}\frac{\partial y}{\partial s},\frac{\partial z}{\partial t}=\frac{\partial z}{\partial x}\frac{\partial x}{\partial t}+\frac{\partial z}{\partial y}\frac{\partial y}{\partial t}$$

**9. 隐函数的求导公式**

（1）设函数 $F(x,y)$ 在点 $P(x_0,y_0)$ 的某一邻域内具有连续的偏导数，且 $F(x_0,y_0)=0$，$F_y(x_0,y_0)\neq 0$，则方程 $F(x,y)=0$ 在点 $(x_0,y_0)$ 的某一邻域内恒能唯一确定一个单值连续且具有连续导数的函数 $y=f(x)$，它满足条件 $y_0=f(x_0)$，并有

$$\frac{\mathrm{d}y}{\mathrm{d}x}=-\frac{\dfrac{\partial F}{\partial x}}{\dfrac{\partial F}{\partial y}}$$

（2）设函数 $F(x,y,z)$ 在点 $P(x_0,y_0,z_0)$ 的某一邻域内具有连续的偏导数，且 $F(x_0,y_0,z_0)=0$，$F_z(x_0,y_0,z_0)\neq 0$，则方程 $F(x,y,z)=0$ 在点 $(x_0,y_0,z_0)$ 的某一邻域内恒能唯一确定一个单值连续且具有连续导数的函数 $z=f(x,y)$，它满足条件 $z_0=f(x_0,y_0)$，并有

$$\frac{\partial z}{\partial x}=-\frac{F'_x}{F'_z},\frac{\partial z}{\partial y}=-\frac{F'_y}{F'_z}$$

**10. 方向导数定义及求法**

（1）方向导数定义　当点 $p'$ 沿射线 $l$ 趋向点 $P$ 时，如果极限

$$\lim_{\rho \to 0} \frac{\Delta z}{\rho} = \lim_{\rho \to 0} \frac{f(x + \Delta x, y + \Delta y) - f(x,y)}{\rho}$$

存在，则称该极限为函数 $z = f(x,y)$ 在点 $P(x,y)$ 处沿射线 $l$ 的方向导数，记为

$$\frac{\partial z}{\partial l} \quad 或 \quad \frac{\partial f}{\partial l}$$

（2）方向导数计算公式　设函数 $z = f(x,y)$ 在点 $P(x,y)$ 是可微分的，则函数在该点沿任一方向 $l$ 方向导数都存在，且

$$\frac{\partial z}{\partial l} = \frac{\partial z}{\partial x}\cos\alpha + \frac{\partial z}{\partial y}\sin\alpha$$

其中，$\alpha$ 为方向 $l$ 与 $x$ 轴正向的夹角。

$$\frac{\partial u}{\partial l} = \frac{\partial u}{\partial x}\cos\alpha + \frac{\partial u}{\partial y}\cos\beta + \frac{\partial u}{\partial z}\cos\gamma$$

三元可微函数 $u = f(x,y,z)$ 在点 $P(x,y,z)$ 沿方向 $l$ 的方向导数为

$$\frac{\partial u}{\partial l} = \frac{\partial u}{\partial x}\cos\alpha + \frac{\partial u}{\partial y}\cos\beta + \frac{\partial u}{\partial z}\cos\gamma$$

式中，$\cos\alpha, \cos\beta, \cos\gamma$ 是 $l$ 的方向余弦。

**11. 梯度**

（1）设函数 $z = f(x,y)$ 在平面区域 $D$ 内具有一阶连续偏导数，则对于每一点 $P(x,y) \in D$，都可给出一个向量

$$\frac{\partial f}{\partial x}\vec{i} + \frac{\partial f}{\partial y}\vec{j}$$

这向量称为函数 $z = f(x,y)$ 在点 $P(x,y)$ 的梯度，记作 $\mathrm{grad}f(x,y)$，即

$$\mathrm{grad}f(x,y) = \frac{\partial f}{\partial x}\vec{i} + \frac{\partial f}{\partial y}\vec{j}$$

（2）设函数 $u = f(x,y,z)$ 在空间 $G$ 内具有一阶连续偏导数，这对于每一点 $p(x,y,z) \in G$，都可给出一个向量

$$\frac{\partial f}{\partial x}\vec{i} + \frac{\partial f}{\partial y}\vec{j} + \frac{\partial f}{\partial z}\vec{k}$$

这向量称为函数 $u = f(x,y,z)$ 在点 $p(x,y,z)$ 的梯度，记作

$$\mathrm{grad}f(x,y,z) = \frac{\partial f}{\partial x}\vec{i} + \frac{\partial f}{\partial y}\vec{j} + \frac{\partial f}{\partial z}\vec{k}$$

**12. 空间曲线的切线与法平面方程**　空间曲线的切线方程为

$$\frac{x - x_0}{\varphi'(t_0)} = \frac{y - y_0}{\psi'(t_0)} = \frac{z - z_0}{\omega'(t_0)}$$

空间曲线的法平面方程为

$$\varphi'(t_0)(x - x_0) + \psi'(t_0)(y - y_0) + \omega'(t_0)(z - z_0) = 0$$

**13. 空间曲面的切平面与法线方程**　空间曲面的切平面方程为

$$F_x(x_0,y_0,z_0)(x - x_0) + F_y(x_0,y_0,z_0)(y - y_0) + F_z(x_0,y_0,z_0)(z - z_0) = 0$$

空间曲面的法线方程为

$$\frac{x - x_0}{F_x'(x_0,y_0,z_0)} = \frac{y - y_0}{F_y'(x_0,y_0,z_0)} = \frac{z - z_0}{F_z'(x_0,y_0,z_0)}$$

**14. 多元函数的极值的求法**　设函数 $z = f(x,y)$ 在点 $(x_0,y_0)$ 的某邻域内有一阶及二阶连续偏导数，又设 $f_x'(x_0,y_0) = 0$，$f_y'(x_0,y_0) = 0$，记 $A = f_{xx}''(x_0,y_0)$，$B = f_{xy}''(x_0,y_0)$，

$C=f''_{yy}(x_0,y_0)$，那么

（1）如果 $B^2-AC<0$，则函数 $f(x,y)$ 在点 $(x_0,y_0)$ 处有极值，且当 $A<0$ 时取得极大值；当 $A>0$ 时取得极小值。

（2）如果 $B^2-AC>0$，则点 $(x_0,y_0)$ 不是极值点。

（3）如果 $B^2-AC=0$，则 $(x_0,y_0)$ 是否为极值点不能断定，需另做讨论。

**15. 拉格朗日乘数法**　要找函数 $z=f(x,y)$ 在条件 $\varphi(x,y)=0$ 下的可能极值点，可以先构成辅助函数

$$F(x,y)=f(x,y)+\lambda\varphi(x,y)$$

式中，$\lambda$ 为某一常数。求其对 $x,y$ 的一阶偏导数，并使之为零，然后与条件方程 $\varphi(x,y)=0$ 联立起来

$$\begin{cases}f'_x(x,y)+\lambda\varphi'_x(x,y)=0\\ f'_y(x,y)+\lambda\varphi'_y(x,y)=0\\ \varphi(x,y)=0\end{cases}$$

由这方程组解出 $x,y$ 及 $\lambda$，则其中 $x,y$ 就是可能极值点的坐标。

## 习题八

1. 设 $f(x,y)=xy+\dfrac{x}{y}$，求 $f(1,-1)$，$f\left(1,\dfrac{b}{a}\right)$。

2. 若 $f(x,y)=1+x-y^2$，求 $f(x+\Delta x,y+\Delta y)-f(x,y)$。

3. 求下列函数的定义域，并画出定义域的图形。

(1) $z=\dfrac{1}{\sqrt{x^2+y^2}}$　　(2) $z=\dfrac{1}{\sqrt{a^2-x^2-y^2}}$

(3) $z=\dfrac{xy}{x-y}$　　(4) $z=\dfrac{1}{\sqrt{x}}+\dfrac{1}{\sqrt{y}}$

(5) $f(x,y)=\dfrac{1}{x^2-y^2}$　　(6) $f(x,y)=\sqrt{1-x^2}+\sqrt{y^2-1}$

(7) $f(x,y)=\dfrac{1}{\sqrt{y-\sqrt{x}}}$　　(8) $f(x,y)=\ln(y-x)$

(9) $f(x,y,z)=\sqrt{R^2-x^2-y^2-z^2}+\dfrac{1}{\sqrt{x^2+y^2+z^2-r^2}}$，$(R>r>0)$

4. 下列函数在何处不连续。

(1) $f(x,y)=\ln(x^2+y^2)$　　(2) $f(x,y)=\dfrac{1}{x^2+y^2-1}$

(3) $f(x,y)=\dfrac{x+y^2}{x-y^2}$

5. 求下列函数的极限。

(1) $\lim\limits_{\substack{x\to-1\\y\to1}}e^{x^2+y^2}$　　(2) $\lim\limits_{\substack{x\to2\\y\to1}}\dfrac{x-y}{xy}$

(3) $\lim\limits_{\substack{x\to0\\y\to0}}\dfrac{xy}{\sqrt{xy+1}-1}$　　(4) $\lim\limits_{\substack{x\to0\\y\to0}}\dfrac{2-\sqrt{xy+4}}{xy}$

6. 求下列函数的偏导数。

(1) $z = x^3y - y^3x$　　(2) $s = \dfrac{u^2 + v^2}{uv}$

(3) $z = \sqrt{\ln(xy)}$　　(4) $z = \sin(xy) + \cos^2(xy)$

(5) $z = \ln\tan\dfrac{x}{y}$　　(6) $z = (1 + xy)^y$

(7) $u = x^{\frac{y}{z}}$　　(8) $u = \arctan(x - y)^z$

7. $f(x,y) = x + (y - 1)\arcsin\sqrt{\dfrac{x}{y}}$，求$f_x(x,1)$。

8. 曲线$\begin{cases} z = \dfrac{x^2 + y^2}{4} \\ y = 4 \end{cases}$在点（2，4，5）的切线与$x$轴正向间的夹角是多少？

9. 求下列函数的二阶偏导数。

(1) $z = x^4 + y^4 - 4x^2y^2$　　(2) $z = \arctan\dfrac{y}{x}$

(3) $z = y^x$

10. $f(x,y,z) = xy^2 + yz^2 + zx^2$，求$f_{xx}(0,0,1)$，$f_{xz}(1,0,2)$，$f_{yz}(0,-1,0)$及$f_{zzx}(2,0,1)$。

11. $z = x\ln(xy)$，求$\dfrac{\partial^3 z}{\partial x^2 \partial y}$及$\dfrac{\partial^3 z}{\partial x \partial y^2}$。

12. 求下列函数的全微分。

(1) $z = \dfrac{xy}{x + y}$　　(2) $z = e^{\frac{y}{x}}$

(3) $z = \ln(1 + x^2 + y^2)$　　(4) $z = \arctan\dfrac{x}{y}$

(5) $z = e^{-xy}\sin(x + y)$　　(6) $u = x^{yz}$

13. 设函数$z = x^2y^3$，求当$x = 2$，$y = -1$，$\Delta x = 0.02$，$\Delta y = -0.01$时的全微分及全增量。

14. 计算$(1.97)^{1.05}$的近似值（$\ln 2 \approx 0.963$）。

15. 计算$\sqrt{(1.02)^3 + (1.97)^3}$的近似值。

16. 设有一无盖正圆锥形的容器，受压后发生形变，半径由30cm增加到30.1cm，高度由60cm减少到59.8cm，求圆锥体体积变化的近似值。

17. 如果$z = x^y$，而$x = \sin t$，$y = \cos t$，求$\dfrac{dz}{dt}$。

18. 已知$z = \dfrac{x}{y}$，而$x = s - 2t$，$y = s + 2t$，求$dz$。

19. 求下列函数的一阶偏导数（其中$f$具有一阶连续偏导数）。

(1) $z = f(x^2 - y^2, e^{xy})$　　(2) $u = f(\dfrac{x}{y}, \dfrac{y}{z})$

(3) $u = f(x, xy, xyz)$

20. 求下列函数的二阶偏导数（其中$f$具有二阶连续偏导数）。

(1) $z = f(x, \dfrac{x}{y})$　　(2) $z = f(xy^2, x^2y)$

(3) $z=f(\sin x,\cos y,e^{x+y})$

21. 设 $\sin y+e^x-xy^2=0$，求 $\frac{dy}{dx}$。

22. 设 $\ln\sqrt{x^2+y^2}=\arctan\frac{y}{x}$，求 $\frac{dy}{dx}$。

23. 设 $x+2y+z-2\sqrt{xyz}=0$，求 $\frac{\partial z}{\partial x},\frac{\partial z}{\partial y}$。

24. 设 $\frac{x}{z}=\ln\frac{z}{y}$，求 $\frac{\partial z}{\partial x},\frac{\partial z}{\partial y}$。

25. 设 $e^z-xyz=0$，求 $\frac{\partial^2 z}{\partial x^2}$。

26. 设 $z^3-3xyz=a^3$，求 $\frac{\partial^2 z}{\partial x\partial y}$。

27. 求函数 $z=x^2+y^2$ 在点（1，2）处沿从点（1，2）到点（2，$2+\sqrt{3}$）方向的方向导数。

28. 求 $u=xyz$ 在点（5，1，2）沿从点（5，1，2）到点（9，4，14）方向的方向导数。

29. 函数 $z=1-\left(\frac{x^2}{a^2}+\frac{y^2}{b^2}\right)$ 在点 $\left(\frac{a}{\sqrt{2}},\frac{b}{\sqrt{2}}\right)$ 处沿曲线 $\frac{x^2}{a^2}+\frac{y^2}{b^2}=1$ 在这点的内法线方向的方向导数。

30. 函数 $f(x,y,z)=x^2+2y^2+3z^2+xy+3x-2y-6z$，求 $\mathrm{grad}f(0,0,0)$ 及 $\mathrm{grad}f(1,1,1)$。

31. 求曲线 $x=t-\sin t,y=1-\cos t,z=4\sin\frac{t}{2}$ 在点 $(\frac{\pi}{2}-1,1,2\sqrt{2})$ 处的切线及法平面方程。

32. 求曲线 $x=\frac{t}{1+t},y=\frac{1+t}{t},z=t^2$ 在对应于 $t=1$ 点处的切线及法平面方程。

33. 求曲线 $y^2=2mx,z^2=m-x$ 在点 $(x_0,y_0,z_0)$ 处的切线及法平面方程。

34. 求曲线 $\begin{cases}x^2+y^2+z^2-3x=0\\2x-3y+5z-4=0\end{cases}$ 在点 $(1,1,1)$ 处的切线及法平面方程。

35. 求曲面 $ax^2+by^2+cz^2=1$ 在点 $(x_0,y_0,z_0)$ 处的切平面及法线方程。

36. 求椭球面 $x^2+2y^2+z^2=1$ 上平行于平面 $x-y+2z=0$ 的切平面方程。

37. 在曲面 $z=xy$ 上求一点，使这点处的法线垂直于平面 $x+3y+z+9=0$，并写出这法线的方程。

38. 下列函数的极值。

(1) $f(x,y)=4(x-y)-x^2-y^2$　　(2) $f(x,y)=(6x-x^2)(4y-y^2)$

(3) $f(x,y)=e^{2x}(x+y^2+2y)$

39. 斜边之长为 $l$ 的一切直角三角形中，求有最大周长的直角三角形。

40. 要找一个容积等于定数 $k$ 的长方体无盖水池，应如何选择水池的尺寸，方可使它的表面积最小。

41. 求内接于半径为 $a$ 的球且有最大体积的长方体。

## 习题八答案

1. $-2$; $\dfrac{a^2+b^2}{ab}$

2. $\Delta x-2y\Delta y-(\Delta y)^2$

3. (1) $x^2+y^2\neq 0$; (2) $x^2+y^2<a^2$; (3) $y\neq x$; (4) $x>0,y>0$;
(5) $y\neq x,y\neq -x$; (6) $|x|\leqslant 1,|y|\geqslant 1$; (7) $x\geqslant 0,y>\sqrt{x}$;
(8) $y>x$; (9) $r^2<x^2+y^2+z^2\leqslant R^2$

4. (1) $x=0,y=0$; (2) $x^2+y^2=1$; (3) $y^2=x$

5. (1) $e^2$; (2) $\dfrac{1}{2}$; (3) 2; (4) $-\dfrac{1}{4}$

6. (1) $\dfrac{\partial z}{\partial x}=3x^2y-y^3,\dfrac{\partial z}{\partial y}=x^3-3xy^2$;

(2) $\dfrac{\partial s}{\partial u}=\dfrac{1}{v}-\dfrac{v}{u^2},\dfrac{\partial s}{\partial v}=\dfrac{1}{u}-\dfrac{u}{v^2}$;

(3) $\dfrac{\partial z}{\partial x}=\dfrac{1}{2x\sqrt{\ln(xy)}},\dfrac{\partial z}{\partial y}=\dfrac{1}{2y\sqrt{\ln(xy)}}$;

(4) $\dfrac{\partial z}{\partial x}=y[\cos(xy)-\sin(2xy)],\dfrac{\partial z}{\partial y}=x[\cos(xy)-\sin(2xy)]$;

(5) $\dfrac{\partial z}{\partial x}=\dfrac{2}{y}\csc\dfrac{2x}{y},\dfrac{\partial z}{\partial y}=-\dfrac{2x}{y^2}\csc\dfrac{2x}{y}$;

(6) $\dfrac{\partial z}{\partial x}=y^2(1+xy)^{y-1},\dfrac{\partial z}{\partial y}=(1+xy)^y\left[\ln(1+xy)+\dfrac{xy}{1+xy}\right]$;

(7) $\dfrac{\partial u}{\partial x}=\dfrac{y}{z}x^{\frac{y}{z}-1},\dfrac{\partial u}{\partial y}=\dfrac{1}{z}x^{\frac{y}{z}}\cdot\ln x,\dfrac{\partial u}{\partial z}=-\dfrac{y}{z^2}x^{\frac{y}{z}}\cdot\ln x$;

(8) $\dfrac{\partial u}{\partial x}=\dfrac{z(x-y)^{z-1}}{1+(x-y)^{2z}},\dfrac{\partial u}{\partial y}=-\dfrac{z(x-y)^{z-1}}{1+(x-y)^{2z}},\dfrac{\partial u}{\partial z}=-\dfrac{(x-y)^z\ln(x-y)}{1+(x-y)^{2z}}$

7. $f_x(x,1)=1$

8. $\dfrac{\pi}{4}$

9. (1) $\dfrac{\partial^2 z}{\partial x^2}=12x^2-8y^2,\dfrac{\partial^2 z}{\partial y^2}=12y^2-8x^2,\dfrac{\partial^2 z}{\partial x\partial y}=-16xy$;

(2) $\dfrac{\partial^2 z}{\partial x^2}=\dfrac{2xy}{(x^2+y^2)^2},\dfrac{\partial^2 z}{\partial y^2}=-\dfrac{2xy}{(x^2+y^2)^2},\dfrac{\partial^2 z}{\partial x\partial y}=\dfrac{y^2-x^2}{(x^2+y^2)^2}$;

(3) $\dfrac{\partial^2 z}{\partial x^2}=y^x\cdot\ln^2 y,\dfrac{\partial^2 z}{\partial y^2}=x(x-1)y^{x-2},\dfrac{\partial^2 z}{\partial x\partial y}=y^{x-1}(1+x\ln y)$

10. $f''_{xx}(0,0,1)=2,f''_{xz}(1,0,2)=2,f''_{yz}(0,-1,0)=0,f''_{zzx}(2,0,1)=0$

11. $\dfrac{\partial^3 z}{\partial x^2\partial y}=0,\dfrac{\partial^3 z}{\partial x\partial y^2}=-\dfrac{1}{y^2}$

12. (1) $\dfrac{y^2\mathrm{d}x+x^2\mathrm{d}y}{(x+y)^2}$; (2) $\left(-\dfrac{y}{x^2}\mathrm{d}x+\dfrac{1}{x}\mathrm{d}y\right)e^{\frac{y}{x}}$;

(3) $\dfrac{2(x\mathrm{d}x+y\mathrm{d}y)}{1+x^2+y^2}$; (4) $\dfrac{y\mathrm{d}x-x\mathrm{d}y}{x^2+y^2}$;

(5) $\mathrm{e}^{-xy}[\cos(x+y)-y\sin(x+y)]\mathrm{d}x+\mathrm{e}^{-xy}[\cos(x+y)-x\sin(x+y)]\mathrm{d}y$;

(6) $x^{yz}(\dfrac{yz}{x}\mathrm{d}x+z\ln x\mathrm{d}y+y\ln x\mathrm{d}z)$

13. $\mathrm{d}z=-0.2$; $\Delta z\approx-0.204$

14. 2.039

15. 2.95

16. $60\pi\mathrm{cm}^3$

17. $\cos^2 t\,(\sin t)^{\cos t-1}-(\sin t)^{\cos t+1}\ln(\sin t)$

18. $\dfrac{4t\mathrm{d}s-4s\mathrm{d}t}{(s+2t)^2}$

19. (1) $\dfrac{\partial z}{\partial x}=2xf_1'+y\mathrm{e}^{xy}f_2',\dfrac{\partial z}{\partial y}=-2yf_1'+x\mathrm{e}^{xy}f_2'$;

(2) $\dfrac{\partial u}{\partial x}=\dfrac{1}{y}f_1',\dfrac{\partial u}{\partial y}=-\dfrac{x}{y^2}f_1'+\dfrac{1}{z}f_2',\dfrac{\partial u}{\partial z}=-\dfrac{y}{z^2}f_2'$;

(3) $\dfrac{\partial u}{\partial x}=f_1'+yf_2'+yzf_3',\dfrac{\partial u}{\partial y}=xf_2'+xzf_3',\dfrac{\partial u}{\partial z}=xyf_3'$

20. (1) $\dfrac{\partial^2 z}{\partial x^2}=f_{11}''+\dfrac{2}{y}f_{12}''+\dfrac{1}{y^2}f_{22}''$

$\dfrac{\partial^2 z}{\partial x\partial y}=-\dfrac{x}{y^2}(f_{12}''+\dfrac{1}{y}f_{22}'')-\dfrac{1}{y^2}f_2'$

$\dfrac{\partial^2 z}{\partial y^2}=\dfrac{2x}{y^3}f_2'+\dfrac{x^2}{y^4}f_{22}''$;

(2) $\dfrac{\partial^2 z}{\partial x^2}=2yf_2'+y^4f_{11}''+4xy^3f_{12}''+4x^2y^2f_{22}''$

$\dfrac{\partial^2 z}{\partial x\partial y}=2yf_1'+2xf_2'+2xy^3f_{11}''+2x^3yf_{22}''+5x^2y^2f_{11}''$

$\dfrac{\partial^2 z}{\partial y^2}=2xf_1'+4x^2y^2f_{11}''+4x^3yf_{12}''+x^4f_{22}''$

(3) $\dfrac{\partial^2 z}{\partial x^2}=\mathrm{e}^{x+y}f_3'-\sin xf_1'+\cos^2 xf_{11}''+2\mathrm{e}^{x+y}\cos xf_{13}''+\mathrm{e}^{2(x+y)}f_{33}''$

$\dfrac{\partial^2 z}{\partial x\partial y}=\mathrm{e}^{x+y}f_3'-\cos x\sin yf_{12}''+\mathrm{e}^{x+y}\cos xf_{11}''-\mathrm{e}^{x+y}\sin yf_{32}''+\mathrm{e}^{2(x+y)}f_{33}''$

$\dfrac{\partial^2 z}{\partial y^2}=\mathrm{e}^{x+y}f_3'-\cos yf_2'+\sin^2 yf_{22}''-2\mathrm{e}^{x+y}\sin yf_{23}''+\mathrm{e}^{2(x+y)}f_{33}''$

21. $\dfrac{y^2-\mathrm{e}^x}{\cos y-2xy}$

22. $\dfrac{x+y}{x-y}$

23. $\dfrac{\partial z}{\partial x}=\dfrac{yz-\sqrt{xyz}}{\sqrt{xyz}-xy},\dfrac{\partial z}{\partial y}=\dfrac{xz-2\sqrt{xyz}}{\sqrt{xyz}-xy}$

24. $\dfrac{\partial z}{\partial x}=\dfrac{z}{x+z},\dfrac{\partial z}{\partial y}=\dfrac{z^2}{y(x+z)}$

25. $\dfrac{2y^2z\mathrm{e}^z-2xy^3\mathrm{e}^z-y^2z^2\mathrm{e}^z}{(\mathrm{e}^z-xy)^3}$

26. $\dfrac{z(z^4-2xyz^2-x^2y^2)}{(z^2-xy)^3}$

27. $1+2\sqrt{3}$

28. $\dfrac{98}{13}$

29. $\dfrac{1}{ab}\sqrt{2(a^2+b^2)}$

30. $\text{grad}f(0,0,0)=3\vec{i}-2\vec{j}-6\vec{k}$；$\text{grad}f(1,1,1)=6\vec{i}+3\vec{j}$

31. 切线方程：$\dfrac{x-(\frac{\pi}{2}-1)}{1}=\dfrac{y-1}{1}=\dfrac{z-2\sqrt{2}}{\sqrt{2}}$

法平面方程：$x+y+\sqrt{2}z=\dfrac{\pi}{2}+4$

32. 切线方程：$\dfrac{x-\frac{1}{2}}{1}=\dfrac{y-2}{-4}=\dfrac{z-1}{8}$

法平面方程：$2x-8y+16z-1=0$

33. 切线方程：$\dfrac{x-x_0}{1}=\dfrac{y-y_0}{\frac{m}{y_0}}=\dfrac{z-z_0}{-\frac{1}{2z_0}}$

法平面方程：$(x-x_0)+\dfrac{m}{y_0}(y-y_0)-\dfrac{1}{2z_0}(z-z_0)=0$

34. 切线方程：$\dfrac{x-1}{16}=\dfrac{y-1}{9}=\dfrac{z-1}{-1}$

法平面方程：$16x+9y-z-24=0$

35. 切平面方程：$ax_0x+by_0y+cz_0z=1$

法线方程：$\dfrac{x-x_0}{ax_0}=\dfrac{y-y_0}{by_0}=\dfrac{z-z_0}{cz_0}$

36. $x-y+2z=\pm\sqrt{\dfrac{11}{2}}$

37. $(-3,-1,3)$，$\dfrac{x+3}{1}=\dfrac{y+1}{3}=\dfrac{z-3}{1}$

38. （1）极大值：$f(2,-2)=8$；（2）极大值：$f(3,2)=36$；

（3）极小值：$f(\frac{1}{2},-1)=-\dfrac{e}{2}$

39. 当两直角边之长均为 $\dfrac{l}{\sqrt{2}}$ 时，可得最大的周长。

40. 当长、宽均为 $\sqrt[3]{2k}$，而高为 $\dfrac{1}{2}\sqrt[3]{2k}$ 时，表面积最小。

41. 当长、宽、高均为 $\dfrac{2a}{\sqrt{3}}$ 时，可得最大的体积。

# 第九章　重积分及曲线积分

扫码“看一看”

**学习目标**

1. **掌握**　二重积分的（直角坐标、极坐标）计算方法；三重积分的（直角坐标、柱面坐标、球面坐标）计算方法；两类曲线积分的计算方法。

2. **熟悉**　重积分求一些几何量（平面图形的面积、体积等）；格林公式并会运用平面曲线积分与路径无关的条件，会求全微分的原函数。

3. **了解**　二重积分、三重积分的概念、性质；两类曲线积分的概念、性质及两类曲线积分的关系。

## 第一节　二重积分的概念和性质

扫码“学一学”

### 一、二重积分的概念

在介绍二重积分的定义之前，下面先计算曲顶柱体的体积和平面薄片的质量两个具体实例。

**（一）曲顶柱体的体积**

设 $z=f(x,y)$ 是定义在有界闭区域 $D$ 上的非负［即 $z=f(x,y)\geqslant 0$］连续函数，它在直角坐柱系中的图形是空间曲面 $S$，怎样求以曲面 $S$ 为顶，以闭区域 $D$ 为底，其侧面是一柱面的柱体体积呢？（它的准线是闭区域 $D$ 的边界 $L$，母线平行于 $z$ 轴），这样的柱体称为曲顶柱体（图 9－1）。

从图 9－1 中不难看出，它与求平面不规则图形的面积问题是类似的。可以用与一元定积分类似的方法（即分割、近似代替、求和、求极限的方法）来解决这个问题（图 9－2），具体步骤如下。

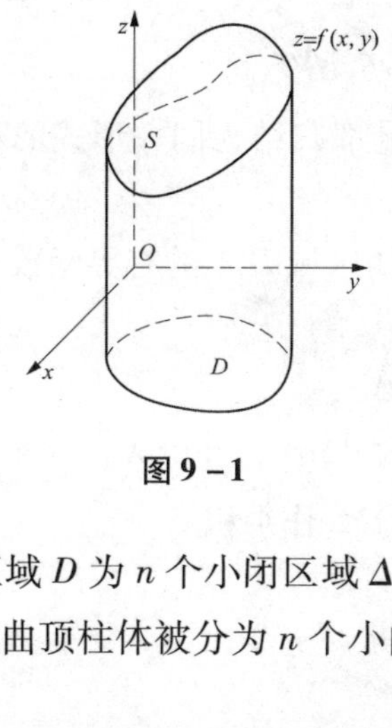


**图 9－1**

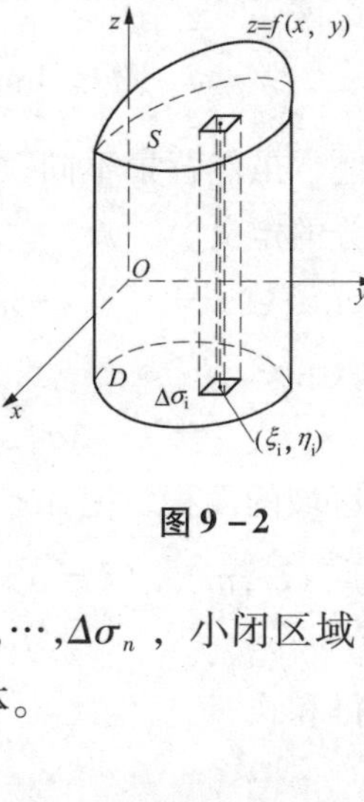


**图 9－2**

（1）分割闭区域 $D$ 为 $n$ 个小闭区域 $\Delta\sigma_1,\Delta\sigma_2,\cdots,\Delta\sigma_n$，小闭区域 $\Delta\sigma_i$ 的面积表示也记作 $\Delta\sigma_i$，相应的此曲顶柱体被分为 $n$ 个小曲顶柱体。

（2）在每个小闭区域 $\Delta\sigma_i$ 上任取一点 $(\xi_i,\eta_i)$，$(i=1,2,\cdots,n)$，即

$$(\xi_1,\eta_1),(\xi_2,\eta_2),\cdots,(\xi_n,\eta_n),$$

当 $\Delta\sigma_i$ 的直径（有界闭区域的直径是指该区域中任意两点间距离的最大值）很小时，由于 $f(x,y)$ 连续，$f(x,y)$ 在 $\Delta\sigma_i$ 中的变化很小，可以近似地看成常数。所以有 $f(x,y)\approx f(\xi_i,\eta_i)$。因此对第 $i$ 个小曲顶柱体的体积，可用高为 $f(\xi_i,\eta_i)$ 而底为 $\Delta\sigma_i$ 的平顶柱体的体积来近似代替。

（3）这 $n$ 个平顶柱体的体积之和

$$V_n=\sum_{i=1}^{n}f(\xi_i,\eta_i)\Delta\sigma_i$$

就是整个曲顶柱体体积 $V$ 的近似值。

（4）用 $\lambda=\max(\mathrm{d}\Delta\sigma_i)$，$\mathrm{d}\Delta\sigma_i$ 表示 $n$ 个小闭区域 $\Delta\sigma_i$ 的直径值。当 $\lambda\to0$（可理解为 $\Delta\sigma_i$ 收缩为一点）时，上述和式的极限，就是曲顶柱体的体积为

$$V=\lim_{\lambda\to0}\sum_{i=1}^{n}f(\xi_i,\eta_i)\Delta\sigma_i$$

**（二）平面薄片的质量**

设薄片在 $xOy$ 平面占有平面闭区域 $D$，它在点 $(x,y)$ 处的面密度是 $\rho=\rho(x,y)$。设 $\rho(x,y)$ 是连续的，求薄片的质量（图 9－3）。

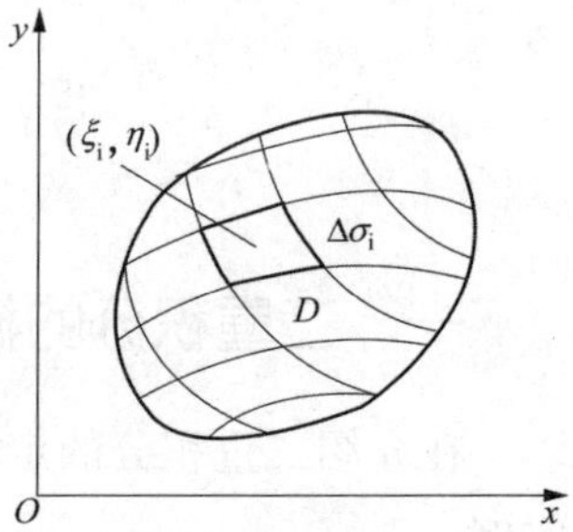

**图 9－3**

先分割闭区域 $D$ 为 $n$ 个小闭区域

$$\Delta\sigma_1,\Delta\sigma_2,\cdots,\Delta\sigma_n$$

在每个小闭区域 $\Delta\sigma_i$ 上任取一点 $(\xi_i,\eta_i)$，$(i=1,2,\cdots,n)$，即

$$(\xi_1,\eta_1),(\xi_2,\eta_2),\cdots,(\xi_n,\eta_n)$$

当 $\Delta\sigma_i$ 的直径（有界闭区域的直径是指该区域中任意两点间距离的最大值）很小时，由于 $\rho(x,y)$ 连续，$\rho(x,y)$ 在 $\Delta\sigma_i$ 中的变化很小，可以近似地看成常数。所以有 $\rho(x,y)\approx\rho(\xi_i,\eta_i)$。因此近似的，以点 $(\xi_i,\eta_i)$ 处的面密度 $\rho(\xi_i,\eta_i)$ 代替小闭区域 $\Delta\sigma_i$ 上各点处的面密度，得到第 $i$ 块小薄片的质量的近似值 $\rho(\xi_i,\eta_i)\Delta\sigma_i$，于是整个薄片质量的近似值是

$$M_n=\sum_{i=1}^{n}\rho(\xi_i,\eta_i)\Delta\sigma_i$$

用 $\lambda=\max(\mathrm{d}\Delta\sigma_i)$，$\mathrm{d}\Delta\sigma_i$ 表示 $n$ 个小闭区域 $\Delta\sigma_i$ 的直径值，当 $D$ 无限细分，即当 $\lambda\to0$ 时，$M_n$ 的极限就是薄片的质量 $M$，即

$$M=\lim_{\lambda\to0}\sum_{i=1}^{n}\rho(\xi_i,\eta_i)\Delta\sigma_i$$

以上两个具体问题，虽然背景不同，但所求量都归结为同一形式的和的极限。抽象出来就得到下述二重积分的定义。

**定义 9－1** 设二元函数 $z=f(x,y)$ 是在有界闭区域 $D$ 上的有界函数。将 $D$ 分为 $n$ 个小区域

$$\Delta\sigma_1,\Delta\sigma_2,\cdots,\Delta\sigma_n,$$

同时 $\Delta\sigma_i$ 也表示该小区域的面积，记 $\Delta\sigma_i$ 的直径为 $\mathrm{d}\Delta\sigma_i$，并令 $\lambda=\max\limits_{1\leqslant i\leqslant n}(\mathrm{d}\Delta\sigma_i)$。

在 $\Delta\sigma_i$ 上任取一点 $(\xi_i,\eta_i)$，$(i=1,2,\cdots,n)$，作乘积

$$f(\xi_i,\eta_i)\Delta\sigma_i$$

把这些乘积加起来，得和式

$$S_n = \sum_{i=1}^{n} f(\xi_i,\eta_i)\Delta\sigma_i$$

若 $\lambda \to 0$ 时，$S_n$ 的极限存在［它不依赖于 $D$ 的分法及点 $(\varepsilon_i,\eta_i)$ 的取法］，则称这个极限值为函数 $z = f(x,y)$ 在 $D$ 上的二重积分，记作 $\iint\limits_D f(x,y)\mathrm{d}\sigma$，即

$$\iint\limits_D f(x,y)\mathrm{d}\sigma = \lim_{\lambda\to 0}\sum_{i=1}^{n} f(\xi_i,\eta_i)\Delta\sigma_i\,, \tag{9-1}$$

其中，$D$ 叫作积分区域；$f(x,y)$ 叫作被积函数；$\mathrm{d}\sigma$ 叫作面积元素；$f(x,y)\mathrm{d}\sigma$ 叫作被积表达式；$x$ 与 $y$ 叫作积分变量；$\sum\limits_{i=1}^{n} f(\xi_i,\eta_i)\Delta\sigma_i$ 叫作积分和。

在直角坐标系中，常用平行于 $x$ 轴和 $y$ 轴的直线（$y$ = 常数和 $x$ = 常数）把区域 $D$ 分割成小矩形，它的边长是 $\Delta x_i$ 和 $\Delta y_i$，从而 $\Delta\sigma_i = \Delta x_i\Delta y_i$，因此在直角坐标系中的面积元素可写成 $\mathrm{d}\sigma = \mathrm{d}x\cdot\mathrm{d}y$，二重积分也可记作

$$\iint\limits_D f(x,y)\mathrm{d}x\mathrm{d}y = \lim_{\lambda\to 0}\sum_{i=1}^{n} f(\xi_i,\eta_i)\Delta\sigma_i$$

有了二重积分的定义，前面的体积和质量都可以用二重积分来表示。曲顶柱体的体积 $V$ 是函数 $z = f(x,y)$ 在区域 $D$ 上的二重积分

$$V = \iint\limits_D f(x,y)\mathrm{d}\sigma$$

薄片的质量 $M$ 是面密度 $\rho = \rho(x,y)$ 在区域 $D$ 上的二重积分

$$M = \iint\limits_D \rho(x,y)\mathrm{d}\sigma$$

因为总可以把被积函数 $z = f(x,y)$ 看作空间的一张曲面，所以当 $f(x,y)$ 为正时，二重积分的几何意义就是曲顶柱体的体积；当 $f(x,y)$ 为负时，柱体就在 $xOy$ 平面下方，二重积分就是曲顶柱体体积的负值。如果 $f(x,y)$ 在某部分区域上是正的，而在其余的部分区域上是负的，那么 $f(x,y)$ 在 $D$ 上的二重积分就等于这些部分区域上柱体体积的代数和。

如果 $f(x,y)$ 在区域 $D$ 上的二重积分存在［即和式的极限（9－1）存在］，则称 $f(x,y)$ 在 $D$ 上可积。什么样的函数是可积的呢？与一元函数定积分的情形一样，只叙述有关结论，而不做证明。

**定理 9－1（存在性定理）**　如果 $f(x,y)$ 是有界闭区域 $D$ 上连续，或分块连续的函数，则 $f(x,y)$ 在 $D$ 上可积。

我们总假定 $z = f(x,y)$ 在有界闭区域 $D$ 上连续，所以 $f(x,y)$ 在 $D$ 上的二重积分都是存在的。

## 二、二重积分的性质

设二元函数 $f(x,y)$，$g(x,y)$ 在有界闭区域 $D$ 上连续，利用二重积分的定义，可以证明它的若干基本性质，下面列举这些性质。

**性质 9－1**　被积函数常数因子可提到二重积分号外面，即

$$\iint\limits_D kf(x,y)\mathrm{d}\sigma = k\iint\limits_D f(x,y)\mathrm{d}\sigma$$

式中，$k$ 是常数。

**性质 9－2**　函数的代数和的二重积分等于各函数的二重积分的代数和，即

$$\iint_D [f(x,y) \pm g(x,y)] \mathrm{d}\sigma = \iint_D f(x,y) \mathrm{d}\sigma \pm \iint_D g(x,y) \mathrm{d}\sigma$$

**性质9-3** 设闭区域$D$由$D_1$、$D_2$组成，且$D_1$、$D_2$除边界点外无公共点（图9-4），则$f(x,y)$在$D$上的二重积分等于在$D_1$及$D_2$上二重积分的和，即

$$\iint_D f(x,y) \mathrm{d}\sigma = \iint_{D_1} f(x,y) \mathrm{d}\sigma + \iint_{D_2} f(x,y) \mathrm{d}\sigma \qquad (9-2)$$

这个性质可推广为：如果闭区域$D$被有限条曲线分为有限个部分区域，那么在$D$上的二重积分等于在各部分区域上的二重积分的和。

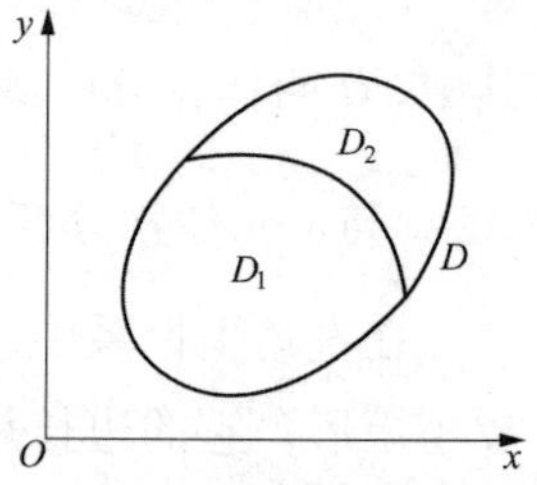

图9-4

**性质9-4** 设在闭区域$D$上$f(x,y)=1$，$\sigma$为$D$的面积，则

$$\sigma = \iint_D 1 \mathrm{d}\sigma = \iint_D \mathrm{d}\sigma$$

从几何意义上来看这是很明显的。因为高为1的平顶柱体的体积在数值上就等于柱体的底面积。

**性质9-5** 设在闭区域$D$上有$f(x,y) \leqslant g(x,y)$，则

$$\iint_D f(x,y) \mathrm{d}\sigma \leqslant \iint_D g(x,y) \mathrm{d}\sigma$$

**推论：** $\left| \iint_D f(x,y) \mathrm{d}\sigma \right| \leqslant \iint_D |f(x,y)| \mathrm{d}\sigma$

**证明：** 显然在$D$上有

$$-|f(x,y)| \leqslant f(x,y) \leqslant |f(x,y)|$$

由性质9-5得

$$-\iint_D |f(x,y)| \mathrm{d}\sigma \leqslant \iint_D f(x,y) \mathrm{d}\sigma \leqslant \iint_D |f(x,y)| \mathrm{d}\sigma$$

于是得到

$$\left| \iint_D f(x,y) \mathrm{d}\sigma \right| \leqslant \iint_D |f(x,y)| \mathrm{d}\sigma$$

这就是说，函数二重积分的绝对值必小于（或等于）该函数绝对值的二重积分。

**性质9-6** 设$M,m$分别是$f(x,y)$在闭区域$D$上的最大值和最小值，$\sigma$为$D$的面积，则

$$m\sigma \leqslant \iint_D f(x,y) \mathrm{d}\sigma \leqslant M\sigma$$

**性质9-7**（二重积分的中值定理）设函数$f(x,y)$在闭区域$D$上连续，$\sigma$是$D$的面积，则在$D$上至少存在一点$(\xi,\eta)$使得下式成立

$$\iint_D f(x,y) \mathrm{d}\sigma = f(\xi,\eta)\sigma$$

**证明：** 因$f(x,y)$在有界闭区域$D$上连续，根据有界闭区域上连续函数取到最大值、最小值定理，在$D$上必存在一点$(x_1,y_1)$使$f(x_1,y_1)$等于最大值$M$，又存在一点$(x_2,y_2)$使$f(x_2,y_2)$等于最小值$m$，那么对于$D$上所有点$(x,y)$，有

$$m = f(x_2,y_2) \leqslant f(x,y) \leqslant f(x_1,y_1) = M$$

由性质（9-1），性质（9-5）可得

$$m\iint_D \mathrm{d}\sigma \leqslant \iint_D f(x,y) \mathrm{d}\sigma \leqslant M\iint_D \mathrm{d}\sigma$$

再由性质（9-4）得

$$m\sigma \leqslant \iint_D f(x,y)\,\mathrm{d}\sigma \leqslant M\sigma$$

或

$$m \leqslant \frac{1}{\sigma}\iint_D f(x,y)\,\mathrm{d}\sigma \leqslant M$$

根据闭区域上连续函数的介值定理知，$D$ 上必存在一点 $(\xi,\eta)$，使得

$$\frac{1}{\sigma}\iint_D f(x,y)\,\mathrm{d}\sigma = f(\xi,\eta)$$

即

$$\iint_D f(x,y)\,\mathrm{d}\sigma = f(\xi,\eta)\sigma\ ,\ (\xi,\eta) \in D$$

证毕。

二重积分的一些对称性质：设二元函数 $z = f(x,y)$ 在区域 D 上可积，

若区域 D 关于 $x$ 轴对称，且 $f(x,-y) = -f(x,y)$，则 $\iint_D f(x,y)\,\mathrm{d}\sigma = 0$；

若区域 D 关于 $x$ 轴对称，且 $f(x,-y) = f(x,y)$，

则 $\iint_D f(x,y)\,\mathrm{d}\sigma = 2\iint_{D_1} f(x,y)\,\mathrm{d}\sigma$ 其中 $D_1 = \{(x,y)\mid(x,y)\in D, y\geqslant 0\}$

若区域 D 关于 $y$ 轴对称，且 $f(-x,y) = -f(x,y)$，则 $\iint_D f(x,y)\,\mathrm{d}\sigma = 0$，

若区域 D 关于 $y$ 轴对称，且 $f(-x,y) = f(x,y)$，

则 $\iint_D f(x,y)\,\mathrm{d}\sigma = 2\iint_{D_1} f(x,y)\,\mathrm{d}\sigma$ 其中 $D_1 = \{(x,y)\mid(x,y)\in D, x\geqslant 0\}$

若区域 D 关于原点对称，且 $f(-x,-y) = -f(x,y)$，则 $\iint_D f(x,y)\,\mathrm{d}\sigma = 0$，

若区域 D 关于原点对称，且 $f(-x,-y) = f(x,y)$，

则 $\iint_D f(x,y)\,\mathrm{d}\sigma = 2\iint_{D_1} f(x,y)\,\mathrm{d}\sigma$ 其中 $D_1$ 为 $D$ 中关于原点对称的一半。

扫码“学一学”

# 第二节　二重积分的计算

上一节已经讨论二重积分的概念与性质，下面介绍二重积分的计算方法，这种方法是把二重积分化为二次单积分来计算。

## 一、利用直角坐标系计算二重积分的问题

从几何意义直观来说明二重积分的计算方法，假定被积函数 $f(x,y) \geqslant 0$ 时，二重积分 $\iint_D f(x,y)\,\mathrm{d}\sigma$ 的值等于以 $D$ 为底、以曲面 $z = f(x,y)$ 为顶的曲顶柱体的体积。下面用“平行截面面积为已知的立体的体积”的方法来计算曲顶柱体的体积 $V$。

设积分区域 $D$ 由两条平行直线 $x = a$，$x = b$ 及两条连续曲线 $y = \varphi_1(x)$，$y = \varphi_2(x)$ {在 $[a,b]$ 上，$\varphi_1(x) \leqslant \varphi_2(x)$} 所围成，这时 $D$ 可用不等式

$$a \leqslant x \leqslant b \text{ 与 } \varphi_1(x) \leqslant y \leqslant \varphi_2(x)$$

来表示（图 9 -5）。

用平行于 $yOz$ 坐标面的平面 $x = x_0(a \leqslant x_0 \leqslant b)$ 去截曲顶柱体，得一截面，它是一个以区间 $[\varphi_1(x_0),\varphi_2(x_0)]$ 为底，以 $z = f(x_0,y)$ 为曲边的曲边梯形（图 9－6），所以这截面的面积为

$$A(x_0) = \int_{\varphi_1(x_0)}^{\varphi_2(x_0)} f(x_0,y)\,\mathrm{d}y$$

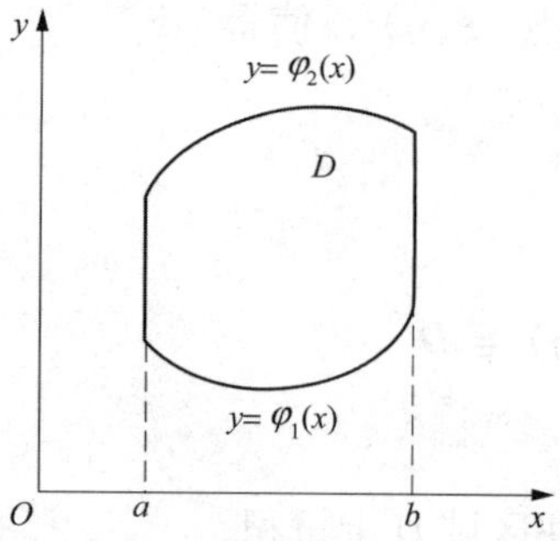


图 9－5

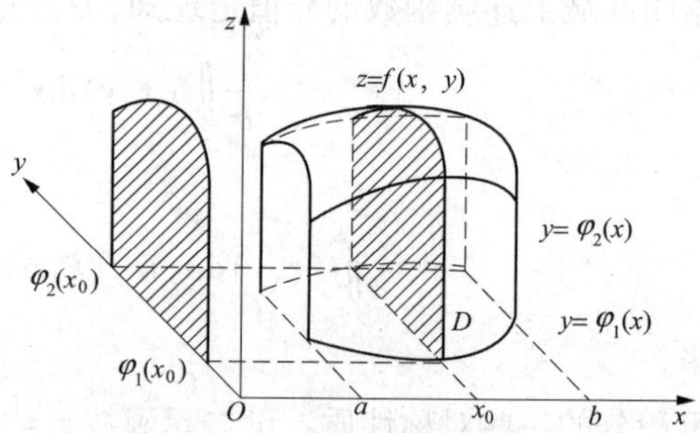


图 9－6

一般的，过区间 $[a,b]$ 上任一点且平行于 $yOz$ 坐标面的平面，与曲顶柱体相交所得截面的面积为

$$A(x) = \int_{\varphi_1(x)}^{\varphi_2(x)} f(x,y)\,\mathrm{d}y$$

式中，$y$ 是积分变量，$x$ 在积分时保持不变。因此在区间 $[a,b]$ 上，$A(x)$ 是 $x$ 的函数。

于是，应用计算平行面面积为已知的立体的体积的方法，得曲顶柱体的体积为

$$V = \int_a^b A(x)\,\mathrm{d}x = \int_a^b \left[\int_{\varphi_1(x)}^{\varphi_2(x)} f(x,y)\,\mathrm{d}y\right]\mathrm{d}x$$

从而有

$$\iint_D f(x,y)\,\mathrm{d}\sigma = \int_a^b \left[\int_{\varphi_1(x)}^{\varphi_2(x)} f(x,y)\,\mathrm{d}y\right]\mathrm{d}x$$

或记作

$$\iint_D f(x,y)\,\mathrm{d}\sigma = \int_a^b \mathrm{d}x \int_{\varphi_1(x)}^{\varphi_2(x)} f(x,y)\,\mathrm{d}y$$

上式右端是一个先对 $y$，后对 $x$ 积分的累次积分。这里应当注意的是：做第一次积分时，因为是在求 $x$ 处的截面积 $A(x)$，所以 $x$ 是 $a,b$ 之间任何一个固定的值，$y$ 是积分变量；做第二次积分时，是沿着 $x$ 轴累加这些薄片的体积 $A(x)\,\mathrm{d}x$，所以 $x$ 是积分变量。

在上面的讨论中，开始假定了 $f(x,y) \geqslant 0$，而事实上，没有这个条件，上面的公式仍然正确。这里把此结论叙述如下。

若 $z = f(x,y)$ 在闭区域 $D$ 上连续，$D: a \leqslant x \leqslant b$，$\varphi_1(x) \leqslant y \leqslant \varphi_2(x)$，则

$$\iint_D f(x,y)\,\mathrm{d}x\mathrm{d}y = \int_a^b \mathrm{d}x \int_{\varphi_1(x)}^{\varphi_2(x)} f(x,y)\,\mathrm{d}y \qquad (9-3)$$

完全类似的，先对 $x$ 积分再对 $y$ 积分就有结论：若 $z = f(x,y)$ 在闭区域 $D$ 上连续，$D$：$c \leqslant y \leqslant d$，$\psi_1(y) \leqslant x \leqslant \psi_2(y)$（图 9－7），则有

$$\iint_D f(x,y)\,\mathrm{d}x\mathrm{d}y = \int_c^d \mathrm{d}y \int_{\varphi_1(y)}^{\varphi_2(y)} f(x,y)\,\mathrm{d}x \qquad (9-4)$$

在直角坐标系中化二重积分为累次积分以及交换积分顺序问题：

模型Ⅰ：设有界闭区域（图 9－8）

$$D=\{(x,y)\mid a\leqslant x\leqslant b,\varphi_1(x)\leqslant y\leqslant \varphi_2(x)\}$$

其中，$\varphi_1(x),\varphi_2(x)$ 在 $[a,b]$ 上连续，$f(x,y)$ 在 $D$ 上连续，则

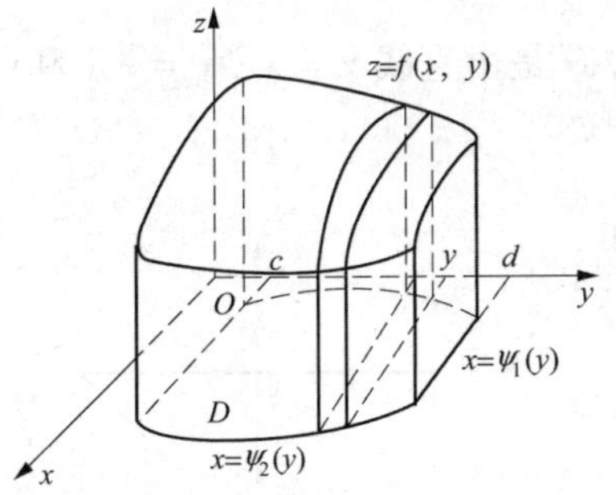


图 9－7

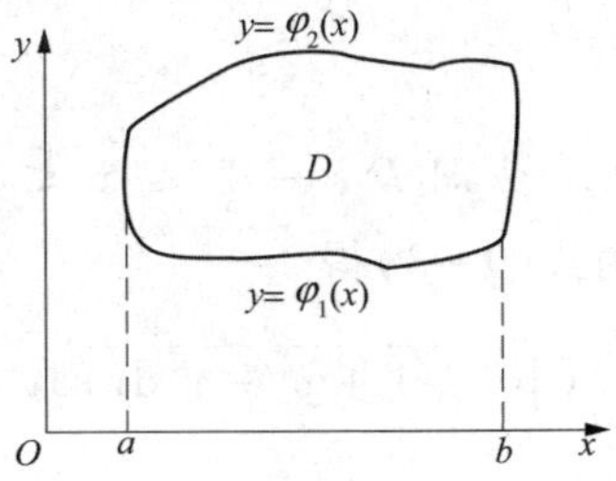


图 9－8

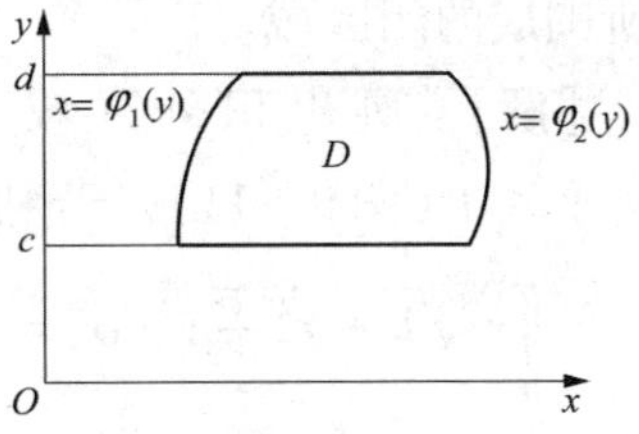


图 9－9

$$\iint_D f(x,y)\mathrm{d}\sigma=\iint_D f(x,y)\mathrm{d}x\mathrm{d}y=\int_a^b \mathrm{d}x\int_{\varphi_1(x)}^{\varphi_2(x)} f(x,y)\mathrm{d}y$$

模型Ⅱ：设有界闭区域（图 9－9）

$$D=\{(x,y)\mid c\leqslant y\leqslant \mathrm{d},\varphi_1(y)\leqslant x\leqslant \varphi_2(y)\}$$

其中，$\varphi_1(y),\varphi_2(y)$ 在 $[c,d]$ 上连续，$x$ 在 $D$ 上连续，则

$$\iint_D f(x,y)\mathrm{d}\sigma=\iint_D f(x,y)\mathrm{d}x\mathrm{d}y=\int_c^d \mathrm{d}y\int_{\varphi_1(y)}^{\varphi_2(y)} f(x,y)\mathrm{d}x$$

关于二重积分的计算主要根据模型Ⅰ或模型Ⅱ，把二重积分化为累次积分从而进行计算，对于比较复杂的区域 $D$ 如果既不符合模型Ⅰ中关于 $D$ 的要求，又不符合模型Ⅱ中关于 $D$ 的要求，那么就需要把 $D$ 分解成一些小区域，使得每一个小区域能够符合模型Ⅰ或模型Ⅱ中关于区域的要求，利用二重积分性质，把大区域上二重积分等于这些小区域上二重积分之和，而每个小区域上的二重积分则可以化为累次积分进行计算。

在直角坐标系中两种不同顺序的累次积分的互相转化是一种很重要的手段，具体做法是先把给定的累次积分反过来化为二重积分，求出它的积分区域 $D$，然后根据 $D$ 再把二重积分化为另外一种顺序的累次积分。

［例 9－1］　计算二重积分 $\iint_D xy\mathrm{d}\sigma$，其中 $D$ 为直线 $y=x$ 与抛物线 $y=x^2$ 所包围的闭区域。

［解］　先画出区域 $D$ 的图形（图 9－10），再求出 $y=x$ 与 $y=x^2$ 两条曲线的交点，它们是 $(0,0)$ 及 $(1,1)$。区域 $D$ 可表示为

$$0\leqslant x\leqslant 1,x^2\leqslant y\leqslant x$$

因此由式（9－3）得

$$\iint_D xy\mathrm{d}\sigma=\int_0^1 x\mathrm{d}x\int_{x^2}^x y\mathrm{d}y=\int_0^1\left(x\frac{y^2}{2}\right)\Bigg|_{x^2}^x\mathrm{d}x=\frac{1}{2}\int_0^1(x^3-x^5)\mathrm{d}x$$

$$=\frac{1}{24}$$

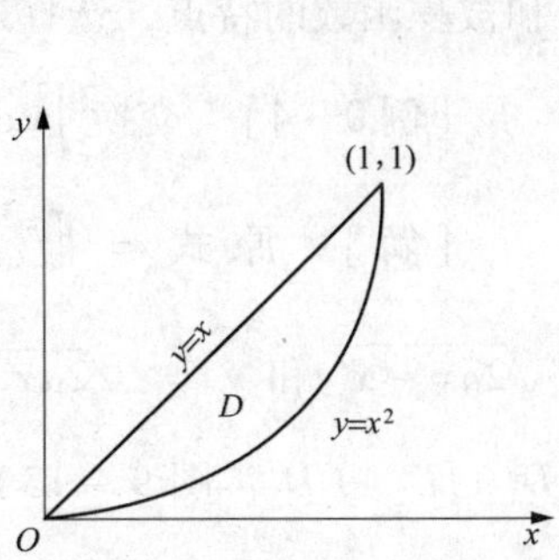


图 9－10

也可以化为先对 $x$，后对 $y$ 的积分，这时区域 $D$ 可表为：$0\leqslant y\leqslant 1,y\leqslant x\leqslant \sqrt{y}$。由式（9－4）得

$$\iint_D xy\mathrm{d}\sigma = \int_0^1 y\mathrm{d}y\int_y^{\sqrt{y}} x\mathrm{d}x = \frac{1}{24}$$

积分后与上面结果相同。

［例 9－2］ 计算二重积分 $\iint_D y\sqrt{1+x^2-y^2}\mathrm{d}\sigma$，其中 $D$ 是由直线 $y=x$，$x=-1$ 和 $y=1$ 所围成的闭区域。

［解］ 画出积分区域 $D$，易知 $D$：$-1\leqslant x\leqslant 1$，$x\leqslant y\leqslant 1$（图 9－11），若利用式(9－3)得

$$\iint_D y\sqrt{1+x^2-y^2}\mathrm{d}\sigma = \int_{-1}^1\left(\int_x^1 y\sqrt{1+x^2-y^2}\mathrm{d}y\right)\mathrm{d}x$$

$$= -\frac{1}{3}\int_{-1}^1\left[(1+x^2-y^2)^{\frac{3}{2}}\right]\Big|_x^1\mathrm{d}x$$

$$= -\frac{1}{3}\int_{-1}^1(|x|^3-1)\mathrm{d}x = -\frac{2}{3}\int_0^1(x^3-1)\mathrm{d}x$$

$$= \frac{1}{2}$$

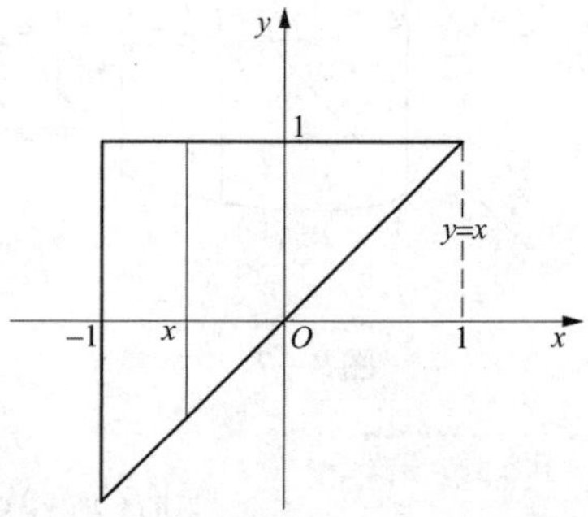


图 9－11

若利用式（9－4），就有

$$\iint_D y\sqrt{1+x^2-y^2}\mathrm{d}\sigma = \int_{-1}^1 y\left(\int_{-1}^y\sqrt{1+x^2-y^2}\mathrm{d}x\right)\mathrm{d}y$$

也可得同样的结果。

［例 9－3］ 计算 $\iint_D \mathrm{e}^{-y^2}\mathrm{d}x\mathrm{d}y$，其中 $D$ 由 $y=x$，$y=1$ 和 $y$ 轴所围区域。

［解］ 区域 $D$（图 9－12），如果

$$\iint_D \mathrm{e}^{-y^2}\mathrm{d}x\mathrm{d}y = \int_0^1\mathrm{d}x\int_x^1\mathrm{e}^{-y^2}\mathrm{d}y$$

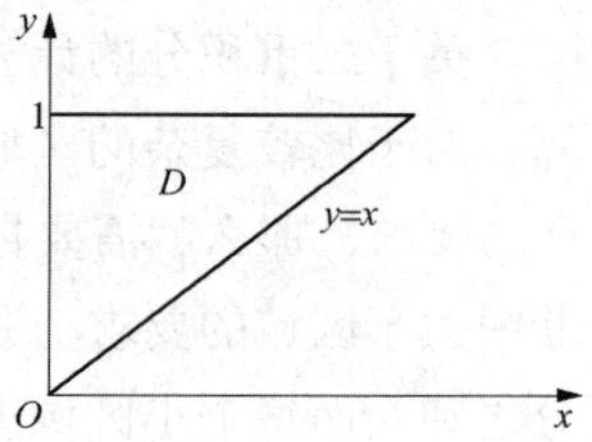


图 9－12

那么先对 $\mathrm{e}^{-y^2}$ 求原函数就不行，故考虑另一种顺序的累次积分。

$$\iint_D \mathrm{e}^{-y^2}\mathrm{d}x\mathrm{d}y = \int_0^1\mathrm{d}y\int_0^y\mathrm{e}^{-y^2}\mathrm{d}x$$

这时先对 $x$ 积分，$\mathrm{e}^{-y^2}$ 当作常数处理就可以了。

原式 $=\int_0^1 y\mathrm{e}^{-y^2}\mathrm{d}y = -\frac{1}{2}[\mathrm{e}^{-y^2}]\big|_0^1 = \frac{1}{2}\left(1-\frac{1}{\mathrm{e}}\right)$

由此可见，把重积分化为累次积分时，需要根据区域 $D$ 和被积函数的特点，选择适当的次序进行积分。

［例 9－4］ 交换 $\int_0^{2a}\mathrm{d}x\int_{\sqrt{2ax-x^2}}^{\sqrt{2ax}} f(x,y)\mathrm{d}y$ 的积分次序。

［解］ 原式 $=\iint_D f(x,y)\mathrm{d}x\mathrm{d}y$，其中 $D$ 是由 $y=\sqrt{2ax-x^2}$ 和 $y=\sqrt{2ax}$ 以及 $x=2a$ 所围的区域：$D=D_1\cup D_2\cup D_3$（图 9－13），由 $y=\sqrt{2ax}$ 得 $x=\frac{y^2}{2a}$，由 $y=\sqrt{2ax-x^2}$ 得 $x=a\pm\sqrt{a^2-y^2}$，因此按先对 $y$ 后对 $x$ 的积分顺序把二重积分化为 3 个累次积分的和。

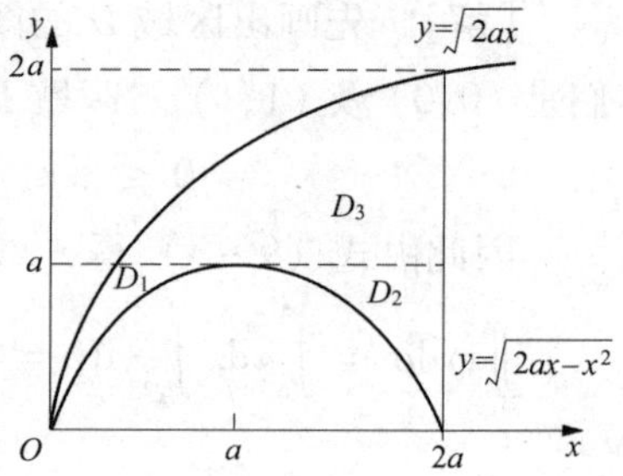


图 9－13

原式 $=\int_0^a dy\int_{\frac{y^2}{2a}}^{a-\sqrt{a^2-y^2}} f(x,y)\,dx+\int_0^a dy\int_{a+\sqrt{a^2-y^2}}^{2a} f(x,y)\,dx+\int_0^{2a} dy\int_{\frac{y^2}{2a}}^{2a} f(x,y)\,dx$

[例 9-5]　计算二重积分 $\iint\limits_D x(x+y)\,dxdy$，其中 $D=\{(x,y)\mid x^2+y^2\leqslant 2, y\geqslant x^2\}$。

[解]　因为区域 $D$ 关于 $y$ 轴对称（图 9-14），且 $(-x)\cdot y=-xy$，所以 $\iint\limits_D xy\,dxdy=0$

$$\begin{aligned}&\iint\limits_D x(x+y)\,dxdy\\&=\iint\limits_D x^2\,dxdy+\iint\limits_D xy\,dxdy=\iint\limits_D x^2\,dxdy\\&=2\int_0^1 dx\int_{x^2}^{\sqrt{2-x^2}} x^2\,dy=2\int_0^1 x^2(\sqrt{2-x^2}-x^2)\,dx\\&=2\int_0^1 x^2\sqrt{2-x^2}\,dx-2\int_0^1 x^4\,dx\end{aligned}$$

三角换元，令 $x=\sqrt{2}\sin t$，则

$$\begin{aligned}&\int_0^1 x^2\sqrt{2-x^2}\,dx\\&=\int_0^{\frac{\pi}{4}} 4\sin^2 t\cos^2 t\,dx=\int_0^{\frac{\pi}{4}}\sin^2 2t\,dx\\&=\frac{1}{2}\int_0^{\frac{\pi}{4}}(1-\cos 4t)\,dt=\frac{\pi}{8}\end{aligned}$$

又 $\int_0^1 x^4\,dx=\frac{1}{5}$，所以

$$\iint\limits_D x(x+y)\,dxdy=\frac{\pi}{4}-\frac{2}{5}$$

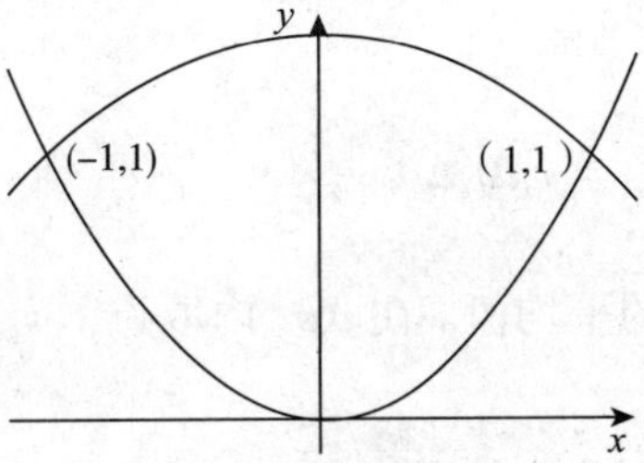


图 9-14

[例 9-6]　计算 $\iint\limits_D e^{\max\{x^2,y^2\}}\,dxdy$，其中 $D=\{(x,y)\mid 0\leqslant x\leqslant 1, 0\leqslant y\leqslant 1\}$。

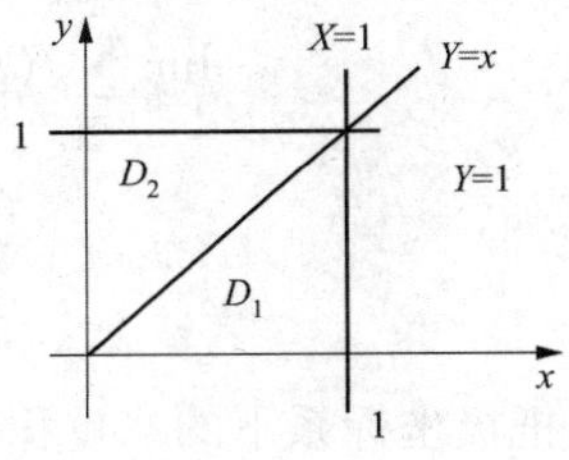


图 9-15

[解]　如图 9-15，区域 $D$ 分为 $D_1,D_2$，则

$D_1=\{(x,y)\mid 0\leqslant x\leqslant 1, 0\leqslant y\leqslant x\}$

$D_2=\{(x,y)\mid 0\leqslant x\leqslant 1, x\leqslant y\leqslant 1\}$

于是

$$\iint_D e^{\max(x^2,y^2)}dxdy = \iint_{D_1} e^{\max(x^2,y^2)}dxdy + \iint_{D_2} e^{\max(x^2,y^2)}dxdy$$

$$= \iint_{D_1} e^{x^2}dxdy + \iint_{D_2} e^{y^2}dxdy$$

$$= \int_0^1 dx\int_0^x e^{x^2}dy + \int_0^1 dy\int_0^y e^{y^2}dx$$

$$= \int_0^1 xe^{x^2}dx + \int_0^1 ye^{y^2}dy = 2\int_0^1 xe^{x^2}dx = e - 1$$

## 二、利用极坐标系计算二重积分的问题

有些二重积分,积分区域 $D$ 的边界曲线用极坐标方程来表示比较方便,且被积函数用极坐标变量 $r,\theta$ 表达比较简单。这时就可以考虑利用极坐标来计算二重积分 $\iint_D f(x,y)dxdy$ 。下面讨论二重积分计算中最常用的一种换元法——极坐标变换，得出在极坐标系下二重积分计算法。

按二重积分的定义可以得到

$$\iint_D f(x,y)d\sigma = \lim_{\lambda\to 0}\sum_{i=1}^{n} f(\xi_i,\eta_i)\Delta\sigma_i$$

下面来研究这个和的极限在极坐标系中的形式。

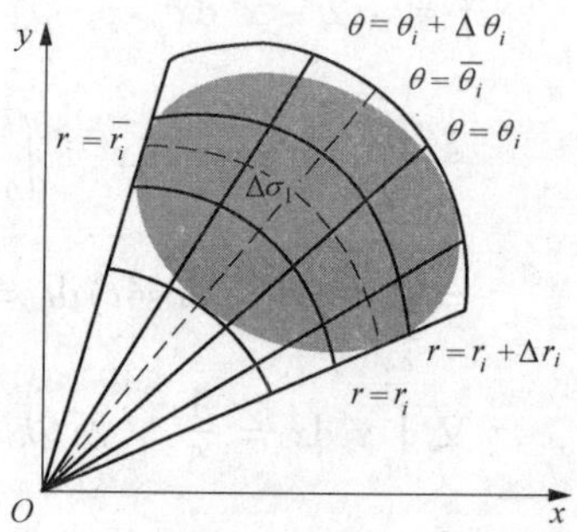

图 9－16

以从极点 $O$ 出发的一族射线及以极点为中心的一族同心圆构成的网将区域 $D$ 分为 $n$ 个小闭区域（图 9－16）,小闭区域的面积为

$$\Delta\sigma_i = \frac{1}{2}(r_i+\Delta r_i)^2\Delta\theta_i - \frac{1}{2}r_i^2\Delta\theta_i$$

$$= \frac{1}{2}(2r_i+\Delta r_i)\Delta r_i\Delta\theta_i$$

$$= \frac{r_i+(r_i+\Delta r_i)}{2}\Delta r_i\Delta\theta_i = \bar{r}_i\Delta r_i\Delta\theta_i$$

其中 $\bar{r}_i$ 表示相邻两圆弧的半径的平均值。在 $\Delta\sigma_i$ 内取点（$\bar{r}_i$，$\bar{\theta}_i$）,设其直角坐标为 $(\xi_i,\eta_i)$，则有

$$\xi_i = \bar{r}_i\cos\bar{\theta}_i,\quad \eta_i = \bar{r}_i\sin\bar{\theta}_i$$

于是

$$\lim_{\lambda\to 0}\sum_{i=1}^{n} f(\xi_i,\eta_i)\Delta\sigma_i = \lim_{\lambda\to 0}\sum_{i=1}^{n} f(\bar{r}_i\cos\bar{\theta}_i,\bar{r}_i\sin\bar{\theta}_i)\bar{r}_i\Delta\rho_i\Delta\theta_i$$

即

$$\iint_D f(x,y)d\sigma = \iint_D f(r\cos\theta,r\sin\theta)rdrd\theta$$

把极坐标系下的二重积分化成二次积分，一般是先对 $\gamma$ 后对 $\theta$ 积分。具体有以下几种情况：

(1) 极点是区域 $D$ 的外点，如图 9－17a，则 $D$ 可用不等式 $\gamma_1(\theta)\leqslant\gamma\leqslant\gamma_2(\theta)$，$\alpha\leqslant\theta\leqslant\beta$ 来表示，则

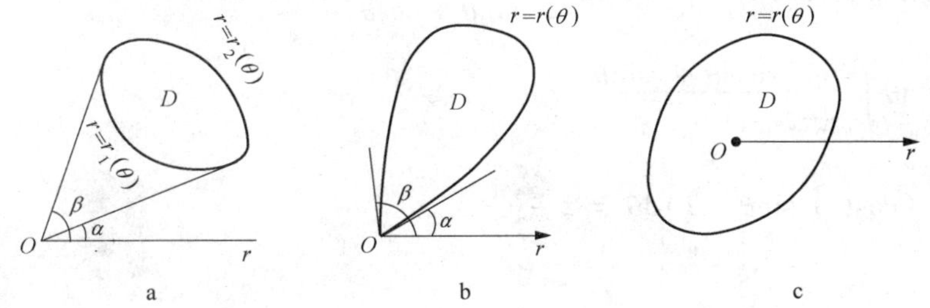


图 9－17

$$\iint_D f(r\cos\theta, r\sin\theta)\,r\mathrm{d}r\mathrm{d}\theta = \int_\alpha^\beta \mathrm{d}\theta\int_{r_1(\theta)}^{r_2(\theta)} f(r\cos\theta, r\sin\theta)\,r\mathrm{d}r$$

（2）极点是区域 $D$ 的边界点，如图 9－17b，则 $D$ 可用不等式 $0 \leqslant \gamma \leqslant \gamma(\theta)$，$\alpha \leqslant \theta \leqslant \beta$ 来表示，则

$$\iint_D f(r\cos\theta, r\sin\theta)\,r\mathrm{d}r\mathrm{d}\theta = \int_\alpha^\beta \mathrm{d}\theta\int_0^{r(\theta)} f(r\cos\theta, r\sin\theta)\,r\mathrm{d}r$$

（3）极点是区域 $D$ 的内点，如图 9－17c，则 $D$ 可用不等式 $0 \leqslant \gamma \leqslant \gamma(\theta)$，$0 \leqslant \theta \leqslant 2\pi$ 来表示，则

$$\iint_D f(r\cos\theta, r\sin\theta)\,r\mathrm{d}r\mathrm{d}\theta = \int_0^{2\pi} \mathrm{d}\theta\int_0^{r(\theta)} f(r\cos\theta, r\sin\theta)\,r\mathrm{d}r$$

［例 9－7］　计算二重积分 $\iint_D xy^2\mathrm{d}\sigma$，其中 $D$ 是单位圆在第 I 卦限的部分。

［解］　采用极坐标系，$D$ 可表示为 $0 \leqslant \theta \leqslant \frac{\pi}{2}, 0 \leqslant r \leqslant 1$（图 9－18），于是有

$$x^2 + y^2 = 1$$

$$\iint_D xy^2\mathrm{d}\sigma = \int_0^{\frac{\pi}{2}}\mathrm{d}\theta\int_0^1 r\cos\theta r^2\sin^2\theta r\mathrm{d}r = \int_0^{\frac{\pi}{2}}\cos\theta\sin^2\theta\mathrm{d}\theta\int_0^1 r^4\mathrm{d}r = \frac{1}{15}$$

［例 9－8］　计算二重积分 $\iint_D x^2\mathrm{d}\sigma$，其中 $D$ 是两圆 $x^2 + y^2 = 1$ 和 $x^2 + y^2 = 4$ 之间的环形闭区域。

［解］　区域 $D$（图 9－19）：$0 \leqslant \theta \leqslant 2\pi$，$1 \leqslant r \leqslant 2$，所以

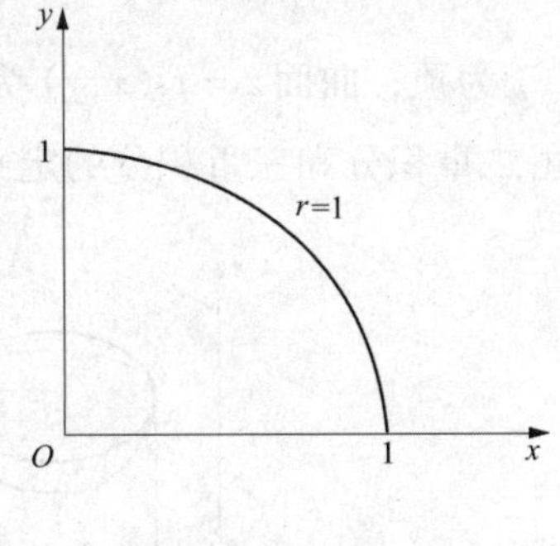


图 9－18

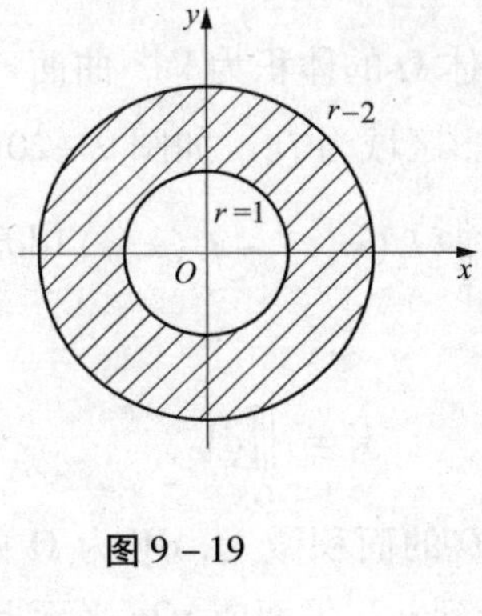


图 9－19

$$\iint_D x^2\mathrm{d}\sigma = \int_0^{2\pi}\mathrm{d}\theta\int_1^2 r^2\cos^2\theta\cdot r\mathrm{d}r = \int_0^{2\pi}\frac{1+\cos2\theta}{2}\mathrm{d}\theta\int_1^2 r^3\mathrm{d}r = \frac{15}{4}\pi$$

［例 9－9］　设 $D: x^2 + y^2 \leqslant 1, x + y \geqslant 1$，求 $\iint_D \frac{x+y}{x^2+y^2}\mathrm{d}\sigma$。

［解］ 利用极坐标计算：$0 \leqslant \theta \leqslant \frac{\pi}{2}, \frac{1}{\sin\theta + \cos\theta} \leqslant r \leqslant 1$，所以

$$\text{原式} = \int_0^{\frac{\pi}{2}} d\theta \int_{\frac{1}{\sin\theta+\cos\theta}}^1 \frac{r\cos\theta + r\sin\theta}{r^2} \cdot r dr$$

$$= \int_0^{\frac{\pi}{2}} (\cos\theta + \sin\theta - 1) d\theta = 2 - \frac{\pi}{2}$$

## 第三节　二重积分的应用

扫码“学一学”

利用定积分的元素法解决了许多求总量的问题，这种元素法也可以推广到重积分的应用中，如果所考察的某个量 $u$ 对于闭区域具有可加性（即当闭区域 $D$ 分成许多小闭区域时，所求量 $u$ 相应地分成许多部分量，且 $u$ 等于部分量之和），并且在闭区域 $D$ 内任取一个直径很小的闭区域 $d\Omega$ 时，相应的部分量可近似地表示为 $f(M)d\Omega$ 的形式，其中 $M$ 为 $d\Omega$ 内的某一点，这个 $f(M)d\Omega$ 称为所求量 $u$ 的元素而记作 $du$，以它为被积表达式，在闭区域 $D$ 上积分

$$u = \int_D f(M)d\Omega, \tag{9-5}$$

这就是所求量的积分表达式，显然当区域 $D$ 为平面闭区域，$M$ 为 $D$ 内点 $(x,y)$ 时，$d\Omega = d\sigma$ 即为面积微元，则（9－5）式可表示为

$$u = \iint_D f(x,y) d\sigma 。$$

当区域 $D$ 为空间闭区域，$M$ 为 $D$ 内点 $(x,y,z)$ 时，$d\Omega = dv$ 即为体积微元，则式（9－5）可表示为

$$u = \iiint_\Omega f(x,y,z) dv$$

下面讨论二重积分在几何和物理上的一些应用。

### 一、二重积分的几何应用

#### （一）曲顶柱体的体积

设空间几何体 $\Omega$ 的体积为 $V$，曲面 $z = f_1(x,y)$ 为顶，曲面 $z = f_2(x,y)$ 为底，顶与底在 $xOy$ 平面上的投影区域为 $D$，如图 9－20 所示，由二重积分和三重积分的定义，有

$$V = \iint_D [f_2(x,y) - f_1(x,y)] d\sigma$$

或

$$V = \iiint_\Omega dV$$

其中 $d\sigma$ 为 $D$ 的面积微元，$dV$ 为 $\Omega$ 的体积微元。同样可把 $\Omega$ 投影到 $yOz$ 平面或 $zOx$ 平面上再应用二重积分的求体积公式。

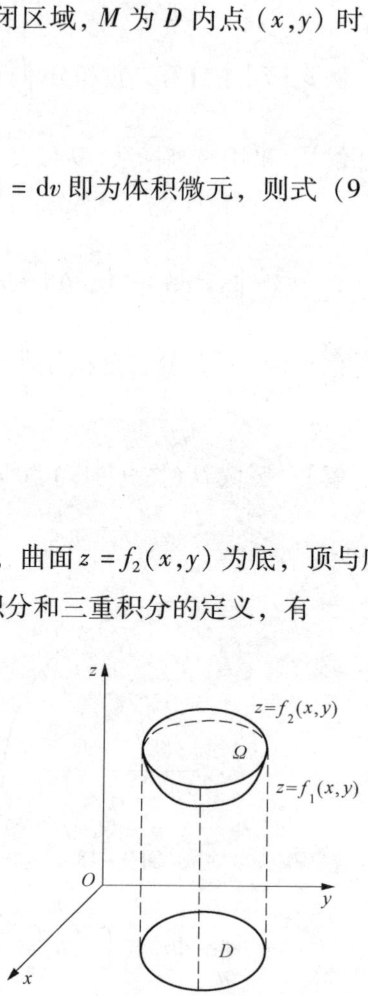

图 9－20

［例 9－10］求两个半径都为 $R$ 且轴线垂直相交的圆柱面所围成的立体的体积。

［解］设圆柱面的半径为 $R$，且这两个圆柱面的方程分别为：

$$x^2+y^2=R^2,\ x^2+z^2=R^2,$$

利用所求立体关于坐标面的对称性，只需求出它在第一卦限部分的体积，然后乘以 8 就行了。所求立体在第一卦限部分，可以看成是一个曲顶柱体，它的底是 $xOy$ 平面上四分之一圆 $D_1: 0\leqslant x\leqslant R, 0\leqslant y\leqslant\sqrt{R^2-x^2}$（图 9－21），它的顶是 $Z=\sqrt{R^2-x^2}$，于是所求立体的体积为

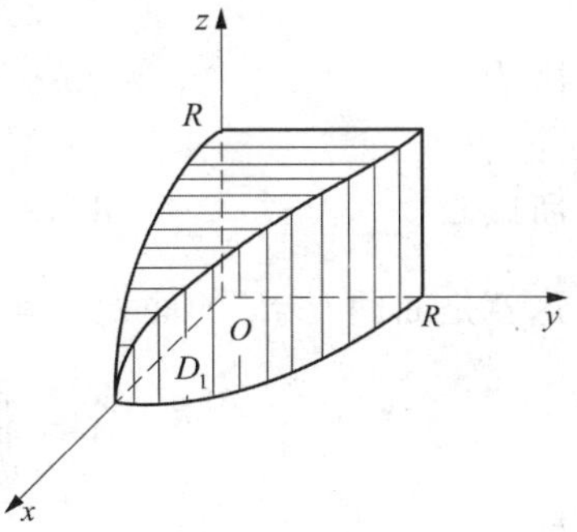


图 9－21

$$V=8\iint\limits_{D_1}\sqrt{R^2-x^2}\,\mathrm{d}\sigma=8\int_0^R\mathrm{d}x\int_0^{\sqrt{R^2-x^2}}\sqrt{R^2-x^2}\,\mathrm{d}y$$

$$=8\int_0^R\left[\sqrt{R^2-x^2}\,y\right]_0^{\sqrt{R^2-x^2}}\mathrm{d}x=8\int_0^R(R^2-x^2)\,\mathrm{d}x$$

$$=\frac{16}{3}R^3$$

［例 9－11］　在一个形状为旋转抛物面 $z=x^2+y^2$ 的容器（图 9－22）内，已经盛有 8 $\pi cm^3$ 的溶液，现又倒进 120 $\pi cm^3$ 的溶液，问现在的液面比原来的液面升高多少？

［解］　设液面高度为 $h$，则由 $z_1=x^2+y^2$ 与 $z_2=h$ 所围成的立体体积为

$$V=\iint\limits_D(z_2-z_1)\,\mathrm{d}\sigma=\iint\limits_D(h-x^2-y^2)\,\mathrm{d}\sigma。$$

在极坐标系内，$D$ 表示为

$$0\leqslant r\leqslant\sqrt{h},\ 0\leqslant\theta\leqslant2\pi,$$

于是，容量 $V$ 与高度 $h$ 之间的关系是

$$V=\int_0^{\frac{\pi}{2}}\mathrm{d}\theta\int_0^{\sqrt{h}}(h-r^2)r\,\mathrm{d}r=\frac{\pi}{2}h^2。$$

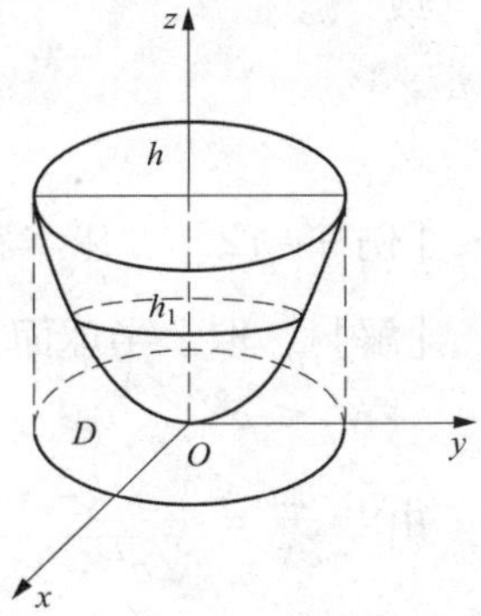


图 9－22

把 $V_1=8\pi$ 与 $V_2=128\pi$ 分别代入上式，就得 $h_1=4$，$h_2=16$。因此，现在的液面比原来的液面升高了 $h_2-h_1=12cm$。

**（二）空间曲面的面积**

设曲面 $S$ 的方程为 $z=f(x,y)$，曲面 $S$ 在 $xOy$ 坐标面上的投影区域为 $D$，$f(x,y)$ 在 $D$ 上具有连续偏导数 $f_x(x,y)$ 和 $f_y(x,y)$，要计算曲面 $S$ 的面积 $A$。

在 $D$ 上任取一面积微元 $\mathrm{d}\sigma$，在 $\mathrm{d}\sigma$ 内任取一点 $P(x,y)$，对应曲面 $S$ 上的点 $M[x,y,f(x,y)]$ 在 $xOy$ 平面上的投影即点 $P$，点 $M$ 处曲面 $S$ 有切平面设为 $T$（图 9－23），以小区域 $\mathrm{d}\sigma$ 的边界为准线，作母线平行于 $z$ 轴的柱面，这柱面在曲面 $S$ 上截下一小片曲面，其面积记为 $\Delta A$，柱面在切平面上截下一小片平面，其面积记为 $\mathrm{d}A$，由于 $\mathrm{d}\sigma$ 的直径很小，切平面 $T$ 上的那一小片平面的面积 $\mathrm{d}A$ 可近似代替曲面 $S$ 上相应的那一小片曲面的面积 $\Delta A$，即 $\Delta A\approx\mathrm{d}A$。

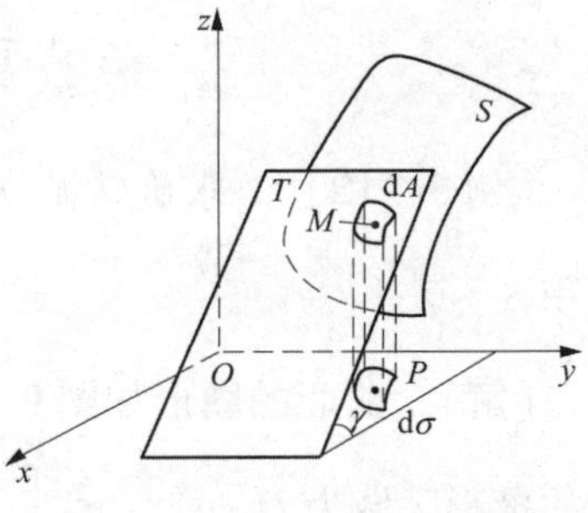


图 9－23

设点 $M$ 处曲面 $S$ 的法线（指向朝上）与 $z$ 轴正向的夹

角为$\gamma$，则根据投影定理有

$$dA = \frac{d\sigma}{\cos\gamma},$$

因为
$$\cos\gamma = \frac{1}{\sqrt{1+f_x^2(x,y)+f_y^2(x,y)}},$$

所以
$$dA = \sqrt{1+f_x^2(x,y)+f_y^2(x,y)}\,d\sigma,$$

这就是曲面$\oint_L xds$的面积元素。以它为被积表达式在闭区域$D$上积分，得

$$A = \iint_D \sqrt{1+f_x^2(x,y)+f_y^2(x,y)}\,d\sigma$$

或

$$A = \iint_D \sqrt{1+\left(\frac{\partial z}{\partial x}\right)^2+\left(\frac{\partial z}{\partial y}\right)^2}\,dxdy。$$

这就是曲面面积的计算公式。

设曲面方程为$x = g(y,z)$[或$y = h(z,x)$]，则可把曲面投影到$yOz$面上（或$zOx$面上），得投影区域$D_{yz}$（或$D_{zx}$），类似可得

$$A = \iint_{D_{yz}} \sqrt{1+\left(\frac{\partial x}{\partial y}\right)^2+\left(\frac{\partial x}{\partial z}\right)^2}\,dydz,$$

或

$$A = \iint_{D_{zx}} \sqrt{1+\left(\frac{\partial y}{\partial x}\right)^2+\left(\frac{\partial y}{\partial z}\right)^2}\,dzdx。$$

[例9-12]　求半径为$a$的球的表面积。

[解]　取上半球面方程为$z = \sqrt{a^2-x^2-y^2}$，则它在$xOy$面上的投影区域$D$可表示为$x^2+y^2 \leqslant a^2$。

由$\dfrac{\partial z}{\partial x} = \dfrac{-x}{\sqrt{a^2-x^2-y^2}}$，$\dfrac{\partial z}{\partial y} = \dfrac{-y}{\sqrt{a^2-x^2-y^2}}$，

得
$$\sqrt{1+\left(\frac{\partial z}{\partial x}\right)^2+\left(\frac{\partial z}{\partial y}\right)^2} = \frac{a}{\sqrt{a^2-x^2-y^2}}。$$

因为这函数在闭区域$D$上无界，不能直接应用曲面面积公式，由广义积分得

$$A = 2\iint_D \frac{a}{\sqrt{a^2-x^2-y^2}}\,dxdy,$$

用极坐标，得

$$A = 2a\int_0^{2\pi} d\theta \int_0^a \frac{r}{\sqrt{a^2-r^2}}\,dr = 4\pi a^2。$$

[例9-13]　求旋转抛物面$z = \dfrac{1}{2}(x^2+y^2)$被圆柱面$x^2+y^2 = R^2$所截下部分的曲面面积$S$。

[解]　曲面的图形如图9-24所示。曲面的方程为$z = \dfrac{1}{2}(x^2+y^2)$，它在$xOy$坐标面上的投影区域为$D$；$x^2+y^2 = r^2 \leqslant R^2$，即$r \leqslant R$

由$\dfrac{\partial z}{\partial x} = x$，$\dfrac{\partial z}{\partial y} = y$，

得 $S=\iint\limits_{D}\sqrt{1+\left(\frac{\partial z}{\partial x}\right)^2+\left(\frac{\partial z}{\partial y}\right)^2}\mathrm{d}x\mathrm{d}y$

$=\iint\limits_{D}\sqrt{1+x^2+y^2}\mathrm{d}x\mathrm{d}y$

用极坐标，则

$$S=\iint\limits_{D}\sqrt{1+r^2}r\mathrm{d}r\mathrm{d}\theta=\int_0^{2\pi}\mathrm{d}\theta\int_0^R r\sqrt{1+r^2}\mathrm{d}r$$

$=2\pi\cdot\frac{1}{2}\int_0^R\sqrt{1+r^2}\mathrm{d}(1+r^2)=\frac{2}{3}\pi[(1+R^2)^{\frac{3}{2}}-1]$。

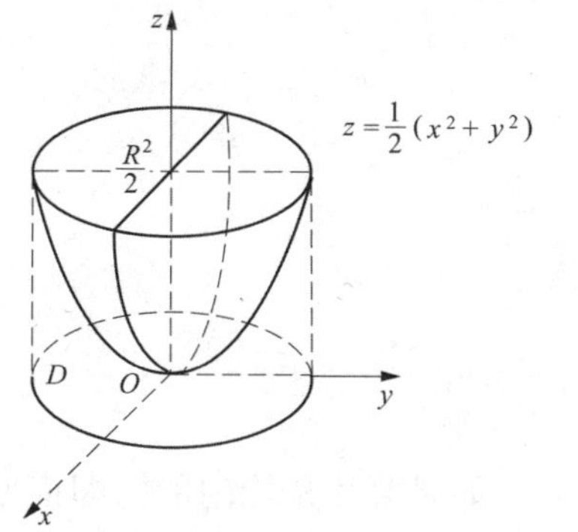


图 9－24

## 二、二重积分的物理应用

### （一）平面薄片的重心

设在 $xOy$ 平面上有 $n$ 个质点，它们分别位于点 $(x_1,y_1),(x_2,y_2)$，…，$(x_n,y_n)$ 处，质量分别为 $m_1$，$m_2$，…，$m_n$。由力学知识知道，该质点系的重心的坐标为

$$\bar{x}=\frac{M_y}{M}=\frac{\sum\limits_{i=1}^{n}m_ix_i}{\sum\limits_{i=1}^{n}m_i},$$

$$\bar{y}=\frac{M_x}{M}=\frac{\sum\limits_{i=1}^{n}m_iy_i}{\sum\limits_{i=1}^{n}m_i},$$

其中 $M=\sum\limits_{i=1}^{n}m_i$ 为该质点系的总质量。$M_y=\sum\limits_{i=1}^{n}m_ix_i$，$M_x=\sum\limits_{i=1}^{n}m_iy_i$ 分别为该质点系对 $y$ 轴和 $x$ 轴的静矩。

设有一平面薄片占有 $xOy$ 面上的闭区域 $D$，在点 $(x,y)$ 处的面密度为 $\rho(x,y)$，$\rho(x,y)$ 在 $D$ 上连续，现在要找该薄片的重心坐标。

在闭区域 $D$ 上任取一直径很小的闭区域 $\mathrm{d}\sigma$（这个小闭域的面积也记作 $\mathrm{d}\sigma$），$(x,y)$ 是这个闭区域上的一个点。由于 $\mathrm{d}\sigma$ 直径很小，且 $\rho(x,y)$ 在 $D$ 上连续，所以薄片中相应于 $\mathrm{d}\sigma$ 的部分的质量近似等于 $\rho(x,y)\mathrm{d}\sigma$，这部分质量可近似看作集中在点 $(x,y)$ 上，于是可写出静矩元素 $\mathrm{d}M_y$ 及 $\mathrm{d}M_x$ 分别为：

$$\mathrm{d}M_y=x\rho(x,y)\mathrm{d}\sigma,\ \mathrm{d}M_x=y\rho(x,y)\mathrm{d}\sigma。$$

以这些元素为被积表达式，在闭区域 $D$ 上积分，便得

$$M_y=\iint\limits_{D}x\rho(x,y)\mathrm{d}\sigma,$$

$$M_x=\iint\limits_{D}y\rho(x,y)\mathrm{d}\sigma。$$

又由第一节知道，薄片的质量为

$$M=\iint\limits_{D}\rho(x,y)\mathrm{d}\sigma,$$

所以，薄片的重心的坐标为

$$\bar{x}=\frac{M_y}{M}=\frac{\iint\limits_D x\rho(x,y)\,\mathrm{d}\sigma}{\iint\limits_D \rho(x,y)\,\mathrm{d}\sigma},$$

$$\bar{y}=\frac{M_x}{M}=\frac{\iint\limits_D y\rho(x,y)\,\mathrm{d}\sigma}{\iint\limits_D \rho(x,y)\,\mathrm{d}\sigma}$$

如果薄片是均匀的，即面密度为常量，则上式中可把 $\rho$ 提到积分记号外面并从分子、分母中约去，于是便得到均匀薄片重心的坐标为

$$\bar{x}=\frac{1}{A}\iint\limits_D x\,\mathrm{d}\sigma,\ \bar{y}=\frac{1}{A}\iint\limits_D y\,\mathrm{d}\sigma, \tag{9-6}$$

其中 $A=\iint\limits_D \mathrm{d}\sigma$ 为闭区域 $D$ 的面积。这时薄片的重心完全由闭区域 $D$ 的形状所决定。把均匀平面薄片的重心叫作这平面薄片所占的平面图形的形心。因此平面图形 $D$ 的形心，就可用公式（9－6）计算。

**[例 9－14]** 求位于 $r=1$，$r=2$ 之间的均匀半圆环薄片的重心（图 9－25）。

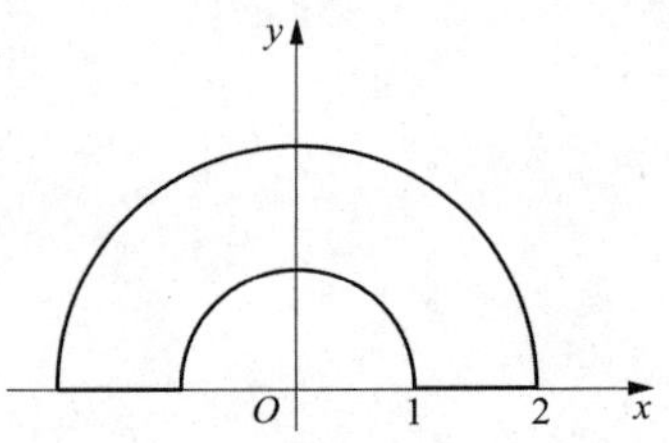


**图 9－25**

**[解]** 因为闭区域 $D$ 对称于 $y$ 轴，所以重心 $O(\bar{x},\bar{y})$ 必位于 $y$ 轴上，于是 $\bar{x}=0$，$D$ 的面积为

$$A=\frac{1}{2}\times 2^2\pi-\frac{1}{2}\times 1^2\pi=\frac{3}{2}\pi$$

而

$$\iint\limits_D y\,\mathrm{d}\sigma=\int_0^{\pi}\sin\theta\,\mathrm{d}\theta\int_1^2 r^2\,\mathrm{d}r=[-\cos\theta]_0^{\pi}\left[\frac{1}{3}r^3\right]_1^2$$

$$=\frac{14}{3},$$

所以由公式（9－6）得

$$\bar{y}=\frac{1}{A}\iint y\,\mathrm{d}\sigma=\frac{1}{\frac{3}{2}\pi}\frac{14}{3}=\frac{28}{9\pi},$$

即重心为 $\left(0,\dfrac{28}{9\pi}\right)$。

**（二）平面薄片的转动惯量**

设在 $xOy$ 平面上有 $n$ 个质点，它们分别位于点 $(x_1,y_1),(x_2,y_2),\cdots,(x_n,y_n)$ 处，质量分别为 $m_1,m_2,\cdots,m_n$。由力学知识知道，该质点系对于 $x$ 轴以及对于 $y$ 轴的转动惯量依次为：

$$I_x=\sum_{i=1}^{n}y_i^2m_i,\quad I_y=\sum_{i=1}^{n}x_i^2m_i$$

设有一薄片，占有 $xOy$ 面上的闭区域 $D$，在点 $(x,y)$ 处的面密度为 $\rho(x,y)$，假定 $\rho(x,y)$ 在 $D$ 上连续。现在要求该薄片对于 $x$ 轴的转动惯量 $I_x$ 以及对于 $y$ 轴的转动惯量 $I_y$。

应用元素法。在闭区域 $D$ 上任取一直径很小的闭区域 $\mathrm{d}\sigma$（这个小闭区域的面积也记作 $\mathrm{d}\sigma$），是 $(x,y)$ 这小闭区域上的一个点。因为 $\mathrm{d}\sigma$ 的直径很小，且 $\rho(x,y)$ 在 $D$ 上连续，所以薄片中相应于 $\mathrm{d}\sigma$ 部分的质量近似等于 $\rho(x,y)\,\mathrm{d}\sigma$，这部分质量可近似看作集中在点

$(x,y)$ 上，于是可写出薄片对于 $x$ 轴以及对于 $y$ 轴的转动惯量元素：

$$dI_x = y^2\rho(x,y)d\sigma$$

$$dI_y = x^2\rho(x,y)d\sigma$$

以这些元素为被积表达式，在闭区域 $D$ 上积分，便得

$$I_x = \iint_D y^2\rho(x,y)d\sigma\ ,\ I_y = \iint_D x^2\rho(x,y)d\sigma\ 。\tag{9-7}$$

**[例 9-15]** 求由 $y^2 = 4ax, y = 2a$ 及 $y$ 轴所围成的均质薄片（面密度为 1）关于 $y$ 轴的转动惯量（图 9-26）。

**[解]** 区域 $D$ 由不等式 $0 \leqslant y \leqslant 2a, 0 \leqslant x \leqslant \dfrac{y^2}{4a}$ 所确定。根据转动惯量 $I_y$ 的计算公式，得

$$I_y = \iint_D x^2 d\sigma = \int_0^{2a} dy \int_0^{\frac{y^2}{4a}} x^2 dx$$

$$= \frac{1}{192a^3}\int_0^{2a} y^6 dy = \frac{1}{192a^3}\cdot\frac{1}{7}y^7\Big|_0^{2a}$$

$$= \frac{2}{21}a^4\ 。$$

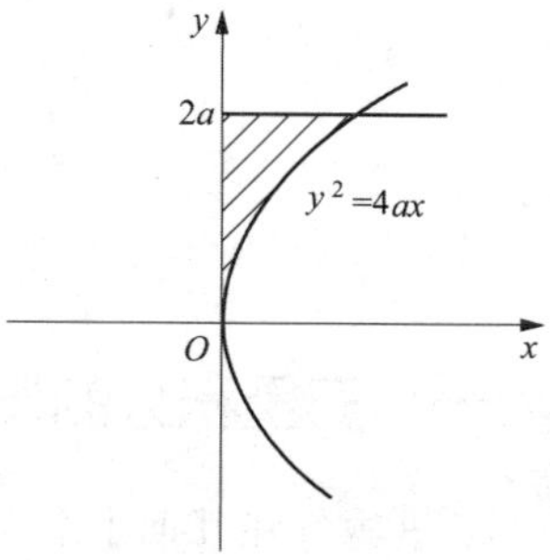


**图 9-26**

### （三）平面薄片对质点的引力

设有一平面薄片，占有 $xOy$ 平面上的闭区域 $D$，在点 $(x,y)$ 处的面密度为 $\rho(x,y)$，假定 $\rho(x,y)$ 在 $D$ 上连续。现在要计算该薄片对位于 $Z$ 轴上的点 $M_0(0,0,a)(a>0)$ 处的单位质量的质点的引力。

我们应用元素法来求引力 $F = (F_x, F_y, F_z)$。在闭区域 $D$ 上任取一直径很小的闭区域 $d\sigma$（这小闭区域的面积也记作 $d\sigma$），$(x,y)$ 是 $d\sigma$ 上的一个点。薄片中相应于 $d\sigma$ 的部分的质量近似等于 $\rho(x,y)\,d\sigma$，这部分质量可近似看作集中在点 $(x,y)$ 处，于是，按两质点间的引力公式，可得出薄片中相应于 $d\sigma$ 的部分对该质点的引力的大小近似地为 $G\dfrac{\rho(x,y)d\sigma}{r^2}$，引力的方向与 $(x,y,0-a)$ 一致，其中 $r = \sqrt{x^2+y^2+a^2}$，$G$ 为引力常数。于是薄片对该质点的引力在三个坐标轴上的投影 $F_x, F_y, F_z$ 的元素为：

$$dF_x = G\frac{\rho(x,y)x d\sigma}{r^3},$$

$$dF_y = G\frac{\rho(x,y)y d\sigma}{r^3},$$

$$dF_z = G\frac{\rho(x,y)(0-a)d\sigma}{r^3}。$$

以这些元素为被积表达式，在闭区域 $D$ 上积分，便得到

$$F_x = G\iint_D \frac{\rho(x,y)x}{(x^2+y^2+a^2)^{\frac{3}{2}}}d\sigma\ ,$$

$$F_y = G\iint_D \frac{\rho(x,y)y}{(x^2+y^2+a^2)^{\frac{3}{2}}}d\sigma\ ,\tag{9-8}$$

$$F_z = -Ga\iint_D \frac{\rho(x,y)}{(x^2+y^2+a^2)^{\frac{3}{2}}}d\sigma\ 。$$

［例 9－16］求面密度为常量、半径为 $R$ 的匀质圆形薄片：$x^2+y^2\leqslant R^2$，$Z=0$ 对位于 $Z$ 轴上点 $M_0(0,0,a)(a>0)$ 处单位质量的质点的引力。

［解］ 由积分区域的对称性易知，$F_x=F_y=0$。记面密度为常量 $\rho$，这时

$$F_z=-Ga\rho\iint_D\frac{\mathrm{d}\sigma}{(x^2+y^2+a^2)^{\frac{3}{2}}}=-Ga\rho\int_0^{2\pi}\mathrm{d}\theta\int_0^R\frac{r\mathrm{d}r}{(r^2+a^2)^{\frac{3}{2}}}$$

$$=-\pi Ga\rho\int_0^R\frac{d(r^2+a^2)}{(r^2+a^2)^{\frac{3}{2}}}=2\pi Ga\rho\left(\frac{1}{\sqrt{R^2+a^2}}-\frac{1}{a}\right),$$

故所求引力为 $\left[0,0,2\pi Ga\rho\left(\frac{1}{\sqrt{R^2+a^2}}-\frac{1}{a}\right)\right]$。

扫码“学一学”

# 第四节　三重积分

## 一、三重积分的概念

二重积分在几何上表示曲顶柱体的体积，三重积分已没有几何意义，但它在物理学和力学中同样有着重要的应用。

在引入二重积分概念时，曾考虑过平面薄片的质量，类似的，现在考虑求空间物体的质量问题。设一物体占有空间区域 $\Omega$，在 $\Omega$ 中每一点 $(x,y,z)$ 处的体密度为 $\rho(x,y,z)$，其中 $\rho(x,y,z)$ 是 $\Omega$ 上的正值连续函数。试求该物体的质量。

先将空间区域 $\Omega$ 任意分割成 $n$ 个小区域 $\Delta v_1,\Delta v_2,\cdots,\Delta v_n$（同时也用 $\Delta v_i$ 表示第 $i$ 个小区域的体积）。在每个小区域 $\Delta v_i$ 上任取一点 $(\xi_i,\eta_i,\zeta_i)$，由于 $\rho(x,y,z)$ 是连续函数，当区域 $\Delta v_i$ 充分小时，密度可以近似看成不变的，且等于在点 $(\xi_i,\eta_i,\zeta_i)$ 处的密度，因此每一小块 $\Delta v_i$ 的质量近似等于

$$\rho(\xi_i,\eta_i,\zeta_i)\Delta v_i$$

物体的质量就近似等于

$$\sum_{i=1}^n\rho(\xi_i,\eta_i,\zeta_i)\Delta v_i$$

令小区域的个数 $n$ 无限增加，而且每个小区域 $\Delta v_i$ 无限地收缩为一点，即小区域的最大直径 $\lambda=\max d(\Delta v_i)\to 0$ 时，取极限即得该物体的质量

$$M=\lim_{\lambda\to 0}\sum_{i=1}^n\rho(\xi_i,\eta_i,\zeta_i)\Delta v_i$$

仿照二重积分定义可类似给出三重积分定义。

**定义 9－2** 设 $\Omega$ 是空间的有界闭区域，$f(x,y,z)$ 是 $\Omega$ 上的有界函数，任意将 $\Omega$ 分成 $n$ 个小区域 $\Delta v_1,\Delta v_2,\cdots,\Delta v_n$，同时用 $\Delta v_i$ 表示该小区域的体积，记 $\Delta v_i$ 的直径为 $\mathrm{d}(\Delta v_i)$，并令 $\lambda=\max d(\Delta v_i)$，在 $\Delta v_i$ 上任取一点 $(\xi_i,\eta_i,\zeta_i)$，$(i=1,2,\cdots,n)$，作乘积 $f(\xi_i,\eta_i,\zeta_i)\Delta v_i$，把这些乘积加起来得和式 $\sum\limits_{i=1}^n f(\xi_i,\eta_i,\zeta_i)\Delta v_i$，若极限 $\lim\limits_{\lambda\to 0}\sum\limits_{i=1}^n f(\xi_i,\eta_i,\zeta_i)\Delta v_i$ 存在［它不依赖于区域 $\Omega$ 的分法及点 $(\xi_i,\eta_i,\zeta_i)$ 的取法］，则称这个极限值为函数 $f(x,y,z)$ 在空间区域 $\Omega$ 上的三重积分，记作

$$\iiint_\Omega f(x,y,z)\mathrm{d}v$$

即
$$\iiint_{\Omega} f(x,y,z)\,\mathrm{d}v = \lim_{\lambda\to 0}\sum_{i=1}^{n} f(\xi_i,\eta_i,\zeta_i)\Delta v_i$$
式中，$f(x,y,z)$ 叫作被积函数，$\Omega$ 叫作积分区域，$\mathrm{d}v$ 叫作体积元素。

在直角坐标系中，若对区域 $\Omega$ 用平行于三个坐标面的平面来分割，于是把区域分成一些小长方体。和二重积分完全类似，此时三重积分可用符号 $\iiint_{\Omega} f(x,y,z)\,\mathrm{d}x\mathrm{d}y\mathrm{d}z$ 来表示，即在直角坐标系中体积元素 $\mathrm{d}v$ 可记为 $\mathrm{d}x\mathrm{d}y\mathrm{d}z$。

有了三重积分的定义，物体的质量就可用密度函数 $\rho(x,y,z)$ 在区域 $V$ 上的三重积分表示，即
$$M = \iiint_{\Omega} \rho(x,y,z)\,\mathrm{d}v$$
如果在区域 $\Omega$ 上 $f(x,y,z) = 1$，并且 $\Omega$ 的体积记作 $v$，那么由三重积分定义可知
$$\iiint_{\Omega} 1\,\mathrm{d}v = \iiint_{\Omega} \mathrm{d}v = v$$
这就是说，三重积分 $\iiint_{\Omega} \mathrm{d}v$ 在数值上等于区域 $\Omega$ 的体积。

三重积分的存在性和基本性质，与二重积分相类似，此处不再重述。

## 二、三重积分的计算

简单起见，在直角坐标系下，采用微元分析法来给出计算三重积分的公式。

把三重积分 $\iiint_{\Omega} f(x,y,z)\,\mathrm{d}v$ 想象成占空间区域 $\Omega$ 的物体的质量。设 $\Omega$ 是柱形区域，其上、下分别由连续曲面 $z = z_2(x,y)$，$z = z_1(x,y)$ 所围成，它们在 $xOy$ 平面上的投影是有界闭区域 $D$；$\Omega$ 的侧面由柱面所围成，其母线平行于 $Z$ 轴，准线是 $D$ 的边界线。这时，区域 $\Omega$ 可表示为
$$z_1(x,y) \leqslant z \leqslant z_2(x,y),\ (x,y) \in D$$
先在区域 $D$ 内点 $(x,y)$ 处取一面积微元 $\mathrm{d}\sigma = \mathrm{d}x\mathrm{d}y$，对应的有 $\Omega$ 中的一个小条，再用与 $xOy$ 面平行的平面去截此小条，得到小薄片（图 9－27）。于是以 $\mathrm{d}\sigma$ 为底，以 $\mathrm{d}z$ 为高的小薄片的质量为

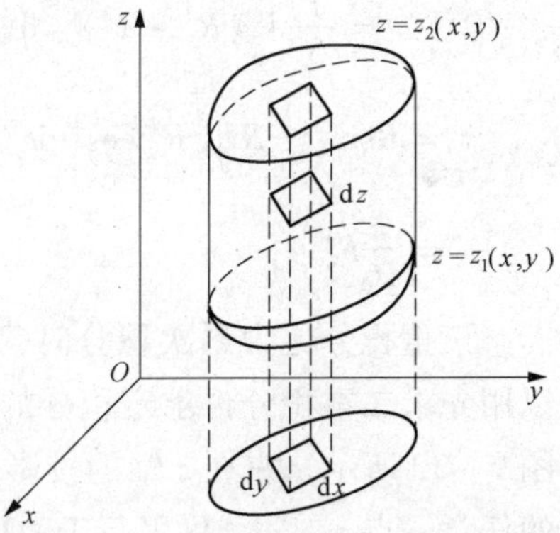

**图 9－27**

$$f(x,y,z)\,\mathrm{d}x\mathrm{d}y\mathrm{d}z$$
把这些小薄片沿 $z$ 轴方向积分，得小条的质量为
$$\left[\int_{z_1(x,y)}^{z_2(x,y)} f(x,y,z)\,\mathrm{d}z\right]\mathrm{d}x\mathrm{d}y$$
然后，再在区域 $D$ 上积分，就得到物体的质量
$$\iint_{D}\left[\int_{z_1(x,y)}^{z_2(x,y)} f(x,y,z)\,\mathrm{d}z\right]\mathrm{d}x\mathrm{d}y$$
也就是说，得到了三重积分的计算公式
$$\iiint_{\Omega} f(x,y,z)\,\mathrm{d}v = \iint_{D}\left[\int_{z_1(x,y)}^{z_2(x,y)} f(x,y,z)\,\mathrm{d}z\right]\mathrm{d}x\mathrm{d}y = \iint_{D}\mathrm{d}x\mathrm{d}y\int_{z_1(x,y)}^{z_2(x,y)} f(x,y,z)\,\mathrm{d}z \qquad (9-9)$$

［例 9－17］　计算三重积分 $\iiint_{\Omega} x\,\mathrm{d}x\mathrm{d}y\mathrm{d}z$，其中 $\Omega$ 是三个坐标面与平面 $x + y + z = 1$ 所围

成的区域（图 9－28）。

［解］ 积分区域 $\Omega$ 在 $xOy$ 平面的投影区域 $D$ 是由坐标轴与直线 $x+y=1$ 围成的区域：$0\leqslant x\leqslant 1, 0\leqslant y\leqslant 1-x$，所以

$$\iiint\limits_{\Omega} x\mathrm{d}x\mathrm{d}y\mathrm{d}z = \iint\limits_{D}\mathrm{d}x\mathrm{d}y\int_0^{1-x-y} x\mathrm{d}z = \int_0^1\mathrm{d}x\int_0^{1-x}\mathrm{d}y\int_0^{1-x-y}x\mathrm{d}z$$

$$= \int_0^1\mathrm{d}x\int_0^{1-x}x(1-x-y)\mathrm{d}y$$

$$= \int_0^1 x\frac{(1-x)^2}{x}\mathrm{d}x = \frac{1}{24}$$

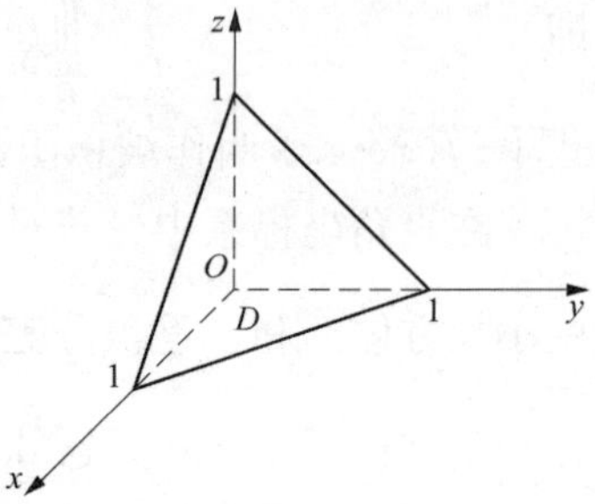


图 9－28

［例 9－18］ 计算三重积分 $\iiint\limits_{\Omega} z\mathrm{d}v$，其中 $\Omega: x\geqslant 0, y\geqslant 0, z\geqslant 0, x^2+y^2+z^2\leqslant R^2$（图 9－29）。

［解］ 区域 $\Omega$ 在 $xOy$ 平面上的投影区域 $D: x\geqslant 0, y\geqslant 0, x^2+y^2\leqslant R^2$。对于 $D$ 中任意一点 $(x,y)$，相应竖坐标从 $z=0$ 变到 $z=\sqrt{R^2-x^2-y^2}$。因此，由式（9－9）得

$$\iiint\limits_{\Omega} z\mathrm{d}v = \iint\limits_{D}\mathrm{d}x\mathrm{d}y\int_0^{\sqrt{R^2-x^2-y^2}} z\mathrm{d}z = \iint\limits_{D}\frac{1}{2}(R^2-x^2-y^2)\mathrm{d}x\mathrm{d}y$$

$$= \frac{1}{2}\int_0^R\mathrm{d}x\int_0^{\sqrt{R^2-x^2}}(R^2-x^2-y^2)\mathrm{d}y$$

$$= \frac{1}{2}\int_0^R\left[(R^2-x^2)y-\frac{y^3}{3}\right]\Bigg|_0^{\sqrt{R^2-x^2}}\mathrm{d}x$$

$$= \frac{1}{3}\int_0^R(R^2-x^2)^{3/2}\mathrm{d}x$$

$$x = R\sin t\ \frac{1}{3}R\int_0^{\frac{\pi}{2}}R^4\cos^4 t\mathrm{d}t$$

$$= \frac{\pi}{16}R^4$$

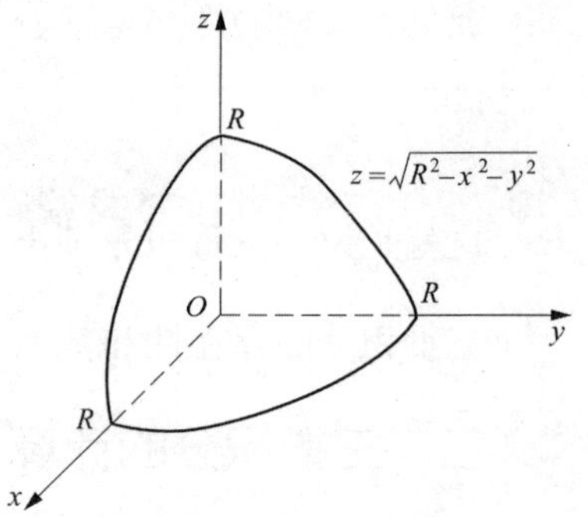


图 9－29

三重积分化为累次积分时，除上面所说的方法外，还可以用先求二重积分再求定积分的方法计算。若积分区域 $\Omega$ 如图 9－30 所示，它在 $z$ 轴的投影区间为 $[A,B]$，对于区间内的任意一点 $z$，过 $z$ 做平行于 $xOy$ 面的平面，该平面与区域 $\Omega$ 相交为一平面区域，记作 $D(z)$。这时三重积分可以化为先对区域 $D(z)$ 求二重积分，再对 $z$ 在 $[A,B]$ 上求定积分，得

$$\iiint\limits_{\Omega} f(x,y,z)\mathrm{d}v = \int_A^B\mathrm{d}z\iint\limits_{D(z)} f(x,y,z)\mathrm{d}x\mathrm{d}y \qquad (9-10)$$

我们可利用式（9－10）重新计算例 9－18 中的积分。

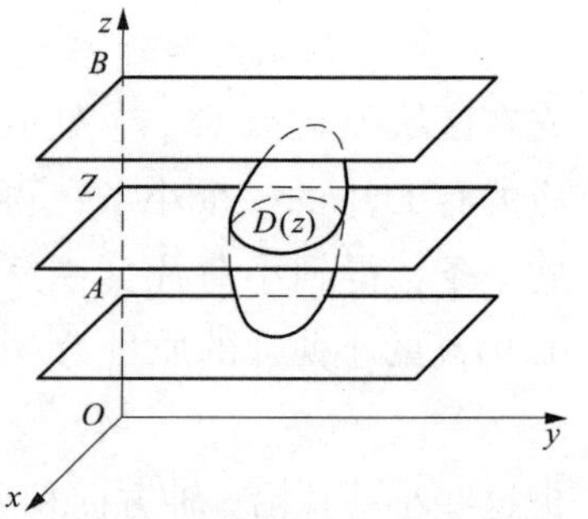


图 9－30

区域 $\Omega$ 在 $z$ 轴上的投影区间为 $[0,R]$，对于该区间中任意一点 $z$，相应的有一平面区域 $D(z): x\geqslant 0, y\geqslant 0, x^2+y^2\leqslant R^2-z^2$ 与之对应。由式（9－10），得

$$\iiint\limits_{\Omega} z\mathrm{d}v = \int_0^R\mathrm{d}z\iint\limits_{D(z)} z\mathrm{d}x\mathrm{d}y$$

求内层积分时，$z$ 可以看作常数，并且 $D(z): x^2+y^2\leqslant R^2-z^2$ 是 $\frac{1}{4}$ 个圆，其面积为 $\frac{\pi}{4}(R^2-z^2)$，所以

$$\iiint_{\Omega} z\mathrm{d}v = \int_0^R z \cdot \frac{1}{4}\pi(R^2 - Z^2)\mathrm{d}z = \frac{\pi}{16}R^4$$

**[例 9-19]**　计算三重积分 $\iiint_{\Omega} z^2\mathrm{d}v$，其中 $\Omega: \frac{x^2}{a^2}+\frac{y^2}{b^2}+\frac{z^2}{c^2} \leqslant 1$。

**[解]**　利用式（9-10）将三重积分化为累次积分。区域 $\Omega$ 在 $z$ 轴上的投影区间为 $[-c,c]$，对于区间内任意一点 $z$，相应有一平面区域 $D(z)$

$$\frac{x^2}{a^2\left(1-\frac{z^2}{c^2}\right)}+\frac{y^2}{b^2\left(1-\frac{z^2}{c^2}\right)} \leqslant 1$$

与之相应，该区域是一椭圆（图 9-31），其面积为 $\pi ab\left(1-\frac{z^2}{c^2}\right)$。所以，

$$\iiint_{\Omega} z^2\mathrm{d}v = \int_{-c}^{c} z^2\mathrm{d}z\iint_{D(z)}\mathrm{d}x\mathrm{d}y = \int_{-c}^{c}\pi abz^2\left(1-\frac{z^2}{c^2}\right)\mathrm{d}z$$

$$= \frac{4}{15}\pi abc^3$$

若用式（9-9）试算一下，可知此积分利用式（9-10）比用式（9-9）计算简便得多。

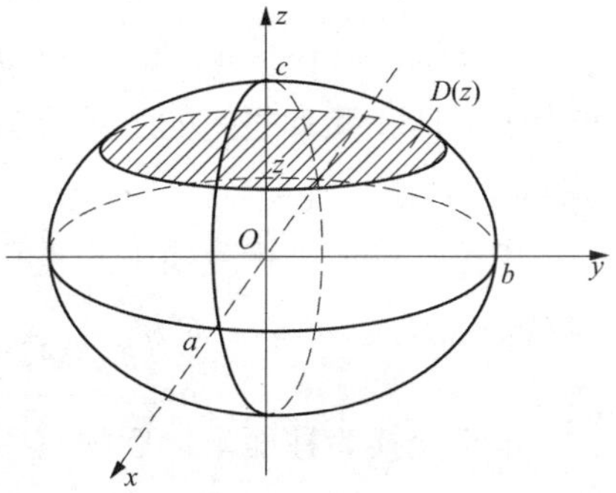

**图 9-31**

## 三、三重积分的换元法

对三重积分 $\iiint_{\Omega} f(x,y,z)\mathrm{d}v$ 作变量替换，得

$$\begin{cases} x = x(r,s,t) \\ y = y(r,s,t) \\ z = z(r,s,t) \end{cases}$$

它给出了 $rst$ 空间到 $xyz$ 空间的一个映射，若 $x(r,s,t), y(r,s,t), z(r,s,t)$ 属于 $C^1$ 类，且 $\frac{\partial(x,y,z)}{\partial(r,s,t)} \neq 0$，则建立了 $rst$ 空间中区域 $\Omega^*$ 和 $xyz$ 空间中相应区域 $\Omega$ 的一一对应，与二重积分换元法类似，我们有

$$\mathrm{d}v = \left|\frac{\partial(x,y,z)}{\partial(r,s,t)}\right|\mathrm{d}r\mathrm{d}s\mathrm{d}t$$

于是，有换元公式

$$\iiint_{\Omega} f(x,y,z)\mathrm{d}v = \iiint_{\Omega^*} f(x(r,s,t),y(r,s,t),z(r,s,t)) \cdot \left|\frac{\partial(x,y,z)}{\partial(r,s,t)}\right|\mathrm{d}r\mathrm{d}s\mathrm{d}t$$

作为变量替换的实例，给出应用最为广泛的两种变换：柱面坐标变换及球面坐标变换。

**1. 柱面坐标变换**　三重积分在柱面坐标系中的计算法如下。

变换

$$\begin{cases} x = r\cos\theta \\ y = r\sin\theta \\ z = z \end{cases}$$

称为柱面坐标变换，空间点 $M$ 与 $(r,\theta,z)$ 建立了一一对应关系，把 $(r,\theta,z)$ 称为点 $M$ 的柱

面坐标。不难看出，柱面坐标实际是极坐标的推广。这里 $r,\theta$ 为点 $M$ 在 $xOy$ 面上的投影 $P$ 的极坐标。$0\leqslant r\leqslant +\infty, 0\leqslant\theta\leqslant 2\pi, -\infty<z<+\infty$（图 9－32）。

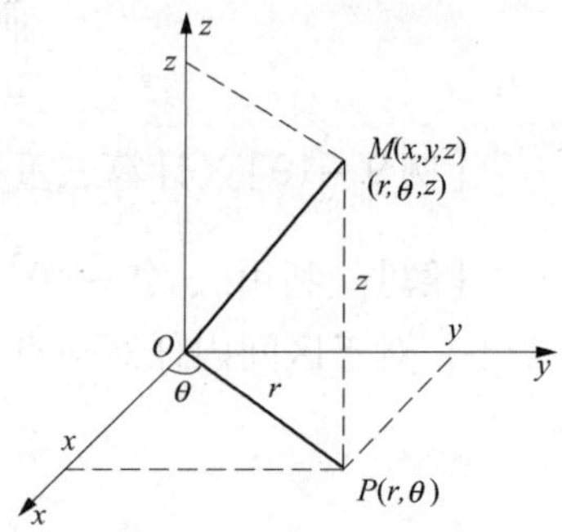

图 9－32

柱面坐标系的三组坐标面为

(1) $r=$常数，以 $z$ 为轴的圆柱面；

(2) $\theta=$常数，过 $z$ 轴的半平面；

(3) $z=$常数，平行于 $xOy$ 面的平面。

由于 $\dfrac{\partial(x,y,z)}{\partial(r,\theta,z)}=\begin{vmatrix}\cos\theta & -r\sin\theta & 0\\ \sin\theta & r\cos\theta & 0\\ 0 & 0 & 1\end{vmatrix}=r$，则在柱面坐标变换下，体积元素之间的关系式为

$$\mathrm{d}x\mathrm{d}y\mathrm{d}z=r\mathrm{d}r\mathrm{d}\theta\mathrm{d}z$$

于是，柱面坐标变换下三重积分换元公式为

$$\iiint_{\Omega}f(x,y,z)\mathrm{d}x\mathrm{d}y\mathrm{d}z=\iiint_{\Omega}f(r\cos\theta,r\sin\theta,z)r\mathrm{d}r\mathrm{d}\theta\mathrm{d}z \qquad (9-11)$$

至于变换为柱面坐标后的三重积分计算，则可化为三次积分来进行。通常把积分区域 $\Omega$ 向 $xOy$ 面投影得投影区域 $D$，以确定 $r,\theta$ 的取值范围，$z$ 的范围确定同直角坐标系情形。

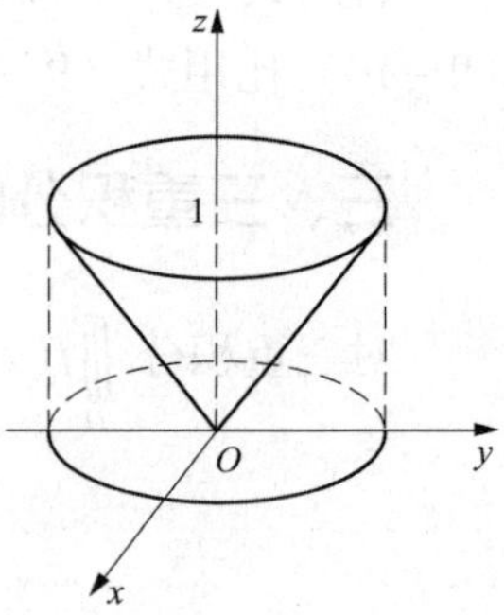

图 9－33

［例 9－20］ 计算三重积分 $\iiint_{\Omega}z\sqrt{x^2+y^2}\mathrm{d}x\mathrm{d}y\mathrm{d}z$，其中 $\Omega$ 是由锥面 $z=\sqrt{x^2+y^2}$ 与平面 $z=1$ 所围成的区域。

［解］ 在柱面坐标系下，积分区域 $\Omega$ 表示为 $r\leqslant z\leqslant 1, 0\leqslant r\leqslant 1, 0\leqslant\theta\leqslant 2\pi$（图 9－33），所以

$$\iiint_{\Omega}z\sqrt{x^2+y^2}\mathrm{d}x\mathrm{d}y\mathrm{d}z=\int_0^{2\pi}\mathrm{d}\theta\int_0^1\mathrm{d}r\int_r^1 z\cdot r^2\mathrm{d}z$$

$$=2\pi\int_0^1\frac{1}{2}r^2(1-r^2)\mathrm{d}r=\frac{2}{15}\pi$$

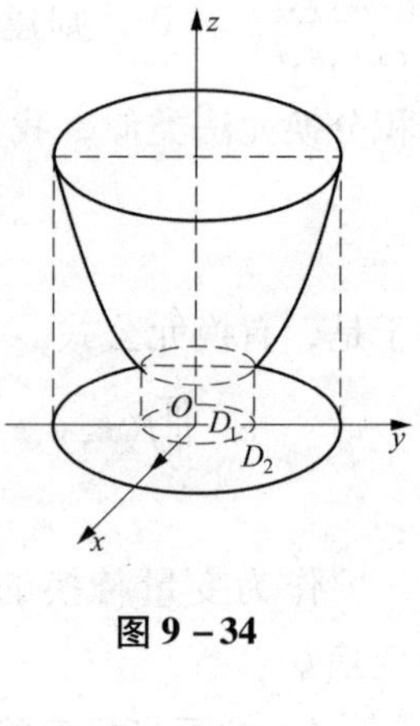

图 9－34

［例 9－21］ 计算三重积分 $\iiint_{\Omega}(x^2+y^2)\mathrm{d}x\mathrm{d}y\mathrm{d}z$，其中 $\Omega$ 是由曲线 $y^2=2z, x=0$ 绕 $z$ 轴旋转一周而成的曲面与两平面 $z=2, z=8$ 所围之区域。

［解］ 曲线 $y^2=2z, x=0$ 绕 $z$ 轴旋转，所得旋转面方程为 $x^2+y^2=2z$。

积分区域 $\Omega$ 向 $xOy$ 面投影得投影区域 $D$，由于过 $D$ 中的点做 $z$ 轴平行线穿过 $\Omega$ 时，与围成 $\Omega$ 的不同曲面相交，故，需把 $D$ 分成两个部分 $D_1$ 和 $D_2$（图 9－34），则

$$\iiint_{\Omega}(x^2+y^2)\mathrm{d}x\mathrm{d}y\mathrm{d}z=\iint_{D_1}\mathrm{d}r\mathrm{d}\theta\int_2^8 r^3\mathrm{d}z+\iint_{D_2}\mathrm{d}r\mathrm{d}\theta\int_{\frac{r^2}{2}}^8 r^3\mathrm{d}z$$

$$=\int_0^{2\pi}\mathrm{d}\theta\int_0^2 6r^3\mathrm{d}r+\int_0^{2\pi}\mathrm{d}\theta\int_2^4 r^3\left(8-\frac{r^2}{2}\right)\mathrm{d}r=336\pi$$

［例 9－22］ 求由球面 $x^2+y^2+z^2=2az\ (a>0)$ 和顶角为 $2\alpha$，以 $z$ 轴为中心轴的圆锥面所围成的立体的体积（图9－35）。

［解］　在球面坐标系下球面 $x^2+y^2+z^2=2az$ 的方程为

$$r=2a\cos\varphi$$

圆锥面的方程为 $\varphi=\alpha$。这个立体 $L$ 可表示为 $0\leqslant\theta\leqslant2\pi$，$0\leqslant\varphi\leqslant\alpha$，$0\leqslant r\leqslant2a\cos\varphi$，则体积 $V$ 可表示为

$$\begin{aligned}V&=\iiint_{\Omega}\mathrm{d}v=\iiint_{\Omega}r^2\sin\varphi\mathrm{d}r\mathrm{d}\varphi\mathrm{d}\theta\\&=\int_0^{2\pi}\mathrm{d}\theta\int_0^{\alpha}\sin\varphi\mathrm{d}\varphi\int_0^{2a\cos\varphi}r^2\mathrm{d}r\\&=2\pi\cdot\frac{8}{3}a^3\int_0^{\alpha}\cos^3\varphi\sin\varphi\mathrm{d}\varphi\\&=\frac{4}{3}\pi a^3(1-\cos^4\alpha)\end{aligned}$$

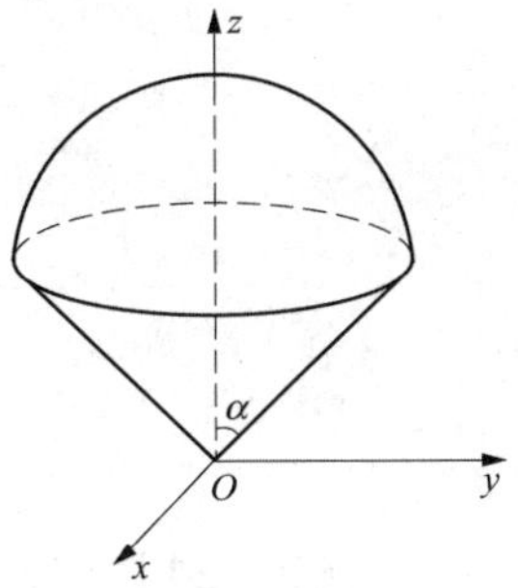

图 9－35

思考：用二重积分如何计算本题？

**2. 球面坐标变换**　以三重积分在球面坐标系中的计算法为例做以下介绍。

变换

$$\begin{cases}x=\sin\varphi\cos\varphi\\y=r\sin\varphi\sin\varphi\\z=r\cos\varphi\end{cases}$$

称为球面坐标变换，空间点 $M$ 与 $(r,\varphi,\theta)$ 建立了一一对应关系，把 $(r,\varphi,\theta)$ 称为 $M$ 的球面坐标（图 9－36），其中

$$0\leqslant r<+\infty,0\leqslant\varphi\leqslant\pi,0\leqslant\theta\leqslant2\pi$$

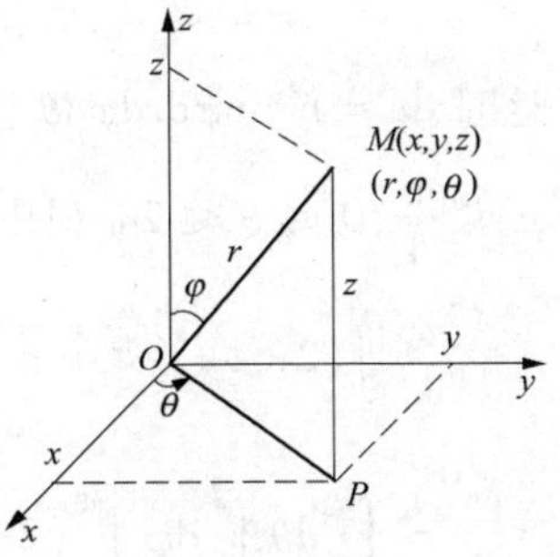

图 9－36

球面坐标系的三组坐标面为：

(1) $r=$ 常数，以原点为中心的球面；

(2) $\varphi=$ 常数，以原点为顶点，$z$ 轴为轴，半顶角为 $\varphi$ 的圆锥面；

(3) $\theta=$ 常数，过 $z$ 轴的半平面。

由于球面坐标变换的雅可比行列式为

$$\frac{\partial(x,y,z)}{\partial(r,\varphi,\theta)}=\begin{vmatrix}\sin\varphi\cos\theta&r\cos\varphi\cos\theta&-r\sin\varphi\sin\theta\\\sin\varphi\sin\theta&r\cos\varphi\sin\theta&r\sin\varphi\cos\theta\\\cos\varphi&-r\sin\varphi&0\end{vmatrix}=r^2\sin\varphi$$

则在球面坐标变换下，体积元素之间的关系式为

$$\mathrm{d}x\mathrm{d}y\mathrm{d}z=r^2\sin\varphi\mathrm{d}r\mathrm{d}\theta\mathrm{d}\varphi$$

于是，球面坐标变换下三重积分的换元公式为

$$\iiint_{\Omega}f(x,y,z)\mathrm{d}x\mathrm{d}y\mathrm{d}z=\iiint_{\Omega}f(r\sin\varphi\cos\theta,r\sin\varphi\sin\theta,r\cos\varphi)\cdot r^2\sin\varphi\mathrm{d}r\mathrm{d}\varphi\mathrm{d}\theta\qquad(9-12)$$

**［例 9－23］**　计算三重积分 $\iiint_{\Omega}(x^2+y^2+z^2)\mathrm{d}x\mathrm{d}y\mathrm{d}z$，其中 $\Omega$ 表示圆锥面 $x^2+y^2=z^2$ 与球面 $x^2+y^2+z^2=2Rz$ 所围的区域。

［解］　在球面坐标变换下，球面方程变形为 $r=2R\cos\varphi$，锥面为 $\varphi=\frac{\pi}{4}$（图 9－37）。这时积分区域 $\Omega$ 表示为

$$0\leqslant\theta\leqslant2\pi,0\leqslant\varphi\leqslant\frac{\pi}{4},0\leqslant r\leqslant2R\cos\varphi$$

所以

$$\iiint_{\Omega}(x^2+y^2+z^2)\mathrm{d}x\mathrm{d}y\mathrm{d}z = \iiint_{\Omega'} r^2 \cdot r^2\sin\varphi\mathrm{d}r\mathrm{d}\varphi\mathrm{d}\theta$$

$$= \int_0^{2\pi}\mathrm{d}\theta\int_0^{\frac{\pi}{4}}\mathrm{d}\varphi\int_0^{2R\cos\varphi} r^4\sin\varphi\mathrm{d}r$$

$$= \frac{2\pi}{5}\int_0^{\frac{\pi}{4}}\sin\varphi(r^5)\Big|_0^{2R\cos\varphi}\mathrm{d}\varphi$$

$$= \frac{28}{15}\pi R^5$$

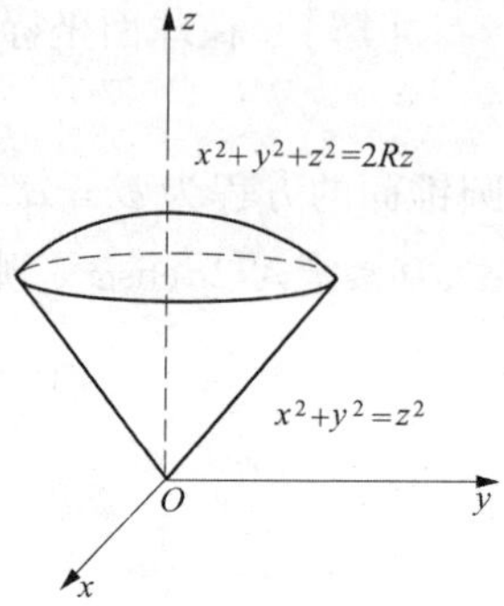


图 9－37

［例 9－24］ 计算三重积分 $\iiint_{\Omega}(2y+\sqrt{x^2+z^2})\mathrm{d}x\mathrm{d}y\mathrm{d}z$，其中 $\Omega$ 是由曲面 $x^2+y^2+z^2=a^2$，$x^2+y^2+z^2=4a^2$，$\sqrt{x^2+z^2}=y$ 所围成的区域。

［解］ 积分区域用球面坐标系表示显然容易，但球面坐标变换应为

$$x = r\sin\varphi\cos\theta, z = \sin\varphi\sin\theta, y = r\cos\varphi$$

这时 $\mathrm{d}v = r^2\sin\varphi\mathrm{d}r\mathrm{d}\varphi\mathrm{d}\theta$，积分区域 $\Omega$ 表示为 $a \leqslant r \leqslant 2a, 0 \leqslant \varphi \leqslant \frac{\pi}{4}, 0 \leqslant \theta \leqslant 2\pi$（图 9－38）。所以

$$\iiint_{\Omega}(2y+\sqrt{x^2+z^2})\mathrm{d}x\mathrm{d}y\mathrm{d}z$$

$$= \int_0^{2\pi}\mathrm{d}\theta\int_0^{\frac{\pi}{4}}\mathrm{d}\varphi\int_a^{2a}(2r\cos\varphi + r\sin\varphi)r^2\sin\varphi\mathrm{d}r$$

$$= \left(\frac{15}{8}+\frac{15}{16}\pi\right)a^4\pi$$

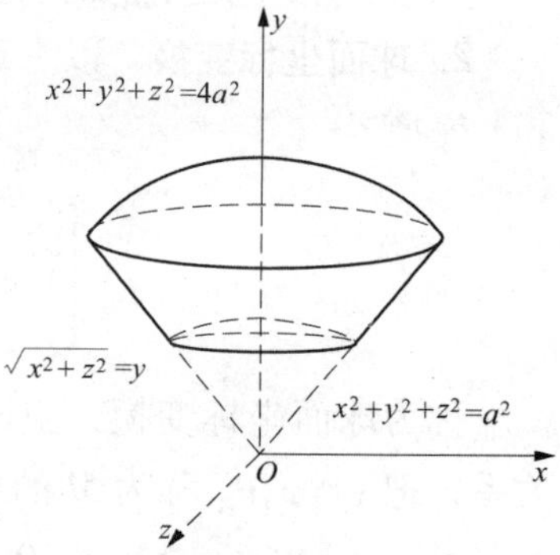


图 9－38

值得注意的是，三重积分计算是选择直角坐标还是柱面坐标或球面坐标转化成三次积分，通常要综合考虑积分区域和被积函数的特点。一般来说，积分区域 $\Omega$ 的边界面中有柱面或圆锥面时，常采用柱面坐标系；有球面或圆锥面时，常采用球面坐标系。另外，与二重积分类似，三重积分也可利用在对称区域上被积函数关于变量成奇偶函数以简化计算。

扫码"学一学"

# 第五节　对弧长的曲线积分

## 一、对弧长的曲线积分的概念

**问题：曲线形物件的质量。**

**引例**　设有平面上一条光滑曲线 $L$，它的两端点是 $A,B$，其上分布有质量，$L$ 上任意一点 $M(x,y)$ 处的线密度为 $\rho(x,y)$，当点 $M$ 在 $L$ 上移动时，$\rho(x,y)$ 在 $x = a\cos\theta$ 上连续，求此曲线弧的质量 $M$。

用分点 $A = M_0, M_1, \cdots, M_{n-1}, M_n = B$，将曲线 $L$ 任意分成 $n$ 小段（图 9－39）

$$M_0M_1, M_1M_2, \cdots, M_{n-1}M_n$$

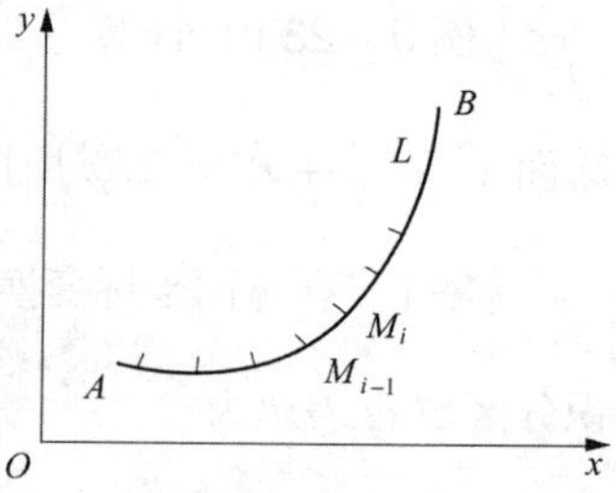


图 9－39

每小段 $M_{i-1}M_i$ 的弧长记作 $\Delta S_i(i=1,2,\cdots,n)$，当 $\Delta S_i$ 很小时，$M_{i-1}M_i$ 上的线密度可以近似看作是常量，它近似地等于 $M_{i-1}M_i$ 上某点 $K_i(\xi_i,\eta_i)$ 处的值，于是这一小段的质量

$$\Delta M_i \approx \rho(\xi_i,\eta_i)\Delta s_i$$

将它们求和，可得此曲线弧总质量的近似值

$$M=\sum_{i=1}^{n}\Delta M_i \approx \sum_{i=1}^{n}\rho(\xi_i,\eta_i)\Delta s_i$$

记 $\lambda=\max\limits_{1\leqslant i\leqslant n}\Delta s_i$，取极限得

$$M=\lim_{\lambda\to 0}\sum_{i=1}^{n}\rho(\xi_i,\eta_i)\Delta s_i$$

当求质量分布不均匀的曲线弧的重心、转动惯量时，也会遇到与上式类似的极限。为此引进对弧长的曲线积分的定义。

**定义 9-3** 设函数 $f(x,y)$ 在分段光滑曲线 $L$ 上有定义，$A,B$ 是 $L$ 的端点，依次用分点 $A=M_0,M_1,\cdots,M_{n-1},M_n=B$ 把 $L$ 分成 $n$ 小段

$$M_0M_1,M_1M_2,\cdots,M_{n-1}M_n$$

每小段的弧长记为 $\Delta S_i$，在 $M_{i-1}M_i$ 上任取一点 $K_i(\xi_i,\eta_i)$，若 $\lambda=\max\limits_{1\leqslant i\leqslant n}\Delta s_i\to 0$ 时，和式 $\sum\limits_{i=1}^{n}f(\xi_i,\eta_i)\Delta s_i$ 的极限存在［它不依赖于曲线 $L$ 的分法及点 $(\xi_i,\eta_i)$ 的取法］，则称这个极限值为 $f(x,y)$ 沿曲线对弧长的曲线积分，记作 $\int_L f(x,y)\,\mathrm{d}s$，即

$$\int_L f(x,y)\,\mathrm{d}s=\lim_{\lambda\to 0}\sum_{i=1}^{n}f(\xi_i,\eta_i)\Delta s_i$$

按定义可知，曲线弧的质量 $M$ 等于线密度 $\rho(x,y)$ 沿曲线 $L$ 对弧长的曲线积分

$$M=\int_L \rho(x,y)\,\mathrm{d}s$$

## 二、对弧长的曲线积分的性质

根据定义可以证明（证明从略），若函数 $f(x,y)$ 在 $L$ 上连续［或除去个别点外，$f(x,y)$ 在 $L$ 上连续有界］，$L$ 是逐段光滑曲线，则 $f(x,y)$ 在 $L$ 上对弧长的曲线积分一定存在［即 $f(x,y)$ 在 $L$ 上可积］。

设 $f(x,y),g(x,y)$ 在 $L$ 上可积，则有以下性质：

（1）$\int_L kf(x,y)\,\mathrm{d}s=k\int_L f(x,y)\,\mathrm{d}s$，（k 为常数）

（2）$\int_L[f(x,y)\pm g(x,y)]\,\mathrm{d}s=\int_L f(x,y)\,\mathrm{d}s\pm\int_L g(x,y)\,\mathrm{d}s$

（3）如果曲线 $L$ 由 $L_1,L_2,\cdots,L_k$ 几部分组成，则在弧 $L$ 上的积分等于在各部分上积分之和，即

$$\int_L f(x,y)\,\mathrm{d}s=\int_{L_1}f(x,y)\,\mathrm{d}s+\int_{L_2}f(x,y)\,\mathrm{d}s+\cdots+\int_{L_k}f(x,y)\,\mathrm{d}s\text{。}$$

## 三、对弧长的曲线积分的计算法

**定理 9-2** 设曲线 $L$ 由参数方程 $x=x(t),y=y(t),(\alpha\leqslant t\leqslant\beta)$ 表示，$x(t),y(t)$ 在区间 $[\alpha,\beta]$ 上有一阶连续导数，且 $x'^2(t)+y'^2(t)\neq 0$（即曲线 $L$ 是光滑的简单曲线），函数 $f(x,y)$ 在曲线上连续，则

$$\int_L f(x,y)\,\mathrm{d}s = \int_\alpha^\beta f\ [x(t),y(t)] \cdot \sqrt{x'^2(t)+y'^2(t)}\,\mathrm{d}t \tag{9-13}$$

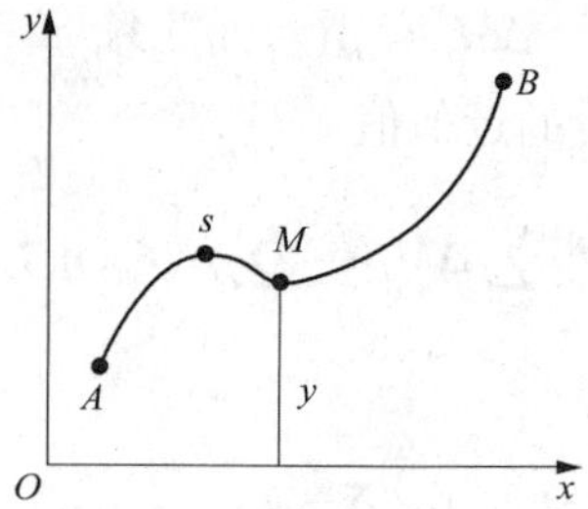


图 9－40

**证明**：如图 9－40 所示，设曲线 $L$ 以 $A,B$ 为端点，弧 $AB$ 的长度为 1，$L$ 上任一点 $M$ 可由弧长 $\widehat{AM}=s$ 来确定，以 $s$ 为曲线 $L$ 的参数，点 $A$ 对应于 $s=0$，点 $B$ 对应于 $s=1$，点 $k_i(\xi_i,\eta_i)$ 对应于 $s=s_i$，于是根据定义

$$\int_L f(x,y)\,\mathrm{d}s = \lim_{\lambda\to 0}\sum_{i=1}^n f(\xi_i,\eta_i)\Delta s_i = \lim_{\lambda\to 0}\sum_{i=1}^n f\ [x(\overline{s_i}),y(\overline{s_i})]\Delta s_i = \int_0^l f\ [x(s),y(s)]\,\mathrm{d}s \tag{9-14}$$

由假设曲线 $L$ 的参数方程

$$x=x(t),y=y(t),(\alpha\leqslant t\leqslant\beta)$$

表示，$x'(t),y'(t)$ 在 $[\alpha,\beta]$ 上连续，设弧长 $s$ 随 $t$ 的增大而增大，于是

$$s(t)=\sqrt{x'^2(t)+y'^2(t)}$$

将右端做变量代换，并注意 $t=\alpha$ 时，$s=0$，$t=\beta$ 时，$s=l$，于是得

$$\int_L f(x,y)\,\mathrm{d}s = \int_\alpha^\beta f(x(t),y(t)) \cdot \sqrt{x'^2(t)+y'^2(t)}\,\mathrm{d}t$$

证毕。

定理 9－2 告诉我们，曲线积分可化为定积分来进行计算，由此可见，计算曲线积分时，必须将被积函数中的变量 $x$ 和 $y$，用坐标的参数式代入，同时将 $\mathrm{d}s$ 化为弧长微分的参数形式；并且积分限对应于端点的参数值，下限 $\alpha$ 必须小于上限 $\beta$。

若曲线 $L$ 由方程 $y=y(x)(a\leqslant x\leqslant b)$ 给出，$y(x)$ 在 $[a,b]$ 上有一阶连续导数 $f(x,y)$ 在曲线 $L$ 上连续，则

$$\int_L f(x,y)\,\mathrm{d}s = \int_a^b f\ [x,y(x)]\ \sqrt{1+y'^2(x)}\,\mathrm{d}x \tag{9-15}$$

类似的，若曲线 $L$ 由方程 $x=x(y)(c\leqslant y\leqslant d)$ 给出，$x(y)$ 在 $[c,d]$ 上有一阶连续导数，$f(x,y)$ 在曲线 $L$ 上连续。则

$$\int_L f(x,y)\,\mathrm{d}s = \int_c^d f(x(y),y) \cdot \sqrt{x'^2(x)+1}\,\mathrm{d}y \tag{9-16}$$

［例 9－25］ 计算曲线积分 $\int_L \sqrt{y}\,\mathrm{d}s$，曲线 $L$ 是抛物线 $y=\frac{1}{4}x^2$ 自点 $Y$ 到点 $(2,1)$ 点的一段弧。

［解］ 因为 $\mathrm{d}s=\sqrt{1+y'^2}\,\mathrm{d}x=\sqrt{1+\left(\frac{x}{2}\right)^2}\,\mathrm{d}x$，而 $x$ 的变化区间是 $[0,2]$，由式 (9－15) 得

$$\int_L \sqrt{y}\mathrm{d}s = \int_0^2 \frac{1}{2}x\sqrt{1+\frac{x^2}{4}}\mathrm{d}x = \frac{2}{3}\left(1+\frac{x^2}{4}\right)^{\frac{3}{2}}\Bigg|_0^2 = \frac{3}{2}(2\sqrt{2}-1)$$

［例 9－26］　计算曲线积分 $I=\int_L xy\mathrm{d}s$，$L$ 是椭圆 $\frac{x^2}{a^2}+\frac{y^2}{b^2}=1$ 在第 1 象限中的部分。

［解］　由椭圆的参数方程 $x=a\cos t, y=b\sin t$，可得

$$x'_t=-a\sin t, y'_t=b\cos t$$

$$\mathrm{d}s=\sqrt{x'^2_t+y'^2_t}\mathrm{d}t=\sqrt{a^2\sin^2 t+b^2\cos t}\mathrm{d}t$$

按式（9－13）得

$$I=\int_L xy\mathrm{d}s=\int_0^{\frac{\pi}{2}} a\cos t\cdot b\sin t\sqrt{a^2\sin^2 t+b^2\cos^2 t}\mathrm{d}t$$

$$=\frac{ab}{2}\int_0^{\frac{\pi}{2}}\sin 2t\sqrt{a^2\frac{1-\cos 2t}{2}+b^2\frac{1+\cos 2t}{2}}\mathrm{d}t$$

$$=-\frac{ab}{4}\int_0^{\frac{\pi}{2}}\sqrt{\frac{a^2+b^2}{2}+\frac{b^2-a^2}{2}\cos 2t}\,\mathrm{d}(\cos 2t)$$

$$\cos 2t=u\ \frac{ab}{4}\int_{-1}^{1}\sqrt{\frac{a^2+b^2}{2}+\frac{b^2-a^2}{2}u}\,\mathrm{d}u$$

$$=\frac{ab}{4}\cdot\frac{2}{b^2-a^2}\frac{2}{3}\left(\frac{a^2+b^2}{2}+\frac{b^2-a^2}{2}u\right)^{\frac{3}{2}}\Bigg|_{-1}^{1}$$

$$=\frac{ab}{3}\cdot\frac{a^2+ab+b^2}{a+b}$$

以上讨论了平面上弧长的曲线积分。完全类似地可以建立空间对弧长的曲线积分的定义、性质与计算方法。设给定空间曲线积分

$$\int_\Gamma f(x,y,z)\mathrm{d}s$$

空间曲线 $\Gamma$ 的参数方程为

$$x=x(t), y=y(t), z=z(t);(\alpha\leqslant t\leqslant\beta)$$

则

$$\int_\Gamma f(x,y,z)\mathrm{d}s=\int_\alpha^\beta f(x(t),y(t),z(t))\sqrt{x'^2(t)+y'^2(t)+z'^2(t)}\mathrm{d}t \qquad (9-17)$$

［例 9－27］　计算曲线积分

$$\int_\Gamma \frac{\mathrm{d}s}{x^2+y^2+z^2}$$

其中，$\Gamma$ 是螺旋线 $x=a\cos t, y=a\sin t, z=bt$ 的第一圈，如图 9－41 所示。

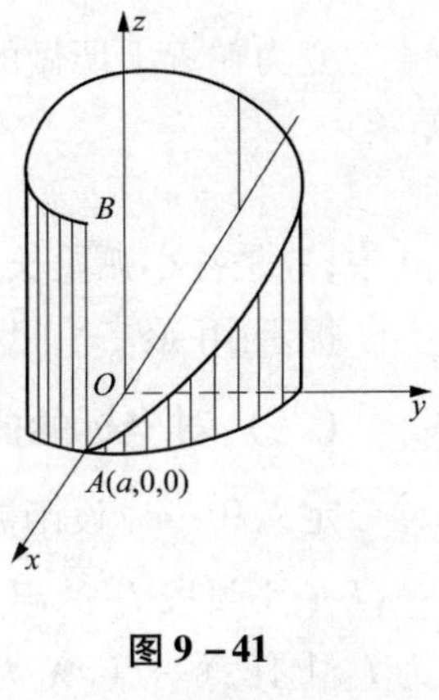

图 9－41

［解］　因为

$$\mathrm{d}s=\sqrt{x'^2(t)+y'^2(t)+z'^2(t)}\mathrm{d}t$$

$$=\sqrt{(-a\sin t)^2+(a\cos t)^2+b^2}\mathrm{d}t$$

$$=\sqrt{a^2+b^2}\mathrm{d}t$$

$t$ 的变化区间是 $[0,2\pi]$，由式（9－17）即得

$$\int_\Gamma \frac{\mathrm{d}s}{x^2+y^2+z^2}=\sqrt{a^2+b^2}\int_0^{2\pi}\frac{\mathrm{d}t}{a^2+b^2t^2}$$

$$= \frac{\sqrt{a^2+b^2}}{ab}\arctan\frac{bt}{a}\Big|_0^{2\pi}$$

$$= \frac{\sqrt{a^2+b^2}}{ab}\arctan\frac{2\pi b}{a}$$

扫码“学一学”

# 第六节　对坐标的曲线积分

## 一、对坐标的曲线积分的概念与性质

### （一）变力沿曲线所做的功

设一个质点在 $xOy$ 面内在变力 $F(x,y)=P(x,y)\vec{i}+Q(x,y)\vec{j}$ 的作用下从点 $A$ 沿光滑曲线弧 $L$ 移动到点 $B$，试求变力 $F(x,y)$ 所做的功。

用曲线 $L$ 上的点 $A=A_0$，$A_1$，$A_2$，…，$A_{n-1}$，$A_n=B$，$A=A_0$，把 $L$ 分成 $n$ 个小弧段，设 $A_k=(x_k,y_k)$，有向线段 $\overrightarrow{A_kA_{k+1}}$ 的长度为 $\Delta s_k$，它与 $x$ 轴的夹角为 $\tau_k$，则

$$\overrightarrow{A_kA_{k+1}}=\{\cos\tau_k,\sin\tau_k\}\Delta s_k\quad(k=0,1,2,\cdots,n-1)$$

显然，变力 $F(x,y)$ 沿有向小弧段 $\widehat{A_kA_{k+1}}$ 所做的功可以近似为

$$F(x_k,y_k)\cdot\overrightarrow{A_kA_{k+1}}=[P(x_k,y_k)\cos\tau_k+Q(x_k,y_k)\sin\tau_k]\Delta s_k$$

于是，变力 $F(x,y)$ 所做的功

$$W=\sum_{k=1}^{n-1}F(x_k,y_k)\cdot\overrightarrow{A_kA_{k+1}}\approx\sum_{k=1}^{n-1}[P(x_k,y_k)\cos\tau_k+Q(x_k,y_k)\sin\tau_k]\Delta s_k$$

从而

$$W=\int_L[P(x,y)\cos\tau+Q(x,y)\sin\tau]\mathrm{d}s\text{。}$$

这里 $\tau=\tau(x,y)$，$\{\cos\tau,\sin\tau\}$ 是曲线 $L$ 在点 $(x,y)$ 处与曲线方向一致的单位切向量。$L$ 把分成 $n$ 个小弧段：$L_1,L_2,\cdots,L_n$。

变力在 $L_i$ 上所做的功近似为

$$F(\xi_i,\eta_i)\Delta s_i=P(\xi_i,\eta_i)\Delta x_i+Q(\xi_i,\eta_i)\Delta y_i$$

变力在 $L$ 上所做的功近似为

$$\sum_{i=1}^{n}[P(\xi_i,\eta_i)\Delta x_i+Q(\xi_i,\eta_i)\Delta y_i]$$

变力在 $L$ 上所做的功的精确值为

$$W=\lim_{\lambda\to0}\sum_{i=1}^{n}[P(\xi_i,\eta_i)\Delta x_i+Q(\xi_i,\eta_i)\Delta y_i]$$

其中，$\lambda$是各小弧段长度的最大值。

提示:用 $\Delta s_i=\{\Delta x_i,\Delta y_i\}$ 表示从 $L_i$ 的起点到其终点的向量。用 $\Delta s_i$ 表示 $\Delta s_i$ 的模。

### （二）对坐标的曲线积分的定义

**定义 9－4**　设函数 $f(x,y)$ 在有向光滑曲线 $L$ 上有界。把 $L$ 分成 $n$ 个有向小弧段 $L_1,L_2,\cdots,L_n$；小弧段 $L_i$ 的起点为 $(x_{i-1},y_{i-1})$，终点 $(x_i,y_i)$，$\Delta x_i=x_i-x_{i-1}$，$\Delta y_i=y_i-y_{i-1}$；$(\xi_i,\eta)$ 为 $L_i$ 上任意一点，$\lambda$ 为各小弧段长度的最大值。

如果极限 $\lim\limits_{\lambda \to 0}\sum\limits_{i=1}^{n} f(\xi_i, \eta_i)\Delta x_i$ 总存在，则称此极限为函数 $f(x,y)$ 在有向曲线 $L$ 上对坐标 $x$ 的曲线积分，记作 $\int_L f(x,y)\,\mathrm{d}y$，即

$$\int_L f(x,y)\,\mathrm{d}x = \lim_{\lambda \to 0}\sum_{i=1}^{n} f(\xi_i, \eta_i)\Delta x_i$$

如果极限 $\lim\limits_{\lambda \to 0}\sum\limits_{i=1}^{n} f(\xi_i, \eta_i)\Delta y_i$ 总存在，则称此极限为函数 $f(x,y)$ 在 $L$ 有向曲线上对坐标 $x$ 的曲线积分，记作 $\int_L f(x,y)\,\mathrm{d}y$，即 $\int_L f(x,y)\,\mathrm{d}y = \lim\limits_{\lambda \to 0}\sum\limits_{i=1}^{n} f(\xi_i, \eta_i)\Delta y_i$。

对坐标的曲线积分也叫作第二类曲线积分。

**（三）定义的推广**

设 $\Gamma$ 为空间内一条光滑有向曲线,函数 $P(x,y,z)$ 、$Q(x,y,z)$ 、$R(x,y,z)$ 在 $\Gamma$ 上有定义。我们定义

$$\int_L f(x,y,z)\,\mathrm{d}x = \lim_{\lambda \to 0}\sum_{i=1}^{n} f(\xi_i, \eta_i, \zeta_i)\Delta x_i$$

$$\int_L f(x,y,z)\,\mathrm{d}y = \lim_{\lambda \to 0}\sum_{i=1}^{n} f(\xi_i, \eta_i, \zeta_i)\Delta y_i$$

$$\int_L f(x,y,z)\,\mathrm{d}z = \lim_{\lambda \to 0}\sum_{i=1}^{n} f(\xi_i, \eta_i, \zeta_i)\Delta z_i$$

**（四）对坐标的曲线积分的简写形式**

$\int_L P(x,y)\,\mathrm{d}x + \int_L Q(x,y)\,\mathrm{d}y = \int_L P(x,y)\,\mathrm{d}x + Q(x,y)\,\mathrm{d}y$

$\int_\Gamma P(x,y,z)\,\mathrm{d}x + \int_\Gamma Q(x,y,z)\,\mathrm{d}y + \int_\Gamma R(x,y,z)\,\mathrm{d}z = \int_\Gamma P(x,y,z)\,\mathrm{d}x +$
$Q(x,y,z)\,\mathrm{d}y + R(x,y,z)\,\mathrm{d}z$

**（五）对坐标的曲线积分的性质**

1. 如果把 $L$ 分成 $L_1$ 和 $L_2$，则

$$\int_L P\mathrm{d}x + Q\mathrm{d}y = \int_{L_1} P\mathrm{d}x + Q\mathrm{d}y + \int_{L_2} P\mathrm{d}x + Q\mathrm{d}y$$

2. 设 $L$ 是有向曲线弧，$-L$ 是与 $L$ 方向相反的有向曲线弧，则

$$\int_{-L} P(x,y)\,\mathrm{d}x + Q(x,y)\,\mathrm{d}y = -\int_L P(x,y)\,\mathrm{d}x + Q(x,y)\,\mathrm{d}y$$

## 二、对坐标的曲线积分的计算

设 $P(x,y)$, $Q(x,y)$ 是定义在光滑有向曲线 $L: x = \varphi(t), y = \psi(t)$ 上的连续函数，当参数 $t$ 单调地由 $\alpha$ 变到 $\beta$ 时，点 $M(x,y)$ 从 $L$ 的起点 $A$ 沿 $L$ 运动到终点 $B$，则

$$\int_L P(x,y)\,\mathrm{d}x = \int_\alpha^\beta P[\varphi(t),\psi(t)]\varphi'(t)\,\mathrm{d}t$$

$$\int_L Q(x,y)\,\mathrm{d}y = \int_\alpha^\beta Q[\varphi(t),\psi(t)]\psi'(t)\,\mathrm{d}t$$

思考: $\int_L P(x,y)\,\mathrm{d}x + Q(x,y)\,\mathrm{d}y = ?$

提示：$\int_L P(x,y)\mathrm{d}x + Q(x,y)\mathrm{d}y = \int_\alpha^\beta \{[P(\varphi(t),\psi(t)]\varphi'(t) + Q[\varphi(t),\psi(t)]\psi'(t)\}\mathrm{d}t$

**定理 9－3** 若 $P(x,y)$ 是定义在光滑有向曲线

$$L: x = \varphi(t), y = \psi(t) \ (\alpha \leqslant t \leqslant \beta)$$

上的连续函数，$L$ 的方向与 $t$ 的增加方向一致，则

$$\int_L P(x,y)\mathrm{d}x = \int_\alpha^\beta P[\varphi(t),\psi(t)]\varphi'(t)\mathrm{d}t$$

**证明**：不妨设 $\alpha \leqslant \beta$。对应于 $t$ 点与曲线 $L$ 的方向一致的切向量为 $\{\varphi'(t),\psi'(t)\}$，

所以
$$\cos\tau = \frac{\varphi'(t)}{\sqrt{\varphi'^2(t) + \psi'^2(t)}}$$

从而
$$\begin{aligned}\int_L P(x,y)\mathrm{d}x &= \int_L P(x,y)\cos\tau \mathrm{d}s \\ &= \int_\alpha^\beta P[\varphi(t),\psi(t)]\frac{\varphi'(t)}{\sqrt{\varphi'^2(t) + \psi'^2(t)}}\sqrt{\varphi'^2(t)\psi'^2(t)}\mathrm{d}t \\ &= \int_\alpha^\beta P[\varphi(t),\psi(t)]\varphi'(t)\mathrm{d}t\end{aligned}$$

思考：若空间曲线 $\Gamma$ 由参数方程 $x = \varphi(t)$，$y = \psi(t)$，$z = \omega(t)$ 给出，那么曲线积分 $\int_\Gamma P(x,y,z)\mathrm{d}x + Q(x,y,z)\mathrm{d}y + R(x,y,z)\mathrm{d}z = ?$

提示：$\int_\Gamma P(x,y,z)\mathrm{d}x + Q(x,y,z)\mathrm{d}y + R(x,y,z)\mathrm{d}z = \int_\alpha^\beta \{P[\varphi(t),\psi(t),\omega(t)]\psi'(t) + Q[\varphi(t),\psi(t),\omega(t)]\psi'(t) + R[\varphi(t),\psi(t),\omega(t)]\omega'(t)\}\mathrm{d}t$，其中，$\alpha$ 对应于 $\Gamma$ 的起点，$\beta$ 对应于 $\Gamma$ 的终点。

推广 $\Gamma$：$\begin{cases} x = \varphi\ (t) \\ y = \psi\ (t) \\ z = \omega\ (t) \end{cases}$，$t$ 起点 $\alpha$，终点 $\beta$。

$$\begin{aligned}&\int_\Gamma P\mathrm{d}x + Q\mathrm{d}y + R\mathrm{d}z \\ = &\int_\alpha^\beta \{P[\varphi(t),\psi(t),\omega(t)]\varphi'(t) + Q[\varphi(t),\psi(t),\omega(t)]\psi'(t) + R[\varphi(t),\psi(t),\\ &\omega(t)]\omega'(t)\}\mathrm{d}t\end{aligned}$$

**［例 9－28］** 计算 $\int_L xy\mathrm{d}x$，其中 $L$ 为抛物线 $y^2 = x$ 上从点 $A(1,-1)$ 到点 $B(1,1)$ 的一段弧。

解法一：以 $x$ 为参数。$L$ 分为 $AO$ 和 $OB$ 两部分。$AO$ 的方程为 $y = -\sqrt{x}$，$x$ 从 1 变到 0；$OB$ 的方程为 $y = \sqrt{x}$，$x$ 从 0 变到 1。

因此
$$\begin{aligned}\int_L xy\mathrm{d}x &= \int_{AO} xy\mathrm{d}x + \int_{OB} xy\mathrm{d}x \\ &= \int_1^0 x(-\sqrt{x})\mathrm{d}x + \int_0^1 x\sqrt{x}\mathrm{d}x = 2\int_0^1 x^{\frac{3}{2}}\mathrm{d}x = \frac{4}{5}\end{aligned}$$

解法二：以 $y$ 为积分变量。$L$ 的方程为 $x = y^2$，$y$ 从 $-1$ 变到 1。因此

$$\int_L xy\mathrm{d}x = \int_{-1}^1 y^2 y(y^2)'\mathrm{d}y = 2\int_{-1}^1 y^4\mathrm{d}y = \frac{4}{5}$$

**［例 9－29］** 计算 $\int_L 2xy\mathrm{d}x + x^2\mathrm{d}y$。（1）抛物线 $y = x^2$ 上从 $O(0,0)$ 到 $B(1,1)$ 的一段

弧；（2）抛物线 $x = y^2$ 上从 $O(0,0)$ 到 $B(1,1)$ 的一段弧；（3）从 $O(0,0)$ 到 $A(1,0)$，再到 $R(1,1)$ 的有向折线 $OAB$。

**［解］** （1）$L: y = x^2$，$x$ 从 0 变到 1。所以

$$\int_L 2xy\mathrm{d}x + x^2\mathrm{d}y = \int_0^1 (2x \cdot x^2 + x^2 \cdot 2x)\mathrm{d}x = 4\int_0^1 x^3\mathrm{d}x = 1$$

（2）$L: x = y^2$，$y$ 从 0 变到 1。所以

$$\int_L 2xy\mathrm{d}x + x^2\mathrm{d}y = \int_0^1 (2y^2 \cdot y \cdot 2y + y^4)\mathrm{d}y = 5\int_0^1 y^4\mathrm{d}y = 1$$

（3）$OA: y = 0$，$x$ 从 0 变到 1。$AB: x = 1$，$y$ 从 0 变到 1。

$$\int_L 2xy\mathrm{d}x + x^2\mathrm{d}y = \int_{OA} 2xy\mathrm{d}x + x^2\mathrm{d}y + \int_{AB} 2xy\mathrm{d}x + x^2\mathrm{d}y$$

$$= \int_0^1 (2x \cdot 0 + x^2 \cdot 0)\mathrm{d}x + \int_0^1 (2y \cdot 0 + 1)\mathrm{d}y = 0 + 1 = 1$$

**［例 9－30］** 计算 $\int_L y^2\mathrm{d}x$。（1）$L$ 为按逆时针方向绕行的上半圆周 $x^2 + y^2 = a^2$；（2）从点 $A(a,0)$ 沿 $x$ 轴到点 $B(-a,0)$ 的直线段。

**［解］** （1）$L$ 的参数方程为 $x = a\cos\theta$，$y = a\sin\theta$，$\theta$ 从 0 变到 $\pi$，

$$\int_L y^2\mathrm{d}x = \int_0^\pi a^2\sin^2\theta(-a\sin\theta)\mathrm{d}\theta = a^3\int_0^\pi (1-\cos^2\theta)\mathrm{d}\cos\theta = -\frac{4}{3}a^3$$

（2）$L$ 的方程为 $y = 0$，$x$ 从 $a$ 变到 $-a$，因此

$$\int_L y^2\mathrm{d}x = \int_a^{-a} 0\mathrm{d}x = 0$$

**［例 9－31］** 计算 $\int_\Gamma x^3\mathrm{d}x + 3zy^2\mathrm{d}y - x^2y\mathrm{d}z$，其中 $\Gamma$ 是从点 $A(3,2,1)$ 到点 $B(0,0,0)$ 的直线段 $AB$。

**［解］** 直线 $AB$ 的参数方程为　$x = 3t$，$y = 2t$，$x = t$，$t$ 从 1 变到 0。

所以
$$I = \int_1^0 [(3t)^3 \cdot 3 + 3t(2t)^2 \cdot 2 - (3t)^2 \cdot 2t]\mathrm{d}t = 87\int_1^0 t^3\mathrm{d}t = -\frac{87}{4}$$

**［例 9－32］** 当曲线 $L$ 的参数方程与参数的变化范围给定之后（例如 $L: x = a\cos t$，$y = a\sin t$，$t \in [0,2\pi]$，$a$ 是正常数），试问如何表示 $L$ 的方向（如 $L$ 表示为顺时针方向、逆时针方向）？

**［解］** 曲线方向由参数的变化方向而定。

例如 $L: x = a\cos t$，$y = a\sin t, y = a\sin t, t \in [0,2\pi]$ 中当 $t$ 从 0 变到 $2\pi$ 时，$L$ 取逆时针方向；反之当 $t$ 从 $2\pi$ 变到 0 时，$L$ 取顺时针方向。

## 三、两类曲线积分之间的联系

由定义，得

$$\int_L P\mathrm{d}x + Q\mathrm{d}y = \int_L (P\cos\tau + Q\sin\tau)\mathrm{d}s$$

$$= \int_L \{P,Q\} \cdot \{\cos\tau,\sin\tau\}\mathrm{d}s = \int_L F \cdot \mathrm{d}r$$

其中，$F = \{P,Q\}$，$T = \{\cos\tau,\sin\tau\}$ 为有向曲线弧 $L$ 上点 $(x,y)$ 处单位切向量，$\mathrm{d}r = T\mathrm{d}s = \{\mathrm{d}x,\mathrm{d}y\}$。

类似的有

$$\int_{\Gamma} P\mathrm{d}x + Q\mathrm{d}y + R\mathrm{d}z = \int_{\Gamma} (P\cos\alpha + Q\cos\beta + R\cos\gamma)\mathrm{d}s$$

$$\int_{\Gamma} \{P,Q,R\} \cdot \{\cos\alpha,\cos\beta,\cos\gamma\}\mathrm{d}s = \int_{\Gamma} F \cdot \mathrm{d}r$$

其中，$F = \{P,Q,R\}$，$T = \{\cos\alpha,\cos\beta,\cos\gamma\}$ 为有向曲线弧 $\Gamma$ 上点 $(x,y,z)$ 处单位切向量，$\mathrm{d}r = T\mathrm{d}s = \{\mathrm{d}x,\mathrm{d}y,\mathrm{d}z\}$。

扫码“学一学”

# 第七节　格林公式及其应用

## 一、格林公式

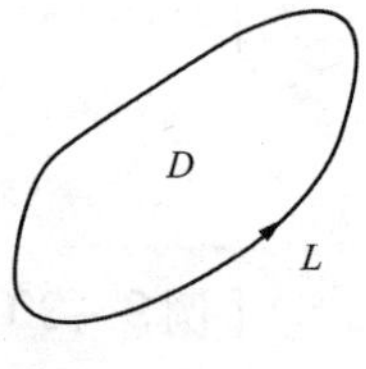


图 9－42

单连通与复连通区域:设 $D$ 为平面区域，如果 $D$ 内任一闭曲线所围的部分都属于 $D$，则称 $D$ 为平面单连通区域，否则称为复连通区域。

对平面区域 $D$ 的边界曲线 $L$，规定 $L$ 的正向如下：当观察者沿 $L$ 的这个方向行走时，$D$ 内在他近处的那一部分总在他的左边。

区域 $D$ 的边界曲线 $L$ 的方向如图 9－42 所示。

**定理 9－4**　设闭区域 $D$ 由分段光滑的曲线 $L$ 围成，函数 $P(x,y)$ 及 $Q(x,y)$ 在 $D$ 上具有一阶连续偏导数，则有

$$\iint_D \left(\frac{\partial Q}{\partial x} - \frac{\partial P}{\partial y}\right)\mathrm{d}x\mathrm{d}y = \oint_L P\mathrm{d}x + Q\mathrm{d}y$$

式中，$L$ 是 $D$ 的取正向的边界曲线。

**证明**：仅就 $D$ 既是 $X$－型的又是 $Y$－型的区域情形进行证明。

设 $D = \{(x,y) \mid \varphi_1(x) \leqslant y \leqslant \varphi_2(x), a \leqslant x \leqslant b\}$。因为 $\frac{\partial P}{\partial y}$ 连续，所以由二重积分的计算法有

$$\iint_D \frac{\partial P}{\partial y}\mathrm{d}x\mathrm{d}y = \int_a^b \left[\int_{\varphi_1(x)}^{\varphi_2(x)} \frac{\partial P(x,y)}{\partial y}\mathrm{d}y\right]\mathrm{d}x = \int_a^b \{P[x,\varphi_2(x)] - P[x,\varphi_1(x)]\}\mathrm{d}x$$

另一方面，由对坐标的曲线积分的性质及计算法有

$$\oint_L P\mathrm{d}x = \int_{L_1} P\mathrm{d}x + \int_{L_2} P\mathrm{d}x = \int_a^b P[x,\varphi_1(x)]\mathrm{d}x + \int_a^b P[x,\varphi_2(x)]\mathrm{d}x$$

$$= \int_a^b \{P[x,\varphi_1(x)] - P[x,\varphi_2(x)]\}\mathrm{d}x$$

因此

$$-\iint_D \frac{\partial P}{\partial y}\mathrm{d}x\mathrm{d}y = \oint_L P\mathrm{d}x$$

设 $D = \{(x,y) \mid \psi_1(y) \leqslant x \leqslant \psi_2(y), c \leqslant y \leqslant \mathrm{d}\}$。类似的可证

$$\iint_D \frac{\partial D}{\partial x}\mathrm{d}x\mathrm{d}y = \oint_L Q\mathrm{d}x$$

由于 $D$ 既是 $X$－型的又是 $Y$－型的，所以以上两式同时成立，两式合并即得

$$\iint_D \left(\frac{\partial Q}{\partial x} - \frac{\partial P}{\partial y}\right)\mathrm{d}x\mathrm{d}y = \oint_L P\mathrm{d}x + Q\mathrm{d}y$$

应注意的问题:对复连通区域 $D$，格林公式右端应包括沿区域 $D$ 的全部边界的曲线积分，且边界的方向对区域 $D$ 来说都是正向。

设区域 $D$ 的边界曲线为 $L$，取 $P=-y$，$Q=x$，则由格林公式得

$$2\iint_D \mathrm{d}x\mathrm{d}y=\oint_L x\mathrm{d}y-y\mathrm{d}x\text{，或 }A=\iint_D \mathrm{d}x\mathrm{d}y=\frac{1}{2}\oint_L x\mathrm{d}y-y\mathrm{d}x$$

格林公式的实质：沟通了沿闭曲线的积分与二重积分之间的联系。

[例 9－33] 计算 $\int_{AB} x\mathrm{d}y$，其中曲线 $AB$ 是圆心在原点，半径为 $r$ 的圆在第一象限部分。

[解] 引入辅助曲线 $L$，$L=\overline{OA}+AB+\overline{BO}$

应用格林公式，$P=0$，$Q=x$ 有

$$-\iint_D \mathrm{d}x\mathrm{d}y=\oint_L x\mathrm{d}y=\int_{OA} x\mathrm{d}y+\int_{AB} x\mathrm{d}y+\int_{BO} x\mathrm{d}y$$

由于 $\int_{OA} x\mathrm{d}y=0$，$\int_{BO} x\mathrm{d}y=0$，$\therefore \int_{AB} x\mathrm{d}y=-\iint_D \mathrm{d}x\mathrm{d}y=-\frac{1}{4}\pi r^2$

[例 9－34] 椭圆 $x=a\cos\theta$，$y=b\sin\theta$ 所围成图形的面积 $A$。

分析:只要 $\frac{\partial Q}{\partial x}-\frac{\partial P}{\partial y}=1$，就有 $\iint_D\left(\frac{\partial Q}{\partial x}-\frac{\partial P}{\partial y}\right)\mathrm{d}x\mathrm{d}y=\iint_D \mathrm{d}x\mathrm{d}y=A$。

[解] 设 $D$ 是由椭圆 $x=a\cos\theta$，$y=b\sin\theta$ 所围成的区域。

令 $P=-\frac{1}{2}y$，$Q=\frac{1}{2}x$，则 $\frac{\partial Q}{\partial x}-\frac{\partial P}{\partial y}=\frac{1}{2}+\frac{1}{2}=1$。

于是由格林公式，有

$$A=\iint_D \mathrm{d}x\mathrm{d}y=\oint_L -\frac{1}{2}y\mathrm{d}x+\frac{1}{2}x\mathrm{d}y=\frac{1}{2}\oint_L -y\mathrm{d}x+x\mathrm{d}y$$

$$=\frac{1}{2}\int_0^{2\pi}(ab\sin^2\theta+ab\cos^2\theta)\mathrm{d}\theta=\frac{1}{2}ab\int_0^{2\pi}\mathrm{d}\theta=\pi ab$$

[例 9－35] 设 $L$ 是任意一条分段光滑的闭曲线，证明

$$\oint_L 2xy\mathrm{d}x+x^2\mathrm{d}y=0$$

[证明] 令 $P=2xy$，$Q=x^2$，则 $\frac{\partial Q}{\partial x}-\frac{\partial P}{\partial y}=2x-2x=0$。

因此，由格林公式有 $\oint_L 2xy\mathrm{d}x+x^2\mathrm{d}y=\pm\iint_D 0\mathrm{d}x\mathrm{d}y=0$。

（思考：为什么二重积分前有“±”号？）

[例 9－36] 计算 $\iint_D \mathrm{e}^{-y^2}\mathrm{d}x\mathrm{d}y$，其中 $D$ 是以 $O(0,0)$，$A(1,1)$，$B(0,1)$ 为顶点的三角形闭区域。

分析:要使 $\frac{\partial Q}{\partial x}-\frac{\partial P}{\partial y}=\mathrm{e}^{-y^2}$，只需 $P=0$，$Q=x\mathrm{e}^{-y^2}$。

[解] 令 $P=0$，$Q=x\mathrm{e}^{-y^2}$，则 $\frac{\partial Q}{\partial x}-\frac{\partial P}{\partial y}=\mathrm{e}^{-y^2}$。因此，由格林公式有

$$\iint_D \mathrm{e}^{-y^2}\mathrm{d}x\mathrm{d}y=\int_{OA+AB+BO} x\mathrm{e}^{-y^2}\mathrm{d}y=\int_{OA} x\mathrm{e}^{-y^2}\mathrm{d}y=\int_0^1 x\mathrm{e}^{-x^2}\mathrm{d}x=\frac{1}{2}(1-\mathrm{e}^{-1})$$

[例 9－37] 计算曲线积分 $\oint_L \frac{x\mathrm{d}y-y\mathrm{d}x}{4x^2+y^2}$，其中 $L$ 是以 $(1,0)$ 为圆心，$R>1$ 为半径的圆

周，取逆时针方向。

［解］ 令 $P=\dfrac{-y}{4x^2+y^2}, Q=\dfrac{x}{4x^2+y^2}$。

当 $(x,y)$ 时，$\dfrac{\partial Q}{\partial x}=\dfrac{\partial P}{\partial y}$ 成立。

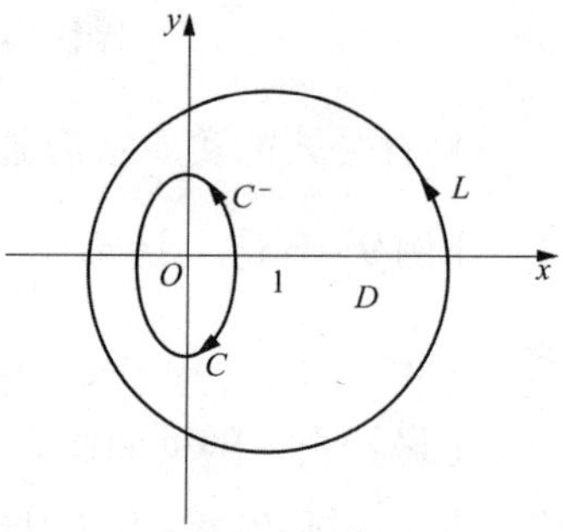

图 9－43

因此，不能在 $L$ 的内部区域用格林公式。

设法用曲线 $C$ 在 $L$ 的内部又包含原点在 $C$ 的内部，这样在 $C$ 与 $L$ 围成的二连通区域内可以用格林公式。

今取曲线 $C:\begin{cases} x=\dfrac{\delta}{2}\cos\theta \\ y=\delta\sin\theta \end{cases}, \delta<(R-1)$

$\theta$ 从 $2\pi$ 到 $0$ 为顺时针方向。

令 $C$ 与 $L$ 围成区域为 $D$ 二连通区域。

根据格林公式，有

$$0=\iint\limits_D\left(\frac{\partial Q}{\partial x}-\frac{\partial P}{\partial y}\right)\mathrm{d}x\mathrm{d}y=\underset{(\text{逆时针})}{\int_L P\mathrm{d}x+Q\mathrm{d}y}+\underset{(\text{顺时针})}{\int_C P\mathrm{d}x+Q\mathrm{d}y}$$

于是 $$I=\int_L P\mathrm{d}x+Q\mathrm{d}y=\underset{(\text{顺时针})}{-\int_C P\mathrm{d}x+Q\mathrm{d}y}=\underset{(\text{逆时针})}{\int_{C^-} P\mathrm{d}x+Q\mathrm{d}y}$$

用 $C$ 的参数公式代入后，得

$$I=\int_0^{2\pi}\frac{\frac{1}{2}\delta^2}{\delta^2}\mathrm{d}\theta=\pi$$

注：这里取 $C$ 为上述椭圆周，最后计算最简单，如果取 $C$ 为 $x=\delta\cos\theta$，$y=\delta\sin\theta$ 的圆周，那么最后的积分就比较复杂

$$I=\int_0^{2\pi}\frac{\delta^2}{\delta^2(4\cos^2\theta+\sin^2\theta)}\mathrm{d}\theta$$

格林公式的应用——计算平面图形面积

格林公式：

$$\iint\limits_D\left(\frac{\partial Q}{\partial x}-\frac{\partial P}{\partial y}\right)\mathrm{d}x\mathrm{d}y=\oint_L P\mathrm{d}x+Q\mathrm{d}y$$

取 $P=-y$，$Q=x$，得

$$2\iint\limits_D\mathrm{d}x\mathrm{d}y=\oint_L x\mathrm{d}y-y\mathrm{d}x$$

闭区域 $D$ 的面积 $A=\dfrac{1}{2}\oint_L x\mathrm{d}y-y\mathrm{d}x$.

［例 9－38］ 计算抛物线 $(x+y)^2=ax(a>0)$ 与 $x$ 轴所围成的面积.

［解］ $ONA$ 为直线 $y=0$

曲线 $AMO$ 由函数

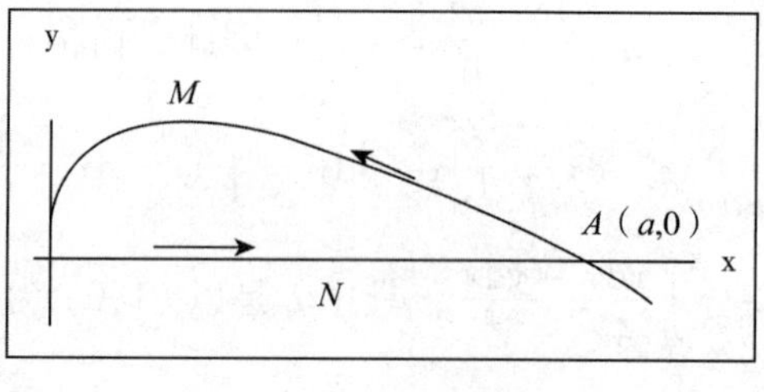

$y = \sqrt{ax} - x$，$x \in [0,a]$ 表示，

$$\therefore A = \frac{1}{2}\oint_L x\mathrm{d}y - y\mathrm{d}x$$

$$= \frac{1}{2}\int_{ONA} x\mathrm{d}y - y\mathrm{d}x + \frac{1}{2}\int_{AMO} x\mathrm{d}y - y\mathrm{d}x = \frac{1}{2}\int_{AMO} x\mathrm{d}y - y\mathrm{d}x$$

$$= \frac{1}{2}\int_a^0 x(\frac{a}{2\sqrt{ax}} - 1)\mathrm{d}x - (\sqrt{ax} - x)\mathrm{d}x = \frac{\sqrt{a}}{4}\int_0^a \sqrt{x}\mathrm{d}x = \frac{1}{6}a^2$$

## 二、平面上曲线积分与路径无关的条件

曲线积分与路径无关。

设 $G$ 是一个开区域，$P(x,y)$，$Q(x,y)$ 在区域 $G$ 内具有一阶连续偏导数。如果对于 $G$ 内任意指定的两个点 $A$，$B$ 以及 $G$ 内从点 $A$ 到点 $B$ 的任意两条曲线 $L_1$，$L_2$，等式

$$\int_{L_1} P\mathrm{d}x + Q\mathrm{d}y = \int_{L_2} P\mathrm{d}x + Q\mathrm{d}y$$

恒成立，就说曲线积分 $\int_L P\mathrm{d}x + Q\mathrm{d}y$ 在 $G$ 内与路径无关，否则就与路径有关。

设曲线积分 $\int_L P\mathrm{d}x + Q\mathrm{d}y$ 在 $G$ 内与路径无关，$L_1$ 和 $L_2$ 是 $G$ 内任意两条从点 $A$ 到点 $B$ 的曲线，则有

$$\int_{L_1} P\mathrm{d}x + Q\mathrm{d}y = \int_{L_2} P\mathrm{d}x + Q\mathrm{d}y$$

因为

$$\int_{L_1} P\mathrm{d}x + Q\mathrm{d}y = \int_{L_2} P\mathrm{d}x + Q\mathrm{d}y \Leftrightarrow \int_{L_1} P\mathrm{d}x + Q\mathrm{d}y - \int_{L_2} P\mathrm{d}x + Q\mathrm{d}y = 0$$

$$\Leftrightarrow \int_{L_1} P\mathrm{d}x + Q\mathrm{d}y + \int_{L_2^-} P\mathrm{d}x + Q\mathrm{d}y = 0 \Leftrightarrow \oint_{L_1+(L_2^-)} P\mathrm{d}x + Q\mathrm{d}y = 0$$

所以有以下结论。

曲线积分 $\int_L P\mathrm{d}x + Q\mathrm{d}y$ 在 $G$ 内与路径无关，相当于沿 $G$ 内任意闭曲线 $C$ 的曲线积分 $\oint_L P\mathrm{d}x + Q\mathrm{d}y$ 等于零。

**定理 9-5**　设开区域 $G$ 是一个单连通域，函数 $P(x,y)$ 及 $Q(x,y)$ 在 $G$ 内具有一阶连续偏导数，则曲线积分 $\int_L P\mathrm{d}x + Q\mathrm{d}y$ 在 $G$ 内与路径无关（或沿 $G$ 内任意闭曲线的曲线积分为零）的充分必要条件是等式

$$\frac{\partial P}{\partial y} = \frac{\partial Q}{\partial x}$$

在 $G$ 内恒成立。

**证明：**

充分性：若 $\frac{\partial P}{\partial y} = \frac{\partial Q}{\partial x}$，则 $\frac{\partial Q}{\partial x} - \frac{\partial P}{\partial y} = 0$，由格林公式，对任意闭曲线 $L$，有

$$\oint_L P\mathrm{d}x + Q\mathrm{d}y = \iint_D \left(\frac{\partial Q}{\partial x} - \frac{\partial P}{\partial y}\right)\mathrm{d}x\mathrm{d}y = 0$$

必要性：假设存在一点 $M_0 \in G$，使 $\frac{\partial Q}{\partial x} - \frac{\partial P}{\partial y} = \eta \neq 0$，不妨设 $\eta > 0$，则由 $\frac{\partial Q}{\partial x} - \frac{\partial P}{\partial y}$

的连续性，存在 $M_0$ 的一个 $\delta$ 邻域 $U(M_0,\delta)$，使在此邻域内有 $\frac{\partial Q}{\partial x}-\frac{\partial P}{\partial y}\geqslant\frac{\eta}{2}$。于是沿邻域 $U(M_0,\delta)$ 边界 $l$ 的闭曲线积分为

$$\oint_l P\mathrm{d}x+Q\mathrm{d}y=\iint\limits_{U(M_0,\delta)}\left(\frac{\partial Q}{\partial x}-\frac{\partial P}{\partial y}\right)\mathrm{d}x\mathrm{d}y\geqslant\frac{\eta}{2}\cdot\pi\delta^2>0$$

这与闭曲线积分为零相矛盾，因此在 $G$ 内 $\frac{\partial Q}{\partial x}-\frac{\partial P}{\partial y}=0$。

应注意问题：定理 9－5 要求，区域 $\int_0^a\mathrm{d}y\int_0^{\sqrt{a^2-y^2}}(x^2+y^2)\mathrm{d}x$ 是单连通区域，且函数 $P(x,y)$ 及 $Q(x,y)$ 在 $G$ 内具有一阶连续偏导数。如果这两个条件之一不能满足，那么定理 9－5的结论不能保证成立。

破坏函数 $P,Q$ 及 $\frac{\partial P}{\partial y},\frac{\partial Q}{\partial x}$ 连续性的点称为奇点。

［例 9－39］　计算 $\int_L 2xy\mathrm{d}x+x^2\mathrm{d}y$，其中 $L$ 为抛物线 $y=x^2$ 上从 $O(0,0)$ 到 $B(1,1)$ 的一段弧。

［解］　因为 $\frac{\partial P}{\partial y}=\frac{\partial Q}{\partial x}=2x$ 在整个 $xOy$ 面内都成立，所以在整个 $xOy$ 面内，积分 $\int_L 2xy\mathrm{d}x+x^2\mathrm{d}y$ 与路径无关。

$$\begin{aligned}\int_L 2xy\mathrm{d}x+x^2\mathrm{d}y&=\int_{OA}2xy\mathrm{d}x+x^2\mathrm{d}y+\int_{AB}2xy\mathrm{d}x+x^2\mathrm{d}y\\&=\int_0^1 1^2\mathrm{d}y=1\end{aligned}$$

讨论：设 $L$ 为一条无重点、分段光滑且不经过原点的连续闭曲线，$L$ 的方向为逆时针方向，问 $\oint_L\frac{x\mathrm{d}y-y\mathrm{d}x}{x^2+y^2}=0$ 是否一定成立？

提示：

这里 $P=\frac{-y}{x^2+y^2}$ 和 $Q=\frac{x}{x^2+y^2}$ 在点 $(0,0)$ 不连续。

因为当 $x^2+y^2\neq0$ 时，$\frac{\partial Q}{\partial x}=\frac{y^2-x^2}{(x^2+y^2)^2}=\frac{\partial P}{\partial y}$，所以如果 $(0,0)$ 不在 $L$ 所围成的区域内，则结论成立，而当 $(0,0)$ 在 $L$ 所围成的区域内时，结论未必成立（图 9－44）。

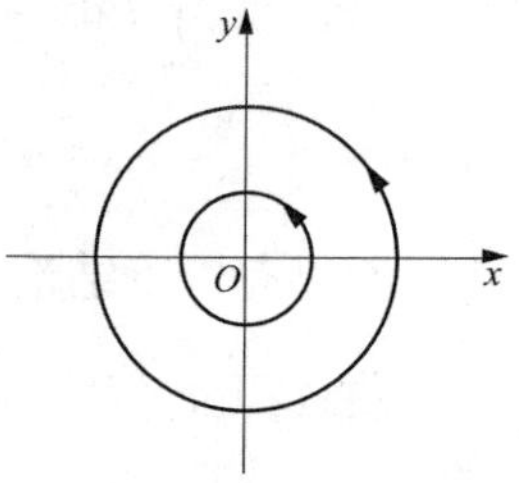

图 9－44

## 重点小结

### 本章重点

1. 二重积分的计算（直角坐标、极坐标）。
2. 三重积分的（直角坐标、柱面坐标、球面坐标）计算。
3. 二、三重积分的几何应用。
4. 两类曲线积分的计算方法。
5. 格林公式及其应用。

6. 两类曲线积分的应用。

## 本章难点

1. 利用极坐标计算二重积分。

2. 利用球坐标计算三重积分。

3. 两类曲线积分的关系。

4. 对坐标的曲线积分的计算。

5. 应用格林公式计算对坐标的曲线积分。

6. 重积分有相应于定积分的换元积分法，其本质是将一个坐标系中的重积分变换为另一个坐标系中的重积分，目的是简化运算。利用积分区域和被积函数的对称性，可以简化重积分，但情况要复杂得多。

7. 对直角坐标系中的二重积分 $\iint\limits_D f(x,y)\,\mathrm{d}x\mathrm{d}y$ 总结如下。

（1）区域 $D$ 关于 $y$ 轴对称，$f(-x,y)=-f(x,y)$，（关于 $x$ 为奇函数），简化结果为

$$\iint\limits_D f(x,y)\,\mathrm{d}x\mathrm{d}y=0$$

（2）区域 $D$ 关于 $y$ 轴对称，$f(-x,y)=f(x,y)$，（关于 $x$ 为偶函数），简化结果为

$$\iint\limits_D f(x,y)\,\mathrm{d}x\mathrm{d}y=2\iint\limits_{D_1} f(x,y)\,\mathrm{d}x\mathrm{d}y$$

$$D_1=\{(x,y)\mid(x,y)\in D,x\geqslant 0\}$$

（3）区域 $D$ 关于 $x$ 轴对称，$f(x,-y)=-f(x,y)$，（关于 $y$ 为奇函数），简化结果为

$$\iint\limits_D f(x,y)\,\mathrm{d}x\mathrm{d}y=0$$

（4）区域 $D$ 关于 $x$ 轴对称，$f(x,-y)=f(x,y)$，（关于 $y$ 为偶函数），简化结果为

$$\iint\limits_D f(x,y)\,\mathrm{d}x\mathrm{d}y=2\iint\limits_{D_1} f(x,y)\,\mathrm{d}x\mathrm{d}y$$

$$D_1=\{(x,y)\mid(x,y)\in D,y\geqslant 0\}$$

（5）区域 $D$ 关于原点对称，$f(-x,-y)=-f(x,y)$，（关于 $x$，$y$ 都为奇函数），简化结果为

$$\iint\limits_D f(x,y)\,\mathrm{d}x\mathrm{d}y=0$$

（6）区域 $D$ 关于原点对称，$f(-x,-y)=f(x,y)$，（关于 $x$，$y$ 都为偶函数），简化结果为

$$\iint\limits_D f(x,y)\,\mathrm{d}x\mathrm{d}y=2\iint\limits_{D_1} f(x,y)\,\mathrm{d}x\mathrm{d}y$$

$D_1$ 为 $D$ 中关于原点对称的一半。

（7）区域 $D$ 关于坐标轴、坐标原点都对称，$f(-x,y)=-f(x,y)$ 或 $f(x,-y)=-f(x,y)$ 或 $f(-x,-y)=-f(x,y)$，简化结果为

$$\iint\limits_D f(x,y)\,\mathrm{d}x\mathrm{d}y=0$$

（8）区域 $D$ 关于坐标轴、坐标原点都对称，$f(-x,-y)=f(x,y)$，简化结果为

$$\iint\limits_{D} f(x,y)\,\mathrm{d}x\mathrm{d}y = 4\iint\limits_{D_1} f(x,y)\,\mathrm{d}x\mathrm{d}y$$

$$D_1 = \{(x,y) \mid (x,y) \in D, x \geqslant 0, y \geqslant 0\}$$

（9）区域 $D$ 关于直线 $y=x$ 对称 $\begin{cases} D_1 = \{(x,y) \mid (x,y) \in D, y \leqslant x\} \\ D_2 = \{(x,y) \mid (x,y) \in D, y \geqslant x\} \end{cases}$，简化结果为

$$\iint\limits_{D} f(x,y)\,\mathrm{d}x\mathrm{d}y = \iint\limits_{D} f(y,x)\,\mathrm{d}x\mathrm{d}y$$

$$\iint\limits_{D_1} f(x,y)\,\mathrm{d}x\mathrm{d}y = \iint\limits_{D_2} f(y,x)\,\mathrm{d}x\mathrm{d}y$$

$$\iint\limits_{D} [f(x,y) + f(y,x)]\,\mathrm{d}x\mathrm{d}y = 2\iint\limits_{D} f(x,y)\,\mathrm{d}x\mathrm{d}y$$

（10）区域 $D$ 关于直线 $y=x$ 对称 $\begin{cases} D_1 = \{(x,y) \mid (x,y) \in D, y \leqslant x\} \\ D_2 = \{(x,y) \mid (x,y) \in D, y \geqslant x\} \end{cases}$，$f(y, x) = f(x, y)$（关于 $x$，$y$ 轮换对称），简化结果为

$$\iint\limits_{D} f(x,y)\,\mathrm{d}x\mathrm{d}y = 2\iint\limits_{D_1} f(x,y)\,\mathrm{d}x\mathrm{d}y$$

（11）区域 $D$ 关于直线 $y=x$ 对称 $\begin{cases} D_1 = \{(x,y) \mid (x,y) \in D, y \leqslant x\} \\ D_2 = \{(x,y) \mid (x,y) \in D, y \geqslant x\} \end{cases}$，$f(y,x) = -f(x,y)$，（关于 $x$，$y$ 轮换反对称），简化结果为

$$\iint\limits_{D} f(x,y)\,\mathrm{d}x\mathrm{d}y = 0$$

（12）区域 $D$ 关于直线 $y=-x$ 对称 $\begin{cases} D_1 = \{(x,y) \mid (x,y) \in D, y \leqslant -x\} \\ D_2 = \{(x,y) \mid (x,y) \in D, y \geqslant -x\} \end{cases}$，简化结果为

$$\iint\limits_{D} f(-y, -x)\,\mathrm{d}x\mathrm{d}y = \iint\limits_{D} f(x,y)$$

$$\iint\limits_{D_1} f(x,y)\,\mathrm{d}x\mathrm{d}y = \iint\limits_{D_2} f(-y, -x)\,\mathrm{d}x\mathrm{d}y$$

$$\iint\limits_{D} [f(x,y) + f(-y, -x)]\,\mathrm{d}x\mathrm{d}y = 2\iint\limits_{D} f(x,y)\,\mathrm{d}x\mathrm{d}y$$

（13）区域 $D$ 关于直线 $y=-x$ 对称 $\begin{cases} D_1 = \{(x,y) \mid (x,y) \in D, y \leqslant -x\} \\ D_2 = \{(x,y) \mid (x,y) \in D, y \geqslant -x\} \end{cases}$，$f(-y, -x) = f(x,y)$，（关于 $x$，$y$ 负轮换对称），简化结果为

$$\iint\limits_{D} f(x,y)\,\mathrm{d}x\mathrm{d}y = 2\iint\limits_{D_1} f(x,y)\,\mathrm{d}x\mathrm{d}y$$

（14）区域 $D$ 关于直线 $y=-x$ 对称 $\begin{cases} D_1 = \{(x,y) \mid (x,y) \in D, y \leqslant -x\} \\ D_2 = \{(x,y) \mid (x,y) \in D, y \geqslant -x\} \end{cases}$，$f(-x, -y) = -f(x,y)$，（关于 $x$，$y$ 负轮换反对称），简化结果为

$$\iint\limits_{D} f(x,y)\,\mathrm{d}x\mathrm{d}y = 0\text{。}$$

利用二重积分性质、化重积分为累次积分、定积分性质，可以证明上述结论。

8. 两类曲线积分之间、曲线积分与定积分之间（计算公式）、曲线积分与二重积分之

间（Green 公式）有密切关系，使得曲线积分的计算方法多、头绪乱，现根据积分曲线的特点，整理参考思路如下。

（1）曲线积分的计算

第一类 $\int_L f(x,y)\,ds \xrightarrow{\text{计算公式}}$ 定积分

第二类 $\int_L P\,dx + Q\,dy$

（2）$L$ 为封闭曲线：① $\xrightarrow{\text{Green 公式}}$ 二重积分 $\begin{cases}\text{无奇点，直接化}\\ \text{有奇点，间接化}\end{cases}$

② $\xrightarrow{\text{计算公式}}$ 定积分

（3）$L$ 为（非闭）曲线段：① $\xrightarrow{\text{与路径无关条件}}$ 简单曲线积分

② $\xrightarrow{\text{计算公式}}$ 定积分

③ $\xrightarrow{\text{辅助曲线段}}$ 间接用 Green 公式

必要时，可利用两类曲线积分之间关系转化为第一类曲线积分计算，或者利用关系 $\frac{dx}{\cos\alpha} = \frac{dy}{\cos\beta}$ 化为对某一坐标的积分。

## 习题九

1. 讨论下列各题。

（1）估计积分值 $I = \iint\limits_{|x|+|y|\leqslant 10} \frac{dx\,dy}{100 + \cos^2 x + \cos^2 y}$。

（2）设 $D$ 由 $x = 0, y = 0, x + y = \frac{1}{2}, x + y = 1$ 围成，确定以下积分大小的顺序。

$I_1 = \iint\limits_D [\ln(x + y)]^7 d\sigma \qquad I_2 = \iint\limits_D (x + y)^7 d\sigma \qquad I_3 = \iint\limits_D [\sin(x + y)^7]\,d\sigma$

2. 计算下列各题。

（1）$I = \iint\limits_{x^2+y^2\leqslant 4} (1 + \sqrt[3]{xy})\,d\sigma$

（2）$I = \iint\limits_D x^2 y\,d\sigma, D: 0 \leqslant x \leqslant 3, 0 \leqslant y \leqslant 1$

（3）$I = \iint\limits_D \frac{x^2}{y^2} d\sigma$，$D$ 由 $x = 2, y = x, xy = 1$ 所围成

（4）$I = \iint\limits_{x^2+y^2\leqslant a^2} |xy|\,d\sigma$

（5）$I = \iint\limits_{x^2+y^2\leqslant Rx} \sqrt{R^2 - x^2 - y^2}\,dx\,dy\ (R > 0)$

（6）$I = \iint\limits_D \sqrt{|y - x^2|}\,d\sigma$，其中 $D$：$-1 \leqslant x \leqslant 1, 0 \leqslant y \leqslant 2$

3. 交换积分次序［设 $f(x,y)$ 为连续函数］。

（1）$I = \int_0^1 dy \int_0^{\sqrt{1-y}} f(x,y)\,dx$

(2) $I=\int_0^2 dx\int_{x-2}^{3-x}f(x,y)dy$

(3) $I=\int_0^1 dx\int_x^{\sqrt{2x-x^2}}f(x,y)dy$

(4) 证明 $I=\int_0^a dy\int_0^y e^{a-x}f(x)dx=\int_0^a ye^y f(a-y)dy$

(5) 判断下列积分是否相等。

$I_1=\int_0^x du\int_0^u f(t)dt$　　　　$I_2=\int_0^x (x-u)f(u)du$

(6) $\int_0^1 dx\int_0^{x^2}f(x,y)dy+\int_1^2 dx\int_0^{2-x}f(x,y)dy$，交换该积分的积分次序。

4. 计算下列二重积分。

(1) 用极坐标计算 $I=\iint_D \sqrt{x^2+y^2}d\sigma$，其中 $D:a^2\leqslant x^2+y^2\leqslant b^2$。

(2) 计算 $I=\int_1^2 dx\int_{\sqrt{x}}^x \sin\frac{\pi x}{2y}dy+\int_2^4 dx\int_{\sqrt{x}}^2 \sin\frac{\pi x}{2y}dy$。

(3) 用直角坐标和极坐标两种方法计算 $I=\iint_R |xy|d\sigma$，其中 $D:x^2+y^2\leqslant a^2$。

5. 计算下列三重积分。

(1) $\iiint_\Omega (z+z^2)dv$，其中 $\Omega$ 为单位球：$x^2+y^2+z^2\leqslant 1$。

(2) $\iiint_\Omega x^2y^2z dv$，其中 $\Omega$ 是由 $2z=x^2+y^2, z=2$ 所围成的区域。

(3) $\iiint_\Omega x^2\sin x dxdydz$，其中 $\Omega$ 是由平面 $z=0, y+z=1$ 及柱面 $y=x^2$ 所围的区域。

(4) $\iiint_\Omega z dxdydz$，其中 $\Omega$ 由 $x^2+y^2=4, z=x^2+y^2$ 及 $z=0$ 所围成。

(5) $\iiint_\Omega (x^2+y^2)dv, \Omega:3\sqrt{x^2+y^2}\leqslant z\leqslant 3$

(6) $\iiint_\Omega (x^2+z^2)dv, \Omega:x^2+y^2\leqslant z\leqslant 1$

(7) $\iiint_\Omega z^2 dv, \Omega:x^2+y^2+z^2\leqslant R^2, x^2+y^2\leqslant Rx, (R>0)$

6. 用柱坐标与球坐标两种方法计算 $\iiint_\Omega x^2+y^2 dv$，其中 $\Omega$ 是由 $z=\sqrt{x^2+y^2}, z=1$ 所围成的区域。

7. 考虑三重累次积分 $I=\int_0^{2\pi}d\theta\int_0^{\sqrt{2}}dr\int_r^{\sqrt{4-r^2}}3r dz$

(1) 将 $I$ 用直角坐标化为累次积分。

(2) 将 $I$ 用球坐标化为累次积分。

(3) 求 $I$ 的值。

8. 将三重累次积分 $\int_{-1}^1 dx\int_{-\sqrt{1-x^2}}^{\sqrt{1-x^2}}dy\int_{\sqrt{x^2+y^2}}^1 dz$，用球坐标化为累次积分，并求其值。

9. 将三重累次积分 $\int_0^{\frac{\pi}{2}}d\theta\int_0^{\sqrt{3}}dr\int_1^{\sqrt{4-r^2}}r^3\sin\theta\cos\theta z^2 dz$ 用直角坐标化为累次积分。

10. 求 $\iiint\limits_{\Omega} z\sqrt{x^2+y^2}\,dxdydz$，其中 $\Omega$ 是由圆柱面 $x^2+y^2-2x=0$ 与平面 $z=0$，$z=a$，($a>0$)在第Ⅰ象限内所围成的区域。

11. 求 $\iiint\limits_{\Omega} \frac{z\ln(x^2+y^2+z^2+1)}{x^2+y^2+z^2+1}dxdydz$，其中 $\Omega$ 为 $x^2+y^2+z^2=1$ 所围区域。

12. 求 $\iiint\limits_{\Omega} \sqrt{x^2+y^2+z^2}\,dxdydz$，其中 $\Omega$ 是以平面 $z=1$ 及锥面 $z=\sqrt{x^2+y^2}$ 为边界的区域。

13. 计算下列对弧长的曲线积分。

(1) $\int_L xyds$，其中 $L: x=a\cos t, y=a\sin t, 0\leqslant t\leqslant \frac{\pi}{2}$。

(2) $\int_L yds$，其中 $L$ 是抛物线 $y^2=2x$ 上从点 $(1,\sqrt{2})$ 到点 $(2,2)$ 一段。

(3) $\int_\Gamma (x^2+y^2+z^2)ds$，其中 $\Gamma$ 是螺旋线，$x=a\cos t, y=a\sin t, z=kt, 0\leqslant t\leqslant 2\pi$。

(4) $\oint_L (x^{\frac{4}{3}}+y^{\frac{4}{3}})ds$，其中 $L$ 是星形线 $x^{\frac{2}{3}}+y^{\frac{2}{3}}=a^{\frac{2}{3}}$。

(5) $\oint_L e^{\sqrt{x^2+y^2}}ds$，$L$ 是由 $x^2+y^2=a^2, y=x$ 在第Ⅰ象限内所围成的扇形的整个边界。

14. 计算下列坐标的曲线积分。

(1) $\int_L (x^2+y^2)dx$，$L$ 是抛物线 $y=x^2$ 从原点到点 (2, 4) 的一段。

(2) $\int_L (2a-y)dx-(a-y)dy$，$L$ 为摆线 $x=a(t-\sin t), y=a(1-\cos t)$ 自原点的一拱 $(0\leqslant t\leqslant 2\pi)$。

(3) $\int_L (x^2+2xy)dy$，其中 $L$ 是逆时针方向上半椭圆：$x=a\cos t, y=b\sin t, 0\leqslant t\leqslant\pi$。

15. 计算曲线积分 $\int_L xydx$，其中 $L$ 是从点 $A$ (−1, 0) 到点 $B$ (1, 0) 且沿曲线弧

(1) $L_1$：单位圆的上半圆 $ACB$，$C$ 的坐标为 (0, 1)。

(2) $L_2$：$x$ 轴的直线段 $\overline{AOB}$。

(3) $L_3$：单位圆的下半圆 $ABD$，$D$ 的坐标为 (0, −1)。

(4) $L_4$：折线 $\overline{ACOB}$。

16. 证明：$\oint_L 2xydx+x^2dy=0$。

17. 利用格林公式计算 $\oint_L xy^2dy-x^2ydx$，其中 $L$ 是按逆时针方向绕圆 $x^2+y^2=a^2$ 的一周。

18. 利用曲线积分，求椭圆 $x=a\cos t, y=b\sin t\ (0\leqslant t\leqslant 2\pi)$ 的面积。

19. 判断下列曲线积分是否与路径无关？

(1) $\int_{(1,-1)}^{(1,1)} (x-y)(dx-dy)$

(2) $\int_{(2,1)}^{(1,2)} \frac{ydx-xdy}{x^2+y^2}$

(3) $\int_{(1,\pi)}^{(2,\pi)} \left(1-\frac{y^2}{x^2}\cos\frac{y}{x}\right)dx+\left(\sin\frac{y}{x}+\frac{y}{x}\cos\frac{y}{x}\right)dy$

## 习题九答案

1. (1) $\frac{100}{51} \leqslant I \leqslant 2$；　(2) $I_1 \leqslant I_3 \leqslant I_2$

2. (1) $4\pi$；(2) $\frac{9}{2}$；(3) $\frac{9}{4}$；(4) $\frac{1}{2}a^4$；(5) $-\frac{4}{9}R^3 + \frac{1}{3}R^3\pi$

(6) $\frac{5}{3} + \frac{\pi}{2}$

3. (1) $\int_0^1 dx \int_0^{1-x^2} f(x,y)dy$；

(2) $\int_{-2}^0 dy \int_0^{y+2} f(x,y)dx + \int_0^1 dy \int_0^2 f(x,y)dx + \int_1^3 dy \int_0^{3-y} f(x,y)dx$

(3) $\int_0^1 dy \int_{1-\sqrt{1-y^2}}^{y} f(x,y)dx$；(4) 略；(5) 相等；(6) $\int_0^1 dy \int_{\sqrt{y}}^{2-y} f(x,y)dx$

4. (1) $\frac{2}{3}\pi(b^3 - a^3)$；　(2) $\frac{8}{\pi^3} + \frac{4}{\pi^2}$；　(3) $\frac{a^4}{2}$

5. (1) $\frac{4}{15}\pi$；　(2) $\pi$；　(3) 0；　(4) $\frac{32}{3}\pi$；　(5) $\frac{3}{10}\pi$；　(6) $\frac{\pi}{6}$；

(7) $\frac{2}{15}R^5(\pi - \frac{16}{15})$

6. $\frac{\pi}{10}$

7. (1) $\int_{-2}^2 dx \int_{-\sqrt{2-x^2}}^{\sqrt{2-x^2}} dy \int_{\sqrt{x^2+y^2}}^{\sqrt{4-x^2-y^2}} 3dz$；　(2) $\int_0^{2\pi} d\theta \int_0^{\frac{\pi}{4}} d\varphi \int_0^2 3\rho^2 \sin\varphi d\rho$；

(3) $8\pi(2 - \sqrt{2})$

8. $\int_0^{2\pi} d\theta \int_0^{\frac{\pi}{4}} d\varphi \int_0^{\sec\varphi} \rho^2 \sin\varphi d\rho = \frac{\pi}{3}$

9. $\int_0^{\sqrt{3}} dx \int_0^{\sqrt{3-x^2}} dy \int_1^{\sqrt{4-x^2-y^2}} xz^2 dz$

10. $\frac{8}{9}a^2$

11. 0

12. $\frac{2\sqrt{2} - 1}{6}\pi$

13. (1) $\frac{a^3}{2}$；　(2) $\frac{5}{3}\sqrt{5} - \sqrt{3}$；　(3) $\sqrt{a^2 + k^2}12\pi a^2 + \frac{8}{3}k^2\pi^3$；　(4) $4a^{\frac{7}{3}}$；

(5) $e^{\sqrt{2a}} - 1 + ae^a\frac{\pi}{4} + e^a$

14. (1) $\frac{136}{15}$；　(2) $\pi a^2$；　(3) $\frac{4}{3}ab^2$

15. (1) 0；　(2) 0；　(3) 0；　(4) $-\frac{1}{6}$

16. 略。

17. $\frac{1}{4}a^4 2\pi$

18. $\pi ab$

19. （1）无关；（2）无关；（3）无关

扫码“看一看”

# 第十章　无穷级数

学习目标

**1. 掌握**　正项级数的比较审敛法以及几何级数与 $p$ 级数的收敛性，正项级数的比值审敛法；交错级数的莱布尼茨定理，会估计交错级数的截断误差，绝对收敛与条件收敛的概念及二者的关系；函数项级数的收敛域与和函数的概念，简单幂级数收敛区间的求法（区间端点的收敛性不做要求），幂级数在其收敛区间内的一些基本性质（对幂级数的和函数只要求作简单训练）。

**2. 熟悉**　理解无穷级数收敛、发散以及和的概念；无穷级数的基本性质及收敛的必要条件。

**3. 了解**　会利用 $e^x, \sin x, \cos x, \ln(1+x)$ 与 $(1+x)^\alpha$ 的麦克劳林展开式将一些简单的函数展开成幂级数；将函数展开为幂级数进行近似计算的思想；用三角函数逼近周期函数的思想，了解函数展开成傅里叶级数的狄利克雷条件，会将定义在 $(-\pi,\pi)$ 和 $(-l,l)$ 上的函数展开成傅立叶级数，会将定义在 $(0,l)$ 上的函数展开为傅立叶正弦级数或余弦级数。

扫码“学一学”

## 第一节　常数项级数的概念和性质

### 一、常数项级数的概念

在初等数学中，学过数列，由一组有规律的数 $u_1, u_2, \cdots u_n, \cdots$ 排成一列，称为数列，如果这组数是有限的称为有限数列；如果是无限的称为无穷数列。对于无穷数列的无穷多项的和对应的是什么呢？为了进一步了解它的意义和性质，先引入常数项级数的概念。

**定义 10-1**　设给定一个无穷数列 $u_1, u_2, \cdots, u_n, \cdots$，则这个数列的所有项之和，即 $u_1 + u_2 + \cdots + u_n + \cdots$ 称为无穷级数；当 $u_n$ 为常数时，称为常数项级数，简称数项级数，记为 $\sum_{n=1}^{\infty} u_n$，即

$$\sum_{n=1}^{\infty} u_n = u_1 + u_2 + \cdots + u_n + \cdots$$

第 $n$ 项 $u_n$ 称为级数的一般项。

常数项级数的前 $n$ 项的和记为 $S_n = u_1 + u_2 + \cdots + u_n$，$S_n$ 称为级数 $\sum_{n=1}^{\infty} u_n$ 的部分和，当 $n$ 依次取 1，2，3，… 时，它们构成一个新的数列 $\{S_n\}$，即

$$S_1 = u_1, S_2 = u_1 + u_2, S_3 = u_1 + u_2 + u_3, \cdots, S_n = u_1 + u_2 + \cdots + u_n$$

称数列 $\{S_n\}$ 为级数 $\sum_{n=1}^{\infty} u_n$ 的部分和数列。

**定义 10-2**　如果级数 $\sum_{n=1}^{\infty} u_n$ 的部分和数列 $\{S_n\}$ 有极限 $S$，即

$$\lim_{n\to\infty} S_n = S$$

则称无穷级数 $\sum_{n=1}^{\infty} u_n$ 收敛，极限 $S$ 称为级数的和，并记为 $\sum_{n=1}^{\infty} u_n = S$；如果数列 $\{S_n\}$ 没有极限，则称无穷级数 $\sum_{n=1}^{\infty} u_n$ 发散。

当级数收敛时，其部分和 $S_n$ 是级数的和 $S$ 的近似值，它们之间的差值，$r_n = S - S_n = u_{n+1} + u_{n+2} + \cdots$ 称为级数的余项，用部分和 $S_n$ 近似代替级数和 $S$ 所产生的误差就是这个余项的绝对值 $|r_n|$。

**[例 10-1]**　无穷级数

$$\sum_{n=0}^{\infty} aq^n = a + aq + aq^2 + \cdots + aq^n + \cdots \tag{10-1}$$

称为等比级数（又称为几何级数），其中 $a \neq 0$，$q$ 称为级数的公比，试讨论该级数的收敛性。

**[解]**　如果 $|q| \neq 1$，则部分和

$$S_n = a + aq + \cdots + aq^{n-1} = \frac{a - aq^n}{1 - q} = \frac{a}{1 - q} - \frac{aq^n}{1 - q}$$

当 $|q| < 1$ 时，由于 $\lim_{n\to\infty} q^n = 0$，从而 $\lim_{n\to\infty} S_n = \frac{a}{1 - q}$，因此级数（10-1）收敛，其和为 $\frac{a}{1 - q}$。当 $|q| > 1$，则 $\lim_{n\to\infty} q^n = \infty$，从而 $\lim_{n\to\infty} S_n = \infty$，这时级数（10-1）发散。

如果 $|q| = 1$，则当 $q = 1$ 时，$S_n = na \to \infty$，因此级数（10-1）发散；当 $q = -1$ 时，$S_n = a - a + a - a + \cdots$ 显然 $S_n$ 的极限不存在，这时级数（11-1）发散。

综上所述我们得到：当 $|q| < 1$ 时，则级数收敛；如果 $|q| \geqslant 1$，则级数发散。

**[例 10-2]**　判别无穷级数 $\frac{1}{1 \times 3} + \frac{1}{3 \times 5} + \cdots + \frac{1}{(2n-1) \times (2n+1)} + \cdots$ 的收敛性。

**[解]**　因为 $u_n = \frac{1}{(2n-1)(2n+1)} = \frac{1}{2}(\frac{1}{2n-1} - \frac{1}{2n+1})$

有

$$\begin{aligned} S_n &= \frac{1}{1 \times 3} + \frac{1}{3 \times 5} + \cdots + \frac{1}{(2n-1) \times (2n+1)} \\ &= \frac{1}{2}(1 - \frac{1}{3}) + \frac{1}{2}(\frac{1}{3} - \frac{1}{5}) + \cdots + \frac{1}{2}(\frac{1}{2n-1} - \frac{1}{2n+1}) = \frac{1}{2}(1 - \frac{1}{2n+1}) \end{aligned}$$

则　$\lim_{n\to\infty} S_n = \lim_{n\to\infty} \frac{1}{2}(1 - \frac{1}{2n+1}) = \frac{1}{2}$，级数收敛，其和为 $\frac{1}{2}$。

这里，在求级数部分和时，将每一项都拆成两项之差，然后利用相加过程中正负项相抵消，从而求出 $S_n$ 来。

**[例 10-3]**　证明级数 $1 + 2 + 3 + \cdots + n + \cdots$ 是发散的。

**证明**：这级数的部分和为

$$S_n = 1 + 2 + 3 + \cdots + n = \frac{n(n+1)}{2}$$

显然，$\lim_{n\to\infty} S_n = \infty$，因此该级数是发散的。

## 二、无穷级数的基本性质

关于无穷级数的敛散性，有下面几个基本性质。

**性质 10-1** 如果级数 $\sum_{n=1}^{\infty} u_n$ 收敛，且其和为 $s$，对于常数 $k$，则级数 $\sum_{n=1}^{\infty} ku_n$ 也收敛，且其和为 $ks$。如果 $\sum_{n=1}^{\infty} u_n$ 发散，那么 $\sum_{n=1}^{\infty} ku_n$ 也发散。

**证明：** 设级数 $\sum_{n=1}^{\infty} u_n$ 与级数 $\sum_{n=1}^{\infty} ku_n$ 的部分和分别为 $S_n$ 和 $\sigma_n$，则

$$\sigma_n = ku_1 + ku_2 + \cdots + ku_n = kS_n$$

于是
$$\lim_{n\to\infty}\sigma_n = \lim_{n\to\infty}kS_n = k\lim_{n\to\infty}S_n = kS$$

这就表明级数 $\sum_{n=1}^{\infty} ku_n$ 收敛，其和为 $ks$。显然，如果 $\sum_{n=1}^{\infty} u_n$ 发散，且 $k \neq 0$，那么 $\sum_{n=1}^{\infty} ku_n$ 也发散。

此性质表明，级数的每一项都乘以不为零的常数，级数的敛散性不变。

**性质 10-2** 如果级数 $\sum_{n=1}^{\infty} u_n$，$\sum_{n=1}^{\infty} v_n$ 分别收敛于和 $S$，$\sigma$，则级数 $\sum_{n=1}^{\infty}(u_n \pm v_n)$ 也收敛，且其和为 $S \pm \sigma$。

**证明：** 设级数 $\sum_{n=1}^{\infty} u_n$，$\sum_{n=1}^{\infty} v_n$ 的部分和分别为 $S_n$ 和 $\sigma_n$，则级数 $\sum_{n=1}^{\infty}(u_n \pm v_n)$ 的部分和

$$\begin{aligned}\omega_n &= (u_1 \pm v_1) + (u_2 \pm v_2) + \cdots + (u_n \pm v_n)\\ &= (u_1 + u_2 + \cdots + u_n) \pm (v_1 + v_2 + \cdots + v_n)\\ &= S_n \pm \sigma_n\end{aligned}$$

于是
$$\lim_{n\to\infty}\omega_n = \lim_{n\to\infty}(S_n \pm \sigma_n) = S \pm \sigma$$

这证明级数 $\sum_{n=1}^{\infty}(u_n \pm v_n)$ 收敛，且其和为 $S \pm \sigma$。

此性质表明，两个收敛的级数逐项相加（或逐项相减）所得的级数也收敛。

**性质 10-3** 在级数中去掉、加上或改变有限项，不会改变级数的敛散性。

**证明：** 设原级数为 $u_1 + u_2 + \cdots + u_k + u_{k+1} + \cdots + u_{k+n} + \cdots$

去掉前 $k$ 项得新级数为 $u_{k+1} + u_{k+2} + \cdots + u_{k+n} + \cdots$

于是新的级数的部分和为 $\sigma_n = u_{k+1} + \cdots u_{k+n} = S_{k+n} - S_k$，其中，$S_{k+n}$ 是原级数的前 $k+n$ 项的和。因为 $S_k$ 是常数，所以当 $n\to\infty$ 时，$\sigma_n$ 和 $S_{k+n}$ 或者同时具有极限，或者同时没有极限，即新级数与原级数有相同的敛散性。

同理可以证明在级数的前面加上有限项，也不会改变级数的敛散性。

**性质 10-4** 如果级数 $\sum_{n=1}^{\infty} u_n$ 收敛，则对这个级数的项任意加括号后所成的级数

$$(u_1 + \cdots + u_{n_1}) + (u_{n_1+1} + \cdots + u_{n_2}) + \cdots + (u_{n_{k-1}+1} + \cdots + u_{n_k}) + \cdots$$

也收敛，且其和不变。

**证明：** 设级数 $\sum_{n=1}^{\infty} u_n$ 的部分和为 $S_n$，加括号后所成的级数的前 $k$ 项的部分和为 $A_k$，则

$$A_1 = u_1 + \cdots + u_{n_1} = S_{n_1}$$

$$A_2 = (u_1 + \cdots + u_{n_1}) + (u_{n_1+1} + \cdots u_{n_2}) = S_{n_2}$$

……

$$A_k = (u_1 + \cdots + u_{n_1}) + (u_{n_1+1} + \cdots + u_{n_2}) + \cdots + (u_{n_{k-1}+1} + \cdots + u_{n_k}) = S_{n_k}$$

可见，数列 $\{A_k\}$ 是数列 $\{S_n\}$ 的一个子数列。由 $\{S_n\}$ 的收敛性可知其子数列 $\{A_k\}$ 必定收敛，且有 $\lim\limits_{k\to\infty} A_k = \lim\limits_{n\to\infty} S_n$ 。即加括号后所成的级数收敛，且其和不变。

## 三、级数收敛的必要条件

**定理 10－1**　如果级数 $\sum\limits_{n=1}^{\infty} u_n$ 收敛，则当 n→∞ 时它的一般项 $u_n$ 趋于零，即 $\lim\limits_{n\to\infty} u_n = 0$。

**证明：** 设级数 $\sum\limits_{n=1}^{\infty} u_n$ 的部分和为 $S_n$ ，且 $S_n \to s(n\to\infty)$ ，则

$\lim\limits_{n\to\infty} u_n = \lim\limits_{n\to\infty}(S_n - S_{n-1}) = \lim\limits_{n\to\infty} S_n - \lim\limits_{n\to\infty} S_{n-1} = s - s = 0$

由此定理可知：若级数的一般项不趋于零，则该级数必定发散。

例如，级数 $\sum\limits_{n=1}^{\infty} (-1)^n = -1 + 1 - 1 + 1 \cdots$ ，$\lim\limits_{n\to\infty} u_n$ 不存在，级数 $\sum\limits_{n=1}^{\infty} (-1)^n$ 发散。因此，这一性质给出了判定级数发散的一种方法。

需要注意的是此定理是级数收敛的必要条件，而非充分条件。

即若 $\lim\limits_{n\to\infty} u_n = 0$ ，则 $\sum\limits_{n=1}^{\infty} u_n$ 不一定收敛。

例如级数

$$\sum_{n=1}^{\infty} \frac{1}{n} = 1 + \frac{1}{2} + \frac{1}{3} + \cdots + \frac{1}{n} + \cdots$$

称为调和级数，虽然 $\lim\limits_{n\to\infty} \frac{1}{n} = 0$ ，但该级数是发散的。现用反证法证明如下：

假设调和级数收敛，设它的部分和为 $S_n$ ，且 $S_n \to s(n\to\infty)$ 显然对级数的前 $2n$ 项和 $S_{2n}$ 也有 $S_{2n} \to s(n\to\infty)$ ，于是 $\lim\limits_{n\to\infty}(S_{2n} - S_n) = S - S = 0$。

但另一方面

$$S_{2n} - S_n = \frac{1}{n+1} + \frac{1}{n+2} + \cdots + \frac{1}{2n} > \frac{1}{2n} + \cdots + \frac{1}{2n} = \frac{1}{2}$$

故

$$\lim_{n\to\infty}(S_{2n} - S_n) \not\to 0$$

这就产生矛盾，表明调和级数是发散的。

# 第二节　常数项级数的审敛法

扫码“学一学”

## 一、正项级数及其审敛法

一般的常数项级数，它的各项可以是正数、负数或者零。这里先来讨论各项都是正数的级数，这种级数称为正项级数。许多级数的收敛性问题可归结为正项级数的收敛性问题。

设级数

$$u_1 + u_2 + \cdots + u_n + \cdots, (u_n \geqslant 0) \tag{10-2}$$

是一个正项级数，它的部分和为 $S_n$ 。显然。数列 $\{S_n\}$ 是一个单调增加数列，即

$$S_1 \leqslant S_2 \leqslant \cdots \leqslant S_n \leqslant \cdots$$

如果数列 $\{S_n\}$ 有界，即 $S_n$ 总不大于某一常数 $M$，根据单调有界的数列必有极限的准则，级数（10－2）必收敛于 $S$，且 $S_n \leqslant S \leqslant M$。反之，如果正项级数（10－2）收敛于和 $S$，即 $\lim\limits_{n\to\infty} S_n = S$，根据有极限的数列是有界数列的性质可知，数列 $\{S_n\}$ 有界。因此，我们得到如下重要的结论。

**定理 10－2** 正项级数 $\sum\limits_{n=1}^{\infty} u_n$ 收敛的充分必要条件是：它的部分和数列 $\{S_n\}$ 有界。

**定理 10－3（比较审敛法）** 设 $\sum\limits_{n=1}^{\infty} u_n$ 和 $\sum\limits_{n=1}^{\infty} v_n$ 都是正项级数，且 $u_n \leqslant v_n, (n = 1, 2, \cdots)$。若级数 $\sum\limits_{n=1}^{\infty} v_n$ 收敛，则级数 $\sum\limits_{n=1}^{\infty} u_n$ 收敛；反之，若级数 $\sum\limits_{n=1}^{\infty} u_n$ 发散，则级数 $\sum\limits_{n=1}^{\infty} v_n$ 也发散。

**证明：** 如 $u_n \leqslant v_n$，且级数 $\sum\limits_{n=1}^{\infty} v_n$ 收敛于和 $\sigma$，则级数 $\sum\limits_{n=1}^{\infty} u_n$ 的部分和

$$S_n = u_1 + u_2 + \cdots + u_n \leqslant v_1 + v_2 + \cdots + v_n \leqslant \sigma, (n = 1,2,\cdots)$$

即部分和数列 $\{S_n\}$ 有界。由定理 10－2 知级数 $\sum\limits_{n=1}^{\infty} u_n$ 收敛。反之，设级数 $\sum\limits_{n=1}^{\infty} u_n$ 发散，如果级数 $\sum\limits_{n=1}^{\infty} v_n$ 收敛，由上面的结论，将有级数 $\sum\limits_{n=1}^{\infty} u_n$ 也收敛，矛盾。故级数 $\sum\limits_{n=1}^{\infty} v_n$ 必发散。

［例 10－4］ 判别级数 $\sum\limits_{n=1}^{\infty} \dfrac{1}{\sqrt{n(n+1)}}$ 的敛散性。

［解］ 由于 $\dfrac{1}{\sqrt{n(n+1)}} > \dfrac{1}{\sqrt{(n+1)(n+1)}} = \dfrac{1}{n+1}$

而级数 $\sum\limits_{n=1}^{\infty} \dfrac{1}{n+1}$ 是调和级数去掉首项，它是发散的；再由比较审敛法知，原级数也发散。

［例 10－5］ 讨论 $p$ 级数 $1 + \dfrac{1}{2^p} + \dfrac{1}{3^p} + \cdots + \dfrac{1}{n^p} + \cdots$ 的敛散性，其中常数 $p > 0$。

［解］ 当 $p \leqslant 1$ 时 $\dfrac{1}{n^p} \geqslant \dfrac{1}{n}, (n = 1,2,\cdots)$。

又 $\sum\limits_{n=1}^{\infty} \dfrac{1}{n}$ 是发散的，故由比较审敛法知，此时的 $p$ 级数也发散。

当 $p > 1$ 时，如果 $n - 1 \leqslant x \leqslant n$，则有 $x^p \leqslant n^p$，即

$$\frac{1}{n^p} \leqslant \frac{1}{x^p}$$

于是

$$\frac{1}{n^p} = \int_{n-1}^{n} \frac{1}{n^p} \mathrm{d}x \leqslant \int_{n-1}^{n} \frac{1}{x^p} \mathrm{d}x = \frac{1}{p-1}\left[\frac{1}{(n-1)^{p-1}} - \frac{1}{n^{p-1}}\right], (n = 2, 3, \cdots)$$

下面来考虑级数 $\sum\limits_{n=2}^{\infty} \left[\dfrac{1}{(n-1)^{p-1}} - \dfrac{1}{n^{p-1}}\right]$ 的收敛性。

级数的部分和为

$$S_n = \left(1 - \frac{1}{2^{p-1}}\right) + \left(\frac{1}{2^{p-1}} - \frac{1}{3^{p-1}}\right) + \cdots + \left[\frac{1}{n^{p-1}} - \frac{1}{(n+1)^{p-1}}\right]$$

$$= 1 - \frac{1}{(n+1)^{p-1}}$$

因为 $$\lim_{n\to\infty}S_n = \lim_{n\to\infty}\left[1 - \frac{1}{(n+1)^{p-1}}\right] = 1$$

所以，级数 $\sum_{n=2}^{\infty}\left[\frac{1}{(n-1)^{p-1}} - \frac{1}{n^{p-1}}\right]$ 收敛，根据比较审敛法可知，级数 $\sum_{n=1}^{\infty}\frac{1}{n^p}$，当 $p > 1$ 时收敛。总之，$p$ 级数 $\sum_{n=1}^{\infty}\frac{1}{n^p}$ 当 $p > 1$ 时收敛，当 $p \leqslant 1$ 时发散。

由此题可知级数 $1 + \frac{1}{2^2} + \frac{1}{3^2} + \cdots + \frac{1}{n^2} + \cdots$ 为 $p = 2 > 1$ 的 $p$ 级数，故收敛；而级数 $1 + \frac{1}{\sqrt{2}} + \frac{1}{\sqrt{3}} + \cdots + \frac{1}{\sqrt{n}} + \cdots$ 为 $p = \frac{1}{2} < 1$ 的 $p$ 级数，故发散。

利用比较审敛法判别级数的敛散性时，应该掌握一些已知敛散性的级数。常用的为等比级数 $\sum_{n=0}^{\infty}aq^n$，当 $|q| < 1$ 时收敛，当 $|q| \geqslant 1$ 时发散；$p$ 级数 $\sum_{n=1}^{\infty}\frac{1}{n^p}$，当 $p > 1$ 时收敛。当 $p \leqslant 1$ 时发散。

在使用比较审敛法时，有时还需要将所给的级数的一般项放大或缩小，使之成为敛散性已知的级数的一般项。在许多情况下，用下面的比较审敛法的极限形式更为简便。

**定理 10－4**　设 $\sum_{n=1}^{\infty}u_n$ 与 $\sum_{n=1}^{\infty}v_n$ 是两个正项级数，如果

$$\lim_{n\to\infty}\frac{u_n}{v_n} = l, (0 < l < +\infty)$$

则级数 $\sum_{n=1}^{\infty}u_n$ 与 $\sum_{n=1}^{\infty}v_n$ 敛散性相同。

证略。

**［例 10－6］**　判别级数 $\sum_{n=1}^{\infty}\sin\frac{\pi}{n^2}$ 的敛散性。

**［解］**　这里 $u_n = \sin\frac{\pi}{n^2} > 0$，取 $v_n = \frac{\pi}{n^2}$，则

$$\lim_{n\to\infty}\frac{u_n}{v_n} = \lim_{n\to\infty}\frac{\sin\frac{\pi}{n^2}}{\frac{\pi}{n^2}} = 1 > 0$$

而级数 $\sum_{n=1}^{\infty}\frac{\pi}{n^2}$ 是 $p = 2$ 的 $p$ 级数的各项乘以常数 $\pi$ 所成级数，它是收敛的。再由定理 10－4可知，原级数收敛。

**［例 10－7］**　判别级数 $\sum_{n=1}^{\infty}\frac{n-2}{2n^2+1}$ 的敛散性。

**［解］**　这里 $u_n = \frac{n-2}{2n^2+1} > 0, (n > 2)$，取 $v_n = \frac{1}{n}$，则

$$\lim_{n\to\infty}\frac{u_n}{v_n} = \lim_{n\to\infty}\frac{\frac{n-2}{2n^2+1}}{\frac{1}{n}} = \lim_{n\to\infty}\frac{n(n-2)}{2n^2+1} = \frac{1}{2} > 0$$

又已知 $\sum_{n=1}^{\infty}\frac{1}{n}$ 是调和级数，是发散的，由定理 10－4，原级数发散。

**定理 10 –5 比值审敛法也称** 为达朗贝尔（D'Alembert）判别法，若正项级数 $\sum_{n=1}^{\infty} u_n$ 的第 n+1 项与第 n 项之比的极限等于 $\rho$，即

$$\lim_{n\to\infty} \frac{u_{n+1}}{u_n} = \rho$$

则：(1) $\rho < 1$ 时级数收敛；

(2) $\rho > 1$（或 $\lim\limits_{n\to\infty} \frac{u_{n+1}}{u_n} = +\infty$）时级数发散；

(3) $\rho = 1$ 时级数可能收敛也可能发散。

证略。

**［例 10 –8］** 判别级数 $1 + \frac{1}{1} + \frac{1}{1 \times 2} + \frac{1}{1 \times 2 \times 3} + \cdots + \frac{1}{1 \times 2 \times 3 \cdots (n-1)} + \cdots$ 的敛散性。

**［解］** 因为

$$\frac{u_{n+1}}{u_n} = \frac{\dfrac{1}{1 \times 2 \times 3 \cdots (n-1)n}}{\dfrac{1}{1 \times 2 \times 3 \cdots (n-1)}} = \frac{1}{n}$$

$$\lim_{n\to\infty} \frac{u_{n+1}}{u_n} = \lim_{n\to\infty} \frac{1}{n} = 0 < 1$$

根据比值审敛法知所给级数收敛。

**［例 10 –9］** 判别级数 $\frac{1}{10} + \frac{1 \times 2}{10^2} + \frac{1 \times 2 \times 3}{10^3} + \cdots + \frac{n!}{10^n} + \cdots$ 的敛散性。

**［解］** 因为 $\frac{u_{n+1}}{u_n} = \frac{(n+1)!}{10^{n+1}} \cdot \frac{10^n}{n!} = \frac{n+1}{10}$

$$\lim_{n\to\infty} \frac{u_{n+1}}{u_n} = \lim_{n\to\infty} \frac{n+1}{10} = \infty$$

根据比值审敛法可知所给级数发散。

**［例 10 –10］** 判别级数 $\sum_{n=1}^{\infty} \frac{1}{(2n-1)2n}$ 的收敛性。

**［解］** $\lim\limits_{n\to\infty} \frac{u_{n+1}}{u_n} = \lim\limits_{n\to\infty} \frac{(2n-1)2n}{(2n+1)(2n+2)} = 1$

这时 $\rho = 1$，比值审敛法失效，必须用其他的方法来判别这级数的收敛性。

因为 $2n > 2n - 1 \geqslant n$，所以 $\frac{1}{(2n-1)2n} < \frac{1}{n^2}$，而级数 $\sum_{n=1}^{\infty} \frac{1}{n^2}$ 收敛，因此由比较审敛法知所给级数收敛。

比较两种审敛法，我们看到比值审敛法简单，但当 $\rho = 1$ 时失效；比较审敛法难用，但适用范围广。

## 二、交错级数及其审敛法

**定义 10 –3** 各项是正负交错的级数称为交错级数，从而可以写成下面的形式：$u_1 - u_2 + u_3 - u_4 + \cdots$，或 $-u_1 + u_2 - u_3 + u_4 - \cdots$

其中，$u_n > 0$，来证明关于交错级数的一个审敛法。

**定理 10-6（莱布尼兹定理）** 如果交错级数 $\sum_{n=1}^{\infty}(-1)^{n-1}u_n$ 满足条件：

(1) $u_n \geqslant u_{n+1}, (n=1,2,3,\cdots)$；

(2) $\lim\limits_{n\to\infty} u_n = 0$；

则级数收敛，且其和 $s \leqslant u_1$，其余项 $r_n$ 的绝对值 $|r_n| \leqslant u_{n+1}$。

**证明：** 先证明前 $2n$ 项的和 $S_{2n}$ 的极限存在，为此把 $S_{2n}$ 写成两种形式

$$S_{2n} = (u_1 - u_2) + (u_3 - u_4) + \cdots + (u_{2n-1} - u_{2n})$$

及 $$S_{2n} = u_1 - (u_2 - u_3) - (u_4 - u_5) - \cdots - (u_{2n-2} - u_{2n-1}) - u_{2n}$$

根据定理中条件（1）知道所有括弧中的差都是非负的。由第一种形式可见数列 $\{S_{2n}\}$ 是单调增加的，由第二种形式可见 $S_{2n} < u_1$。

于是，根据单调有界数列必有极限的性质知道，当 $n$ 无限增大时，$S_{2n}$ 趋于一个极限 $S$，并且 $S$ 不大于 $u_1$，即

$$\lim_{n\to\infty} S_{2n} = S \leqslant u_1$$

再证明前 $2n+1$ 项的和 $S_{2n+1}$ 的极限也是 $S$，事实上，有 $S_{2n+1} = S_{2n} + u_{2n+1}$。

由条件（2）知 $\lim\limits_{n\to\infty} u_{2n+1} = 0$，因此 $\lim\limits_{n\to\infty} S_{2n+1} = \lim\limits_{n\to\infty}(S_{2n} + u_{2n+1}) = S$

由于级数的前偶数项的和与奇数项的和趋于同一极限 $S$，故级数 $\sum_{n=1}^{\infty}(-1)^{n-1}u_n$ 的部分和 $S_n$ 当 $n\to\infty$ 时具有极限 $S$，这就证明了级数 $\sum_{n=1}^{\infty}(-1)^{n-1}u_n$ 收敛于和 $S$，且 $S \leqslant u_1$。

最后，不难看出余项 $r_n$ 可以写成 $r_n = \pm(u_{n+1} - u_{n+2} + \cdots)$，其绝对值 $|r_n| = u_{n+1} - u_{n+2} + \cdots$，上式右端也是一个交错级数，它也满足收敛的两个条件，所以其和小于级数的第一项，也就是说 $|r_n| \leqslant u_{n+1}$，证毕。

**［例 10-11］** 证明交错级数 $1 - \frac{1}{2} + \frac{1}{3} - \frac{1}{4} + \cdots$ 是收敛的级数。

**证明：** 由于交错级数中的 $u_n = \frac{1}{n}$ 满足

(1) $u_n = \frac{1}{n} > \frac{1}{n+1} = u_{n+1}$；

(2) $\lim\limits_{n\to\infty} u_n = \lim\limits_{n\to\infty}\frac{1}{n} = 0$；

故由莱布尼兹定理可知，该级数收敛。

## 三、绝对收敛与条件收敛

现在讨论一般的级数 $u_1 + u_2 + \cdots + u_n + \cdots$，它的各项为任意实数，可正可负，称为任意项级数。如果级数 $\sum_{n=1}^{\infty}u_n$ 各项的绝对值所构成的正项级数 $\sum_{n=1}^{\infty}|u_n|$ 收敛，则称级数 $\sum_{n=1}^{\infty}u_n$ 绝对收敛；如果级数 $\sum_{n=1}^{\infty}u_n$ 收敛，而其绝对值级数 $\sum_{n=1}^{\infty}|u_n|$ 发散，则级数 $\sum_{n=1}^{\infty}u_n$ 条件收敛。容易知道级数 $\sum_{n=1}^{\infty}(-1)^{n-1}\frac{1}{n^2}$ 是绝对收敛级数，而级数 $\sum_{n=1}^{\infty}(-1)^{n-1}\frac{1}{n}$ 是条件收敛。

级数绝对收敛与级数收敛有以下重要关系。

**定理 10－7** 如果级数 $\sum_{n=1}^{\infty}|u_n|$ 收敛，则级数 $\sum_{n=1}^{\infty}u_n$ 必定收敛。

**证明：** 令 $v_n = \frac{1}{2}(u_n + |u_n|),(n = 1, 2, \cdots)$，显然，$v_n \geqslant 0$ 且 $v_n \leqslant |u_n|\ (n = 1,2,\cdots)$，级数 $\sum_{n=1}^{\infty}|u_n|$ 收敛，由比较审敛法知道，级数 $\sum_{n=1}^{\infty}v_n$ 收敛，从而级数 $\sum_{n=1}^{\infty}2v_n$ 也收敛，而 $u_n = 2v_n - |u_n|$，由收敛级数的基本性质可知

$$\sum_{n=1}^{\infty}u_n = \sum_{n=1}^{\infty}2v_n - \sum_{n=1}^{\infty}|u_n|$$

所以级数 $\sum_{n=1}^{\infty}u_n$ 收敛，定理证毕。

这个定理把许多任意项级数收敛性的判别问题，转化为正项级数收敛性的判别问题。

如果级数 $\sum_{n=1}^{\infty}|u_n|$ 收敛，则 $\sum_{n=1}^{\infty}u_n$ 一定收敛。如果级数 $\sum_{n=1}^{\infty}|u_n|$ 发散，我们不能断定级数 $\sum_{n=1}^{\infty}u_n$ 也发散。

**［例 10－12］** 判别级数 $\sum_{n=1}^{\infty}\frac{\sin n\alpha}{n^2}$ 的收敛性。

**［解］** 因为 $\left|\frac{\sin n\alpha}{n^2}\right| \leqslant \frac{1}{n^2}$，而级数 $\sum_{n=1}^{\infty}\frac{1}{n^2}$ 收敛，所以级数 $\sum_{n=1}^{\infty}\left|\frac{\sin\alpha}{n^2}\right|$ 也收敛，由定理 10－7 知，级数 $\sum_{n=1}^{\infty}\frac{\sin n\alpha}{n^2}$ 绝对收敛。

**［例 10－13］** 判定级数 $\frac{1}{\ln 2} - \frac{1}{\ln 3} + \frac{1}{\ln 4} - \frac{1}{\ln 5} + \cdots$ 是绝对收敛还是条件收敛或是发散？

**［解］** 因为 $\sum_{n=1}^{\infty}|u_n| = \sum_{n=1}^{\infty}\frac{1}{\ln(n+1)}$，取 $v_n = \frac{1}{n}$，有

$$\lim_{n\to\infty}\frac{\frac{1}{\ln(n+1)}}{\frac{1}{n}} = \lim_{n\to\infty}\frac{n}{\ln(n+1)}$$

而

$$\lim_{n\to\infty}\frac{x}{\ln(1+x)} \overset{\frac{\infty}{\infty}}{=} \lim_{n\to\infty}\frac{1}{\frac{1}{1+x}} = \infty$$

所以

$$\lim_{n\to\infty}\frac{\frac{1}{\ln(n+1)}}{\frac{1}{n}} = \lim_{n\to\infty}\frac{n}{\ln(n+1)} = +\infty$$

由比值审敛法知：级数 $\sum_{n=1}^{\infty}\frac{1}{\ln(n+1)}$ 发散。

又已知级数 $\sum_{n=1}^{\infty}(-1)^{n-1}\frac{1}{\ln(n+1)}$ 是交错级数，其 $u_n = \frac{1}{\ln(n+1)}$ 且满足

$$u_n = \frac{1}{\ln(n+1)} \geqslant \frac{1}{\ln(n+2)} = u_{n+1}$$

$$\lim_{n\to\infty}u_n = \lim_{n\to\infty}\frac{1}{\ln(n+1)} = 0$$

由莱布尼兹定理可知 $\sum_{n=1}^{\infty}(-1)^{n-1}\frac{1}{\ln(n+1)}$ 收敛，该级数为条件收敛。

扫码“学一学”

# 第三节　幂级数

## 一、幂级数的概念

**定义 10－4**　如果级数的各项都是 $x$ 的幂函数，形如

$$a_0+a_1x+a_2x^2+\cdots+a_nx^n+\cdots \tag{10-3}$$

或

$$a_0+a_1(x-x_0)+a_2(x-x_0)^2+\cdots+a_n(x-x_0)^n+\cdots \tag{10-4}$$

称级数（10－3）和（10－4）为幂级数。例如

$$1+x+x^2+\cdots+x^n+\cdots$$

$$1+(x-1)+\frac{(x-1)^2}{2!}+\cdots+\frac{(x-1)^n}{n!}+\cdots$$

都是幂级数，对于幂级数（10－3），在 $(-\infty,+\infty)$ 内任取一个确定的值 $x_0$，就得到一个常数项级数

$$a_0+a_1x_0+a_2x_0^2+\cdots+a_nx_0^n+\cdots \tag{10-5}$$

如果级数（10－5）收敛，则称 $x_0$ 为幂级数（10－3）的收敛点。收敛点的全体称为幂级数（10－3）的收敛域。对于收敛域上的每一个点 $x$，级数（10－3）成为一个收敛的常数项级数，因而有一个确定的和 $S$，在收敛域上，$S$ 是 $x$ 的函数称之为和函数，记作 $S(x)$。如果级数（10－5）是发散的，则称 $x_0$ 为幂级数（10－3）的发散点。发散点的全体称为幂级数（10－3）的发散域。

## 二、幂级数的收敛性

现在来讨论对于一个给定的幂级数，它的收敛域与发散域是怎样的？这就是幂级数的收敛性问题。先看一个例子，即考察幂级数 $1+x+x^2+\cdots+x^n+\cdots$ 的收敛性。

级数 $\sum_{n=0}^{\infty}x^n$ 是一等比级数，其公比为 $x$，故当 $|x|<1$，级数收敛，它的和是 $\frac{1}{1-x}$ 即 $1+x+\cdots+x^n+\cdots=\frac{1}{1-x}$，当 $|x|\geqslant 1$ 时，幂级数 $\sum_{n=0}^{\infty}x^n$ 发散。

于是，幂级数 $\sum_{n=0}^{\infty}x^n$ 的收敛域为 $|x|<1$，$S(x)=\frac{1}{1-x}$；发散域为 $|x|\geqslant 1$。

由上可知，这个幂级数的收敛域是一个区间，事实上，这个结论对于一般的幂级数也是成立的，有如下定理。

**定理 10－8［阿贝尔（Abel）定理］**　如果级数 $\sum_{n=0}^{\infty}a_nx^n$ 当 $x=x_0\ (x\neq x_0)$ 时收敛，则适合不等式 $|x|<|x_0|$ 的一切 $x$ 使这幂级数绝对收敛；反之，如果级数 $\sum_{n=0}^{\infty}a_nx^n$ 当 $x=x_0$ 时发散，则 $|x|>|x_0|$ 的一切 $x$ 使这幂级数发散。

证略。

定理10－8表明，如果幂级数在 $x=x_0$ 处收敛，则对于开区间 $(-|x_0|,|x_0|)$ 内的任何 $x$，幂级数都收敛；如果幂级数在 $x=x_0$ 处发散，则对于闭区间 $[-|x_0|,|x_0|]$ 外的 $x$，幂级数都发散。

幂级数（10－3）的收敛域可以分成三种情况：

（1）它只在原点 $x=0$ 处收敛；

（2）它在整个数轴上都收敛；

（3）它在数轴上除原点外既有收敛点又有发散点。它的收敛域一定是一个关于原点对称的区间，那么一定存在一个完全确定的正数 $R$，使得当 $|x|<R$ 时幂级数（10－3）收敛；当 $x=R$ 或 $x=-R$ 时幂级数（10－3）可能收敛，也可能发散。

我们称 $R$ 为幂级数（10－3）的收敛半径。如果幂级数仅在 $x=0$ 的点处收敛，则它的收敛半径 $R=0$；如果在 $(-\infty,+\infty)$ 内收敛，则幂级数（10－3）的收敛半径 $R=+\infty$。

**定理10－9** 设有幂级数 $\sum\limits_{n=0}^{\infty}a_nx^n$，相邻两项系数绝对值之比的极限为 $\rho$，即

$$\lim_{n\to\infty}\left|\frac{a_{n+1}}{a_n}\right|=\rho$$

如果：

(1) $\rho\neq0$，则 $R=\dfrac{1}{\rho}$；

(2) $\rho=0$，则 $R=+\infty$；

(3) $\rho=+\infty$，则 $R=0$。

**证明：** 幂级数 $\sum\limits_{n=0}^{\infty}a_nx^n$ 的各项取绝对值，得级数

$$|a_0|+|a_1x|+|a_2x^2|+\cdots+|a_nx^n|+\cdots \tag{10-6}$$

（1）当 $0<\rho<+\infty$ 时，有

$$\lim_{n\to\infty}\left|\frac{a_{n+1}x^{n+1}}{a_nx^n}\right|=\lim_{n\to\infty}\left|\frac{a_{n+1}}{a_n}\right|\cdot|x|=\rho\cdot|x|$$

由比值判别法知，当 $\rho|x|<1$，即 $|x|<\dfrac{1}{\rho}$ 时级数（10－6）收敛，从而级数 $\sum\limits_{n=0}^{\infty}a_nx^n$ 绝对收敛，因此收敛半径为 $R=\dfrac{1}{\rho}$。

（2）当 $\rho=0$ 时，有 $\lim\limits_{n\to\infty}\left|\dfrac{a_{n+1}x^{n+1}}{a_nx^n}\right|=\lim\limits_{n\to\infty}\left|\dfrac{a_{n+1}}{a_n}\right|\cdot|x|=0$，级数 $\sum\limits_{n=0}^{\infty}a_nx^n$ 对于一切 $x$ 都收敛，所以 $R=+\infty$。

（3）当 $\rho=+\infty$ 时，对于 $x\neq0$，有 $\left|\dfrac{a_{n+1}x^{n+1}}{a_n}\right|=\left|\dfrac{a_{n+1}}{a_n}\right|\cdot|x|\to+\infty$，从而幂级数（10－6）发散，由 $|a_nx^n|\to+\infty$，知 $a_nx^n$ 不趋向于零 $(n\to+\infty)$，因而 $\sum\limits_{n=1}^{\infty}a_nx^n$ 发散，从而 $R=0$。

**［例10－14］** 求幂级数 $x-\dfrac{x^2}{2}+\dfrac{x^3}{3}-\cdots+(-1)^{n-1}\dfrac{x^n}{n}+\cdots$ 的收敛半径与收敛区间。

**［解］** $a_n=(-1)^{n-1}\dfrac{1}{n}$，$a_{n+1}=\dfrac{(-1)^n}{n+1}$

$$\rho = \lim_{n\to\infty}\left|\frac{a_{n+1}}{a_n}\right| = \lim_{n\to\infty}\frac{\frac{1}{n+1}}{\frac{1}{n}} = 1$$

所以收敛半径为 $R = \frac{1}{\rho} = 1$

对于端点 $x = -1$，级数为 $-1-\frac{1}{2}-\frac{1}{3}-\cdots-\frac{1}{n}-\cdots$，级数发散。

当 $x = 1$ 时，级数为交错级数 $1-\frac{1}{2}+\frac{1}{3}-\cdots+(-1)^{n-1}\frac{1}{n}+\cdots$，此级数收敛。

故原级数的收敛区间为（$-1$，$1$）。

［例 10－15］ 求幂级数 $1+\frac{x}{1!}+\frac{x^2}{2!}+\cdots+\frac{x^n}{n!}+\cdots$ 的收敛区间。

［解］ 因为 $a_n = \frac{1}{n!}$，$a_{n+1} = \frac{1}{(n+1)!}$

$$\rho = \lim_{n\to\infty}\left|\frac{a_{n+1}}{a_n}\right| = \lim_{n\to\infty}\frac{\frac{1}{(n+1)!}}{\frac{1}{n!}} = \lim_{n\to\infty}\frac{1}{n+1} = 0$$

所以 $R = +\infty$，即级数在（$-\infty$，$+\infty$）内收敛。

［例 10－16］ 求幂级数 $\sum_{n=0}^{\infty} n^n x^n$ 的收敛区间。

［解］ 由于 $a_n = n^n$，$a_{n+1} = (n+1)^{n+1}$

$$\rho = \lim_{n\to\infty}\left|\frac{a_{n+1}}{a_n}\right| = \lim_{n\to\infty}\frac{(n+1)^{n+1}}{n^n} = \lim_{n\to\infty}\left(\frac{n+1}{n}\right)^n(n+1)$$

$$= \lim_{n\to\infty}\left(1+\frac{1}{n}\right)^n(n+1) = \infty$$

故收敛半径 $R = 0$，即级数仅在 $x = 0$ 处收敛。

［例 10－17］ 求幂级数 $\sum_{n=1}^{\infty}\frac{(x-5)^n}{\sqrt{n}}$ 的收敛区间。

［解］ 设 $x-5 = t$，则 $\sum_{n=1}^{\infty}\frac{(x-5)^n}{\sqrt{n}} = \sum_{n=1}^{\infty}\frac{t^n}{\sqrt{n}}$

由于 $a_n = \frac{1}{\sqrt{n}}$，$a_{n+1} = \frac{1}{\sqrt{n+1}}$

$$\rho = \lim_{n\to\infty}\left|\frac{a_{n-1}}{a_n}\right| = \lim_{n\to\infty}\frac{\frac{1}{\sqrt{n+1}}}{\frac{1}{\sqrt{n}}} = 1$$

所以级数 $\sum_{n=1}^{\infty}\frac{t^n}{\sqrt{n}}$ 的收敛半径为 $R = \frac{1}{\rho} = 1$。

当 $t = -1$ 时，$\sum_{n=1}^{\infty}\frac{(-1)^n}{\sqrt{n}} = -1+\frac{1}{\sqrt{2}}-\frac{1}{\sqrt{3}}+\cdots$ 由交错级数审敛法知其收敛。

当 $t = 1$ 时，级数为 $\sum_{n=1}^{\infty}\frac{1}{\sqrt{n}} = 1+\frac{1}{\sqrt{2}}+\frac{1}{\sqrt{3}}+\cdots$ 为 $p$ 级数，且 $p = \frac{1}{2} < 1$，因此级数发散。

故级数 $\sum_{n=1}^{\infty}\frac{t^n}{\sqrt{n}}$ 在［$-1$，1）上收敛。将 $x-5=t$ 代入，当 $t=-1$，时 $x=4$；$t=1$ 时，$x=6$；所以级数 $\sum_{n=1}^{\infty}\frac{(x-5)^n}{\sqrt{n}}$ 在［4，6）上是收敛的。

## 三、幂级数的运算

设有幂级数

$$\sum_{n=0}^{\infty}a_nx^n=a_0+a_1x+a_2x^2+\cdots+a_nx^n+\cdots=f(x),x\in(-R_1,R_1)$$

及

$$\sum_{n=0}^{\infty}b_nx^n=b_0+b_1x+b_2x^2+\cdots+b_nx^n+\cdots=g(x),x\in(-R_2,R_2)$$

则由两个收敛级数可逐项相加相减的性质，可得

$$\sum_{n=0}^{\infty}a_nx^n\pm\sum_{n=0}^{\infty}b_nx^n=(a_0\pm b_0)+(a_1\pm b_1)x+(a^2\pm b^2)x^2+$$
$$\cdots+(a_n\pm b_n)x^n+\cdots=f(x)\pm g(x),x\in(-R,R)$$

其中，$R=\min(R_1,R_2)$。

关于幂级数的和函数有下列重要性质。

**性质 10－5** 设幂级数 $\sum_{n=0}^{\infty}a_nx^n$ 的收敛半径为 $R$（$R>0$），则其和函数 $S$（$x$）在区间（$-R$，$R$）内连续，如果幂级数在 $x=R$（或 $x=-R$）也收敛，则和函数 $S$（$x$）在（$-R$，$R$）连续。

**性质 10－6** 设幂级数 $\sum_{n=0}^{\infty}a_nx^n$ 的收敛半径为 $R$（$R>0$），则其和函数 $S$（$x$）在区间（$-R$，$R$）内是可导的，且有逐项求导公式

$$S'(x)=(\sum_{n=0}^{\infty}a_nx^n)'=\sum_{n=0}^{\infty}(a_nx^n)'=\sum_{n=1}^{\infty}na_nx^{n-1}$$

其中，$|x|<R$，逐项求导后所得到的幂级数和原级数有相同的收敛半径。

**性质 10－7** 设幂级数 $\sum_{n=0}^{\infty}a_nx^n$ 的收敛半径为 $R$（$R>0$），则其和函数 $S$（$x$）在区间（$-R$，$R$）内是可积的，且有逐项积分公式

$$\int_0^x S(x)\mathrm{d}x=\int_0^x(\sum_{n=0}^{\infty}a_nx^n)\mathrm{d}x=\sum_{n=0}^{\infty}\int_0^x a_nx^n\mathrm{d}x=\sum_{n=0}^{\infty}\frac{a_n}{n+1}x^{n+1}$$

其中，$|x|<R$。逐项积分后所得到的幂级数和原级数有相同的收敛半径。

**[例 10－18]** 在区间（$-1$，1）内求幂级数 $\sum_{n=0}^{\infty}\frac{x^n}{n+1}$ 的和函数。

**[解]** 设所求和函数为 $S$（$x$），则

$$S(x)=\sum_{n=0}^{\infty}\frac{x^n}{n+1}，显然 S(0)=1$$

于是 $$xS(x)=\sum_{n=0}^{\infty}\frac{x^{n+1}}{n+1}$$

利用性质（10－2），逐项求导，并由

$$\frac{1}{1-x}=1+x+x^2+\cdots+x^n+\cdots,(-1<x<+1)$$

得
$$[xs(x)]'=\sum_{n=0}^{\infty}\left(\frac{x^{n+1}}{n+1}\right)'=\sum_{n=0}^{\infty}x^{n}=\frac{1}{1-x}$$

对上式从 0 到 $x$ 积分，得

$$xS(x)=\int_{0}^{x}\frac{1}{1-x}\mathrm{d}x=-\ln(1-x)$$

于是，当 $x\neq 0$ 时，有 $S(x)=-\frac{1}{x}\ln(1+x)$，从而

$$S(x)=\begin{cases}-\frac{1}{x}\ln(1-x), & 0<|x|<1\\ 1, & x=0\end{cases}$$

注：$\lim\limits_{x\to 0}S(x)=\lim\limits_{x\to 0}\left[-\frac{1}{x}\ln(1-x)\right]=1$

扫码“学一学”

# 第四节　函数展成幂级数

前面讨论了幂级数的收敛域及其和函数的性质。但在许多应用中，也会遇到的却是相反的问题：给定函数 $f(x)$，要考虑它是否能在某个区间内“展开成幂级数”，就是说，是否能找到这样一个幂级数，它在某区间内收敛，且其和恰好就是给定的函数 $f(x)$。

## 一、泰勒级数

在一元函数的微分学部分曾给出了泰勒公式。若函数 $y=f(x)$ 在 $x=x_0$ 的某邻域内具有 $n+1$ 阶导数，则在该邻域内有 $n$ 阶泰勒公式，即

$$f(x)=f(x_0)+f'(x_0)(x-x_0)+\frac{f''(x_0)}{2!}(x-x_0)^2+\cdots+\frac{f^{(n)}(x_0)}{n!}(x-x_0)^n+R_n(x)$$

其中，$R_n(x)$ 为拉格朗日型余项，即

$$R_n(x)=\frac{f^{(n+1)}(\xi)}{(n+1)!}(x-x_0)^n,\qquad (\xi\text{ 在 }x_0\text{ 与 }x\text{ 之间})$$

则 $f(x)=S_{n+1}(x)+R_n(x)$。这时，用 $n$ 次多项式 $S_{n+1}(x)$ 近似表示 $f(x)$，其误差为 $|R_n(x)|$，并且当 $n$ 无限增大时，就得到一个以 $S_{n+1}(x)$ 为部分和的幂级数，即

$$f(x_0)+f'(x_0)(x-x_0)+\frac{f'(x_0)}{2!}(x+x_0)^2+\cdots+\frac{f^{(n)}(x_0)}{n!}(x-x_0)^n+\cdots$$

**定义 10－5**　设 $f(x)$ 在 $x=x_0$ 处具有任意阶导数，则称级数

$$\sum_{n=0}^{\infty}\frac{f^{(n)}(x_0)}{n!}(x-x_0)^n=f(x_0)+f'(x_0)(x-x_0)+\frac{f''(x_0)}{2!}(x-x_0)^2+\cdots+\cdots+\frac{f^{(n)}(x_0)}{n!}(x-x_0)^n+\cdots$$

为函数 $f(x)$ 在 $x=x_0$ 处的泰勒级数。

显然，当 $x=x_0$ 时，$f(x)$ 的泰勒级数收敛于 $f(x_0)$，但除了 $x=x_0$ 处，它是否一定收敛？如果它收敛，它是否一定收敛于 $f(x)$？关于这些问题，有下列定理。

**定理 10－10**　设函数 $f(x)$ 在点 $x_0$ 的某一邻域内具有各阶导数，则 $f(x)$ 在该邻域内能展开成泰勒级数的充分必要条件是：$f(x)$ 的泰勒公式中的余项 $R_n(x)$，当 $n\to\infty$ 时的极限为零，即 $\lim\limits_{n\to\infty}R_n(x)=0,[x\in U(x_0,\delta)]$。

当$f(x)$的泰勒级数在$x_0$的某邻域内收敛于$f(x)$时，有

$$f(x)=f(x_0)+f'(x_0)(x-x_0)+\frac{f''(x_0)}{2!}(x-x_0)^2+\cdots+$$

$$\frac{f^{(n)}(x_0)}{n!}(x-x_0)^n+\cdots \qquad (10-7)$$

式（10－7）称为函数$f(x)$在$x_0$的某邻域内的泰勒级数展开式，也可称为在该邻域内把函数$f(x)$展开成泰勒级数。特别的，当$x_0=0$时，展开式就成为

$$f(x)=f(0)+f'(0)+\frac{f''(0)}{2!}x^2+\cdots+\frac{f^{(n)}(0)}{n!}x^n+\cdots \qquad (10-8)$$

式（10－8）右端的级数叫作$f(x)$的麦克劳林级数。它也是$x$的幂级数。

容易证明，函数的泰勒展开式是唯一的。

## 二、函数展开成幂级数

**1. 直接方法** 用直接方法把函数$f(x)$展开成$x$的幂级数的步骤如下。

（1）求出$f(x)$的各阶导数$f'(x)$，$f''(x)$，…，$f^{(n)}(x)$，…

（2）求函数及其各阶导数在$x=0$处的值$f'(0)$，$f''(0)$，…，$f^{(n)}(0)$，…如果某阶导数在$x=0$处的值不存在，则不能展开成$x$的幂级数。

（3）根据式（10－8）写出$f(x)$的麦克劳林级数，即

$$f(0)+f'(0)x+\frac{f''(0)}{2!}x^2+\cdots+\frac{f^{(n)}(0)}{n!}x^n+\cdots$$

并求出收敛半径$R$与收敛区间。

（4）考察在收敛区间内余项$R_n(x)$的极限$\lim\limits_{n\to\infty}R_n(x)=\lim\limits_{n\to\infty}\frac{f^{(n+1)}(\xi)}{(n+1)!}x^{n+1}$，（$\xi$介于0与$x$这间），是否为零。如果为零，则在第（3）步中所求出的$f(x)$的麦克劳林级数在其收敛区间内收敛于$f(x)$，即可写成下面的等式。

$$f(x)=f(0)+f'(0)x+\frac{f''(0)}{2!}x^2+\cdots+\frac{f^{(n)}(0)}{n!}x^n+\cdots$$

它就是所求的函数$f(x)$的幂级数展开式，或称为函数$f(x)$的麦克劳林级数展开式。

**[例 10－19]** 将函数$f(x)=e^x$展开成$x$的幂级数。

**[解]** 由于$f^{(n)}(x)=e^x$，$(n=1,2,\cdots)$

从而$f^{(n)}(0)=1$，$(n=1,2,\cdots)$；$f(0)=1$

于是得$e^x=1+x+\frac{x^2}{2!}+\cdots+\frac{x^n}{n!}+R_n(x)$

而$R_n(x)=\frac{e^\xi}{(n+1)!}x^{n+1}$，（$\xi$在0与$x$之间）

由于$\lim\limits_{n\to\infty}\frac{\frac{1}{(n+1)!}}{\frac{1}{n!}}=\lim\frac{1}{n+1}=0$

收敛半径$R=+\infty$，对于任何$x$值，麦克劳林级数的余项

$$|R_n(x)|=\left|\frac{f^{(n+1)}(\xi)}{(n+1)!}x^{n+1}\right|=\left|\frac{e^\xi\cdot x^{n+1}}{(n+1)!}\right|\leqslant\frac{e^{|x|}\,|x|^{n+1}}{(n+1)!}$$

又由于$\frac{|x|^{n+1}}{(n+1)!}$是收敛级数$\sum\limits_{n=0}^{\infty}\frac{|x|^n}{n!}$的一般项，故$\lim\limits_{n\to\infty}\frac{|x|^{n+1}}{(n+1)!}=0$，而$e^{|x|}$是与$n$

无关的有限数，于是 $\lim\limits_{n\to\infty}|R_n(x)|=0$ ，因此

$$e^x=1+x+\frac{x^2}{2!}+\cdots+\frac{x^n}{n!}+\cdots,(-\infty<x<+\infty)$$

［例 10－20］　求 $y=\sin x$ 的幂级数展开式。

［解］　由于 $(\sin x)^{(n)}=\sin(x+n\cdot\frac{\pi}{2})$ ，当 $n$ 依次取 0，1，2，3…时有 $f(0)=0$，$f'(0)=0, f''(0)=0, f'''(0)=-1$ ，…，并且依次循环取 0，1，0，－1 这 4 个数，所以 $y=\sin x$ 的展开式为

$$\sin x=x-\frac{x^3}{3!}+\frac{x^5}{5!}-\frac{x^7}{7!}+\cdots+\frac{(-1)^n x^{2n+1}}{(2n+1)!}+\cdots$$

收敛半径为 $R=+\infty$ ，余项绝对值为

$$|R_n(x)|=\left|\frac{\sin(\xi+\frac{n+1}{2})\pi}{(n+1)!}x^{n+1}\right|\leqslant\frac{|x|^{n+1}}{(n+1)!}$$

而 $\lim\limits_{n\to\infty}\frac{|x|^{n+1}}{(n+1)!}=0$ ，故 $\lim\limits_{n\to\infty}R_n(x)=0$ ，于是 $y=\sin x$ 的幂级数展开式为

$$\sin x=x-\frac{x^3}{3!}+\frac{x^5}{5!}-\frac{x^7}{7!}+\cdots+\frac{(-1)^n x^{2n+1}}{(2n+1)!}+\cdots,x\in(-\infty,+\infty)$$

同理可得

$$\cos x=1-\frac{x^2}{2!}+\frac{x^4}{4!}-\cdots+(-1)^n\frac{x^{2n}}{(2n)!}+\cdots,(-\infty<x<+\infty)$$

［例 10－21］　将 $y=(1+x)^m$ 展开成麦克劳林级数，其中 $m$ 为实数。

［解］　$f(x)$ 的各阶导数为 $f'(x)=m(1+x)^{m-1}$

$f''(x)=m(m-1)(1+x)^{m-2}$

……

$f^{(n)}(x)=m(m-1)\cdots(m-n+1)(1+x)^{m-n}$

所以有 $f(0)=1$ , $f'(0)=m$ , $f''(0)=m(m-1)$ ，…，$f^{(n)}(0)=m(m-1)\cdots(m-n+1)$ ，…

于是 $f(x)$ 有麦克劳林级数为

$$1+mx+\frac{m(m-1)}{2!}x^2+\cdots+\frac{m(m-1)\cdots(m-n+1)}{n}x^n+\cdots$$

由于

$$\lim_{n\to\infty}\left|\frac{a_{n+1}}{a_n}\right|=\lim_{n\to\infty}\left|\frac{m(m-1)\cdots(m-n)}{(n+1)!}\Big/\frac{m(m-1)\cdots(m-n+1)}{n!}\right|=\lim_{n\to\infty}\left|\frac{m-n}{n+1}\right|=1$$

所以对于任意实数 $m$，级数的收敛半径 $R=1$，该级数在区间（－1，1）内绝对收敛。

可以证明，对任何 $x\in(-1,1)$ ，当 $m$ 为定值时均有 $\lim\limits_{n\to\infty}R_n(x)=0$（不证），于是得展开式

$$(1+x)^m=1+mx+\frac{m(m-1)}{2!}x^2+\cdots+\frac{m(m-1)\cdots(m-n+1)}{n!}x^n+\cdots,$$

$$(-1<x<+1)$$

由此展开式可知，当 $m=\frac{1}{2}$ 时，有

$$\sqrt{1+x}=1+\frac{1}{2}x-\frac{1}{2\times4}x^2+\frac{1\times3}{2\times4\times6}x^3-\frac{1\times3}{2\times4\times6}x^3-\frac{1\times3\times5}{2\times4\times6\times8}x^4+\cdots,$$

$$(-1 < x < +1)$$

当 $m = -\frac{1}{2}$ 时，有

$$\frac{1}{\sqrt{1+x}} = (1+x)^{-\frac{1}{2}} = 1 - \frac{1}{2}x + \frac{1\times3}{2\times4}x^2 - \frac{1\times3\times5}{2\times4\times6}x^3 + \frac{1\times3\times5\times7}{2\times4\times6\times8}x^4 + \cdots,$$

$$(-1 < x < +1)$$

**2. 间接展开式** 应用直接展开法求 $f(x)$ 的幂级数展开式，由于要计算 $f^{(n)}(x)$，而且还要求 $\lim\limits_{n\to\infty} R_n(x)$，通常比较麻烦，有的问题也很困难。现在用幂级数的逐项积分或逐项微分来展开 $f(x)$，称这种方法为间接展开法。

[例 10－22] 将函数 $\cos x$ 展开成 $x$ 的幂级数。

[解] 利用已知的 $\sin x$ 的展开式，通过逐项求导不难得到

$$\cos x = 1 - \frac{x^2}{2!} + \frac{x^4}{4!} - \cdots + (-1)^n \frac{x^{2n}}{(2n)!} + \cdots, (-\infty < x < +\infty)$$

[例 10－23] 将函数 $y = \ln(1+x)$ 展开成关于 $x$ 的幂级数。

[解] 由于 $f'(x) = \frac{1}{1+x}$

又 $$\frac{1}{1+x} = 1 - x + x^2 - x^3 + \cdots + (-1)^n x^n + \cdots, (-1 < x < 1)$$

因为幂级数在某收敛区间内可逐项积分，故

$$\ln(1+x) = \int_0^x \frac{1}{1+x}\mathrm{d}x = x - \frac{x^2}{2} + \frac{x^3}{3} - \frac{x^4}{4} + \cdots, (|x| < 1)$$

当 $x=1$ 时，上式为 $1 - \frac{1}{2} + \frac{1}{3} - \frac{1}{4} + \cdots$ 是收敛的

于是 $\ln(1+x) = x - \frac{x^2}{2} + \frac{x^3}{3} - \frac{x^4}{4} + \cdots$，$(-1 < x \leqslant +1)$

[例 10－24] 将 $\frac{1}{x-2}$ 展开为 $(x+1)$ 的幂级数。

[解] 由于 $\frac{1}{x-2} = \frac{-1}{2-x} = \frac{-1}{3-(x+1)} = -\frac{1}{3}\cdot\frac{1}{1-(\frac{x+1}{3})}$

而 $\frac{1}{1-x} = 1 + x + x^2 + \cdots + x^n + \cdots, (-1 < x < +1)$

将上式中的 $x$ 换成 $\frac{x+1}{3}$，即得

$$\frac{1}{x-2} = -\frac{1}{3}\cdot\left[1 + \left(\frac{x+1}{3}\right) + \left(\frac{x+1}{3}\right)^2 + \cdots + \left(\frac{x+1}{3}\right)^n + \cdots\right]$$

$$= -\frac{1}{3} - \frac{1}{3^2}(x+1) - \frac{1}{3^3}(x+1)^2 - \cdots - \frac{1}{3^{n+1}}(x+1)^n$$

上式成立的区间为 $-1 < \frac{x+1}{3} < 1$，故 $-4 < x < 2$。

## 重点小结

本章学习了无穷级数，主要有下面几个要点。

## 一、常数项级数收敛与发散

**1. 常数项级数收敛的概念**　设给定一个数列 $u_1, u_2, \cdots, u_n, \cdots$，则由这个数列构成的表达式

$$u_1 + u_2 + \cdots + u_n + \cdots$$

称为常数项级数，简称数项级数，也简称级数，记为 $\sum_{n=1}^{\infty} u_n$，即

$$\sum_{n=1}^{\infty} u_n = u_1 + u_2 + \cdots + u_n + \cdots$$

式中，第 $n$ 项 $u_n$ 叫作级数的一般项。常数项级数的前 $n$ 项的和

$$S_n = u_1 + u_2 + \cdots + u_n$$

式中，$S_n$ 称为级数 $\sum_{n=1}^{\infty} u_n$ 的部分和。如果 $\lim_{n\to\infty} S_n = S$，称级数 $\sum_{n=1}^{\infty} u_n$ 收敛于和 $S$，记为 $\sum_{n=1}^{\infty} u_n = S$，如果 $\lim_{n\to\infty} S_n$ 不存在，则称级数 $\sum_{n=1}^{\infty} u_n$ 发散。

**2. 级数收敛的必要条件**　$\lim_{n\to\infty} u_n = 0$。

**3. 级数的基本性质**　略。

## 二、正项级数敛散性判别法

如果级数 $\sum_{n-1}^{\infty} u_n$ 中每一项 $u_n \geqslant 0, (n = 1, 2, \cdots)$，称该级数为正项级数。它的收敛性判别法有以下几种。

**1. 基本定理**　正项级数 $\sum_{n=1}^{\infty} u_n$ 收敛的充分必要条件是部分和数列 $S_n$ 有界。

**2. 比较判别法**　设 $\sum_{n=1}^{\infty} u_n$ 及 $\sum_{n=1}^{\infty} v_n$ 都是正项级数，如果级数 $\sum_{n=1}^{\infty} v_n$ 收敛，且 $u_n \leqslant v_n$，$(n = 1, 2, \cdots)$，则级数 $\sum_{n=1}^{\infty} u_n$ 也发散。

**3. 比值判别法**　设级数 $\sum_{n=1}^{\infty} u_n$ 为正项级数，又 $\lim_{n\to\infty} \frac{u^{n+1}}{u_n} = \rho$，则当 $\rho < 1$ 时级数收敛；$\rho > 1$ 时级数发散；$\rho = 1$ 时可能收敛也可能发散。

对于正项级数，一般首先计算 $\lim_{n\to\infty} u_n$，若 $\lim_{n\to\infty} u_n \neq 0$ 或 $\lim_{n\to\infty} u_n$ 不存在，则级数就发散；若 $\lim_{n\to\infty} u_n = 0$，再应用比值法判定其敛散性，当比值法失效时再应用比较判别法。几个常用来比较的级数为

调和级数　$\sum_{n=1}^{\infty} \frac{1}{n} = 1 + \frac{1}{2} + \frac{1}{3} + \cdots + \frac{1}{n} + \cdots$，（发散）

几何级数　$\sum_{n=0}^{\infty} a_n q^n = a_0 + a_1 q + \cdots + a_n q^n + \cdots$，（$a_n \neq 0$，$q$ 为公比，当 $|q| < 1$ 时收敛；当 $|q| \geqslant 1$ 时发散）

$p$ 级数　$\sum_{n=1}^{\infty} \frac{1}{n^p} = 1 + \frac{1}{2^p} + \frac{1}{3^p} + \cdots + \frac{1}{n^p} + \cdots$，（$p > 1$ 时收敛，$0 < p \leqslant 1$ 时发散）

## 三、交错级数敛散性判别法

**1. 交错级数** 如果级数的各项是正负交错的，即形式为

$$u_1 - u_2 + u_3 - u_4 + \cdots，或 - u_1 + u_2 - u_3 + u_4 - \cdots$$

其中，$u_n > 0$，则称为交错级数。

下面是关于交错级数的一个审敛法。

莱布尼兹定理 如果交错级数 $\sum\limits_{n=1}^{\infty}(-1)^{n-1}u_n$ 满足条件

(1) $u_n \geqslant u_{n+1}, (n = 1,2,3,\cdots)$；

(2) $\lim\limits_{n\to\infty}u_n = 0$；

则级数收敛，且其和 $s \leqslant u_1$，其余项 $r_n$ 的绝对值 $|r_n| \leqslant u_{n+1}$。

**2. 绝对收敛与条件收敛**

(1) 若任意项级数（即级数中各项可以为正数、负数或零的级数）$\sum\limits_{n=1}^{\infty}u_n$ 的第一项取绝对值而得到的正项级数 $\sum\limits_{n=1}^{\infty}|u_n|$ 收敛，则级数 $\sum\limits_{n=1}^{\infty}u_n$ 收敛，称级数 $\sum\limits_{n=1}^{\infty}u_n$ 为绝对收敛。

(2) 若任意项级数 $\sum\limits_{n=1}^{\infty}u_n$ 收敛，而每项取绝对值所得级数 $\sum\limits_{n=1}^{\infty}|u_n|$ 发散，则称级数为条件收敛。

## 四、幂级数

若级数的各项是 $x$ 的幂级数，即形如 $a_0 + a_1x + a_2x^2 + \cdots + a_nx^n + \cdots$ 的级数称为幂级数，使得幂级数收敛的点在全体，称为幂级数的收敛域。

**1. 幂级数 $\sum\limits_{n=0}^{\infty}a_nx^n$ 的收敛定理** 如果幂级数 $\sum\limits_{n=0}^{\infty}a_nx^n$ 当 $x = x_0$（$x_0 \neq 0$）时收敛，则适合不等式 $|x| < |x_0|$ 的一切 $x$ 使幂级数收敛。反之，如果当 $x = x_0$ 时幂级数发散，则适合不等式 $|x| > |x_0|$ 的一切 $x$ 使幂级数发散。

**2. 幂级数收敛半径的求法** 设极限 $\lim\limits_{n\to\infty}\left|\dfrac{a_{n+1}}{a_n}\right| = \rho$，其中 $a_{n+1}$，$a_n$ 是幂级数 $\sum\limits_{n=0}^{\infty}a_nx^n$ 的相邻两项的系数，若

(1) $\rho \neq 0$，则 $R = \dfrac{1}{\rho}$；

(2) $\rho = 0$，则 $R = +\infty$；

(3) $\rho = +\infty$，则 $R = 0$。

**3. 幂级数的运算** 对于收敛域内的任意一点 $x$，常数项级数有一确定的和 $S$。通常称为函数项级数的和函数，记为 $S(x)$。幂级数的运算有下述几条。

(1) 若幂级数

$$\sum_{n=0}^{\infty}a_nx^n = a_0 + a_1x + a_2x^2 + \cdots + a_nx^n + \cdots = f(x), x \in (-R_1, R_1)$$

及

$$\sum_{n=0}^{\infty}b_nx^n = b_0 + b_1x + b_2x^2 + \cdots + b_nx^n + \cdots = g(x), x \in (-R_2, R_2)$$

则 $\sum_{n=0}^{\infty} a_n x^n \pm \sum_{n=0}^{\infty} b_n x^n = (a_0 \pm b_0) + (a_1 \pm b_1)x + \cdots + (a_n \pm b_n)x^n + \cdots$

其收敛半径 $R = \min(R_1, R_2)$。

(2) 若幂级数 $\sum_{n=0}^{\infty} a_n x^n$ 在区间 $(-R,\ R)$ 上收敛于和 $S(x)$ $(-R,\ R)$ 那么

① $\sum_{n=0}^{\infty} a_n x^n$ 的和函数 $S(x)$ $(-R,\ R)$ 区间上是连续函数；

② $\sum_{n=0}^{\infty} a_n x^n$ 的和函数 $S(x)$ 在收敛区间 $(-R,\ R)$ 上是可导的，且

$$S'(x) = \left(\sum_{n=0}^{\infty} a_n x^n\right)' = \sum_{n=0}^{\infty} (a_n x^n)'$$
$$= a_1 + 2a_2 x + 3a_3 x^2 + \cdots + n a_n x^{n-1} + \cdots$$

③ $\sum_{n=0}^{\infty} a_n x^n$ 的和函数 $S(x)$ 在区间 $(-R,\ R)$ 内是可积的，且

$$\int_0^x S(x)\,\mathrm{d}x = \int_0^x \left(\sum_{n=0}^{\infty} a_n x^n\right)\mathrm{d}x = \sum_{n=0}^{\infty} \int_0^x a_n x^n \mathrm{d}x$$
$$= \int_0^x a_0 \mathrm{d}x + \int_0^x a_1 x \mathrm{d}x + \cdots + \int_0^x a_n x^n \mathrm{d}x + \cdots$$

**4. 函数展开成幂级数**

(1) 泰勒级数　若函数 $f(x)$ 在 $x_0$ 的某邻域内存在任意阶导数，且对该邻域内任意 $x$，泰勒公式的余项 $R_n(x) \to 0$，$\left[R_n(x) = \dfrac{f^{n+1}(\xi)}{(n+1)!}(x - x_0), \xi \text{ 在 } x_0 \text{ 与 } x \text{ 之间}\right]$，则 $f(x)$ 可展开为泰勒级数，即

$$f(x) = f(x_0) + f'(x_0)(x - x_0) + \frac{f''(x_0)}{2!}(x - x_0)^2 + \cdots + \frac{f^{(n)}(x_0)}{n!}(x - x_0)^n + \cdots$$

当 $x_0 = 0$ 时，$f(x)$ 展开为麦克劳林级数，即

$$f(x) = f(0) + f'(0)x + \frac{f''(0)}{2!}x^2 + \cdots + \frac{f^{(n)}(0)}{n!}x^n + \cdots$$

(2) 函数的幂级数展开法　有两种方法，直接法和间接法。在直接展开法中要验证余项 $R_n(x) \to 0$（当 $n \to \infty$ 时）。通常采用间接展开法，即利用已给常用函数的幂级数展开式并利用幂级数性质和分析运算等把给定函数展开成幂级数。

(3) 几个常用函数的幂级数展开式

① $\mathrm{e}^x = 1 + x + \dfrac{x^2}{2!} + \cdots + \dfrac{x^n}{n!} + \cdots, (-\infty < x < +\infty)$

② $\sin x = x - \dfrac{1}{3!}x^3 + \dfrac{1}{5!}x^5 - \cdots + (-1)^n \dfrac{x^{2n+1}}{(2n+1)!} + \cdots, (-\infty < x < +\infty)$

③ $\cos x = 1 - \dfrac{1}{2!}x^2 + \dfrac{1}{4!}x^4 - \cdots + (-1)^n \dfrac{x^{2n}}{(2n)!} + \cdots, (-\infty < x < +\infty)$

④ $\ln(x+1) = x - \dfrac{1}{2}x^2 + \dfrac{1}{3}x^3 - \cdots + (-1)^n \dfrac{1}{n+1}x^{n+1} + \cdots, (-1 < x \leqslant 1)$

⑤ $(1+x)^m = 1 + mx + \dfrac{m(m-1)}{2!}x^2 + \cdots + \dfrac{m(m-1)(m-2)\cdots(m-n+1)}{n!}x^n + \cdots,$

$$x \in \begin{cases} [-1,1], & m > 0 \\ (-1,1], & -1 < m < 0 \\ (-1,1), & m \leqslant -1 \end{cases}$$

## 习题十

1. 写出下列级数的前5项。

(1) $\sum_{n=1}^{\infty}(-1)^{n-1}\frac{1}{n}$　　(2) $\sum_{n=1}^{\infty}\frac{1+n}{1+n^2}$

(3) $\sum_{n=0}^{\infty}\frac{a^n}{2n+1}$

2. 写出下列级数的一般项。

(1) $1+\frac{1}{3}+\frac{1}{5}+\frac{1}{7}+\cdots$　　(2) $\frac{2}{1}-\frac{3}{2}+\frac{4}{3}-\frac{5}{4}+\frac{6}{5}-\cdots$

(3) $\frac{1}{2}+\frac{1\times 3}{2\times 4}+\frac{1\times 3\times 5}{2\times 4\times 6}+\cdots$　　(4) $\frac{a^2}{2}+\frac{a^4}{2\times 4}+\frac{a^6}{2\times 4\times 6}+\cdots$

(5) $\frac{1}{2\ln 2}+\frac{1}{3\ln 3}+\frac{1}{4\ln 4}+\cdots$

3. 判别下列级数的敛散性。

(1) $-\frac{8}{9}+\frac{8^2}{9^2}-\frac{8^3}{9^3}+\cdots$　　(2) $1!+2!+3!+4!+\cdots$

(3) $\frac{2}{3}+\frac{3}{4}+\frac{4}{5}+\frac{5}{6}+\cdots$　　(4) $\frac{\ln 2}{2}+\frac{\ln^2 2}{2^2}+\frac{\ln^3 2}{2^3}+\cdots$

(5) $\frac{3}{2}+\frac{3^2}{2^2}+\frac{3^3}{2^3}+\cdots$　　(6) $(\frac{1}{6}+\frac{8}{9})+(\frac{1}{6^2}+\frac{8^2}{9^2})+(\frac{1}{6^3}+\frac{8^3}{9^3})+\cdots$

4. 根据收敛级数的定义判定已给级数的敛散性。

(1) $\sum_{n=1}^{\infty}\sin n\pi$　　(2) $\sum_{n=1}^{\infty}\frac{1}{(2n-1)(2n+1)}$

(3) $\sum_{n=1}^{\infty}(\sqrt{n+1}-\sqrt{n})$

5. 用比较判别法判别下列级数的敛散性。

(1) $1+\frac{1}{3}+\frac{1}{5}+\frac{1}{7}+\cdots$

(2) $1+\frac{1+2}{1+2^2}+\frac{1+3}{1+3^2}+\cdots$

(3) $\frac{1}{2\times 5}+\frac{1}{3\times 6}+\cdots+\frac{1}{(n+1)(n+4)}+\cdots$

(4) $\sin\frac{\pi}{2}+\sin\frac{\pi}{2^2}+\sin\frac{\pi}{2^3}+\cdots$

6. 用比值判别法判别下列级数的敛散性。

(1) $\sum_{n=1}^{\infty}\frac{n^2}{3^n}$　　(2) $\sum_{n=1}^{\infty}\frac{2^n\cdot n!}{n^n}$

(3) $\frac{1}{10}+\frac{2!}{10^2}+\frac{3!}{10^3}+\cdots$

7. 判别下列级数是否收敛？如果收敛，是绝对收敛，还是条件收敛？

(1) $1-\frac{1}{\sqrt{2}}+\frac{1}{\sqrt{3}}-\frac{1}{\sqrt{4}}+\cdots$

(2) $\sum_{n=1}^{\infty}(-1)^{n-1}\frac{n}{3^{n-1}}$

(3) $\sum_{n=1}^{\infty}(-1)^{n+1}\frac{2^{n^2}}{n!}$

8. 判别下列级数的敛散性。

(1) $\frac{1^4}{1!}+\frac{2^4}{2!}+\frac{3^4}{3!}+\frac{4^4}{4!}+\cdots$

(2) $\sum_{n=2}^{\infty}\tan\frac{\pi}{2^n}$

(3) $\sum_{n=1}^{\infty}\frac{2^n\cdot n!}{n^n}$

(4) $\sum_{n=1}^{\infty}2^n\sin\frac{\pi}{3^n}$

(5) $\sum_{n=1}^{\infty}(-1)^{n-1}\frac{n}{3^{n-1}}$

9. 求下列幂级数的收敛区间。

(1) $x+2x^2+3x^3+\cdots$

(2) $\frac{x}{2}+\frac{x^2}{2\times4}+\frac{x^3}{2\times4\times6}+\cdots$

(3) $\frac{2}{2}x+\frac{2^2}{5}x^2+\frac{2^3}{10}x^3+\cdots+\frac{2^n}{n^2+1}x^n+\cdots$

(4) $\sum_{n=1}^{\infty}(-1)^n\frac{x^{2n+1}}{2n+1}$

(5) $\sum_{n=1}^{\infty}\frac{(x-3)^n}{\sqrt{n}}$

10. 利用逐项积分或逐项微分，求下列级数在收敛区间内的和函数。

(1) $\sum_{n=1}^{\infty}nx^{n-1}$，$|x|\leqslant1$　　(2) $\sum_{n=1}^{\infty}\frac{n(n+1)}{2}x^{n-1}$，$|x|<1$

11. 将下列函数展成 $x$ 的幂级数，并求其收敛区间。

(1) $\ln(a+x),(a>0)$　　(2) $\sin\frac{x}{2}$　　(3) $\arcsin x$

12. 求函数 $f(x)=xe^x$ 的 $n$ 阶麦克劳林展开式。

## 习题十答案

1. 略；2. 略。

3. (1) 收敛；(2) 发散；(3) 发散；(4) 收敛；(5) 发散；(6) 收敛。

4. (1) 收敛；(2) 收敛；(3) 收敛。

5. (1) 发散；(2) 发散；(3) 收敛；(4) 收敛。

6. (1) 收敛；(2) 收敛；(3) 发散。

7. (1) 条件收敛；(2) 绝对收敛；(3) 发散。

8. (1) 收敛；(2) 收敛；(3) 收敛；(4) 收敛；(5) 绝对收敛。

9. (1) $(-1,\ 1)$；(2) $(-\infty,\ +\infty)$；(3) $\left[-\frac{1}{2},\frac{1}{2}\right]$；(4) $[-1,\ 1]$；

(5) $[2,\ 4]$

10. (1) $\frac{1}{(1-x)^2}\quad |x|<1$；　　(2) $\frac{1}{(1-x)^3}\quad |x|<1$

11. (1) $\ln(a+x)=\ln a+\sum_{n=1}^{\infty}(-1)^{n-1}\frac{1}{n}\left(\frac{x}{a}\right)^n,(-a,a]$；

(2) $\sin\frac{x}{2}=\sum_{i=1}^{\infty}\frac{(-1)^{n-1}}{(2n-1)!}\left(\frac{x}{2}\right)^{2n-1},(-\infty,+\infty)$；

(3) $\arcsin x=x+\sum_{n=1}^{\infty}\frac{(2n)!}{(n!)^2}\cdot\frac{2}{2n+1}\cdot\left(\frac{x}{2}\right)^{2n+1},(-1,1)$

12. $xe^x=x+x^2+\frac{x^3}{2!}+\cdots+\frac{x^{n+1}}{n!}+\cdots,(-\infty,+\infty)$

下　篇

# 高等数学实验部分

“数学实验”是近年来被数学教育界提出的一个名词。它是根据数学研究的目的以及数学对象本身的特征，人为地、模拟地创设有利于观察与思考的条件，从而把数学对象的本质与规律暴露出来的一种方法、一种活动。通俗地讲，数学实验就是为获得某种数学理论，检验某个数学猜想，解决某个数学问题，实验者运用一定的物质手段，在数学思维活动的参与下，在特定的实验环境下进行的探索、研究活动。数学实验是计算机技术和数学、软件引入教学后出现的新事物。数学实验的目的是提高学生学习数学的积极性，提高学生对数学的应用意识并培养学生用所学的数学知识和计算机技术去认识问题和解决实际问题的能力。不同于传统的数学学习方式，它强调以学生动手为主的数学学习方式。

# 实验一　Matlab 入门及基础操作

## 一、Matlab 入门

### （一）Matlab 启动与界面

Matlab 的启动与其他 Windows 程序一样，点击开始 - 程序，找到 Matlab，选择 Matlab 启动程序，屏幕上显示的 Matlab 如图实 1 - 1 所示，可以看到，屏幕被划分成四个部分，它们是当前目录（Current Folder）；命令窗口（Command Window）；工作区窗口（Workspace）；历史命令窗口（Command History）。

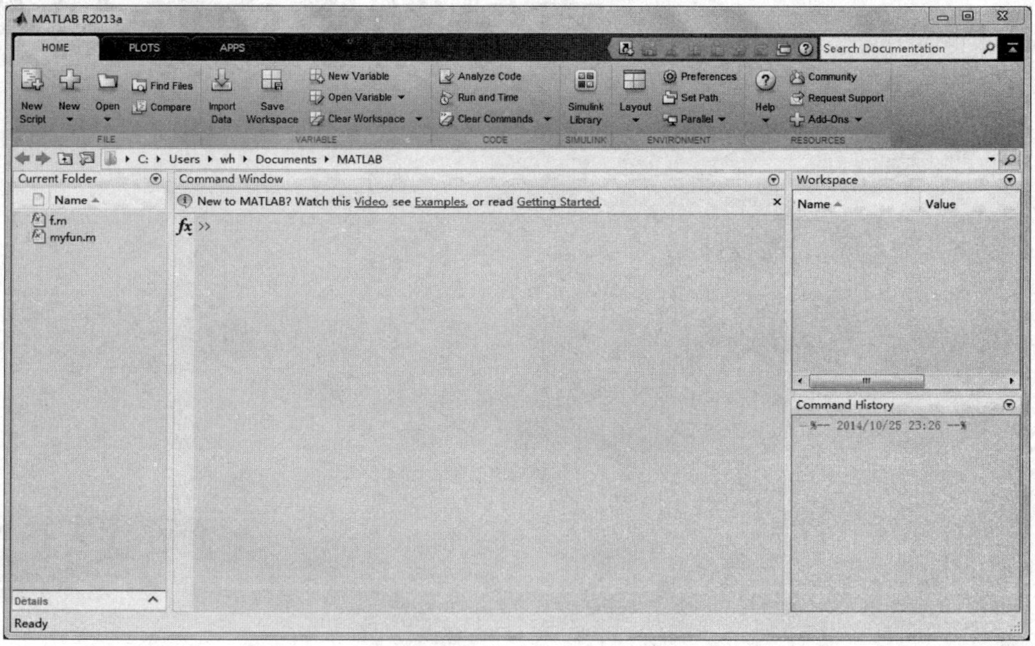


图实 1 - 1　Matlab 界面

### （二）Matlab 的基本数值运算

命令窗口是键入指令的地方也是 Matlab 计算结果显示的地方。像计算器一样，数学式的计算是直截了当的。如果要算 $1+2+3$ 及 $1\times10+2\times20+3\times30$ 这二个式子，以下例子中接着提示符号 > > 之后的是要键入的算式，Matlab 将计算的结果以 ans 显示。如果算式是 $x=1+2+3$，Matlab 将计算的结果以 $x$ 显示。

\>\>1+2+3

ans=6

\>\>1*10+2*20+3*30

ans=140

\>\>$x$=1+2+3

$x$=6

如果在上述的例子结尾加上“;”，则计算结果不会显示在指令视窗上，要得知计算值只需键入该变数值即可

\>\>$x$=1+2+3

\>\>$x$

$x$=6

**1. Matlab 输入基本算法**

（1）两数相乘 $ab$，输入为

\>\>$a*b$

（2）两数相除 $\frac{a}{b}$，输入为

\>\>$a/b$

这种除法被称为右除，Matlab 也允许另一种写法，叫左除。如果要计算 $\frac{b}{a}$，可以使用反斜杠代替斜杠，表示反过来除，表达式如下。

\>\>$a\backslash b$

（3）幂 $a^b$，输入为

\>\>$a$^$b$

（4）相加和相减，以普通形式输入即可

\>\>$a+b$

\>\>$a-b$

Matlab 运算符的优先级与数学中优先级一致，不过要注意左除与右除的情况：幂运算优先于乘和除，右除优先于左除，加和减的优先级最低，如果想改变优先级，用圆括号括起来。

**［例实 1－1］** 求 $\frac{12+2(7-4)}{3^2}$ 的算术运算结果。

（1）用键盘在 Matlab 指令窗中输入以下内容。

\>\>（12+2*（7－4））/3^2

（2）在上述表达式输入完成后，按【Enter】键，该指令被执行。

（3）在指令执行后，Matlab 指令窗中将显示以下结果。

ans=2

**［例实 1－2］** 计算 $x=2^{100}$。

\>\>$x$=2^100

$x$=1.2677$e$+030　%$e$+030 表示为 $10^{30}$

**2. 向量的创建及基础操作**

（1）输入行向量（Row vector）运算

> >x = [1　3　5　2]

> >y =2 * x +1

y = 3　7　11　5

(2) 更改、增加或删除向量的元素

> >y (3) =2　%更改第三个元素

y =3　7　2　5

> >y (6) =10　%加入第六个元素

y =3　7　2　5　0　10

> >y (4) = [ ]　%删除第四个元素

y =3　7　2　0　10

注：Matlab 会忽略所有在百分比符号 (%) 之后的文字，因此百分比之后的文字均可视为语句的注解。

(3) 取出向量的一个元素或一部分来做运算

> >x (2) *3 +y(4)　%取出 x 的第 2 个元素和 y 的第 4 个元素来做运算

ans =9

> >y (2：4) -1　%取出 y 的第 2 至第 4 个元素来做运算

ans =6　1　-1

注：其中 2：4 代表一个由 2、3、4 组成的向量

(4) 创建带有等差元素的向量，差值 q 为一个实数。创建一个首元素为 xi，末元素为 xe 的向量 x 的语法如下：

x = [xi：q：xe]

**[例实 1 -3]** 要创建一个含有从 0 到 1，间隔 0.1 的向量的写法为

> >x = [0：0.1：1]

x =

Columns 1 through 10

0　0.1000　0.2000　0.3000　0.4000　0.5000　0.6000　0.7000　0.8000　0.9000

Column 11

1.0000

假设 $y = e^x$，那么就有

> >y =exp (x)

y =

Columns 1 through 10

1.0000　1.1052　1.2214　1.3499　1.4918　1.6487　1.8221　2.0138　2.2255　2.4596

Column 11

2.7183

假设 $y = x^2$，那么就有

> >y =x.^2

y =

Columns 1 through 10

0　0.0100　0.0400　0.0900　0.1600　0.2500　0.3600　0.4900　0.6400　0.8100

Column 11

1.0000

注：注意在 Matlab 中向量的乘方必须在幂运算符前（^）前加上句号（.），如果只是输入 > >y = x^2，Matlab 会给出错误信息。

```
> >y = x^2
Error using ^
Inputs must be a scalar and a square matrix.
To compute elementwise POWER, use POWER (.^) instead.
```

在创建等差元素数组的过程中，使用负的递增量（即递减）。

**[例实 1 -4]**　创建一个从 100 到 80 以 5 增减的数列。

```
> >u = [100: -5: 80]
u =
100    95    90    85    80
```

（5）采用 linspace 命令创建行向量，这向量含有 $a$ 到 $b$ 之间间隔相等（等差）的 $n$ 个元素。linspace（$a$，$b$）创建了 $a$、$b$ 之间含有 100 个等差元素的向量，而 linspace（$a$，$b$，$n$）创建了 $a$，$b$ 之间含有 $n$ 个等差元素的向量。不管是哪种形式，Matlab 自动确定元素之间的增量。

**[例实 1 -5]**　创建从 0 到 20，生成 11 个数的等差数列。

```
> >linspace (0, 20, 11)
ans =
0    2    4    6    8    10    12    14    16    18    20
```

（6）向量点积　语法格式 C = dot（$A$，$B$，dim）　%

若 $A$、$B$ 为向量，则返回向量 $A$ 与 $B$ 的点积，$A$ 与 $B$ 长度相同；若为矩阵，则 $A$ 与 $B$ 有相同的维数，其中 dim 表示维数。

**[例实 1 -6]**　> >X = [ -1　0　2]

```
> >Y = [ -2   -1   1]
> >Z = dot (X, Y)
Z =4
```

还可用另一种算法。

sum（$X.*Y$）　%表示 $X$ 与 $Y$ 对应元素相乘再求和

ans =4

（7）向量叉乘　在数学上，两向量的叉乘是一个过两相交向量的交点且垂直于两向量所在平面的向量。在 Matlab 中，用函数 cross 实现。

语法格式　$C$ = cross（$A$，$B$）　% 若 $A$，$B$ 为向量，则返回 $A$ 与 $B$ 的叉乘，即 $C = A \times B$，$A$、$B$ 必须是 3 个元素的向量；若 $A$、$B$ 为矩阵，则返回一个 $3 \times n$ 矩阵，其中的列是 $A$ 与 $B$ 对应列的叉积，$A$、$B$ 都是 $3 \times n$ 矩阵。

$C$ = cross（$A$，$B$，dim）　% 在 dim 维数中给出向量 $A$ 与 $B$ 的叉积。$A$ 和 $B$ 必须具有相同的维数，size（$A$，dim）和 size（$B$，dim）必须是 3。

**[例实 1 -7]**　计算垂直于向量（1，2，3）和（4，5，6）的向量。

```
> >a = [1  2  3]
```

> >$b$ = [4　5　6]

> >$c$ = cross（$a$，$b$）

结果显示：

$c$ =

-3　　6　　-3

可得垂直于向量（1，2，3）和（4，5，6）的向量为±（-3，6，-3）。

（4）混合积　混合积由以上两函数实现。

**[例实 1-8]**　计算向量 $a$ =（1，2，3），$b$ =（4，5，6）和 $c$ =（-3，6，-3）的混合积。

**[解]**

> >$a$ = [1　2　3]；$b$ = [4　5　6]；$c$ = [-3　6　-3]

> >$x$ = dot（$a$，cross（$b$，$c$））

$x$ = 54

注：先叉乘后点乘，顺序不可颠倒。

**3. 矩阵创建及运算**

（1）简单矩阵 $\begin{pmatrix} 1 & 2 & 3 \\ 4 & 5 & 6 \\ 7 & 8 & 9 \end{pmatrix}$ 的输入步骤

a. 在键盘上输入下列内容

> >$A$ = [1,2,3;4,5,6;7,8,9]

b. 按【Enter】键，指令被执行

c. 在指令执行后，Matlab 指令窗中将显示以下结果

$A$ =

1　　2　　3

4　　5　　6

7　　8　　9

（2）矩阵的分行输入

```
>>A=[1,     2,     3
     4,     5,     6
     7,     8,     9]
```

$A$ =

1　　2　　3

4　　5　　6

7　　8　　9

（3）指令的续行输入

```
>>S=1-1/2+1/3-1/4+...
    1/5-1/6+1/7-1/8
```

$S$ = 0.6345

（4）加、减运算

运算符："+"和"-"分别为加、减运算符。

运算规则：对应元素相加、减，即按线性代数中矩阵的"+""-"运算进行。

[例实 1 -9]

> >A = [1,1,1;1,2,3;1,3,6]

> >B = [8,1,6;3,5,7;4,9,2]

> >A + B = A + B

> >A - B = A - B

结果显示：

A + B =

9　2　7

4　7　10

5　12　8

A - B =

-7　0　-5

-2　-3　-4

-3　-6　4

(5) 乘法

运算符："*" 为乘法运算符。

运算规则：按线性代数中矩阵乘法运算进行，即放在前面的矩阵的各行元素，分别与放在后面的矩阵的各列元素对应相乘并相加。

[例实 1 -10]

> >X = [2,3,4,5;1,2,2,1]

> >Y = [0,1,1;1,1,0;0,0,1;1,0,0]

> >Z = X * Y

Z =

8　5　6

3　3　3

(6) 矩阵的数乘

接上例中：

> >a = 2 * X

a =

4　6　8　10

2　4　4　2

(7) 矩阵转置

运算符："′" 为矩阵转置运算符。

运算规则：若矩阵 A 的元素为实数，则与线性代数中矩阵的转置相同。

若 A 为复数矩阵，则 A 转置后的元素由 A 对应元素的共轭复数构成。

若仅希望转置，则用如下命令：A.′。

(8) 方阵的行列式

语法格式　D = det (X)　　%返回方阵 X 的多项式的值。

[例实 1 -11]

> >A = [1　2　3; 4　5　6; 7　8　0]

A =

1 2 3

4 5 6

7 8 0

> >D = det (A)

D =

27.000

4. 特殊变量

ans 用于结果的缺省变量名。

pi 圆周率。

eps 计算机的最小数。

inf 无穷大，如1/0。

NaN 不定量，如0/0。

i (j) $i=j=\sqrt{-1}$

在 Matlab 中也可以输入复数。复数可以写成 $z=x+iy$ 的形式，其中 $x$ 是 $z$ 的实部，$y$ 是 $z$ 的虚部，$i=j=\sqrt{-1}$ 。在 Matlab 中输入复数很容易，默认就把 $i$ 当为负一的平方根。

[例1-12]

> >a = 2 + 3i

> >b = 1 - i

> >a + b

ans =

3.0000 + 2.0000i

[例实1-13] 计算半径为3cm 的圆的周长和面积。

> >l = 2 * pi * 3

l = 18.8496

> >s = pi * 3^2

s = 28.2743

Matlab 中使用的普通数学函数有

| | |
|---|---|
| sqrt (x) | 平方根 |
| exp (x) | 指数函数 |
| log (x) | 自然对数函数 |
| sin (x), cos (x), tan (x), cot (x), sec (x), csc (x) | 三角函数 |
| asin (x), acos (x), atan (x), acot (x), asec (x), acsc (x) | 反三角函数 |
| abs (x) | 绝对值 |

[例实1-14] 计算 $\cos\frac{\pi}{9}$ 的近似值。

> >cos (pi/9)

ans = 0.9397

5. 创建函数

语法格式：inline（‘表达式’，‘变量’）

[例实 1-15]　> >f = inline（'3 * x + 1'，'x'）

f =

Inline function：

f（x）=3 * x + 1

> >t = 0：3；　%输入

> >f（t）

ans =

1　4　7　10

## 二、联机求助系统

Help 求助命令很有用，它对 Matlab 大部分命令提供了联机求助信息。可以从 Help 菜单中选择相应的菜单项，打开求助信息窗口查询某条命令，也可以直接用 Help 命令。例如使用 Help 命令可以得到所有联机求助信息的分类列表。使用“Help 指定项目”可以得到具体命令使用方法的信息，例如可以使用以下命令。

Help clc：命令可查询清屏命令使用方法信息。

Help clear：命令可以得到清除工作空间中的变量方面的信息。

Help whos：命令可以得到列出工作空间中的变量方面的信息。

# 课堂练习

1. 打开 Matlab 的工作界面，了解各窗口的主要功能。
2. 打开 Matlab 的帮助浏览器，了解其使用方法。
3. （5 * 2 + 1.3 - 0.8） * 10^2/25
4. $y = \sin(10\pi) \cdot e^{(-0.3+4^2)} + \log_4 23$
5. 计算 z = 10 * sin（pi/3） * ...
   cos（pi/3）
6. $x = \sin(\frac{\pi}{6}), y = x^2, z = 10y$，求 $x + 2y - 5z$。
7. $z_1 = 2 + 7i, z_2 = 2i, z_3 = 5e^{2\pi i}$，计算 $z = \frac{z_1 z_2}{z_2 + z_3}$。

6. 建立起始值 =3，增量值 =5.5，终止值 =44 的一维数组 x。
7. 建立等差一维数组 x：首项为 0，末项为 π，项数为 15。
8. 计算行列式 $A = \begin{vmatrix} 3 & 2 & 3 \\ 4 & 2 & 6 \\ 7 & 8 & 1 \end{vmatrix}$ 的值。
9. 矩阵 $A = \begin{bmatrix} 3 & 2 & 3 \\ 4 & 2 & 6 \\ 7 & 8 & 1 \end{bmatrix}$，矩阵 $B = \begin{bmatrix} 1 & 1 & 1 \\ 2 & 2 & 2 \\ 3 & 3 & 3 \end{bmatrix}$；分别求出 $A \times B$ 及 $A$ 与 $B$ 中对应元素之间的乘积。
10. $f = \frac{x^3 - 2x^2 + x - 6.3}{x^2 + 0.05x - 3.14}$，计算 $f(2)$，$f(1)f(2) + f^2(3)$。

11. 如果圆柱体的体积由其高 $h$ 和半径 $r$，使用 Matlab 找出高 12cm，直径 4cm 的圆柱体的体积。

# 实验二　二维图形的绘制

**实验目的：**通过图形加深对函数及其性质的认识与理解，掌握运用函数的图形来观察和分析函数的有关特性与变化趋势的方法，建立数形结合的思想；掌握用 Matlab 做平面曲线图形的方法与技巧。

## 一、基本形式

**1. Matlab 最常用的画二维图形的命令是 plot**

**[例实 2－1]**　> >y = [0　0.58　0.70　0.95　0.83　0.25]

> >plot (y)

生成的图形如图实 2－1 所示，是以序号 1,2,…,6 为横坐标，数组 $y$ 的数值为纵坐标画出的折线。

**[例实 2－2]**　> >x = linspace (0, 2 * pi, 30)　　% 生成一组线性等距的数值

> >y = sin (x)

> >plot (x, y)

生成的图形如图实 2－2 所示，是 $[0,2\pi]$ 上 30 个点连成的光滑的正弦曲线。

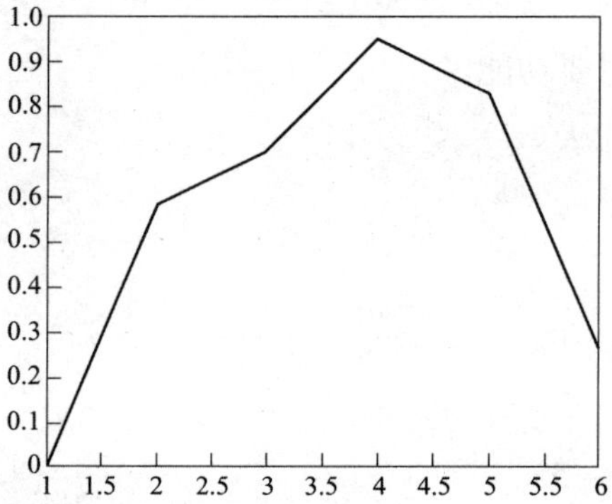


**图实 2－1**

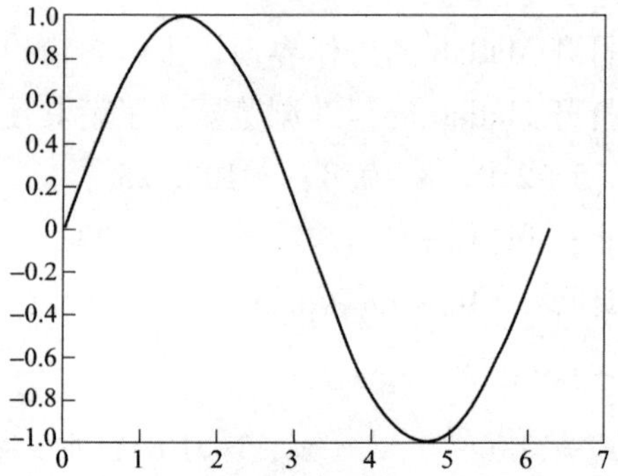


**图实 2－2**

**2. 多重线**　在同一个画面上可以画许多条曲线，只需多给出几个数组。

**[例实 2－3]**　> >x = 0: pi/15: 2 * pi

> >y1 = sin (x)

> >y2 = cos (x)

> >plot (x, y1, x, y2)

则可以画出图实 2－3。多重线的另一种画法是利用 hold 命令。在已经画好的图形上，若设置 hold on，Matlab 将把新的 plot 命令产生的图形画在原来的图形上。而命令 hold off 将结束这个过程。

**[例实 2－4]**　> >x = linspace (0, 2 * pi, 30);　y = sin (x);　plot (x, y)

先画好图实 2－2，然后用下述命令增加 cos ($x$) 的图形，也可得到图实 2－3。

> >hold on

> >z = cos (x); plot (x, z)

> >hold off

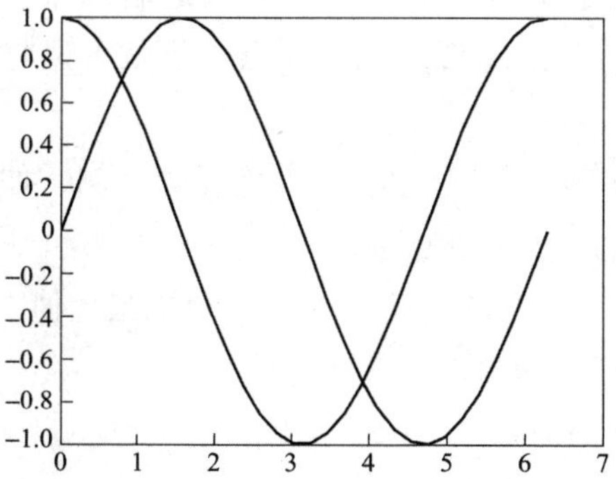


图实 2 - 3

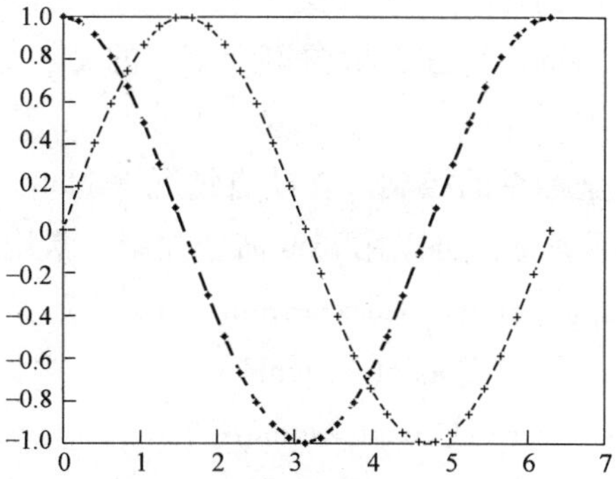


图实 2 - 4

**3. 线型和颜色**　Matlab 对曲线的线型和颜色有许多选择，标注的方法是在每一对数组后加一个字符串参数，说明如下：

**线型　线方式：**　-实线　· ·点线　┈┈虚点线　- - 波折线

**线型　点方式：**　· 圆点　+加号　* 星号　x　x形　o小圆

**颜色：**　y黄　r红　g绿　b蓝　w白　k黑　m紫　c青

**[例实 2 - 5]**　> >x = 0: pi/15: 2 * pi

> >y1 = sin(x); y2 = cos(x)

> >plot(x, y1, 'b: +', x, y2, 'g -. * ')

可得图实 2 - 4。

**4. 网格和标记**　在一个图形上可以加网格、标题、x 轴标记、y 轴标记，用下列命令完成这些工作。

> >x = linspace (0, 2 * pi, 30); y = sin (x); z = cos (x)

> >plot (x, y, x, z)

> >grid

> >xlabel ('Independent Variable X')

> >ylabel ('Dependent Variables Y and Z')

> >title ('Sine and Cosine Curves')

产生图实 2 - 5。

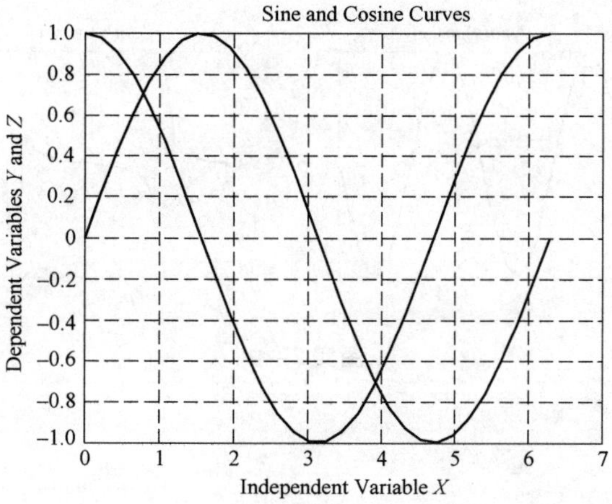


图实 2 - 5

**5. 在图形的任何位置添加字符串** >>text(2.5,0.7,'sinx')表示在坐标 $x=2.5$，$y=0.7$ 处加上字符串 sin$x$。更方便的是用鼠标来确定字符串的位置，方法是输入命令：>>gtext（'sin$x$'）在图形窗口十字线的交点是字符串的位置，用鼠标点一下就可以将字符串放在那里。

**6. 坐标系的控制** 在缺省情况下 Matlab 自动选择图形的横、纵坐标的比例，如果对这个比例不满意，可以用 axis 命令控制，常用的有以下几种。

axis（[$x$min $x$max $y$min $y$max]） [ ] 中分别给出 $x$ 轴和 $y$ 轴的最大值、最小值

axis equal 或 axis('equal') $x$ 轴和 $y$ 轴的单位长度相同

axis square 或 axis('square') 图框呈方形

axis off 或 axis('off') 清除坐标刻度

还有 axis auto，axis image，axis $xy$，axis $ij$，axis normal，axis on，axis（axis）

**7. 多幅图形** 可以在同一个画面上建立几个坐标系，用 subplot（$m$，$n$，$p$）命令；把一个画面分成 $m\times n$ 个图形区域，$p$ 代表当前的区域号，在每个区域中分别画一个图。

**[例实 2-6]**

>>$x$=linspace（0，2*pi，30）； $y$=sin（$x$）； $z$=cos（$x$）

>>$u$=2*sin（$x$）.*cos（$x$）； $v$=sin（$x$）./cos（$x$）

>>subplot（2，2，1），plot（$x$，$y$），axis（[0 2*pi -1 1]），title（'sin（$x$）'）

>>subplot（2，2，2），plot（$x$，$z$），axis（[0 2*pi -1 1]），title（'cos（$x$）'）

>>subplot（2，2，3），plot（$x$，$u$），axis（[0 2*pi -1 1]），title（'2sin（$x$）cos（$x$）'）

>>subplot（2，2，4），plot（$x$，$v$），axis（[0 2*pi -20 20]），title（'sin（$x$）/cos（$x$）'）

共得到 4 幅图形，见图实 2-6。

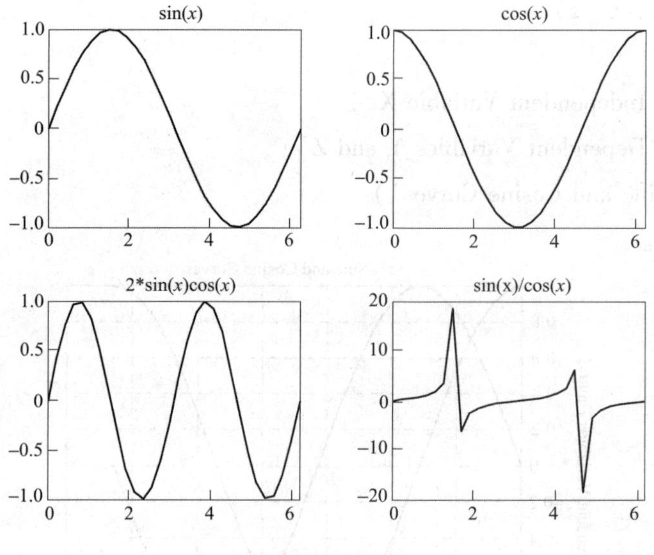


**图实 2-6**

## 二、初等函数的图形

**1. 做出函数 $y = \tan x$ 和 $y = \cot x$ 的图形，观察其周期性和变化趋势。**

[解]　程序代码：

```
>>x=linspace (0, 2*pi, 600)
>>t=sin (x) ./ (cos (x) +eps)
>>plot (x, t); title ('tan (x)'); axis ([0  2*pi  -50  50])
```

图形如图实 2-7 所示。

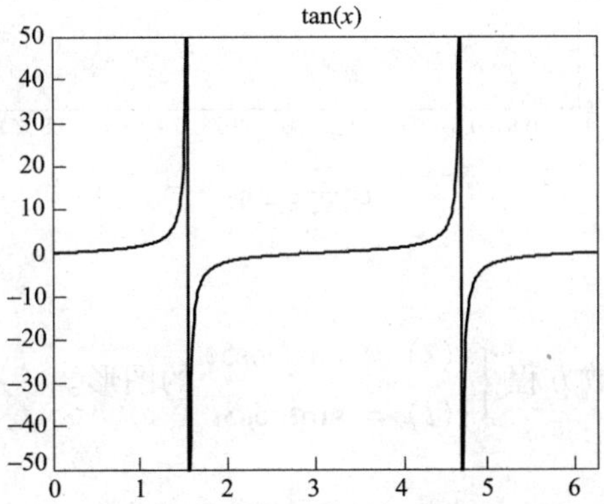


**图实 2-7**

程序代码：

```
>>x=linspace (0, 2*pi, 100)
>>ct=cos (x) ./ (sin (x) +eps)
>>plot (x, ct); title ('cot (x)'); axis ([0  2*pi  -50  50])
```

图形如图实 2-8 所示。

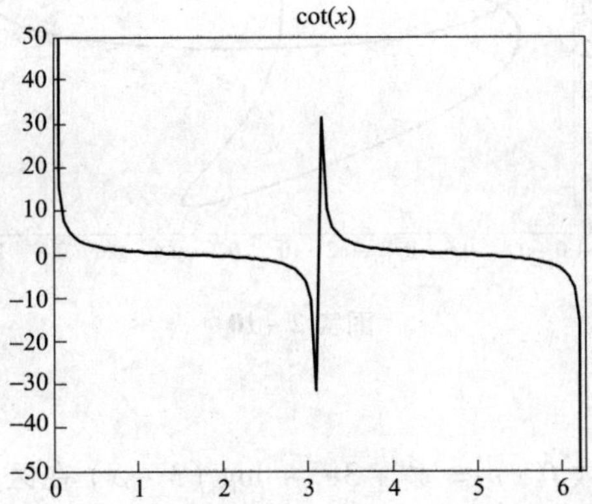


**图实 2-8**

**2. 在区间 [-1,1] 画出函数 $y = \sin\dfrac{1}{x}$ 的图形。**

[解]　程序代码：

```
>>x=linspace (-1, 1, 10000)
>>y=sin (1./x)
>>plot (x, y)
```

```
>>axis([-1 1 -2 2])
```

图形如图实 2-9 所示。

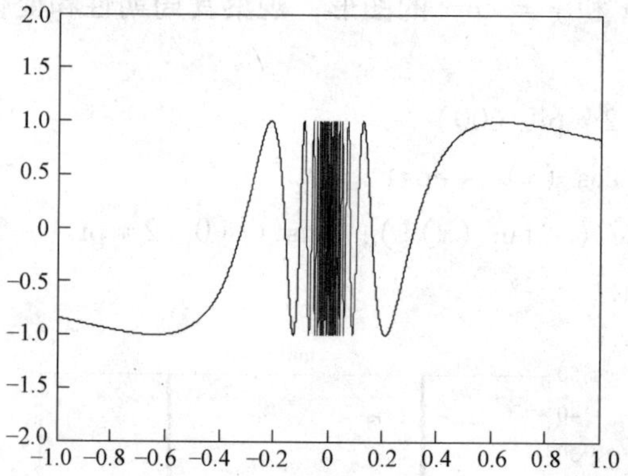


**图实 2-9**

### 3. 二维参数方程作图

**[例实 2-7]** 画出参数方程 $\begin{cases} x(t) = \cos t\cos 5t \\ y(t) = \sin t\cos 3t \end{cases}$ 的图形。

**[解]** 程序代码：

```
>>t=linspace(0, 2*pi, 100)
>>plot(cos(t).*cos(5*t), sin(t).*cos(3*t))
```

图形如图实 2-10 所示。

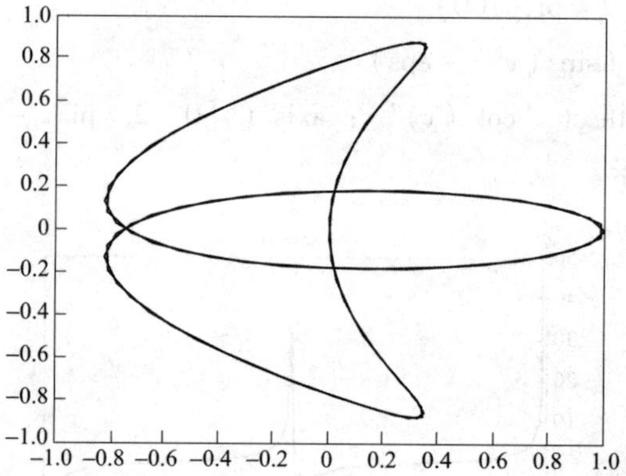


**图实 2-10**

### 4. 函数性质的研究

**[例实 2-8]** 研究函数 $f(x) = x^5 + 3e^x + \log_3(3-x)$ 在区间 $[-2,2]$ 上图形的特征。

**[解]** 程序代码：

```
>>x=linspace(-2, 2, 10000)
y=x.^5+3*exp(x)+log(3-x)/log(3)
plot(x, y)
```

图形如图实 2-11 所示。

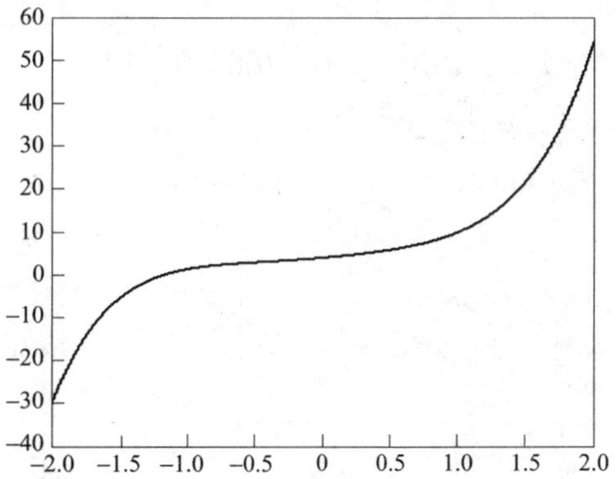


图实 2 – 11

# 实验三　极限与连续

**实验目的：**通过计算与做图，从直观上揭示极限的本质，加深对极限概念的理解。掌握用 Matlab 画散点图，以及计算极限的方法。深入理解函数连续的概念，熟悉几种间断点的图形特征，理解闭区间上连续函数的几个重要性质。

## 一、极限概念的图形理解

### 1. 做散点图

[例实 3 – 1]　分别画出坐标为 $(i,i^2),(i=1,2,\cdots,10)$ 的散点图，并画出折线图。

[解]　散点图程序代码：

```
>>i=1: 10
plot (i, i.^2, '.')
```

图形如图实 3 – 1 所示。

折线图程序代码：

```
>>i=1: 10
plot (i, i.^2, '-x')
```

图形如图实 3 – 2 所示。

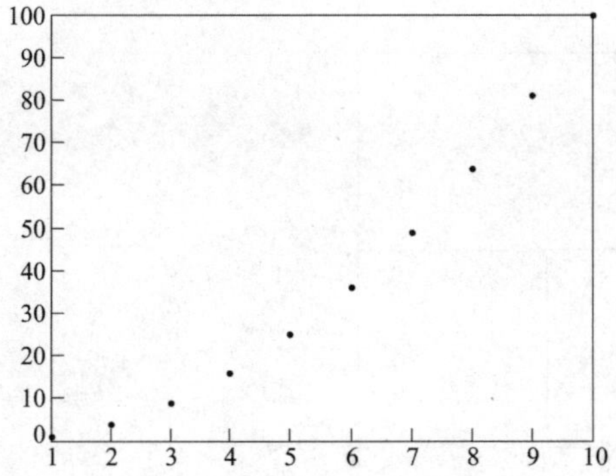


图实 3 – 1

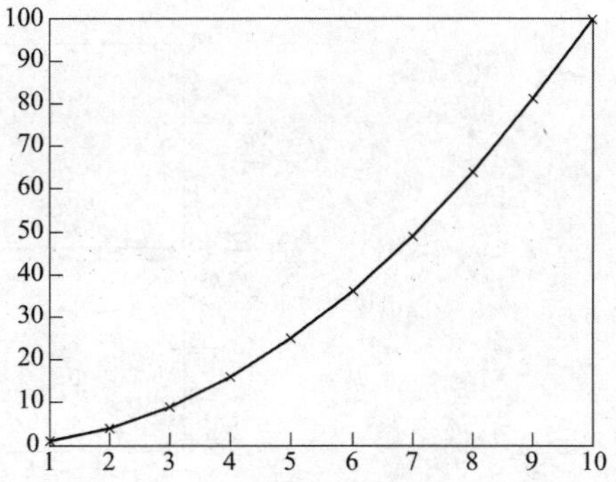


图实 3 – 2

### 2. 数列极限的概念

[例实 3 – 2]　通过动画观察当 $n\to\infty$ 时数列 $a_n=\dfrac{1}{n^2}$ 的变化趋势。

[解]　程序代码：

```
>>n=1: 100
  an=1./(n.^2)
```

```
for i=1：100
plot (n (1：i), an (1：i)), axis ( [0  100  0  1])
pause (0.1)
end
```

图形如图实 3 - 3 所示。

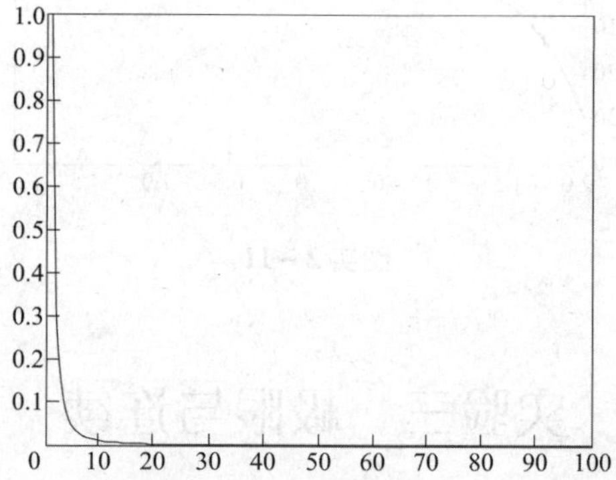


**图实 3 - 3**

**3. 函数的极限**

**[例实 3 - 3]** 在区间 [ - 4,4] 上做出函数 $f(x) = \dfrac{x^3 - 9x}{x^3 - x}$ 的图形，并研究 $\lim\limits_{x\to\infty} f(x)$ 和 $\lim\limits_{x\to 1} f(x)$。

**[解]** 做出函数 $f(x) = \dfrac{x^3 - 9x}{x^3 - x}$ 在区间 [ - 4,4] 上的图形。

```
>>x = -4：0.01：4
y = (x.^3 -9*x) ./ (x.^3 -x +eps)
plot (x, y)
```

从图实 3 - 4 上看，$f(x)$ 在 $x\to 1$ 与 $x\to\infty$ 时极限为 0。

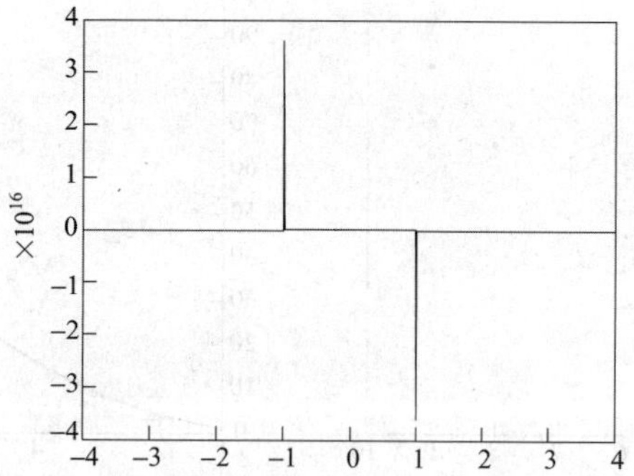


**图实 3 - 4**

**[例实 3 - 4]** 首先分别做出函数 $y = \cos\dfrac{1}{x}$ 在 [ - 1, - 0.01], [0.01, 1], [ - 1, - 0.001], [0.001, 1] 等区间上的图形，并观测图形在 $x = 0$ 附近的形状。

**[解]** 在区间 [ - 1, - 0.01] 绘图的 Matlab 代码为：

```
>>x = ( -1)：0.0001：( -0.01)
```

\>\>$y=\cos(1./x)$

\>\>plot($x$, $y$)

结果如图实3-5所示。

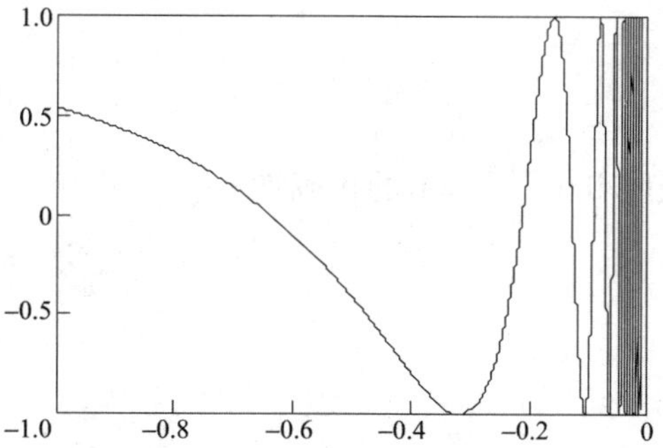


**图实3-5**

**[例实3-5]** 首先分别做出函数 $y=\frac{\sin x}{x}$ 在 [−1, −0.01], [0.01, 1], [−1, −0.001], [0.001, 1] 等区间上的图形，观测图形在 $x=0$ 附近的形状。

**[解]** 在区间 [−1, −0.01] 绘图的Matlab代码如下：(其他区间略)

\>\>$x=(-1)$: 0.0001: $(-0.01)$

\>\>$y=\sin(x)./x$

\>\>plot($x$, $y$)

结果如图实3-6所示。

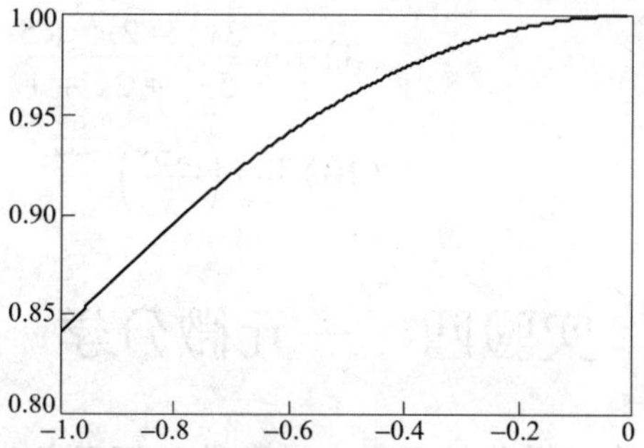


**图实3-6**

## 二、求极限

Matlab中主要用limit求函数的极限，命令格式如下。

limit ($s$, $n$, inf)　　返回符号表达式当 $n$ 趋于无穷大时表达式 $s$ 的极限

limit ($s$, $x$, $a$)　　返回符号表达式当 $x$ 趋于 $a$ 时表达式 $s$ 的极限

limit ($s$, $x$, $a$, 'left')　　返回符号表达式当 $x$ 趋于 $a-0$ 时表达式 $s$ 的左极限

limit ($s$, $x$, $a$, 'right')　　返回符号表达式当 $x$ 趋于 $a-0$ 时表达式 $s$ 的右极限

**[例实3-6]** 求极限 $\lim\limits_{x\to 0}\cos\frac{1}{x}, \lim\limits_{x\to 0}\sin\frac{1}{x}$。

**[解]** \>\>clear

\>\>syms $x$;　　%说明 $x$ 为符号变量

```
>>limit (sin (1/x), x, 0)
ans = -1..1
```

即极限值在 -1，1 之间，而极限如果存在则必唯一，故极限 $\lim\limits_{x\to0}\sin\dfrac{1}{x}$ 不存在，同样，极限 $\lim\limits_{x\to0}\cos\dfrac{1}{x}$ 也不存在。

[例实 3 -7]　判断极限 $\lim\limits_{x\to0}\dfrac{\sin x}{x}=1$ 的正确性。

[解]　>>clear

```
>>syms x
>>limit (sin (x) /x, x, 0)
ans =1
```

## 课堂练习

计算以下极限。

(1) $\lim\limits_{x\to0}\left(x\sin\dfrac{1}{x}+\dfrac{1}{x}\sin x\right)$　　(2) $\lim\limits_{x\to+\infty}\dfrac{x^2}{e^x}$

(3) $\lim\limits_{x\to0}\dfrac{\tan x-\sin x}{x^3}$　　(4) $\lim\limits_{x\to+0}x^x$

(5) $\lim\limits_{x\to+0}\dfrac{\ln\cot x}{\ln x}$　　(6) $\lim\limits_{x\to+0}x^2\ln x$

(7) $\lim\limits_{x\to0}\dfrac{\sin x-x\cos x}{x^2\sin x}$　　(8) $\lim\limits_{x\to\infty}\dfrac{3x^3-2x^2+5}{5x^3+2x+1}$

(9) $\lim\limits_{x\to0}\dfrac{e^x-e^{-x}-2x}{x-\sin x}$　　(10) $\lim\limits_{x\to0}\left(\dfrac{\sin x}{x}\right)^{\frac{1}{1-\cos x}}$

# 实验四　一元微分学

**实验目的：**深入理解导数与微分的概念，导数的几何意义。掌握用 Matlab 求导数与高阶导数的方法。深入理解和掌握求隐函数的导数，以及求由参数方程定义的函数的导数的方法。

Matlab 中求函数的导数命令格式：diff（s，x，n）返回符号表达式 s 对自变量 x 的 n 阶导数。

## 一、导数概念与导数的几何意义

[例实 4 -1]　绘制函数 $f(x)=2x^3+3x^2-12x+7$ 的图形和在 $x=-1$ 处的切线。

[解]　绘制函数 $f(x)=2x^3+3x^2-12x+7$ 的图形。

程序代码：

```
>>syms x
>>y=2*x^3+3*x^2-12*x+7
>>f=diff (y)
```

```
f=
6*x^2+6*x-12
>>x=-1;
>>f1=6*x^2+6*x-12
f1=
-12
>>f2=2*x^3+3*x^2-12*x+7
f2=
20
>>x=linspace(-10,10,1000);y1=2*x.^3+3*x.^2-12*x+7;
>>y2=-12*(x+1)+20
plot(x,y1,'r',x,y2,'g')
```

图形如图实 4－1 所示。

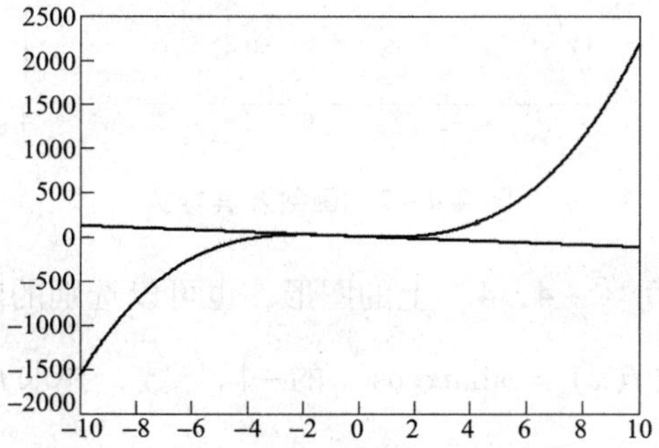


**图实 4－1**

## 二、函数的导数与微分

**[例实 4－2]**　已知 $f(x)=ax^2+bx+c$，求 $f(x)$ 的微分。

**[解]**

```
>>f=sym('a*x^2+b*x+c')          %定义函数表达式
f=a*x^2+b*x+c
>>diff(f)                       %对默认变量x求一阶微分
ans=2*a*x+b
>>diff(f,'a')                   %对符号变量a求一阶微分
ans=x^2
>>diff(f,'x',2)                 %对符号变量x求二阶微分
ans=2*a
>>diff(f,3)                     %对默认变量x求三阶微分
ans=0
```

**[例实 4－3]**　先求函数 $y=x^3-6x+3$，然后在同一坐标系里绘制函数 $y=x^3+3$ 及其导函数 $y'=3x^2-6$ 的图形。

**[解]**

```
>>clear
```

```
>>syms x
>>diff (x^3-6*x+3, x, 1)
ans =
3*x^2-6
>>x=-4: 0.1: 4;    y1=x.^3-6*x+3;    y2=3*x.^2-6
plot (x, y1, x, y2, ':')
```

结果如图实 4-2 所示，其中实线是 $y=x^3-6x+3$ 的图形，点线是 $y'=3x^2-6$ 的图形。

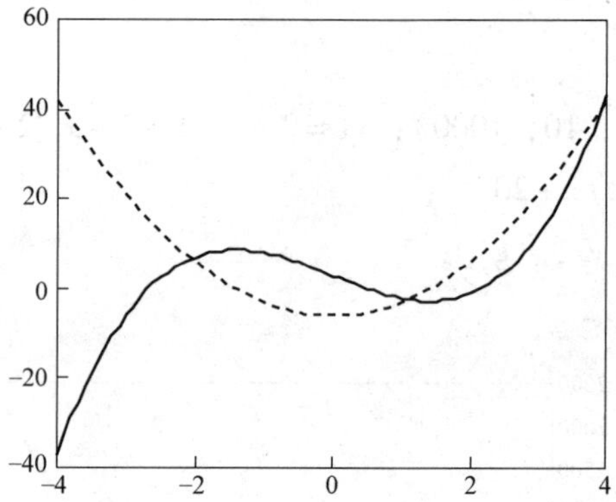


**图实 4-2　函数及其导数**

**注：**这里绘制的是区间 [-4, 4] 上的图形，也可以选别的区间试试。

**[例实 4-4]**　求函数 $f(x)=\sin ax\cos bx$ 的一阶导数，并求 $f'\left(\frac{1}{a+b}\right)$。

**[解]**　求函数 $f(x)=\sin ax\cos bx$ 的一阶导数。

(1)

```
>>syms a b x y
y=sin (a*x) *cos (b*x)
D1=diff (y, x, 1)
D1 =
cos (a*x) *a*cos (b*x) -sin (a*x) *sin (b*x) *b
```

(2) 求 $f'\left(\frac{1}{a+b}\right)$

```
>>x=1/ (a+b)
>>cos (a*x) *a*cos (b*x) -sin (a*x) *sin (b*x) *b
ans =
a*cos (a/ (a+b)) *cos (b/ (a+b)) -b*sin (a/ (a+b)) *sin (b/ (a+b))
```

## 三、拉格朗日中值定理

**[例实 4-5]**　对函数 $f(x)=x(x-1)(x-2)$，观察罗尔定理的几何意义。

(1) 绘制出 $y=f(x)$ 与 $f'(x)$ 的图形，并求出 $x_1$ 与 $x_2$。

**[解]**　程序代码：

```
>>syms x
>>f=x* (x-1) * (x-2)
>>f1=diff (f)
```

```
f1 =
(x-1) * (x-2) +x* (x-2) +x* (x-1)
>>solve (f1)
ans =
1+1/3*3^ (1/2)
1-1/3*3^ (1/2)
>>x=linspace (-10, 10, 1000)
y1=x.* (x-1) .* (x-2)
y2= (x-1) .* (x-2) +x.* (x-2) +x.* (x-1)
plot (x, y1, x, y2)
```

图形如图实 4-3 所示。

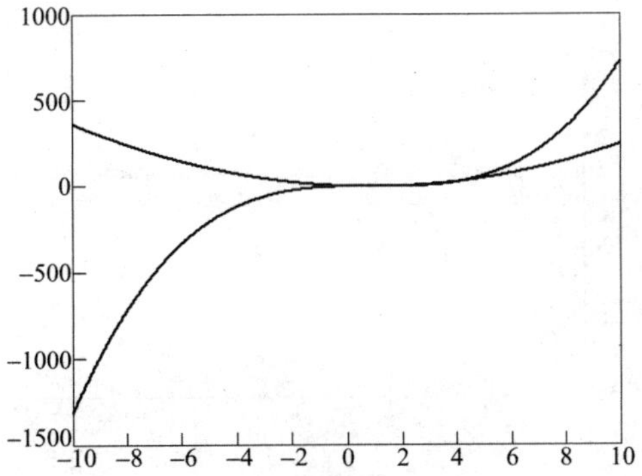


**图实 4-3**

(2) 绘制出 $y=f(x)$ 及其在点 $[x_1,f(x_1)]$ 与 $[x_2,f(x_2)]$ 处的切线。

程序代码:

```
>>syms x
>>f=x* (x-1) * (x-2)
>>f1=diff (f)
f1 =
(x-1) * (x-2) +x* (x-2) +x* (x-1)
>>solve (f1)
ans =
1+1/3*3^ (1/2)
1-1/3*3^ (1/2)
>>x=linspace (-3, 3, 1000)
>>y1=x.* (x-1) .* (x-2)
>>y2= (x-1) .* (x-2) +x.* (x-2) +x.* (x-1)
>>plot (x, y1, x, y2)
>>hold on
>>x=1+1/3*3^ (1/2)
>>yx1=x* (x-1) * (x-2)
yx1 =
```

```
-0.3849
>>x=1-1/3*3^(1/2)
>>yx2=x*(x-1)*(x-2)
yx2 =
0.3849
>>x=linspace(-3,3,1000)
yx1 = -0.3849*x.^0
yx2=0.3849*x.^0
plot(x,yx1,x,yx2)
```

图形如图实4-4所示。

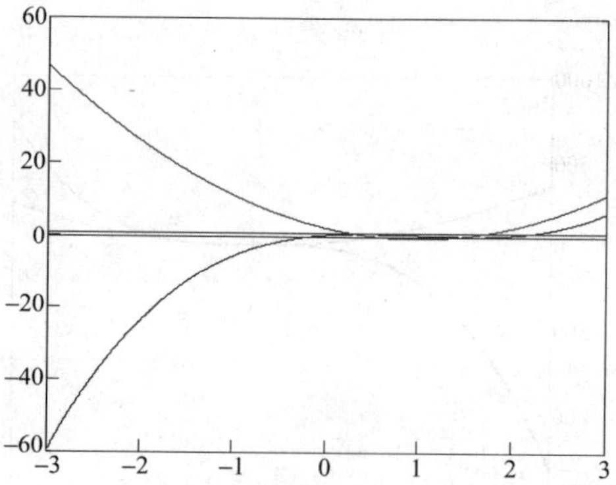


**图实4-4**

**[例实4-6]** 求下列函数的导数。

(1) $y = e^{\sqrt[3]{x+1}}$ (2) $y=\ln\left[\tan\left(\frac{x}{2}+\frac{\pi}{4}\right)\right]$

(3) $y=\frac{1}{2}\cot^2 x+\ln\sin x$ (4) $y=\frac{1}{2}\arctan\frac{T_2}{x}$

**[解]** (1) 程序代码:

```
>>syms x y
y=exp((x+1)^3)
D1=diff(y,1)
D1 =
3*(x+1)^2*exp((x+1)^3)
```

(2) 程序代码:

```
>>syms x
y=log(tan(x/2+pi/4))
D1=diff(y,1)
D1 =
(1/2+1/2*tan(1/2*x+1/4*pi)^2)/tan(1/2*x+1/4*pi)
```

(3) 程序代码:

```
>>syms x
y=1/2*(cot(x))^2+log(sin(x))
```

```
D1 = diff (y, 1)
D1 =
cot (x) * ( -1 - cot (x) ^2) + cos (x) /sin (x)
```

(4) 程序代码：

```
> > syms x
> > y = sqrt (2) * atan (sqrt (2) /x)
> > D1 = diff (y, 1)
D1 =
-2/x^2/ (1 +2/x^2)
```

## 课堂练习

1. 求下列各极限。

(1) $\lim\limits_{n\to\infty}(1-\frac{1}{n})^n$　　(2) $\lim\limits_{n\to\infty}\sqrt[n]{n^3+3^n}$

(3) $\lim\limits_{n\to\infty}(\sqrt{n+2}-2\sqrt{n+1}+\sqrt{n})$　　(4) $\lim\limits_{x\to1}\left(\frac{2}{x^2-1}-\frac{1}{x-1}\right)$

(5) $\lim\limits_{x\to0}x\cot2x$　　(6) $\lim\limits_{x\to\infty}(\sqrt{x^2+3x}-x)$

(7) $\lim\limits_{x\to\infty}(\cos\frac{m}{x})^x$　　(8) $\lim\limits_{x\to1^-}\left(\frac{1}{x}-\frac{1}{e^x-1}\right)$

(9) $\lim\limits_{x\to0^+}\left(\frac{\sqrt[3]{1+x}-1}{x}\right)$

2. 求下列函数的导数。

(1) $y=(\sqrt{x}+1)\left(\frac{1}{\sqrt{x}}-1\right)$　　(2) $y=x\sin x\ln x$

(3) $y=e^{-x}\sin x$　　(4) $y=\frac{1}{\sqrt{1+x^5}}$

# 实验五　一元函数积分学

**实验目的：** 掌握用 Matlab 计算不定积分与定积分的方法。通过做图和观察，深入理解定积分的概念和思想方法。理解变上限积分的概念，提高应用定积分解决各种问题的能力。

Matlab 中主要用 int 命令进行符号积分计算，其命令格式如下。

$R$ = int ($s$, $v$)　　% 对符号表达式 $s$ 中指定的符号变量 $v$ 计算不定积分。表达式 $R$ 只是表达式函数 $s$ 的一个原函数，后面没有带任意常数 $C$

$R$ = int ($s$)　　% 对符号表达式 $s$ 中确定的符号变量计算不定积分

$R$ = int ($s$, $a$, $b$)　　% 对符号表达式 $s$ 计算定积分，$a$，$b$ 分别为积分的上、下限

$R$ = int ($s$, $x$, $a$, $b$)　　% 对符号表达式 $s$ 计算关于变量 $x$ 的定积分，$a$，$b$ 分别为积分的上、下限

## 一、不定积分计算

［例实 5－1］ 用符号积分命令 int 计算积分 $\int x^2\sin x\mathrm{d}x$ 。

［解］ 程序代码：

```
>>clear; syms x
>>int (x^2*sin (x))
ans =
-x^2*cos (x) +2*cos (x) +2*x*sin (x)
```

如果用微分命令 diff 验证积分正确性，代码为：

```
>>clear; syms x
>>diff (-x^2*cos (x) +2*cos (x) +2*x*sin (x))
ans =
x^2*sin (x)
```

［例 5－2］ 求 $\int x^2(1-x^3)^5\mathrm{d}x$。

［解］ 程序代码：

```
>>syms x y
>>y=x^2* (1-x^3) ^5
>>R=int (y, x)
R =
-1/18*x^18+1/3*x^15-5/6*x^12+10/9*x^9-5/6*x^6+1/3*x^3
```

［例实 5－3］ 求 $\int x^2\arctan x\mathrm{d}x$。

［解］ 程序代码：

```
>>syms x y
>>y=x^2*atan (x)
>>R=int (y, x)
R =
1/3*x^3*atan (x) -1/6*x^2+1/6*log (x^2+1)
```

## 二、定积分计算

［例实 5－4］ 计算定积分 $\int_{-2}^{2}x^4\mathrm{d}x$。

［解］ 如果用符号积分法命令 int 计算积分 $\int_{-2}^{2}x^4\mathrm{d}x$，则

程序代码：

```
>>clear; syms x
>>int (x^4, x, -2, 2)
ans =64/5
```

［例实5－5］ 求$\int_0^1 (x - x^2)\mathrm{d}x$。

［解］ 程序代码：

```
>>syms x y
>>y=x-x^2
>>R=int(y,x,0,1)
R=1/6
```

## 三、变上限积分

［例实5－6］ 画出变上限函数$\int_0^x t\sin t^2 \mathrm{d}t$及其导函数的图形。

［解］ 程序代码：

```
>>syms x y t
>>y=t*sin(t^2)
>>R=int(y,x,0,x)
R=
t*sin(t^2)*x
```

再求导函数

程序代码：

```
>>DR=diff(R,x,1)
DR=
    t*sin(t^2)
```

## 四、广义积分

［例实5－7］ 计算广义积分$\int_{-\infty}^{+\infty} \exp(\sin x - \frac{x^2}{50})\mathrm{d}x$。

［解］ 程序代码：

```
>>syms x;
>>y=int(exp(sin(x)-x^2/50),-inf,inf)
Warning: Explicit integral could not be found.
y=
int(exp(sin(x)-x^2/50),x=-Inf..Inf)
>>vpa(y,10)    %在n位相对精度下，给出y的数值型结果。
y=15.86778263
```

## 课堂练习

1. （不定积分）用int计算下列不定积分，并用diff验证。

（1）$\int x\sin x^2 \mathrm{d}x$ （2）$\int \frac{\mathrm{d}x}{1+\cos x}$ （3）$\int \frac{\mathrm{d}x}{e^x+1}$ （4）$\int \arcsin x \mathrm{d}x$ （5）$\int \sec^3 x \mathrm{d}x$

2. （定积分）用int计算下列定积分。

(1) $\int_0^1 \frac{\sin x}{x}\mathrm{d}x$ (2) $\int_0^1 x^x \mathrm{d}x$ (3) $\int_0^{2\pi} e^x \sin(2x)\mathrm{d}x$ (4) $\int_0^1 \mathrm{e}^{-x^2}\mathrm{d}x$

3. （广义积分）计算广义积分。

(1) $\int_{-\infty}^{\infty} \frac{\exp(-x^2)}{1+x^4}\mathrm{d}x$ (2) $\int_0^1 \frac{\tan(x)}{\sqrt{x}}\mathrm{d}x$ (3) $\int_0^1 \frac{\sin x}{\sqrt{1-x^2}}\mathrm{d}x$

# 实验六　三维图形的画法

**实验目的：**掌握用 Matlab 绘制空间曲面和曲线的方法。熟悉常用空间曲线和空间曲面的图形特征，通过做图和观察，提高空间想象能力。深入理解二次曲面方程及其图形。

## 一、三维曲线

plot3 函数与 plot 函数用法十分相似，其调用格式如下。

plot3（x1，y1，z1，选项 1，x2，y2，z2，选项 2，…，xn，yn，zn，选项 n），其中每一组 x，y，z 组成一组曲线的坐标参数，选项的定义和 plot 函数相同。当 x，y，z 是同维向量时，则 x，y，z 对应元素构成一条三维曲线。当 x，y，z 是同维矩阵时，则以 x，y，z 对应列元素绘制三维曲线，曲线条数等于矩阵列数。

［例实 6－1］　绘制螺旋线 $\begin{cases} x=\sin t \\ y=\cos t \\ z=t \end{cases}$。

程序代码：

```
>>t=0: pi/50: 10*pi
>>plot3 (sin (t), cos (t), t)
```

绘制的图形如图实 6－1 所示。

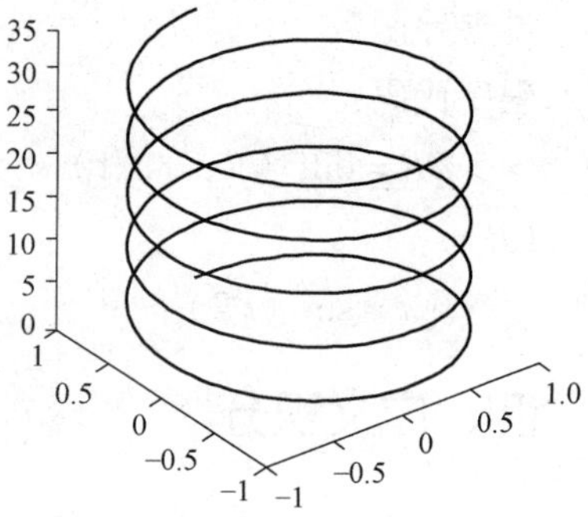


图实 6－1

［例实 6－2］　绘制三维曲线 $\begin{cases} x=\sin t \\ y=\cos t \\ z=t\sin t\cos t \end{cases}$。

［解］　程序代码：

```
t=0: pi/100: 20*pi
x=sin (t)
y=cos (t)
z=t.*sin (t).*cos (t)
plot3 (x, y, z)
title ('Line in 3-D Space')
xlabel ('X'); ylabel ('Y'); zlabel
('Z')
```

绘制的图形如图实 6－2 所示。

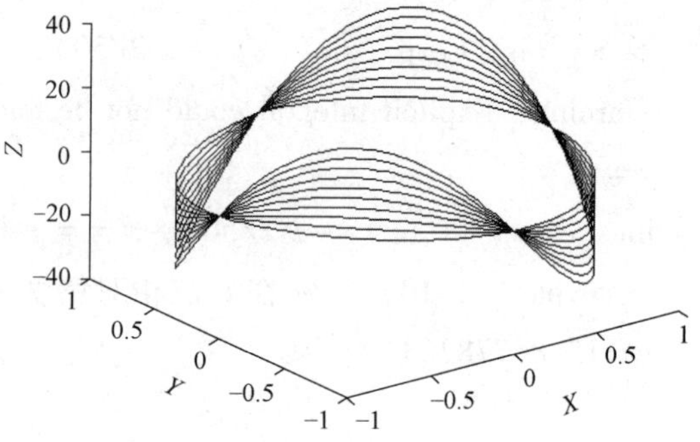


图实 6－2

［例实 6－3］　绘制参数曲线 $\begin{cases} x=\cos^2 t \\ y=\frac{1}{1+2t} \\ z=\arctan t \end{cases}$ 的图形。

［解］ 程序代码：

```
>>t = -2*pi: pi/100: 2*pi
>>x = cos(t).*cos(t)
y = 1./(1+2*t); z = atan(t)
plot3(x, y, z)
grid; xlabel('x'), ylabel('y'), zlabel('z')
```

绘制的图形如图实 6－3 所示。

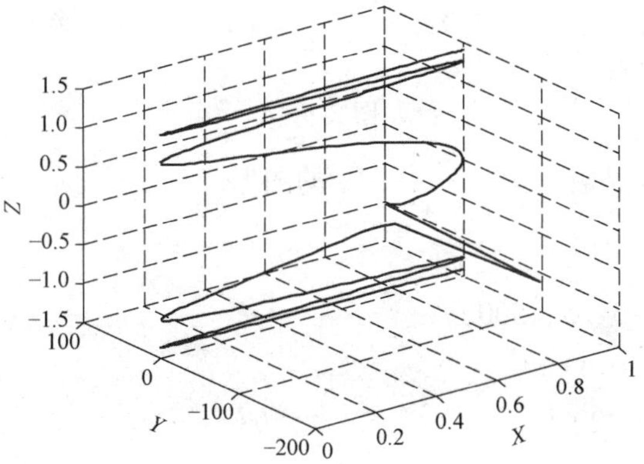


**图实 6－3**

## 二、三维曲面

### 1. 产生三维数据

在 Matlab 中，利用 meshgrid 函数产生平面区域内的网格坐标矩阵。

其格式为：$x=a$：$d1$：$b$；$y=c$：$d2$：$d$；［$X$，$Y$］＝meshgrid（$x$，$y$）

语句执行后，矩阵 $X$ 的每一行都是向量 $x$，行数等于向量 $y$ 的元素的个数，矩阵 $Y$ 的每一列都是向量 $y$，列数等于向量 $x$ 的元素的个数。

### 2. 绘制三维曲面的函数

surf 函数和 mesh 函数的调用格式为：

mesh（$x$，$y$，$z$，$c$）：画网格曲面，将数据点在空间中描出，并连成网格。

surf（$x$，$y$，$z$，$c$）：画完整曲面，将数据点所表示曲面画出。

一般情况下，$x$，$y$，$z$ 是维数相同的矩阵。$x$，$y$ 是网格坐标矩阵，$z$ 是网格点上的高度矩阵，$c$ 用于指定在不同高度下的颜色范围。

**［例实 6－4］** 绘制三维曲面图 $z = \sin[x + \sin(y)] - x/10$。

程序如下：

```
[x, y] = meshgrid(0: 0.25: 4*pi);        %在[0, 4pi]×[0, 4pi]区域生成网格坐标
z = sin(x + sin(y)) - x/10
mesh(x, y, z)
axis([0  4*pi  0  4*pi  -2.5  1])
```

绘制的图形如图实 6－4 所示。

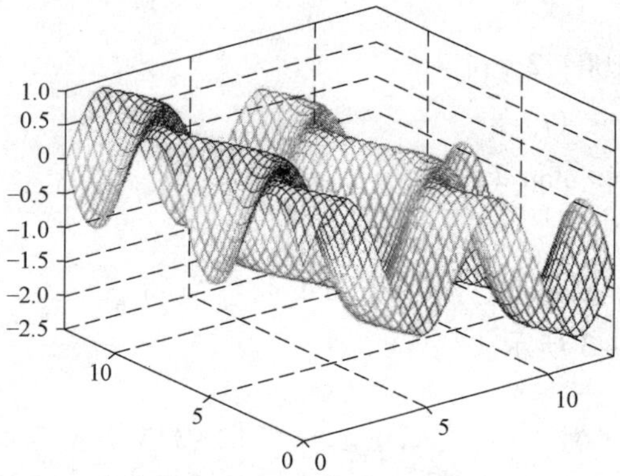


图实 6 – 4

［例实 6 – 5］ 绘制函数 $z = \frac{4}{1 + x^2 + y^2}$ 的图形。

［解］ 程序代码：

```
> >x = linspace（ – 5，5，500）
［x，y］ = meshgrid（x）
z = 4. /（1 + x. ^2 + y. ^2）
mesh（x，y，z）
xlabel（'x – axis'），ylabel（'y – axis'），zlabel（'z – axis'）；title（'function'）
```

绘制的图形如图实 6 – 5 所示。

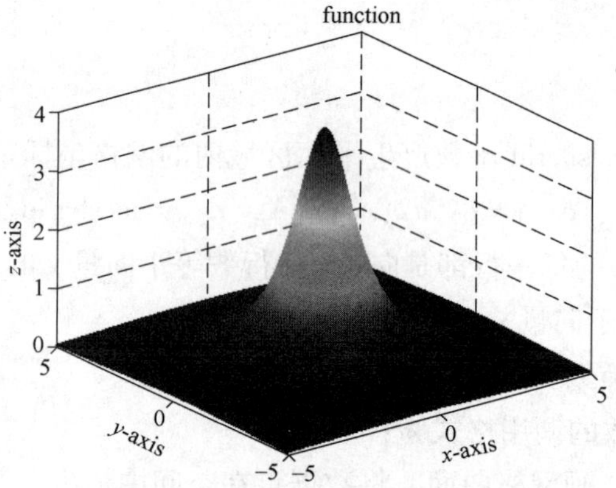


图实 6 – 5

［例实 6 – 6］ 绘制函数 $z = \cos(4x^2 + 9y^2)$ 的图形。

［解］ 程序代码：

```
> >x = – 10：0. 001：10
［x，y］ = meshgrid（x）；z = cos（4 * x. ^2 + 9 * y. ^2）
mesh（x，y，z）；    %绘制图实 6 – 6（a）
xlabel（'x – axis'），ylabel（'y – axis'），zlabel（'z – axis'）；title（'function'）
axis（［ – 1  1  – 1  1  – 1  1］）    %绘制图实 6 – 6（b）
```

绘制图形如图 6 – 6（a），图实 6 – 6（b）所示。

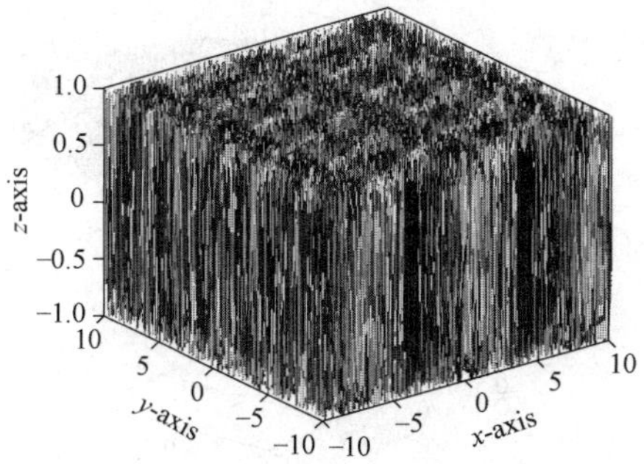


图实 6 −6（a）

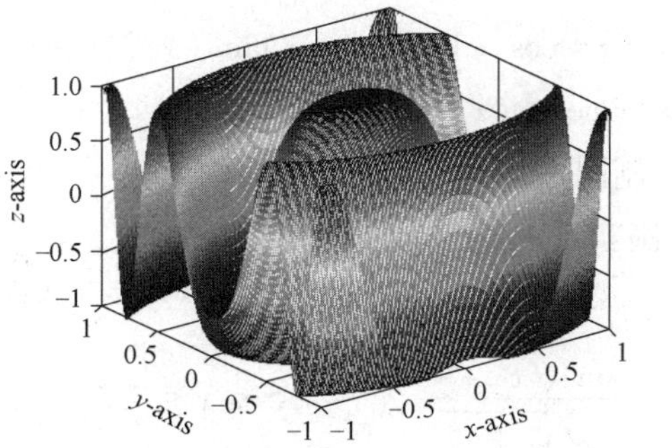


图实 6 −6（b）

注：坐标轴选取范围不同时，图形差异很大，如图实为坐标轴［−1，1］。

**［例实 6 −7］** 做出单叶双曲面 $\frac{x^2}{1}+\frac{y^2}{4}-\frac{z^2}{9}=1$ 的图形。［曲面的参数方程为 $x=\sec u\sin v, y=2\sec u\cos v, z=3\tan u$，$(-\pi/2<u<\pi/2, 0\leqslant v\leqslant 2\pi)$］

［解］ 程序代码：

```
>>v=0:pi/100:2*pi
>>u=-pi/2:pi/100:pi/2
>>[U,V]=meshgrid(u,v)
>>x=sec(U).*sin(V)
>>y=2*sec(U).*cos(V)
>>z=3*tan(U)
>>surf(x,y,z)
```

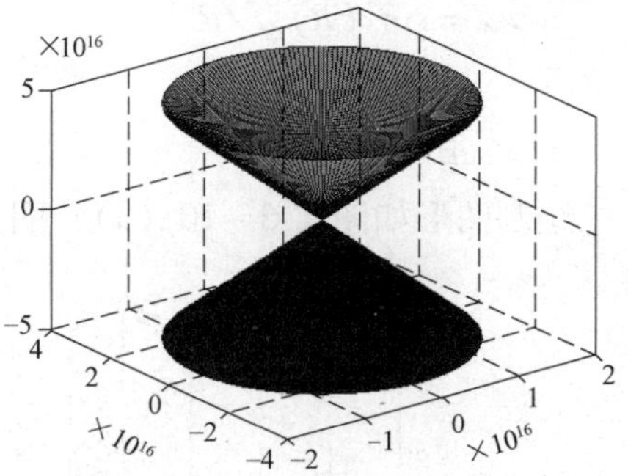


图实 6 −7

绘制图形如图实 6 −7 所示。

**［例实 6 −8］** 函数 $z=xy$ 的图形是双曲抛物面，在区域 $-2\leqslant x\leqslant 2$，$-2\leqslant y\leqslant 2$ 上绘制它的图形。

［解］ 程序代码：

```
>>x=-2:0.01:2;[x,y]=meshgrid(x)
>>z=x.*y
>>mesh(x,y,z)
```

绘制图形如图实 6 −8 所示。

**［例实 6 −9］** 绘制参数曲面

$$\begin{cases} x=\cos u\sin v \\ y=\sin u\sin v \\ z=\cos v+\ln(\tan v/2+u/5) \end{cases},$$

$u\in[0,4\pi], v\in[0.001,2]$ 的图形。

［解］ 程序代码：

```
>>v=0.001:0.001:2
>>u=0:pi/100:4*pi
>>[U,V]=meshgrid(u,v)
>>x=cos(U).*sin(V)
```

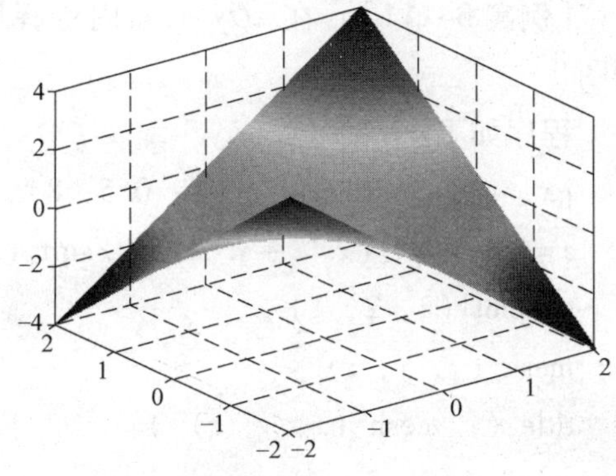


图实 6 −8

```
>>y=sin(U).*sin(V)
>>z=cos(V)+log(tan(V/2)+U/5)
>>mesh(x, y, z)
```

绘制图形如图实 6－9 所示。

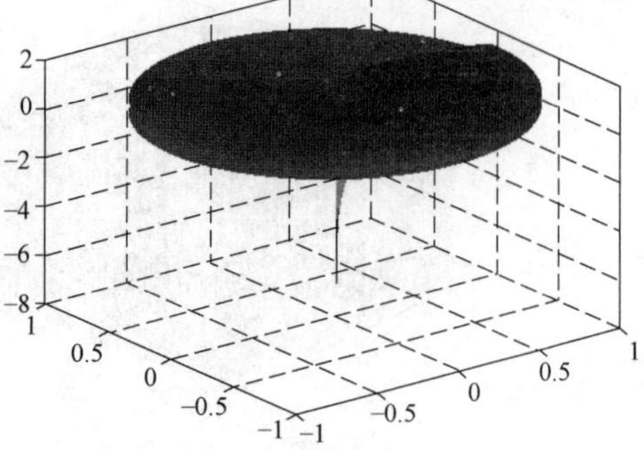


图实 6－9

[例实 6－10] 绘制曲面 $z=f(x, y)$ 的图形。

$$z=\frac{\sin\sqrt{x^2+y^2}}{\sqrt{x^2+y^2}},\quad -7.5\leqslant x\leqslant 7.5, -7.5\leqslant y\leqslant 7.5$$

[解] 用以下程序实现：

```
>>x=-7.5:0.5:7.5
>>y=x
>>[X, Y]=meshgrid(x, y);    %三维图形的X，Y数组
>>R=sqrt(X.^2+Y.^2)+eps;    %加eps是防止出现0/0
>>Z=sin(R)./R
>>mesh(X, Y, Z)              %三维网格表面图实6-10(a)
>>surf(X, Y, Z)              %绘制图实6-10(b)
```

绘制图形如图实 6－10（a），图实 6－10（b）所示。

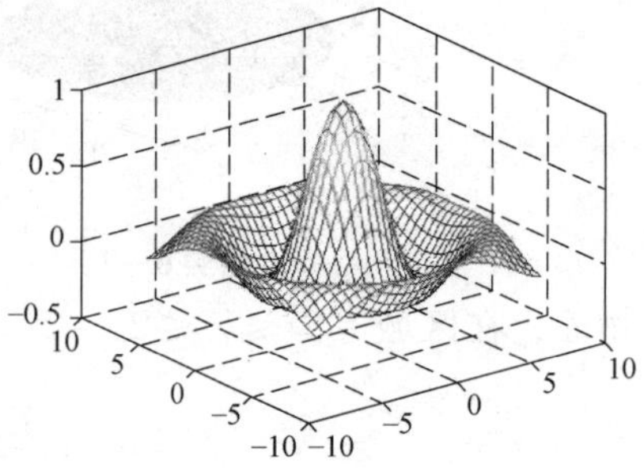


图实 6－10（a）

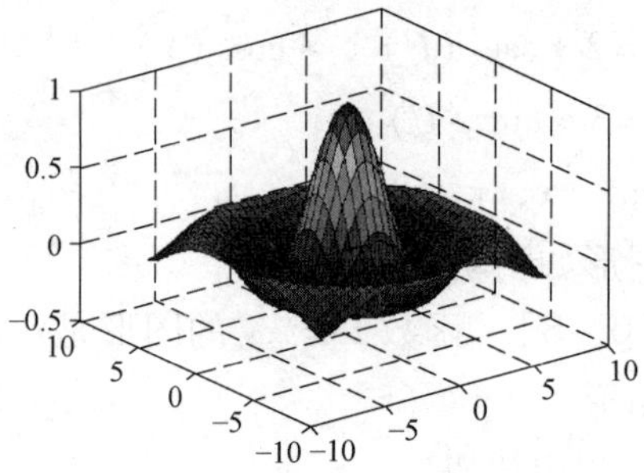


图实 6－10（b）

此外，还有带等高线的三维网格曲面函数 MESHC 和带底座的三维网格曲面函数 MESHZ。其用法与 MESH 类似，不同的是 MESHC 还在 $xy$ 平面上绘制曲面在 $z$ 轴方向的等高线，MESHZ 还在 $xy$ 平面上绘制曲面的底座。

[例实 6－11] 在 $xOy$ 平面内选择区域 [－8, 8] × [－8, 8]，绘制 4 种三维曲面图。

程序如下：

```
[x, y]=meshgrid(-8:0.5:8)
z=sin(sqrt(x.^2+y.^2))./sqrt(x.^2+y.^2+eps)
subplot(2, 2, 1)
mesh(x, y, z)
title('mesh(x, y, z)')
subplot(2, 2, 2)
meshc(x, y, z)
```

title（‘meshc（x，y，z）’）

subplot（2，2，3）

meshz（x，y，z）

title（‘meshz（x，y，z）’）

subplot（2，2，4）

surf（x，y，z）

title（‘surf（x，y，z）’）

绘制图形如图实 6－11 所示。

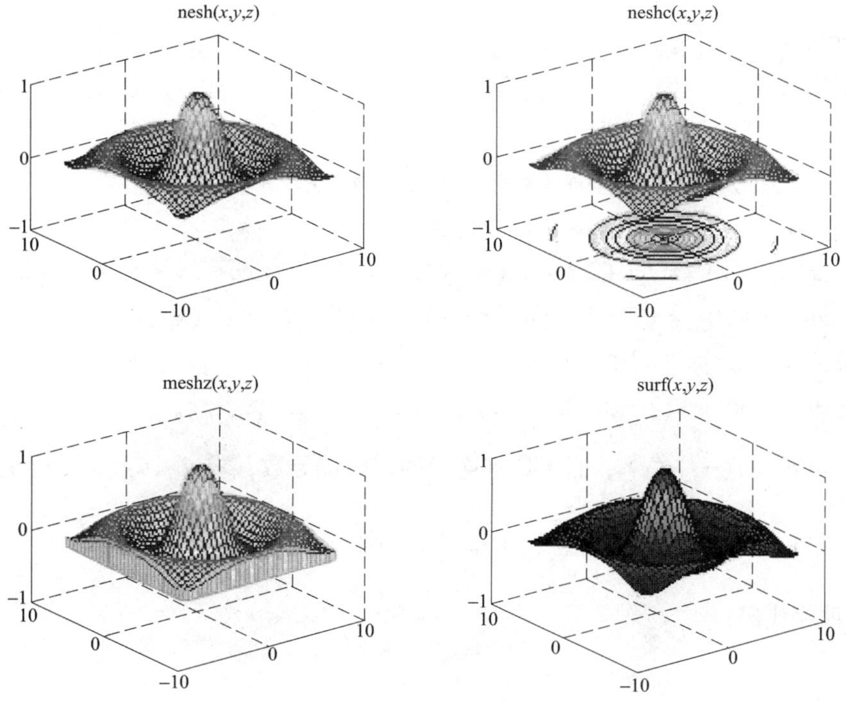


**图实 6－11**

## 三、图形的输出

如果需要将产生的图形输出到 Word 文档中。通常可采用下述方法：首先，在 Matlab 图形窗口中选择【File】菜单中的【Save As...】选项，将打开图形输出对话框，在该对话框中可以把图形以 emf，bmp，jpg，pgm 等格式保存。然后，再打开相应的文档，并在该文档中选择【插入】菜单中的【图片】选项插入相应的图片即可。

# 实验七　多元函数微分学

**实验目的：**掌握利用 Matlab 计算多元函数偏导数和全微分的方法，掌握计算二元函数极值和条件极值的方法。

Matlab 中求函数的偏导数命令格式和求导数的格式是一样的：diff（$s$，$x$，$n$）返回符号表达式 $s$ 对自变量 $x$ 的 $n$ 阶导数。

## 一、多元函数的偏导数与全微分

**[例实 7－1]** 设 $z=\sin(xy)+\cos^2(xy)$，求 $\frac{\partial z}{\partial x},\frac{\partial z}{\partial y},\frac{\partial^2 z}{\partial x^2},\frac{\partial^2 z}{\partial x\partial y}$。

**[解]** 程序代码：

```
>>syms x y
S=sin (x*y) + (cos (x*y)) ^2
D1=diff (S, 'x', 1)
D2=diff (S, 'y', 1)
D3=diff (S, 'x', 2)
D4=diff (S, 'y', 2)
D1, D2, D3, D4
D1=cos (x*y) *y-2*cos (x*y) *sin (x*y) *y
D2=cos (x*y) *x-2*cos (x*y) *sin (x*y) *x
D3=-sin (x*y) *y^2+2*sin (x*y) ^2*y^2-2*cos (x*y) ^2*y^2
D4=-sin (x*y) *x^2+2*sin (x*y) ^2*x^2-2*cos (x*y) ^2*x^2
```

**[例实 7－2]** 计算下列函数偏导数。

（1）已知 $z=x^4+y^4-\cos(2x+3y)$，求 $z_x,z_y,z_{xx},z_{yy},z_{xy},z_{yx},z_{xyx}$；

（2）已知 $u=f(\frac{y}{x},x^2y)$，且 $f$ 具有连续的二阶偏导数，求 $u_{xx},u_{xy},u_{yx},u_{yy}$；

（3）已知 $u=\arcsin\frac{z}{\sqrt{x^2+y^2}}$，求全微分 $\mathrm{d}u$。

**[解]** 程序代码：

```
clear
clc
syms x y
%  第一小题
z = x^4 + y^4 - cos(2*x+3*y)
zx = diff(z,x)
zy = diff(z,y)
zxx = diff(z,x,2)
zyy = diff(z,y,2)
zxy = diff(diff(z,x),y)
zyx = diff(diff(z,y),x)
zxyx = diff(zxy,x)
%  第二小题
u = sym('f(y/x,x^2*y)');  % 定义复合抽象函数
ux = diff(u,x)
uy = diff(u,y)
uxx = diff(ux,x)
uxy = diff(ux,y)
```

```
uyx = diff(uy,x)
uyy = diff(uy,y)
%  第三小题
clear z
syms z dx dy dz
u=asin (z/ (x^2+y^2) ^ (1/2))
ux=diff (u, x); uy=diff (u, y);   uz=diff (u, z)
du= [ux uy uz] * [dx dy dz]
```

## 二、二元函数的极值

**1. 计算二元函数的极值**　对于二元函数的极值问题，根据二元函数极值的必要和充分条件，可分为以下几个步骤。

步骤 1. 定义二元函数 $z = f(x,y)$。

步骤 2. 求解方程组 $f_x(x,y) = 0$，$f_y(x,y) = 0$，得到驻点。

步骤 3. 对于每一个驻点 $(x_0,y_0)$，求出二阶偏导数 $A = \frac{\partial^2 z}{\partial x^2}, B = \frac{\partial^2 z}{\partial x \partial y}, C = \frac{\partial^2 z}{\partial y^2}$。

步骤 4. 对于每一个驻点 $(x_0,y_0)$，计算判别式 $AC - B^2$，如果 $AC - B^2 > 0$，则该驻点是极值点，当 $A > 0$ 为极小值，$A < 0$ 为极大值；如果 $AC - B^2 = 0$，需进一步判断此驻点是否为极值点；如果 $AC - B^2 < 0$，则该驻点不是极值点。

**2. 计算二元函数在区域 D 内的最大值和最小值**　设函数 $z = f(x, y)$ 在有界区域 $D$ 上连续，则 $f(x, y)$ 在 $D$ 上必定有最大值和最小值。求 $f(x, y)$ 在 $D$ 上的最大值和最小值的一般步骤为

步骤 1. 计算 $f(x, y)$ 在 $D$ 内所有驻点处的函数值。

步骤 2. 计算 $f(x, y)$ 在 $D$ 的各个边界线上的最大值和最小值。

步骤 3. 将上述各函数值进行比较，最终确定出在 $D$ 内的最大值和最小值。

**[例实 7-3]**　求函数 $z = x^4 - 8xy + 2y^2 - 3$ 的极值点和极值。

首先用 diff 命令求 z 关于 x，y 的偏导数。

```
>>clear; syms x y
>>z=x^4-8*x*y+2*y^2-3
>>diff (z, x)
>>diff (z, y)
ans=4*x^3-8*y        % ∂z/∂x = 4x^3 - 8y
ans= -8*x+4*y        % ∂z/∂y = -8x + 4y
```

再求解方程，求得各驻点的坐标。一般方程组的符号解用 solve 命令，当方程组不存在符号解时，solve 将给出数值解。求解方程的 Matlab 代码为

```
>>clear
>> [x, y] =solve ('4*x^3-8*y=0', '-8*x+4*y=0', 'x', 'y')
x=
  0
```

```
  2
 -2
y =
  0
  4
 -4
```

结果有 3 个驻点，分别是 $P$（$-2$，$-4$），$Q$（0，0），$R$（2，4）。下面再求判别式中的二阶偏导数。

```
>>clear; syms x y
>>z=x^4-8*x*y+2*y^2-3
>>A=diff (z, x, 2)
>>B=diff (diff (z, x), y)
>>C=diff (z, y, 2)
A=2*x^2
B=-8
C=4
```

由判别法可知 $P(-4,-2)$ 和 $R(2,4)$ 都是函数的极小值点，而点 $Q$（0，0）不是极值点，实际上，$P(-4,-2)$ 和 $R(2,4)$ 是函数的最小值点。当然，我们可以通过画函数图形来观测极值点。

```
>>clear
>>x=-5: 0.2: 5; y=-5: 0.2: 5
>>[X, Y] =meshgrid (x, y)
>>Z=X.^4-8*X.*Y+2*Y.^2-3
>>surf (X, Y, Z)
>>xlabel ('x'), ylabel ('y'), zlabel ('z')
```

绘制图形如图实 7－1（a），图实 7－1（b）所示。

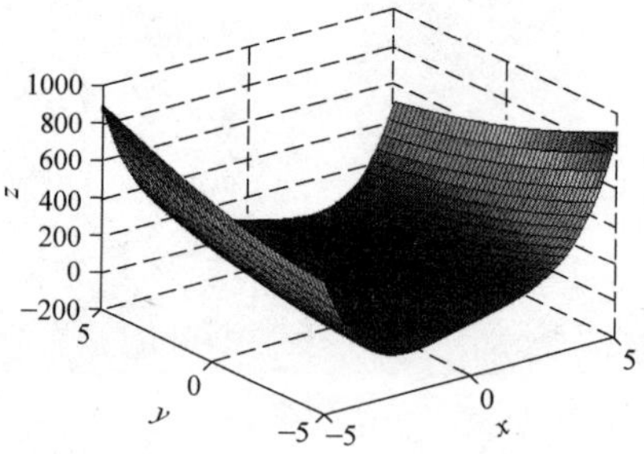


**图实 7－1**（a）

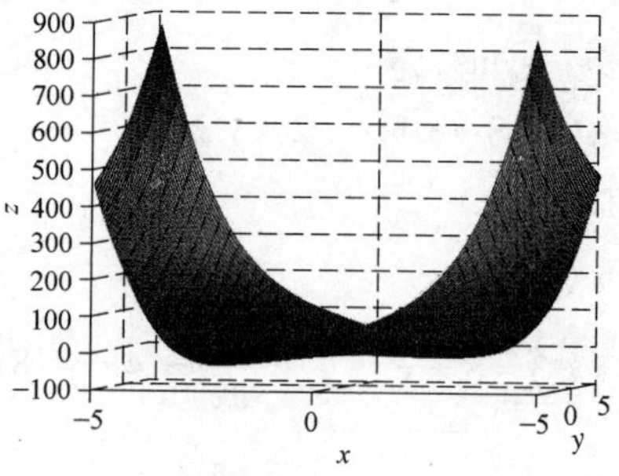


**图实 7－1**（b）

可见在图实 7－1 中不容易观测极值点，这是因为 $z$ 的取值范围为［－200，1000］，是一幅远景图，局部信息丢失较多，观测不到图像细节，可以通过画等值线来观测极值。

```
>>contour (X, Y, Z, 600)
>>xlabel ('x'), ylabel ('y')
```

绘制图形如图实 7－2 所示。

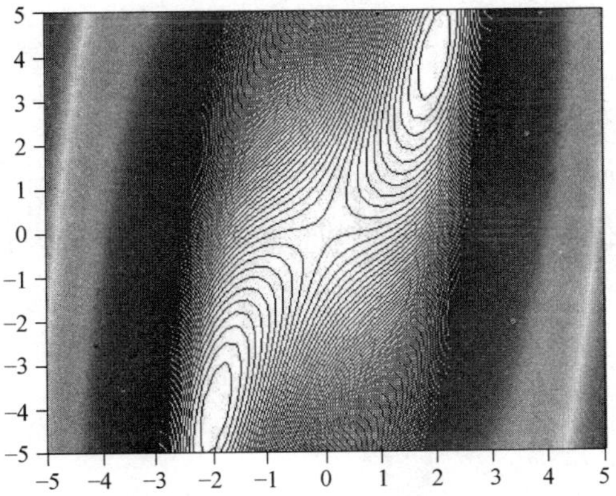


**图实 7-2　等值线图**

由图实 7-2 可见，随着图形灰度的逐渐变浅，函数值逐渐减小，图形中有两个明显的极小值点 $P$（-4，-2）和 $Q$（4，2）。根据梯度与等高线之间的关系，梯度的方向是等高线的法方向，且指向函数增加的方向。由此可知，极值点应该有等高线环绕，而点 $Q$（0，0）周围没有等高线环绕，不是极值点。

**[例实 7-4]**　求函数 $z=xy$ 在条件 $x+y=1$ 下的极值。

构造拉格朗日函数：$L(x, y)=xy+\lambda(x+y-1)$

先求 $L$ 关于 $x$，$y$，$\lambda$ 的一阶偏导数

```
>>clear; syms x y k
>>l=x*y+k*(x+y-1)
>>diff(l, x)
>>diff(l, y)
>>diff(l, k)
```

得 $\frac{\partial L}{\partial x}=y+\lambda$，$\frac{\partial L}{\partial y}=x+\lambda$，$\frac{\partial L}{\partial y}=x+y-1$，再解方程组

```
>>clear; syms x y k
>>[x, y, k] =solve('y+k=0', 'x+k=0', 'x+y-1=0', 'x', 'y', 'k')
```

得 $x=\frac{1}{2}$，$y=\frac{1}{2}$，$\lambda=-\frac{1}{2}$，此点为函数的唯一驻点，所以此时函数达到最大值。

## 课堂练习

1. 求 $z=x^4+y^4-4xy+1$ 的极值，并对图形进行观测。

2. 绘制函数 $z=f(x,y)=x^2+xy+y^2+x-y+1$ 的 图像，并求出该函数的极值。

3. 求函数 $u=xyz$ 在约束条件 $g(x,y,z)=x^2-y^2-z^2-1=0, h(x,y,z)=x+y+z=0$ 下条件极值。

4. 抛物面 $z=x^2+y^2$ 被平面 $x+y+z=1$ 截成一个椭圆，求这个椭圆到原点的最长与最短距离。

# 实验八　多元函数积分学

**实验目的：** 掌握用 Matlab 计算二重积分与三重积分的方法；深入理解曲线积分、曲面积分的概念和计算方法。提高应用重积分和曲线、曲面积分解决各种问题的能力。

## 一、计算重积分

[例实 8－1]　计算 $\iint\limits_D xy^2 \mathrm{d}x\mathrm{d}y$，其中 $D$ 为由 $x+y=2, x=\sqrt{y}, y=2$ 所围成的有界区域。

[解]　程序代码：

```
> >syms x y
int (int (x * y^2, x, 2 - y, sqrt (y)), y, 1, 2)
ans = 193/120
```

[例实 8－2]　计算数值积分 $\iint\limits_{x^2+y^2\leqslant 1}(1+x+y)\mathrm{d}x\mathrm{d}y$，可将此二重积分转化为累次积分

$$\iint\limits_{x^2+y^2\leqslant 1}(1+x+y)\mathrm{d}x\mathrm{d}y=\int_{-1}^{1}\int_{\sqrt{1-x^2}}^{\sqrt{1-x^2}}(1+x+y)\mathrm{d}y$$

输入 Matlab 代码为：

```
> >clear; syms x y
> >iy = int (1 + x + y, y, - sqrt (1 - x^2), sqrt (1 - x^2))
> >int (iy, x, -1, 1)
ans = pi
```

## 二、重积分的应用

[例实 8－3]　求旋转抛物面 $z=4-x^2-y^2$ 在 $xOy$ 平面上部的面积 $S$。

[解]　程序代码：

```
> >int (2 * pi * r, r, 0, 2)
ans = 4 * pi
```

# 实验九　微分方程和无穷级数

**实验目的：** 理解常微分方程解的概念以及积分曲线和方向场的概念，掌握利用 Matlab 求微分方程及方程组解的常用命令和方法。观察无穷级数部分和的变化趋势，进一步理解级数的审敛法以及幂级数部分和对函数的逼近。掌握用 Matlab 求无穷级数的和，求幂级数的收敛域，展开函数为幂级数以及展开周期函数为傅里叶级数的方法。

## 一、求解微分方程

Matlab 中主要用 dsolve 求符号解析解，其命令格式如下。

s = dsolve（‘方程 1’，‘方程 2’，…，‘初始条件 1’，‘初始条件 2’…，‘自变量’）用字符串方程表示，自变量缺省值为 $t$。导数用 $D$ 表示，2 阶导数用 $D2$ 表示，以此类推。$s$

返回解析解。

**[例实 9 -1]**　求微分方程 $y' + 2xy = xe^{-x^2}$ 的通解。

**[解]**　程序代码:

```
>>y=dsolve('Dy+2*x*y=x*exp(-x^2)','x')
y=
(1/2*x^2+C1)*exp(-x^2)
```

**[例实 9 -2]**　求微分方程 $y'' - 2y' + 5y = e^x\cos 2x$ 的通解。

**[解]**　程序代码:

```
>>y=dsolve('D2y-2*Dy+5*y=exp(x)*cos(2*x)','x')
y=
exp(x)*sin(2*x)*C2+exp(x)*cos(2*x)*C1+1/4*exp(x)*sin(2*x)*x
```

**[例实 9 -3]**　求微分方程组 $\begin{cases}\dfrac{dx}{dt} + x + 2y = e^t \\ \dfrac{dy}{dt} - x - y = 0\end{cases}$ 在初始条件 $x|_{t=0} = 1, y|_{t=0} = 0$ 下的特解。

**[解]**　程序代码:

```
>>[x,y]=dsolve('Dx+x+2*y-exp(t)','Dy-x-y','x(0)=1','y(0)=0','t')
x=cos(t)
y=1/2*sin(t)-1/2*cos(t)+1/2*exp(t)
```

**[例实 9 -4]**　求解微分方程 $\dfrac{dy}{dx} - \dfrac{2y}{x+1} = (x+1)^{5/2}$，并做出积分曲线。

**[解]**　程序代码:

```
>>syms x y
y=dsolve('Dy-2*y/(x+1)-(x+1)^(5/2)','x')
y=
(2/3*(x+1)^(3/2)+C1)*(x+1)^2
```

做积分曲线，有

```
>>syms x y
x=linspace(-5,5,100)
C=input('请输入C的值:')
y=(2/3*(x+1).^(3/2)+C).*(x+1).^2;
plot(x,y)
```

绘制图形如图实 9 -1、图实 9 -2 所示。

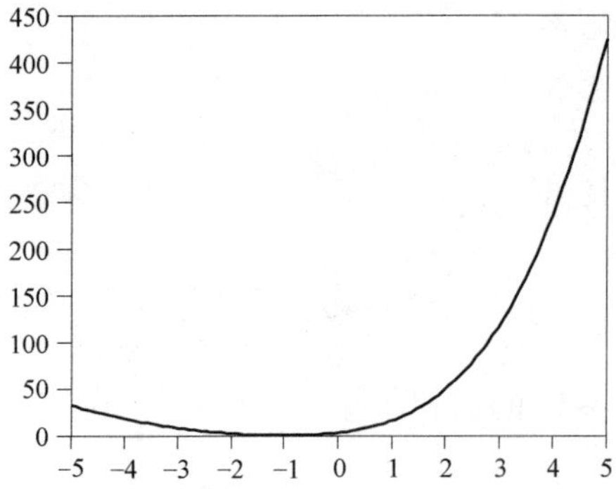


图实 9－1　输入 $C=2$

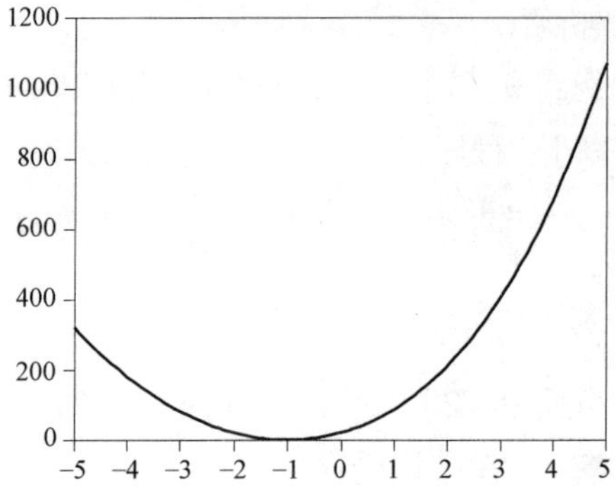


图实 9－2　输入 $C=20$

［例实 9－4］　求下列微分方程的解析解。

（1）$y' = ay + b$

（2）$y'' = \sin(2x) - y, y(0) = 0, y'(0) = 1$

（3）$f' = f + g, g' = g - f, f'(0) = 1, g'(0) = 1$

［解］　方程（1）求解的 Matlab 代码为

```
> >clear
> >s = dsolve（‘Dy = a * y + b’）
s = −b/a + exp（a * t） * C1
```

方程（2）求解的 Matlab 代码为

```
> >clear
> >s = dsolve（‘D2y = sin（2 * x） −y’，‘y（0） =0’，‘Dy（0） =1’，‘x’）
> >simplify（s）    % 以最简形式显示 s
s = （ −1/6 * cos（3 * x） −1/2 * cos（x）） * sin（x） + （ −1/2 * sin（x） +1/6 * sin（3 * x）） * cos（x） +5/3 * sin（x）
ans = −2/3 * sin（x） * cos（x） +5/3 * sin（x）
```

方程（3）求解的 Matlab 代码为

```
> >clear
> >s = dsolve（‘Df =f +g’，‘Dg =g −f’，‘f（0） =1’，‘g（0） =1’）
> >simplify（s.f）    %s 是一个结构
> >simplify（s.g）
ans = exp（t） * cos（t） +exp（t） * sin（t）
ans = −exp（t） * sin（t） +exp（t） * cos（t）
```

## 二、数项级数

［例实 9－5］　观察级数 $\sum_{n=1}^{\infty} \frac{1}{n^2}$ 的部分和序列的变化趋势（图实 9－3）。

［解］　程序代码：

```
for i =1：100 s =0；
for n =1：i s =s +1/n^2；
end
```

```
plot (i, s, '.'); hold on
end
```

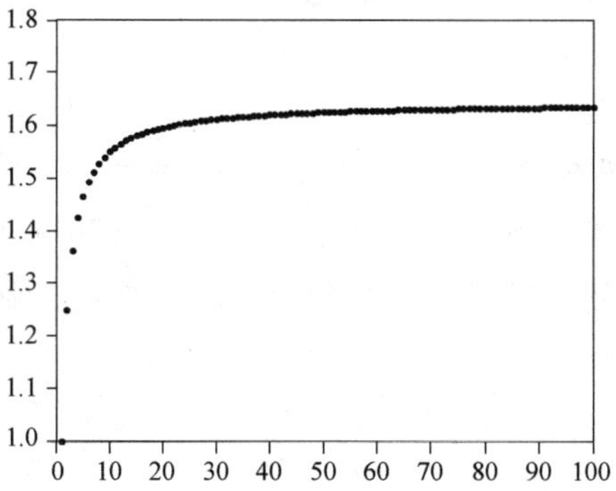


**图实 9-3**

**[例实 9-6]**　观察级数 $\sum_{n=1}^{\infty}\frac{1}{n}$ 的部分和序列的变化趋势（图实 9-4）。

**[解]**

```
>>for i=1: 100  s=0;
for n=1: i  s=s+1/n;
end
plot (i, s, '.'); hold on
end
```

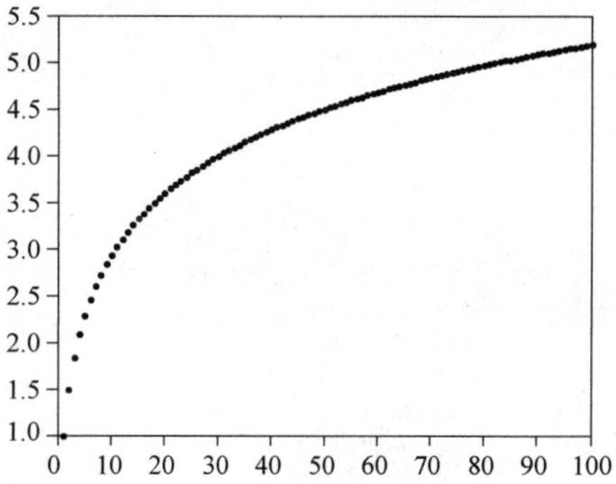


**图实 9-4**

**[例实 9-7]**　求 $\sum_{n=1}^{\infty}\frac{1}{4n^2+8n+3}$ 的值。

**[解]**　程序代码：

```
>>syms n;
score=symsum (1/ (4*n^2+8*n+3), 1, inf)
score=1/6
```

## 三、函数的幂级数展开

**[例实 9-8]**　求 arctan$x$ 的 5 阶泰勒展开式。

```
>>syms x;
>>T5=taylor (atan (x), 6)
T5=
x-1/3*x^3+1/5*x^5
```

# 参考文献


[1] 同济大学数学系. 高等数学.6版. 北京：高等教育出版社，2007.

[2] 顾作林. 高等数学.5版. 北京：人民卫生出版社，2011.

[3] 邹本腾，漆 毅，王奕清. 高等数学辅导. 北京：机械工业出版社，2003.

[4] 张选群. 医用高等数学. 6版. 北京：人民卫生出版社，2013.